精准健康管理

主 编 陈大方

北京大学医学出版社

JINGZHUN JIANKANG GUANLI

图书在版编目（CIP）数据

精准健康管理 / 陈大方主编 . —北京：北京大学
医学出版社，2020. 9

ISBN 978-7-5659-2238-1

Ⅰ．①精… Ⅱ．①陈… Ⅲ．①健康 - 基本知识
Ⅳ．① R161

中国版本图书馆 CIP 数据核字（2020）第 139488 号

精准健康管理

主　　编：陈大方

出版发行：北京大学医学出版社

地　　址：（100083）北京市海淀区学院路 38 号　北京大学医学部院内

电　　话：发行部 010-82802230；图书邮购 010-82802495

网　　址：http：//www.pumpress.com.cn

E-mail：booksale@bjmu.edu.cn

印　　刷：中煤（北京）印务有限公司

经　　销：新华书店

策划编辑：董采萱

责任编辑：靳　奕　　责任校对：靳新强　　责任印制：李　啸

开　　本：787 mm×1092 mm　1/16　　印张：28.5　字数：748 千字

版　　次：2020 年 9 月第 1 版　2020 年 9 月第 1 次印刷

书　　号：ISBN 978-7-5659-2238-1

定　　价：120.00 元

编委会名单

编委会成员 （按姓名汉语拼音排序）

陈大方　高华方　何忠虎　毛广运

孙洪强　田庆宝　余运贤　王　栋

王琳琳　吴　涛　曾小云

编委会秘书　武轶群

编者名单

主　编　陈大方

编　委　（按姓名汉语拼音排序）

车前子　北京大学

陈大方　北京大学

陈　思　北京大学

高华方　国家卫生健康委科学技术研究所

郭倩颖　北京大学人民医院

何忠虎　北京市肿瘤防治研究所

李晓怡　北京大学

刘宝花　北京大学

刘　顺　广西医科大学

刘英丽　河北医科大学

马雨佳　北京大学

毛广运　温州医科大学

孙洪强　北京大学第六医院

田庆宝　河北医科大学

王　栋　成都中医药大学

王琳琳　北京大学

吴　涛　北京大学

武轶群　北京大学

谢　兰　清华大学

闫有圣　首都医科大学附属北京妇产医院

杨君婷　北京大学

余运贤　浙江大学

曾小云　广西医科大学

张留伟　北京体育大学

郑启文　北京大学

周泽宸　北京大学

序言一

"大健康""大数据""精准"，这三个高频用词反映了新时代人们对健康更高的需求、对生命复杂性和异质性更深入的认识，以及更强的掌握和使用大数据能力。在此背景下，精准健康管理应运而生。

精准健康管理建立在对健康和疾病机制深刻理解的基础上。由于生命、疾病的复杂性和进化造成的个体差异，生命科学和医学的基础研究在影响疾病的遗传因素和环境因素、生理病理分子机制、治疗方法与结局方面产生了海量的信息，显现出各种影响因素同健康和医疗实践的复杂因果关系。而传统的健康管理方式在疾病的预防筛查、诊断和治疗上，存在不到位、过度、无效，甚至造成伤害的情况。这既浪费健康资源，又不能满足公众对高品质健康、个体化指导的要求。这些决定了精准健康管理兴起的可能性和必然性。

精准健康管理的本质是健康管理，是针对健康、亚健康、疾病人群的健康危险因素进行监测、评估、预测、干预，以促进和改善健康。对亚健康状态、潜在疾病状态、临界疾病状态、亚临床状态的精准识别、预测和干预是促进和改善健康、有效减轻人群疾病负担的重要途径，也是健康管理目前努力的方向。《精准健康管理》一书由各领域专业人才编写，展现了他们扎实 的知识储备和大量基础研究的积累。本书介绍了精准健康管理的当前进展，体现了现代移动物联网信息技术、高通量生物组学技术、大数据挖掘技术和人工智能应用技术发展的过程。本书有以下 3 个特色：

第一，提出构建健康管理新理念。精准健康管理是将当代医学内部以及医学与其他学科交叉融合发展产生的研究成果应用于全生命周期健康管理的一种创新模式，代表促进和维护健康的先进理念。

第二，强调充分发挥现代科技的引领作用。精准健康管理以信息技术、生物学技术、人工智能等技术为手段，针对健康、亚健康和疾病人群，强化对生命不同阶段主要健康问题及主要影响因素的监测、评估和干预，构建以健康为中心，覆盖全人群、全生命周期的个性化的健康管理。

第三，重视医学前沿科研成果转化为健康管理服务实践。现代医学对科技进步的依赖性增强，新技术、新方法、新成果在医学领域的应用，能够提高大众健康风险的精准评估，疾病的精准诊断与分类，实现药物的精准应用、疗效的精准评价、预后的精准预测，最终提高健康管理服务的效果。

在"没有全民健康，就没有全面小康"的时代背景中，在国家确立了圆满实现健康中国行动目标指引下，这是一本反映健康管理最新研究成果和更高学术水平的专著，希望能为广大健康管理相关人员提供专业参考。本书在中国医药教育协会健康管理专业委员的支持下，由陈大方教授担任主编，特邀国内二十多名专家、学者共同编写。本书历时两年多，终于要与读者见面，值得期待！

北京大学原常务副校长

美国医学科学院外籍院士

2020 年 9 月

序言二

《精准健康管理》一书即将问世，与读者见面。这是第一部反映健康管理最新研究成果和更高学术水平的专著，能为此作序，我感到非常欣慰。

对于本书的编写背景，我是比较清楚的，也可以说本书是在我的大力支持下编写而成。在中国医药教育协会对健康管理专业委员会工作的积极支持下，主编陈大方教授充分发挥健康管理专业委员会多学科人才队伍优势，广泛组织国内相关领域专家，举专家之力，攻坚克难，成功地完成了该书的编撰工作。

党的十八大以来，以习近平同志为核心的党中央统揽全局、系统谋划，从党和国家事业全局出发，以人民健康为中心，做出推进健康中国建设的重大决策部署、推进健康中国建设。这标志着我国开始进入全民共建共享健康中国的新时代。为配合健康中国行动的实施，本书将大卫生与大健康结合起来，在浩瀚的大数据资料库中将海量的健康信息整理、归纳、筛选，从中去粗取精、去伪存真，把可取可用的健康管理信息资料编撰成书，力求做到精准。

从编写目录中可见，本书的篇幅较大，共分为四篇、19章，涵盖了大卫生、大健康、大数据、大环境、高科技以及慢性病等内容。本书言简意赅、内容翔实精准、易学易懂，是一部高水平的健康管理新读物。

中国医药教育协会会长

联合国国际生态生命安全科学院院士

2020 年 9 月

前　言

近十年来，互联网信息技术和高通量的分子生物学技术出现飞跃式发展，现代医学对新技术、新方法的依赖性逐步增强，医学与其他学科之间的交叉整合越来越广泛深入，新的医学革命也应运而生。当前，每天来自高通量测序平台的生物医学大数据和来自医疗机构、卫生行政管理部门的医学大数据已成为健康科学的重要组成部分。如何全方位、全周期管理健康信息，深入挖掘不同来源的海量数据，并将其转化为精准健康管理实践，即实现动态精准健康风险评估、监测预警、跟踪随访、精准健康干预指导，提高健康管理服务的可及性，使其精准化和智能化，是精准健康管理的主要研究内容。

因此，我们依托中国医药教育协会健康管理专业委员会，以构建健康管理新模式、推动健康新概念为宗旨，组织全国多所高校、科研院所相关领域专家、学者编写了《精准健康管理》一书，从理论、服务模式、新技术推广应用等方面探索新的健康生活和健康管理模式，充分发挥现代科技的引领作用，努力推动覆盖全生命周期的个性化的健康促进、疾病预防和身心康复发展，以便更好地满足人民群众对高品质健康生活的需求，最终为实现"健康中国"行动目标提供有力保证。

全书分四篇，共十九章。第一篇为精准健康管理信息，包括绪论、健康大数据、环境因素、遗传因素、多组学、暴露组与表型组学6章。第二篇为精准健康风险评估，包括精准健康风险评估、精准健康评估关键技术和精准筛查3章。第三篇为精准健康干预，包括健康干预、健康教育与健康促进、健康咨询、营养干预、运动干预和睡眠干预6章。第四篇为精准健康管理各论，以2型糖尿病、脑卒中、高血压和遗传病为代表，介绍精准健康管理在这些代表性疾病方面的研究与应用进展。

由于我们能力与水平所限，本书难免有错误、疏漏或不当之处，恳请学界前辈、专家、同仁及各方读者提出批评、意见和建议。让我们共同努力，为实现更高水平的全民健康、共建共享新时代健康中国贡献应有的力量。

中国医药教育协会

健康管理专业委员会主任委员

2020年8月

目 录

第一篇 精准健康管理信息

第二篇　精准健康风险评估

第三篇 精准健康干预

第四篇　精准健康管理各论

第一篇
精准健康管理信息

第一章 绪 论

健康不仅涉及每个人的切身利益、关系千家万户的幸福安康，同时也是民族昌盛和国家富强的重要标志，预防是最经济、最有效的健康策略。2016年10月25日，中共中央、国务院发布《"健康中国2030"规划纲要》，提出了健康中国建设的目标和任务，强调坚持预防为主，倡导健康文明生活方式，预防控制重大疾病，加快推动从"以治病为中心"转变为"以人民健康为中心"。2019年7月15日国务院进一步发布了《国务院关于实施健康中国行动的意见》，旨在动员全社会落实预防为主方针，实施健康中国行动。当前，我国因慢性病导致的死亡人数已占到全国总死亡人数的86.6%，导致的疾病负担约占总疾病负担的70%。而且，我国慢性病飙升态势未得到有效遏制，拐点尚未出现，且年轻化趋势明显。因此，开展全人群、全生命周期及全过程健康管理显得势在必行。

第一节 健康的概念

"健康"（health）的概念最早源于公元1000年英国盎格鲁撒克逊人的词汇，意为"安全的、完美的、结实的"，聚焦于描述"身体"的生物状态。由于受到当时科学技术发展水平的限制，人类对健康的认识属于鬼神或上帝决定论，认为"健康"非人类所能控制，而由鬼神、上帝掌控。进入近代社会，随着科学技术发展，"健康"开始被认为是微生物、人体和环境（自然环境）三者之间的平衡状态。至20世纪初，随着生理学、医学、生物学等领域的发展，人类开始从遗传、生理、心理、环境等多维度认识健康，"健康"逐渐开始成为可控对象。在现代医学不断的发展过程中，人类对于健康影响因素的探知也不断拓展，除了对传统致病因素的关注外，个体行为、社会环境等与疾病间的关系也愈发受到重视，对疾病的处理开始从医疗走向预防以及行为干预。世界卫生组织（WHO）2009年给出的健康定义，强调健康不仅仅是没有疾病，还应包括个人主观经验和社会层面的要求。社会工作者则直接提出，健康就是个人与环境互动经验的积累，涉及健康经验的管理，而生活方式和健康理念的转变意味着健康需求不再局限于单一的对疾病治愈的需求，而是对整个健康生命周期的健康状况管理的需求。数年前英国BBC电视系列纪录片 *Your Life in Their Hands*（《你的生命在他们手中》）的主题致力于呈现拯救患者的医生和医务工作者的工作，而时至2004年，BBC则重新推出命名为 *Our Life in Our Hands*（《我们的生命在我们手中》）的广播系列片，这在某种层面上标志着新的生命管理道德准则。

第二节 健康管理的基本内涵

健康管理是指对个体和群体的健康危险因素进行全面管理的过程，是对健康人群、亚健康人群、疾病人群的健康危险因素进行全面监测、分析评估和预测，提供健康咨询和指导，以及对健康危险因素进行干预的全过程。其中，健康检查是基础，风险评估与干预是关键，管理（个人、社会）是重点，健康促进与改善是目的。健康管理是一个连续的、动态的系统工程，包括信息采集、健康风险评估和健康干预。美国学者 Fulop 等认为，健康管理属于公共服务，健康管理的目的在于为改善健康状况而制定、实施政策，以及组织服务和展开活动，从而维护、巩固、促进群体和个体健康。美国学者 Chapman 等则从维护健康的理念着手，强调改变生活方式，变被动治疗为主动预防，为需求者提供科学的健康生活方式，更有效地保护和促进人类健康的重要性。当前，我国学者普遍认为，健康管理是对个体或群体的健康进行全面监测、分析、评估，提供健康咨询和指导，以及对健康危险因素进行干预的全过程；其宗旨是调动个体和群体及整个社会的积极性，有效地利用有限资源来达到最大健康效果。健康管理始终以健康问题为中心，通过动态的健康风险评估与适时调整干预措施，达到发现健康问题—解决健康问题—再发现—再解决的过程，每循环一周，就能解决一些健康问题。如此循环往复，使健康保持在一个良好的状态。总之，健康管理就是为个体和群体（包括政府）提供有针对性的科学健康信息，并创造条件和采取行动来改善健康。它主要包括以下 3 个方面。

一、健康信息的收集

健康信息收集是指全面、客观、真实地采集服务对象的健康信息，找出危险因素，从而为下一步进行健康风险评估、制定健康管理计划、实施有效的健康维护做准备。运用的基本手段有问卷调查、体检和访谈。健康管理针对的不是疾病治疗，而是健康保证。根据 WHO 的解释，健康不是传统所指的身体没有患病，而是指一个人生理上、心理上和社会上的良好状态。现代意义的健康概念已经多元化。因此，基于健康管理的个人信息收集应从生理信息、心理信息和社会适应性信息 3 个方面入手。生理信息主要包括身高、体重、血压、血脂等信息，主要通过医疗机构、体检机构，以及医院信息系统（HIS）、实验室信息系统（LIS）、图片存档及通信系统（PACS）等系统获取；心理信息指人的基本心理活动的过程，包括认识、情感、意志、行为、人格等因素；社会适应性信息主要包括饮食结构、工作、睡眠、运动、文化娱乐、社会交往等诸多因素。心理和社会适应性信息可通过定期问卷的方式收集。

二、健康风险评估

健康风险评估作为健康管理的核心环节，是对个人的健康状况及未来患病和（或）死亡危险性的量化评估，是实现健康风险评估的技术手段，通过将个人健康信息输入计算机软件，进行分析、建模、评估，预测个人在以后一段时间内发生某种疾病或存在健康危险的可能性。因此，建立健康风险预测数学模型显得格外重要，该数学模型的原理就是在分析大量的个人健康信息的基础上，建立包括生活方式、环境、遗传等危险因素与健康状态之间的量化关系，从而真正指导评估对象的日常行为。建立健康风险预测数学模型一般采用概率理论在患病危险性与危险因素之间建立数量关系模型，所采取的数理手段有多元回归、神经网络及 Mote Carlo（蒙特卡罗）模型等。这些方法可前瞻性预测健康潜在风险，对慢性病的发生、发展和提前防控具有建设性预示，是当前健康管理预警技术的发展趋势。

三、健康干预

健康干预是根据健康风险评估结果，提出健康改善措施，制定个性化的健康促进计划；并充分调动个人、家庭和社会积极性，帮助其实施健康计划；同时动态追踪效果，真正达到促进健康的目的。健康干预包括健康咨询、健康教育、营养干预、运动管理、心理调节、行为生活方式干预，以及用药管理等。这些措施是一个长期的、连续不断、周而复始的服务过程，即在健康干预措施实施一段时间后，需要评估实施效果、重新制定干预方案，周而复始，只有长期坚持才能收到预期效果。

第三节　精准健康管理

近 20 年来，随着人类基因组计划的完成，分子生物学理论和技术出现了飞跃式发展。一方面，基因组学、转录组学、表观组学、蛋白质组学、代谢组学和宏基因组学等组学技术与方法在疾病，特别是在肿瘤、心脑血管病等慢性疾病的分型、诊断、治疗、预后等方面的研究与应用不断深入，催生了精准医学；另一方面，互联网信息技术的产生与发展，医学大数据、云计算，人工智能，可穿戴医疗设备的兴起，为医学大数据的挖掘与应用提供了良好的技术条件与环境。此外，大众对高品质健康的需求日益增加，对传统健康管理提出了新的挑战。在此背景下，精准健康管理理念应运而生。

一、精准健康管理的产生背景

（一）精准医学的产生与推动

精准医学这一概念最早在 2011 年由美国国家科学研究委员会发布的 *Toward precision medicine：building a knowledge network for biomedical-research and a new taxonomy of disease*（《迈向精准医学：建立生物医学知识网络和疾病新分类体系》）报告中提出。2012 年 11 月，新英格兰医学杂志刊登了一篇文章系统提出了精准医学的纲要，对精准医学的理念、内容及发展趋势进行了阐述。2015 年，美国国立卫生研究院正式提出了精准医学的概念，并宣布启动"精准医学计划"。该计划通过建立一个包含 100 万名志愿者的前瞻性队列，通过系统收集个体基因、生活环境与生活行为习惯的信息，长期持续跟踪个体疾病与健康状况，研究疾病发生、发展及治疗过程中的个体差异，构建一系列疾病风险评估模型。该计划强调 4 个基本要素，精确（right treatment）、准时（at the right time）、共享（give all of us access）和个性化（personalized information）。其核心内涵是以 DNA 和人类基因组计划为主线，以脊髓灰质炎为先例，旨在消灭单基因疾病，并以百万人的基因组和临床信息的大数据来支撑癌症和其他多基因疾病的大型前瞻性研究项目，以便更好地了解疾病形成机制，进而为实现"精准施药"铺平道路。2015 年 1 月 30 日，白宫发布文件正式启动"Precision Medicine Initiative"精准医学计划，希望以此"引领一个医学新时代"。至此，在全世界范围内掀起了精准医学热潮。精准医学的内涵包括医学模式和技术两个主要组分，它服务于预防医学和临床医学两个领域，近期聚焦于癌症，远期将全方位地解决健康和疾病两个方面的问题。

（二）医学大数据的挖掘应用

2008 年 11 月，互联网时代的王者——谷歌公司，推出了预测流感模型——谷歌流感趋势（Google Flu Trends，GFT）模型，GFT 模型在 2008 年季度预测的结果与美国疾病预防控制中心（美国 CDC）42 处监测点的监测结果的平均相关系数高达 0.97（相关系数最低为 0.92，最高为 0.99）。GFT 模型根据汇总的 Google 搜索数据进行预测，可准确估计美国每个地区每周流感活动水平，报告仅滞后 1 天左右，而美国 CDC 每周发布的监测数据通常会有 1 ~ 2 周的报告延迟。GFT 模型是采用机器学习方法对医学大数据进行深度挖掘，在传染性疾病发病预测方面，将理论转化为实际应用的一个成功案例。它依托大量数据资源，开发预测模型，迈出了预测性医疗信息学的第一步。随着医学大数据的发展和人们对健康关注度的逐渐提高，预测的对象正由病人拓展至健康人群，模型关注的结局从疾病状态转为更早期的亚健康或疾病早期。在建模方法上，由过去传统的建模方法向机器学习方法转变。这是因为医学大数据庞大的数据体量与数据来源需要研究者从原始数据构造并衍生大量候选特征，并从候选特征中识别变量间的关系，筛选出具有预测能力的风险变量；而传统建模方法往往是基于现有经验和知识，只能识别少量的风险因素，很多潜在的有预测能力的因素被遗漏，导致预测准确性不高。而采用机器学习方法建立疾病预测模型，能更准确地识别高风险个体，快速指导实施有效干预，大幅提高疾病防治效率。

（三）传统健康管理中出现了新的问题

首先，传统健康管理虽然是以健康医学理论为基础的学科，但目前仍然受到疾病医学模式的深刻影响，实际开展的往往是"疾病管理""疾病风险评估""危险因素干预"等以"疾病"为中心的服务内容；而诸如人体健康状态评估、健康水平评估、健康能力评估、健康力干预等以"健康"为中心的内容还没有发展形成，甚至健康管理从业者自身对健康管理也缺乏深刻的认识。以健康医学理论为指导，研究如何评估健康状态、维护健康能力等内容成为健康管理领域当前需要解决的问题。其次，传统健康管理所提出的干预方案往往流于同质化、缺乏针对性、缺乏说服力、看不到明显的效果，导致依从性差，难以坚持与推广。如今，随着人民生活水平的提高，健康质量与高品质生活已为越来越多的人所关注与追求。如何借助精准医学、医学大数据、人工智能的"东风"，使健康管理更科学化、现代化、精准化是我们医学科研工作者和健康管理工作者急需要面对、思考和解决的问题。

二、精准健康管理

（一）精准健康管理的基本内涵

近十年来，伴随分子生物学技术和互联网信息技术的快速发展，多组学、暴露组学和表型组学的出现极大丰富和发展了分子流行病学三大生物标志物（遗传易感性标志物、暴露标志物和效应标志物）的研究内容。不同组学研究侧重于不同的科学问题，但彼此之间存在相互联系。基因组学研究的原则是"基因组优先"（genome first），意味着从相关基因组开始研究；而其他组学研究则是"表型优先"（phenotype first）。除基因组外，其他组学不仅受遗传调控的影响，还受环境因素的影响。而海量组学数据的产生仅仅是迈向精准健康管理的第一步，如何将高维度的组学数据转化为精准健康管理实践中应用于人群风险评估与干预的知识库，关键还在于对医学大数据与生物医学大数据的挖掘。传统统计分析方法往往难以处理高维度组学数据，此时需要借助机器学习与生物信息挖掘技术、方法，才能更好地发现疾病不同阶段的敏感生物标志物，全面解析疾病发生发展过程，最终实现疾病的精准评估、精准预测和精准干预。精准健康管理作为一项新的健康管理趋势与策略，尽管当前还没有公开和统一的定义；但是，从精准健康管理的产生背景看，精准健康管理是医学科技发展、多学科交叉融合推动、多种医学理念跃迁、医学模式转化的创新产物，可借此实现精准的健康风险评估、人群的精准分层，最终实现精准的健康干预。因此，结合传统健康管理的基本概念，我们认为，精准健康管理是以医学大数据和生物医学大数据为对象，采用机器学习、生物信息挖掘进行人群的精准健康风险建模、评估和预测，并通过人工智能技术，为个人全生命周期提供精准的健康服务，即在特定的时间将特定的干预措施给予特定的人，是一门促进和维护健康的精准管理学科。而实现精准健康管理的四大技术保障是移动物联网信息技术、高通量生物组学技术、大数据挖掘技术和人工智能应用技术。

（二）精准健康管理的主要研究内容

精准健康管理的研究内容不仅涉及影响健康和疾病的行为、社会人口学和群体水平的环境因素，而且更关注在分子、细胞、组织等多水平上深入研究人群健康和疾病。因为疾病的发生是一个复杂多层次过程，受到 DNA、RNA 和蛋白质等生物因子的复杂调控。单一维度数据的改变很难解释疾病的整个发生过程。基因变异、基因表达异常、表观遗传改变以及信号通路紊乱等都可能参与调节和控制，对基因组、转录组、表观遗传组、蛋白质组和代谢组等为代表的高通量多维度组学数据进行生物信息挖掘，不仅能够揭示健康危险因素和寻找到反映健康状态不同阶段敏感生物标志物，而且能够全面解析疾病的发生发展过程，最终实现健康状态的精准评估、预测和干预。Massachusetts General Hospital（麻省总医院）和 Broad 研究所的研究人员采用全基因组多基因风险评分（polygenic risk score，PRS）识别了 5 种常见疾病的高风险人群，包括冠状动脉疾病、心房颤动（房颤）、2 型糖尿病、炎症性肠病和乳腺癌。研究者首先基于大规模全基因组关联研究（Genome-wide Association Study，GWAS）数据对上述 5 种疾病分别构建最优的 PRS，然后对来自英国生物标本库（UK Biobank）的 40 多万名欧洲裔个体进行风险评分的测试和验证。结果发现以 PRS 的 92 百分位数作为切点，可分别将总人群的 8%、6.1%、3.5%、3.2% 和 1.5% 识别为冠状动脉疾病、房颤、2 型糖尿病、炎症性肠病和乳腺癌 5 种疾病的高危人群，其发病风险可达其余人群的 3 倍。研究者认为采用多基因遗传风险评分筛查重大疾病高风险个体具有单基因突变疾病个体风险相似的效能。2019 年 2 月，*Nature* 发表一项肝癌研究成果，通过整合基因组、转录组和蛋白质组数据，分析比较了 110 对与乙型肝炎病毒感染有关的早期肝细胞癌组织与非癌组织患者后认为，临床早期肝细胞癌可分为 3 个亚型 S-Ⅰ、S-Ⅱ 和 S-Ⅲ，每个亚型有不同的临床特征，术后需要采取不同的治疗方案。其中，患有 S-Ⅲ 亚型的早期肝细胞癌患者手术预后最差，胆固醇平衡遭到破坏，与 S-Ⅰ 和 S-Ⅱ 亚型相比，术后死亡风险最大，应进一步接受靶向治疗。此外，采用机器学习和人工智能技术等对医学大数据建模进行风险评估与预测，用于人群干预是实现精准健康管理的重要环节。Nenad Tomašev 基于美国退伍军人医疗体系电子数据库，于 2019 年 8 月在 *Nature* 杂志发表了一篇预测发生急性肾损伤的文章，Nenad 采用机器深度学习评估患者的危险因素并进行预测建模。该模型能够提前 48 h 预测超过一半的急性肾损伤发生患者，准确识别 90% 以上的严重急性肾损伤患者。该研究是利用医学大数据在早期治疗时间窗口识别高风险患者的一个成功案例，提示医学大数据在预测疾病发生风险方面有广阔的应用前景。因此，基于移动互联网和高通量生物组学技术产生的海量健康大数据，采用机器学习、生物信息挖掘和人工智能技术进行描述、预测与处方分析，实现全生命周期精准、有效干预是精准健康管理的主要研究内容，我们可以通过图1-1进行总结。

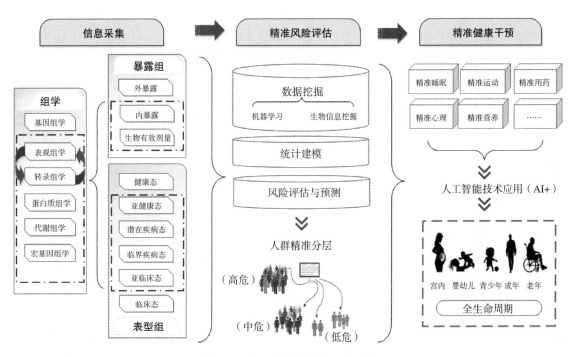

图 1-1　精准健康管理概念模式图

（三）精准健康管理与传统健康管理的区别

精准健康管理是一种新的健康管理模式。一方面，它遵循传统健康管理的3个核心环节，即健康信息采集、健康风险评估与健康干预；同时，又充分考虑医学的复杂性、交叉融合性和动态扩展性特点，利用现代互联网信息技术构建的大数据平台和高通量分子生物检测技术产生的组学大数据，极大地丰富了信息采集内容的深度与广度。另一方面，通过采用机器学习、生物信息挖掘、人工智能等多种技术对数据进行深度挖掘、融合与应用，能够更加精准揭示个体遗传特征与环境因素的相互作用对健康的影响。在此基础上，可以进一步开发与健康状态相适应的、功能强大的健康风险预测模型，进行更加精准的健康风险评估，识别高风险人群，对风险人群进行精准的分层，以达到对健康干预更精准、措施更具体，避免盲目干预和无效管理，获得最佳干预时效的作用。因此，精准健康管理是当代医学内部以及医学与其他学科交叉融合发展产生的研究成果应用于全生命周期健康管理的一种创新模式，代表促进和维护健康的先进理念。传统健康管理与精准健康管理的主要区别汇总如表1-1。

随着科学技术的不断进步，现代医学对新技术、新方法的依赖性逐步增强，医学与其他学科之间的交叉整合广泛深入，必将带来新的医学革命。当前每天高通量测序平台产生的生物医学大数据、医疗机构和卫生行政管理等部门的医学大数据总量高达 EB 级，这些健康大数据在某种程度上已成为健康科学的重要组成部分，为实现精准健康管理服务提供了坚实的基础。通过融合多源异构数据，建立数据管理网络，全面、深入挖掘不同来源数据信息，提高重要特征筛选检验效能和疾病风险预测准确性，全方位、全周期管理健康信息，来实现动态健康评估、监测预警、跟踪随访、健康干预指导，提高健康管理服务的可及性、精准化和智能化，满足大众对高品质生活质量的追求，最终为实现健康中国行动目标提供有力保证。

表1-1　传统健康管理与精准健康管理的主要区别

内容	传统健康管理	精准健康管理
信息采集	临床健康体检、生活方式、行为、环境调查数据	医学大数据和生物医学大数据（组学数据、暴露组学数据、表型组学数据）
数据大小	成百上千	成百上千万
数据结构	比较单一，通常为结构化数据	复杂多元异构大数据有效整合
检测对象	组织、细胞、蛋白质标志物	分子标志物
建模方法	基于知识驱动的建模策略，如多元回归，生存分析	基于数据驱动的建模策略，如机器深度学习，生物信息挖掘等
建模结局	以疾病为主	全生命周期、健康、亚健康、疾病
建模因素	以环境（饮食、行为、生活方式等）因素建模为主	以环境因素以及与健康、亚健康、疾病相关生物标志物建模
干预对象	以群体为主	强调个性化
干预手段	单一化、同质化	多样化、差异化

本章小结

精准健康管理是以健康、亚健康和患病人群为管理对象，通过采用机器学习、生物信息挖掘技术对医学大数据和生物医学大数据进行挖掘分析，并进一步进行发病风险建模、评估和预测，从而实现人群精准分层。通过人工智能技术，为个人全生命周期提供精准的健康咨询指导与干预服务，即在特定的时间将特定的干预措施给予特定的人。因此，精准健康管理是一门促进和维护健康的精准管理学科。移动物联网信息技术和高通量生物组学技术是精准健康管理的数据基础，大数据挖掘技术是把数据库转化为知识库必不可少的重要手段，人工智能技术是将知识库变成智慧库、最终转化为精准健康管理实践的根本保证。因此，精准健康管理对现代医学科技进步的依赖性增强，更注重多学科的交叉融合。

思 考 题

1. 什么是健康？
2. 健康管理包括哪 3 个环节？
3. 精准健康管理的产生背景是什么？
4. 什么是精准健康管理？
5. 精准健康管理的主要研究内容是什么？
6. 精准健康管理与传统健康管理的区别是什么？

（陈大方）

参考文献

[1] National Research Council（US）Committee on A Framework for Developing a New Taxonomy of Disease. Toward precision medicine：building a knowledge network for biomedical—research and a new taxonomy of disease [R]. Washington：National Academies Press，2011.

[2] Mirnezami R，Nicholson J，Darzi A，et al. Preparing for precision medicine [J]. NEJM，2012，366（6）：489-491.

[3] National Institutes of Health. About the Precision Medicine Initiative Cohort Program [EB/OL]. 2015-09-17 [2019-12-17]. http：//www. nih. gov/precision-medicine-initiative-cohort-program.

[4] Ashley EA.The precision medicine initiative：a new national effort [J]. JAMA，2015，313（21）：2119-2120.

[5] Collins FS，Varmus H. A new initiative on precision medicine [J]. NEJM，2015，372（9）：793-795.

[6] Ginsberg J，Mohebbi MH，Patel RS，et al. Detecting influenza epidemics using search engine query data [J]. Nature，2009，457（7232）：1012-1014.

[7] Khera AV，Chaffin M，Aragam KG，et al. Genome-wide polygenic scores for common diseases identify individuals with risk equivalent to monogenic mutations [J]. Nat Genet，2018，50（9）：1219-1224.

[8] Jiang Y，Sun A，Zhao Y，et al. Proteomics identifies therapeutic targets of early-stage hepatocellular carcinoma [J]. Nature，2019，567（7747）：257-261.

[9] Tomasev N，Glorot X，Rae JW，et al. A clinically applicable approach to continuous prediction of future acute kidney injury [J]. Nature，2019，572（7767）：116-119.

第二章　健康大数据

健康管理是一种前瞻性的卫生服务模式，它以较少的投入获得较大的健康效果，从而能够增加医疗服务的效益，提高医疗服务的覆盖面和承受力。在健康管理过程中，首先需要了解健康管理对象的健康状况，开展健康状况监测和信息收集。只有了解了个体的健康状况才能更有针对性地维护个体健康。随着移动物联网、信息技术、高通量分子生物学技术的发展，从宏观的环境暴露因素到微观的各组学暴露标志物大量出现，丰富了健康管理过程中的健康信息类型，使健康管理工作者能够更全面、精准地评估个体状况，从而开展有针对性的个体化精准健康管理。本章及第一篇的其他章节将介绍在精准健康管理中可采集的各类健康相关信息的内容，包括健康大数据、健康相关环境与遗传因素、多组学健康信息，以及暴露组与表型组学的相关内容。

第一节　概　述

一、健康大数据定义

在过去几年，"大数据"已经成为所有涉及使用复杂大规模数据集研究方法的常用短语。这一看似复杂的概念代表了一种新的研究模式，即基于机器学习方法对数据进行处理和分析。目前，大数据没有统一的定义，最为流行和广为人知的就是 2001 年 Doug Laney 提出的大数据 3 个 "V" 的核心要点，即数量（Volume）、速度（Velocity）、种类（Variety）。随着大数据技术的发展、数据复杂程度的增加，研究者对大数据的理解不断深入，陆续提出大数据的 4V、5V 甚至 7V 的概念。一般意义上，大数据是指无法在短时间内用传统 IT 技术和软硬件工具对其进行感知、获取、管理、处理和服务的各类数据集合。在生物医学领域，大数据通常是指电子健康档案（electronic health records，EHR）以及任何有助于理解健康或疾病相关信息的各类数据，如临床治疗记录、影像学资料、各类组学数据、可穿戴健康设备产生的数据、社交网络数据等。这些健康相关大数据在推动生物医学研究、理解致病机制、开展精准健康管理、提高医疗实践效率方面有着巨大的应用潜力。

二、健康大数据的基本特征

同其他领域的大数据一样，健康大数据的基本特征一般也可以归纳为几个 "V"，即 Volume（规模性）、Velocity（高速性）、Variety（多样性）、Veracity（准确性）、Value（价值性）、Visualization（可视化）。

1. 规模性（Volume）　规模性是指数据的体量浩大，通常在 TB 级（10^{12}B）到 ZB 级（10^{21}B）之间。随着过去 30 年数据存储技术快速发展、数据存储价格显著下降，以及数据获取便捷性的提高，健康大数据产生的速度越来越快。据估计，目前每两年产生的健康大数据总量相当于过去所有数据量的总和。到 2020 年，健康大数据的总量将达到 2011 年数据总量的 50 多倍，约 44 ZB（相当于 44 万亿 GB）。举一个较为直观的例子：一页 A4 纸数据量约为 1 kB，1 GB 相当于 600 万本书的数据量，一个常规三级医院每年产生的医疗相关数据量约为 100 TB（相当于 6000 亿本书）。目前的健康大数据，仅有一小部分已用于研究，大量数据有待开发利用。

2. 高速性（Velocity）　高速性是指大数据通常以数据流的形式动态、快速产生，具有时效性。因此，大数据的存储和获取必须解决"数据延迟"，以实现其时效性。目前大数据的获取及查询一般通过点对点直接访问数据源，或访问定期更新和重组的数据进行。健康大数据的存储和分析速度是影响其性能的一个指标。"即时算法"或将成为未来实现数据高速性的一种方式，即利用实时数据流，随时停止运算即时返回有价值的结果。

3. 多样性（Variety）　多样性是指大数据包含各种类型和形式的数据（结构化和非结构化数据），且数据间存在复杂关联。既往大多数 EHR 数据是在事先设定的结构化电子表格或数据库中构建的。这些高度组织的结构化数据，如年龄、药物剂量、各类生理生化指标、组学数据等，易于处理和分析。相反，非结构化数据没有预先定义的呈现模式，可以是文本形式，也可以是非文本形式（如影像数据），也可能来自社交媒体（如博客、推文等）。各类数据结构各异，存储形式各不相同。虽然非结构化数据较难处理与分析，但包含了可能影响健康的各类社会和环境因素（如诊疗信息、社会经济状况等），可帮助研究者获取个体相关的完整信息。大多数数据库管理系统可以通过各种技术对不同类型数据进行链接，即使在缺乏唯一个体标识的情况下，依然可基于人口学数据开发复杂的概率算法链接不同数据。

4. 准确性（Veracity）　准确性是指大数据通常为客观记录与收集，反映真实世界的情况；但由于大数据普遍存在缺失、错误、模糊、延时，数据存在高噪声的现象。另外，由于绝大多数健康相关数据最初产生的目的并不是直接用于医学研究或指导临床实践，如医疗索赔数据的最初目的是医疗计费与支付，网络博客最初的目的是为了社交。将这些数据应用于研究时其准确性尤其受到关注。在使用前，需要从多个方面对数据的准确性进行评价，包括明确数据来源及可获得性；结合研究目的评估当前数据是否满足使用；评价数据的真实性，了解收集数据的意义和背景，进行交叉验证尽可能通过不同角度分析现有数据的可信度。

5. 价值性（Value）　健康大数据拥有巨大潜在价值，可以提高医疗质量与结局，贯穿医疗实践的始终。目前健康大数据的应用领域主要包括预测及识别高风险个体、群体健康管理、药物及医疗器械安全性监测、疾病精准分型及个体化诊治、临床决策支持、临床质量监督及绩效评价、医疗质量监督、公共卫生干预和加速生物医学研究。类似于其他领域，健康大数据的应用也分为 3 个阶段：描述分析、预测分析和处方分析。基于处方分析，健康大数据应用的广度与深度接近无限延伸，应用前景巨大。

6. 可视化（Visualization）　随着数据体量及复杂性的增加，在利用健康大数据进行研究、交流及指导临床实践时，基于高密度数据的分析结果，越来越需要利用可视化来清晰地展示复杂的生物信息。目前在生物医学领域，可视化已经在基因组学、表观基因组学、转录组学、蛋白质组学、宏基因组学，以及增强现实辅助手术中有了大量应用。通过数据及分析结果的可视化，促进研究者对原始数据及研究结果的综合探索和整合，帮助理解复杂的生物系统。

第二节   健康大数据来源

一、健康大数据来源

所有与医学及健康相关的数据均是健康大数据的来源。理论上，健康大数据的大小和类型是没有限制的。最初应用于医学领域的大数据包括研究类数据（大型流行病学调查数据）、管理类数据（如医疗保险数据）、临床注册数据和电子健康档案（electronic health records，EHR）等。随后，其他类型的资源也越来越多地纳入到健康大数据中，包括生理计量（如体内植入医疗器械及可穿戴设备所捕获的生理数据）、患者报告（如标准化健康调查数据）、网络应用（如社交媒体）、医学影像和生物标志物（如各类组学数据）等。这些数据以及未来的其他数据正在快速积累，逐步整合到健康大数据应用中。以下介绍几种研究常用的健康大数据类型：

1. 大型研究   在传统研究中，为关注那些发生频率较低的临床事件，需要大型队列研究来实现。例如，评价接受经皮冠状动脉介入治疗（PCI）患者支架内血栓形成的情况，必须在大样本研究中才能进行有效分析。与其他终点事件（如支架再狭窄、血运重建、死亡、心肌梗死复发、出血等）相比，支架内血栓的发生非常罕见，大多数随机对照试验不足以捕获到这种危及生命的严重负性事件。瑞典自 2005 年在全国血管造影和血管成形术登记处（SCAAR）登记了所有接受 PCI 治疗的患者，记录他们支架内血栓的形成情况。通过这些数据，研究者能够计算特定 PCI 装置中支架血栓形成的发生率，为合理使用药物洗脱支架提供了重要的循证医学证据。

2. 电子健康档案（EHR）   传统 EHR 提供个体门诊、住院或急诊等详细信息。理想情况下，EHR 随时间推移包含所有与医疗护理的相关信息，其广度及深度逐渐积累，体量无限。越来越多国家在推广建设 EHR 系统，但 EHR 远未充分利用。EHR 包括结构化（如药物处方、疾病合并症、实验室检测结果等）和非结构化（如手写病历记录、医嘱等）数据，不同 EHR 数据的集成极具挑战。目前已建立的大型 EHR 集成系统包括基于人群、基于医院和基于疾病的系统。EHR 通常具有标准化编码（如 ICD 疾病编码）、数据连续性较好、类型丰富、各个地区地均有、包含医疗服务的全过程信息的特点。其局限性在于时效性较差（数据后期需进行标准化编码）、某段时间或针对某病的数据不准确或不完整、缺少治疗的详细信息、常局限于某一疾病/干预措施/医疗机构、个体更换保险公司或地址后常发生信息中断等。

3. 生理计量   生理计量数据是指通过设备直接从个体测量接收的各种数据，如体内植入设备或可穿戴设备记录的心率、血压、锻炼时间和能量消耗等。由于各类健康测量设备的出现，未来将出现更多生理计量数据用于研究及实践的情况。例如，通过对植入式除颤器进行远程监测，能够精确记录个体房颤的发生情况，降低休克发生率；通过收集心脏再同步化治疗后的监测数据，可以明显提高心力衰竭（心衰）患者的生存率。生理计量数据的优势在于能捕获个体在医疗机构外的各种生理指标，但捕捉到的信号是否有意义仍待确定，目前这类数据尚未广泛应用。

4. 生物组学数据   各类组学，如基因组、蛋白质组、代谢组、表观组等各种组学数据是近 10 年来迅速发展的结构化健康大数据。目前这些数据（如基因检测或测序）在临床实践中尚未广泛使用，通常并未记录在 EHR 系统中，而是独立存在。为充分挖掘健康大数据的价值，目前一些大型数据库将疾病表型与组学数据相结合（如表 2-1 中部分数据库），从广度和深度两个层面进行研究，为临床实践提供了大量证据。随着组学技术在临床的应用，未来的 EHR 中可能会包含各类组学信息。各类组学数据的优势在于包含个体特征信息，可用于精准医疗。其局限性在于研究结果易出现假阳性、与其他类型数据整合困难，以及个体隐私信息保护难的问题。部分常用组学数据库见表 2-2。

二、大型健康数据集

健康大数据有多种类型，按照数据结构，可以分为结构化和非结构化数据；按照数据内容，可以分为 EHR 数据库、生物组学数据库、链接 EHR 及生物组学数据的复合数据集；按照数据采集策略，可以分为来源于人群的数据、基于医院收集的数据或与某种疾病相关的数据。基于不同的健康大数据采集计划，目前国内外已有多个大型健康数据集，其中一些免费对世界范围内的研究人员开放，在经过伦理委员会批准后即可使用。目前，在世界范围内纳入人群规模最大的 3 个健康大数据集为欧洲癌症和营养前瞻性调查（European Prospective Investigation into Cancer and Nutrition，EPIC）、英国生物样本库（UK Biobank，UKB）和中国慢性病前瞻性研究（Kadoorie Study of Chronic Disease in China，KSCDC，又称 China Kadoorie Biobank，CKB）。它们均为基于人群采集的数据，纳入人群超过 50 万，同时包含 EHR 及生物组学数据。

EPIC（https：//epic.iarc.fr/）于 1992—1999 年间在欧洲 10 个国家募集超过 50 万名（521 000）45 ~ 74 岁研究对象，收集其饮食、生活方式、人体测量和病史等详细信息，并随访近 15 年。其中超过 38 万（387 889）名研究对象提供了生物样本（血浆、血清、白细胞、红细胞）存储在 WHO 下属的国际癌症研究机构（WHO-IARC），是世界上最大的癌症及其他慢性病生化和基因研究的生物样本库之一。EPIC 通过主动随访或关联当地癌症登记系统、死亡登记系统及 EHR 系统，获得研究对象的癌症或死亡结局。截止到 2016 年，该队列人群已经发生 6.7 万例癌症病例（包括 1.7 万例乳腺癌、4 600 例肺癌、7 100 例结直肠癌和 7 500 例前列腺癌）和 5.8 万例死亡病例。另有 8 500 例研究对象同时发生两种疾病（包括癌症、糖尿病、心脑血管疾病等），可以对共患疾病进行研究。

UKB（https：//www.ukbiobank.ac.uk/）由英国卫生部、英国医学研究理事会（Medical Research Council）、英国惠康（Wellcome Trust）基金会、苏格兰行政院共同筹资建立。UKB 在 2006—2010 年间，在英国各地招募 50 万名 40 ~ 69 岁研究对象，采集其个体信息、生物（血液、尿液及唾液）样本，并与他们的 EHR 信息连接。目前 UKB 中绝大部分研究对象（48.8 万人）的全基因组信息均已测定完成，在基因型填补及质控后约包含 63 万常见变异位点、12.5 万罕见变异位点和 4.5 万与特定表型相关的位点。截至 2018 年 5 月，该队列中超过 40 万人至少发生过一次住院，发生 14 000 例死亡病例以及 79 000 例癌症病例。UKB 的所有数据均免费对经过伦理委员会和政府理事会批准通过的世界范围内的研究人员开放。

CKB（https：//www.ckbiobank.org/site/）自 2004—2008 年在中国 10 个地区募集 51 万名 30 ~ 79 岁的志愿者，通过问卷调查、体格检查和生物样本的采集，以及发病和死亡监测等方式长期跟踪随访，建立中国人群的基础健康数据库，是目前世界上最大的涉及长期保存血液样本的前瞻性人群队列研究之一。该数据库通过与全国死因登记系统、全民医保数据库链接，收集研究对象的发病、死亡信息。截至 2011 年 1 月 1 日，队列已有 10 763 人死亡，发生脑血管病例 9 475 例、缺血性心脏病 4 071 例、恶性肿瘤 6 381 例。

除此之外，表 2-1 列举了部分既包含 EHR 又包含生物组学的数据集，表 2-2 列举了常见部分仅包含生物组学数据集，表 2-3 列举了部分仅包含 EHR 的数据集。

表2-1　部分综合EHR信息及生物组学信息的数据库

数据库名称	数据库简介
基于人群收集	
成年人	
欧洲癌症和营养前瞻性调查 European Prospective Investigation into Cancer and Nutrition，EPIC https：//epic.iarc.fr/	在欧洲十国募集 521 000 例 45 ～ 74 岁成年人，采集饮食、生活方式等环境暴露因素，人体测量学指标，疾病史，影像学资料等；收集生物样本（血浆、血清、白细胞、红细胞）；目前已完成全基因组信息；关联癌症登记、死亡登记及 EHR 系统
英国生物样本库 UK Biobank，UKB https：//www.ukbiobank.ac.uk/	在英国募集 50 万 40 ～ 69 岁成年人，采集个人详细信息、生物样本（血液、尿液及唾液）；关联 EHR 系统
中国慢性病前瞻性研究 Kadoorie Study of Chronic Disease in China，KSCDC China Kadoorie Biobank，CKB https：//www.ckbiobank.org/site/	在中国 10 个地区募集 51 万 30 ～ 79 岁成年人，完成问卷调查、体格检查和生物样本的采集；与全国死因登记系统、全民医保数据库链接
UCL-LSHTM-Edinburgh-Bristol（UCLEB） http：//datacompass.lshtm.ac.uk/40/	整合英国 14 个前瞻性队列研究资料（约 3 万例研究对象），利用新的高通量测序技术，检测基因组、代谢组、蛋白质组学数据，链接 EHR 系统，精细定位心脑血管疾病功能相关位点，理解疾病发生机制
INTERVAL http：//www.intervalstudy.org.uk/	在英国募集献血者约 5 万名 18 ～ 80 岁成年人，收集生物标本信息，利用多组学生物技术，收集全基因组、脂代谢组、蛋白质组、代谢组等信息，并连接 EHR 记录
墨西哥城前瞻性研究 Mexico City Prospective Study https：//www.ctsu.ox.ac.uk/research/prospective-blood-based-study-of-150-000-individuals-in-mexico	在墨西哥募集约 16 万名 35 岁以上成年人，记录其生活方式、疾病史、生理指标（体重、腰围和臀围、血压等），采集血样，并与墨西哥国家死亡率数据库链接
出生队列	
挪威母婴队列 Norwegian Mother，Father and Child Cohort Study（MoBa） https：//fhi.no/en/studies/moba/	在挪威募集参加常规超声检查的孕妇，该队列包括 114 000 多名儿童（包括 1 900 对双胞胎）、95 000 名母亲和 75 000 名父亲。通过问卷调查收集生活方式等环境暴露信息，建立生物样本库（包括父母双方以及儿童的 DNA、RNA、全血、血浆和尿液的样品）。与挪威的多个疾病登记系统链接（出生登记、就诊记录、死因登记、处方数据库、疫苗登记、癌症登记）
丹麦出生队列 Danish National Birth Cohort https：//www.dnbc.dk/	在丹麦募集约 10 万名孕妇及其子女，采集在孕期及子女出生后的生活方式等环境暴露信息，采集血液建立生物样本库，并与全国人口健康信息数据库链接

续表

数据库名称	数据库简介
英格兰西南地区出生队列 Avon Longitudinal Study of Parents and Children http：//www.bristol.ac.uk/alspac/	在英格兰西南地区募集约 1.4 万名孕妇及其子女，完成问卷调查、测量人体指标（血压、脂肪和瘦组织情况和骨量以及颈动脉内膜中层厚度），评估认知功能、身体能力、身体活动情况，观察腕骨结构等；采集空腹血样，建立生物样本库（包括 DNA、全基因组数据，血清、血浆样本等），链接其 EHR 记录、癌症诊断及死亡登记记录
中国广州出生队列 The Born in Guangzhou Cohort Study http：//www.bigcs.com.cn/	在广州市募集 30 000 名孕妇及其子女，调查孕期母亲接触的环境、生物、社会因素，建立中国最大的正常人群亲子生物样品库，并链接 EHR 及医保数据库信息

双生子

数据库名称	数据库简介
欧洲双生子协作研究 Genome-wide analyses of European twin and population cohorts to identify genes in common diseases，GenomEUtwin https：//cordis.europa.eu/project/rcn/64820/factsheet/en	包括丹麦、荷兰、芬兰、意大利、挪威、瑞典、英国、澳大利亚的双生子队列以及 MORGAM 成年人队列（MONICA 十一国队列），建立生物样本库，并与 EHR、住院登记、死因登记等信息链接
中国双生子登记 The Chinese National Twin Registry（CNTR）	在中国 11 个省（市）募集约 6 万对双生子，记录其健康体检信息，并建立生物样本库

全人群

数据库名称	数据库简介
冰岛生物样本库 deCODE genetics https：//www.decode.com/	建立冰岛全人群的生物样本库，与冰岛的电子病历系统链接
爱沙尼亚全人群队列 Estonian Genome Project https：//www.sm.ee/en/news/genome-project-100000-samples-collected-2019-least-50000-more-people-can-join	计划募集爱沙尼亚全国 70% 人口的队列资料，建立生物样本库，并于 EHR 系统链接
瑞典全人群队列 LifeGene https：//lifegene.se/	计划募集瑞典 50 万人群队列，建立生物样本库，并与 EHR 数据链接
澳大利亚基因组计划 Australian Genomics https：//www.australiangenomics.org.au/	在澳大利亚全国范围内建立生物样本库，与 EHR 数据链接，拟针对罕见病、癌症及各种疾病进行研究

基于医院收集

数据库名称	数据库简介
美国 DiscovEHR 数据 http：//www.discovehrshare.com/	目前已累积约 10 万人的全外显子组测序数据及超过 15 年的 EHR 临床记录资料
美国百万退伍军人计划 Million Veteran Program（MVP） https：//www.research.va.gov/mvp/	基于退伍军人医疗保健系统（The Veterans Affairs Health Care System），计划建立 100 万退伍军人的遗传、军事暴露、生活方式和健康信息数据库。截至 2015 年 8 月已经募集约 40 万退伍军人

续表

数据库名称	数据库简介
凯撒医疗基因、环境与健康研究 The Research Program on Genes, Environment and Health of Kaiser Permanente, RPGEH https://divisionofresearch.kaiserpermanente.org/genetics/rpgeh	基于凯撒医疗机构的 EHR 数据，收集生物样本，计划建立约 50 万人的健康大数据库；截至 2018 年已募集超过 32 万人的生物数据库
范彼得堡 DNA 数据库 the DNA Databank at Vanderbilt, BioVU https://victr.vumc.org/pub/biovu/	基于范彼得堡医学中心门诊患者，利用其常规生化检测后剩余血样，建立生物样本库，并与 EHR 医疗记录相关联。截至 2018，已募集超过 25 万人的生物样本库
美国电子病例及基因组学数据库 Electronic Medical Records and Genomics (eMERGE) Network https://emerge.mc.vanderbilt.edu/	在美国多个中心建立约 2.5 万人的电子病历与基因组学联合健康大数据集，截至 2019 年 5 月超过 1.5 万名研究对象的健康大数据集已经发布

疾病 / 表型相关

冠心病全球协作组 The GENetIcs of sUbSequent Coronary Heart Disease (GENIUS-CHD) consortium http://www.genius-chd.com/	汇集全球 58 项冠心病研究的健康大数据集
心脏衰竭全球协作组 HEART FAILURE MOLECULAR EPIDEMIOLOGY for THERAPEUTIC TARGETS (HERMES) http://www.hermesconsortium.org/	汇集欧洲和北美 42 项研究，包括超过 3 万例心衰病例及 20 万例对照
全球房颤协作组 Atrial Fibrillation Consortium, AFGen https://www.afgen.org/	汇集全球近 30 项研究，包括超过 4 万例心房颤动（房颤）患者

表2-2 常用生物组学数据库

核酸序列	GenBank (http://www.ncbi.nlm.nih.gov/Genbank) ENA (EMBL) (http://www.ebi.ac.uk/ena) DDBJ (http://www.ddbj.nij.ac.jp)
基因组	GDB (http://www.gdb.org/) Ensembl (http://www.ensembl.org/index.html) Ensembl Genome (http://www.ncbi.nlm.nih.gov/genome) UCSC Genome Browser (http://genome.ucsc.edu/index.html) The 1000 Genomes project (http://www.1000genomes.org/) Personal Genome Project (http://www.personalgenomes.org/)
宏基因组	CAMERA (http://www.camera.calit2.net/index.php)

非编码 RNA	miRBase（heep：//www.mirbase.org/） piRNAbank（http：//pirnabank.ibab.ac.in/） GtRNAdb（http：//gtrnadb.ucsc.edu/） SILVA（http：//www.arb-silva.de/） LncRNAdb（http：//lncrnadb.org/） LncRNAWiki（http：//lncrna.big.ac.cn/index.php/Main_Page） Rfam（http：//rfam.xfam.org/）
蛋白序列	UniProt（http：//www.uniprot.org/） PIR（http：//pir.georgetown.edu/）
蛋白质结构	PDB（http：//www.rcsb.org/pdb） NRL-3D（http：//pir.georgetown.edu/pirwww/search/textnrl3d.html） HSSP（http：//www.sander.embl-heidelberg.de/hssp） SCOP（http：//scop.mrc-lmb.cam.ac.uk/scop） CATH（http：//www.biochem.ucl.ac.uk/bsm/cath）
蛋白质组	PRIDE（http：//www.ebi.ac.uk/pride/archive/）
蛋白质功能	PROSITE（http：//prosite.expasy.org/） Pfam（http：//pfam.xfam.org/）
蛋白质分子 互作	BioGRID（http：//thebiogrid.org/） DIP（http：//dip.doe-mbi.ucla.edu.edu/dip/Main.cgi） IntAct Molecular Interaction Database（http：//www.ebi.ac.uk/intact/） STRING（http：//string-db.org/）
代谢途径	KEGG（http：//www.genome.jp/kegg） IMP（http：//imp.princeton.edu/） PlantCyc（http：//www.plantcyc.org/） GO（http：//geneontology.org/） HPD（http：//discern.uits.iu.edu：8340/HPD） NCBI BioSystems（http：//www.cnbi.nlm.nih.gov/biosystems） MANET（http：//www.manet.uiuc.edu/） MetaNetX（http：//metanetx.org/mnxdoc/cite.html） MetaCyc Database（http：//metacyc.org） MapMan（http：//mapman.gabipd.org/web/guest/mapmanweb）
代谢组	MetaboLights（http：//www.ebi.ac.uk/metabolights/） HMDB（http：//www.hmdb.ca/） YMDB（http：//www.ymdb.ca/） ECMDB（http：//ecmdb.ca/）
表型组	PhenCode（http：//phencode.bx.psu.edu/） PhenomicDB（http：//www.phenomicdb.de/） PHI-base（http：//www.phi-base.org/）

表2-3　部分EHR数据库（不包含生物组学信息）

基于人群	
英国电子医疗记录 UK electronic health records data，CALIBER https：//caliberresearch.org/portal	覆盖英国电子医疗信息记录，包括初级卫生保健、医院统计信息、疾病、死亡登记、处方、诊断和生物监测的所有电子记录，覆盖 1 千万人群，约包括 4 亿人年
西班牙瓦伦西亚电子医疗记录 ABUCASIS	覆盖西班牙瓦伦西亚市 510 万人的所有初级保健记录、住院记录、死亡、处方记录、疫苗接种信息、实验室监测信息等信息
荷兰电子医疗记录 The mondriaan project http：//mondriaanfoundation.org/	是荷兰病人的药物、报销、全科医生就诊记录
基于医院	
英国 HIC 电子医疗记录 The NIHR Health Informatics Collaborative（HIC） http：//www.hic.nihr.ac.uk/	是英国 NHS 信托基金会临床医院的电子医疗记录
基于疾病	
瑞典心脏病登记 SWEDEHEART http：//www.ucr.uu.se/swedeheart/	纳入 1990 年以来瑞典所有接受冠状动脉造影、经皮冠状动脉介入治疗、心脏手术和经导管主动脉瓣植入术的所有患者，以及几乎所有类型心肌梗死患者
英国心血管疾病登记 National Institute for Cardiovascular Outcomes Research（NICOR） https：//www.nicor.org.uk/	纳入英国所有医院的经导管主动脉瓣植入术患者，跟踪死亡信息

第三节　健康大数据评估

　　健康大数据能提供各种宏观或微观信息，在使用前首先应进行评价，考虑其可用性（有哪些数据源、能否获得数据源、数据源的使用规范等）、适用性（是否符合目的）和真实性（数据质量是否可靠）等相关问题。

一、可用性评估

　　EHR、生物组学、影像学、传感设备、媒体等各类健康大数据快速积累，若想合理使用，首先需要了解现有哪些数据资源、是否能够获得，以及使用时应遵守的法律规范和道德约束。

（一）明确数据源：有哪些数据？

　　面对健康大数据海洋，数据使用者的首要任务就是找到适合目的的足量数据。由于绝大部分健康大数据以电子形式储存在 EHR、生物样本库、研究型数据库等各类数据库中，自成体系、独立存在，使用者很难完全掌握所有数据信息，以致现有数据未能充分利用。为提高数据潜在使用者对各个分散数据的了解、易化数据的访问，一些机构开始建立综合多个数据源的整合平台。利用这些平台，使用者可以快速了解现有数据库的基本特征、主要内容以及如何访问等信息。例如欧盟创新医药先导计划（Innovative Medicines Initiative，IMI）在 2013—2018 年建立了欧洲医疗信息框架平台（European Medical Information Framework，EMIF，http：//www.emif.eu/）。该平台可以检索超过 300 多个数据源的不同类型数据，包含了欧洲约 600 万人群的 EHR 数据以及欧洲七国开展的队列研究数据。我国于 2017 年开始建立中国队列共享平台（http：//chinacohort.bjmu.edu.cn/），把国内现有队列资源进行了规范化的信息展示，建立了多层次立体化的合作策略和共享机制，目前该平台已经包括 38 个队列研究的信息。

（二）了解开放性：数据是否可以获得？

大样本是健康大数据无可替代的优势，充足的样本量能保障足够的研究功效，这需要不同数据源之间的充分公开和共享。出于不同目的，目前社会各界，包括专业期刊、研究资助方、研究者、企业及公众均在呼吁实现数据共享，但现实情况不尽如人意。目前已经建立的数据共享模式包括：①远程安全访问模式，这是最初的数据共享模式，通常在一个机构或一个组织内进行，不同级别的使用者拥有不同程度的数据访问权限；②物理共享模式，例如英国生物样本库（UKB），由研究者首先提出数据使用计划，在通过审批后即可以物理获取与使用计划相关的数据；③基于独立存储数据的分布式分析模式，例如全球基因组学与健康联盟（Global Alliance for Genomics and Health，GA4GH）建立的共享数据模式，利用分布式分析工具（如 DataSHIELD，i2b2）以及通用数据模型（OMOP CDM），在无需物理传输数据的前提下，实现将不同来源的数据进行远程处理，整合成标准化数据格式，并在此基础上进行查询和分析。

（三）法律及伦理考虑：使用该数据的法律规范和道德约束是什么？

在使用健康大数据时，患者隐私带来的法律和道德挑战是使用者必须考虑的问题。理想情况下，数据使用者有责任解释参与研究的风险与获益，所有数据提供者都应决定是否愿意贡献自己的健康数据参与研究。与传统数据收集方式不同，一些健康大数据的收集没有明确的知情同意过程，数据的采集是自然发生的，在数据采集时无法明确未来用途。在数据采集时可以采取广泛同意模式，类似于英国生物样本库（UKB），获得数据提供者对各种可能的数据用途的同意。数据使用者在利用大数据时应格外注意安全规范，保护数据提供者的个人隐私免遭泄露。在未来健康大数据时代，数据提供者与数据使用者应共同探讨新型数据采集及使用规范，建立新的社会契约模式。

二、适用性评估

管理型数据是健康大数据的常见形式，常用于医疗计费以及医疗过程的规范化管理。管理型数据的收集过程与传统研究数据完全不同，并不适用于评价某项干预措施的内在效果，但在指导临床实践方面有其独特优势。以血压值为例，在传统研究中，血压测量是完全标准化的过程（由统一培训的医护人员操作、使用统一校准的血压计、采用相同的测量过程），而管理型数据中记录的血压值是实际临床操作过程的记录（由不同的医护人员、使用不同血压计、在不同时间、在不同医疗机构内的测量）。如果评价某项干预措施的内在效果，经过严格控制各种偏倚的传统研究数据更为适宜。类似于随机对照临床试验与实效性研究的差别，随机对照临床试验通过各种方法控制偏倚，保证较高的内部真实性。但由于随机对照临床试验过程严格控制和标准化设置，与真实的医疗场景不同，在实际应用时常无法看到预期效果，很多情况下无法直接指导应用。相比而言，在真实的医疗实践中（"真实世界"）记录的管理型数据（或其他类型数据），其研究结果可能受到很多因素的影响，但能反映各类实际的医疗实践情景，更能快速转化指导类似情景中的医疗实践。

在循证医学模式下，学习型医疗服务体系需要利用科学研究结果指导临床实践，传统研究与大数据研究是两种产生证据的方式。大数据包含了大样本信息，提供了发现微弱干预效果的可能性；大数据涵盖了各类真实医疗场景，对传统研究无法涉及的情景提供了研究的可能性。大数据研究是传统研究的有力补充。与传统研究相比，大数据研究研究效率更高，花费较少，更适用于关注那些因缺少资金而无法进行随机对照临床试验的科学问题。

三、真实性评价

统计学家 Paul Meier 曾指出，任何一项科学研究最关键的内容就是保证真实性。在传统流行病学研究中，研究者总是花费大量精力从研究设计、实施过程等各个方面保证研究数据的真实性，在阐述结果时讨论影响结果真实性的因素，以及如何对结果做出正确解读。有价值的研究常依赖于高质量而非大样本数据，小样本量高质量的数据比大样本低质量数据更有价值。基于真实性优先的原则，所有数据在采集时均应尽可能提高其真实性，在使用前尽可能评价其可靠性。传统研究型数据，例如 EPIC 研究在初期投入大量精力对研究设计和数据采集方法进行推敲与确定，在保证数据的真实性方面是很好的典范。大型生物样本库，例如 UKB、CKB 项目同样如此。对于健康大数据中的二手数据，在收集之初并不是以研究为目的的，在使用前应尽量通过分析其数据来源特征或进行交叉验证，了解其真实性：①了解来源，分析数据特征。数据使用者必须深入了解数据来源，判断数据中各个变量的含义及其可信度，即了解数据是在什么情形下收集的，变量的具体含义是什么。例如，在管理型数据库中，通常有入院诊断、出院诊断等多个诊断信息。相比而言，入院诊断是医生在患者入院时尚未经过确诊的判断，其可靠性不及出院诊断，因此诊断信息通常使用出院诊断而非入院诊断。另外，如果该管理数据库的主要目的是为了医疗保险的报销赔偿，那么疾病的诊断信息还可能受到当地报销政策的影响（更多的诊断可能是医保报销范围内的疾病）。在专用于医疗计费的数据库中，可能各类检查、处方以及费用信息是强制记录的，那么这些变量就较为真实可靠。而其他非强制记录的信息如诊断、治疗记录等，其真实性就会较差。②交叉验证。可能情况下，尽量利用交叉验证的方式来证明数据质量的可靠性。例如在日常记录中，难免出现一些错误，如实际心率为 94 却不小心录为 49。在分析前可以对超过预期设定值的数据进行交叉验证，如与相同个体其他心率记录值进行比对。又如，对于某个个体突然出现的治疗肝炎药物的处方，可以通过查询该个体既往是否有相关疾病的诊断来判断这次处方记录的真实性。

第四节　健康大数据预处理

原始数据通常是不完整、不准确和不一致的，在数据使用前，需要对原始数据进行预处理，将原始数据集整理成"干净的"可用数据集，以保证结果的正确性、有效性和可重复性。一般情况下，数据预处理包括 4 个过程：数据清理（data cleaning）、数据集成（data integration）、数据变换（data transformation）和数据归约（data reduction）。

一、数据清理

数据清理的常规内容包括：确保原始数值正确读入统计软件；检查和整理字符串变量、数值变量、日期变量的数据格式和有效值；检查某些变量的唯一性，如 ID 编码、主键和外键等；检查和去除重复记录；检查和填补缺失值；检查和处理多个数据源 / 数据集属性的一致性，如变量命名及其取值；检查和去除冗余属性等。其中，对缺失值及异常值的处理是两个主要内容。

1. 处理缺失值　大量缺失数据可能导致分析结果无效，例如在 Framingham 心脏病研究中，许多研究对象缺少血清尿酸的数据，导致无法进行相关性分析。健康大数据或多或少存在数据缺失的问题。在处理缺失数据前必须首先了解数据缺失的原因。如果缺失是完全随机的，去掉具有缺失值的记录进行分析，并不会对整个结果产生影响。但如果缺失并不完全随机，某一变量不同样本缺失的概率不同，就需要在分析前对缺失数据进行填补，或使用考虑了缺失数据的分析方法，以便获取对整个样本无偏的估计。缺失数据的填补方法一般包括：平均填补，热甲板填补，回归填补，多重填补等。考虑了缺失值数据集的分析方法包括：①混合效应模型，假定数据符合特定分布（如正态分布或泊松分布），基于似然估计总体参数。②广义估计方程，类似于混合效应模型，首先估计纵向测量值的平均值和重复测量的相关矩阵，再进一步估计总体参数。③推论技术（混合模式模型或选择模型），首先利用因子分解估计自变量和缺失指示变量的联合似然函数，再进一步估计总体参数。用于分析缺失数据的不同方法均有其假设和局限性，在数据缺失比例较大的情况下，缺失数据导致的问题将无法解决。例如研究者通过评估 28 项队列研究中血清胆固醇的数据，发现如果缺失低于10%，可以使用常用方法来处理缺失值；在有 10% ~ 60% 缺失数据时，不同处理缺失数据的方法之间存在显著差异；但如果缺失率超过 60%，则没有统计技术可以合理地处理缺失。

2. 处理异常值　异常值也称为离群值、不和谐值或噪声值，不仅包含错误值，也包含由于样本内部自然变化引起的不和谐数据值或过程。在医学领域中，异常值的主要来源是设备故障、人为失误、病人特殊行为以及患者的自然变异。严重的疾病、药物摄入、食物或酒精、体力活动、压力积累、经期、循环异常、不良血液样本收集和（或）处理等均可能是解释异常值的原因，导致某些人与样本中其他"一般的"人特性不一致。在处理异常值之前，必须考虑可能原因，再对数据进行相应的处理。离群值的处理方式主要包括以下 4 种：①直接删除。一些情况下，可以直接删除检测出来的异常值，对正常数据单独进行分析，以求得到可靠的分析结果。②均值替换法。计算非缺失正常数据的均值、众数或者中位数，然后赋值给异常值数据，如果异常值是连续变量，可以选择均值；如果异常值是离散变量，可以选择众数或者中位数。③回归替换法。把异常数据作为因变量，其他相关数据作为自变量，利用他们之间的关系建立回归模型的来预测异常值，以此完成异常值替换的方法。④多重替换法。多重替换法是一种基于重复模拟的处理异常数据的方法，在处理复杂数据时常用。首先从一个包含异常值的数据集中生成一组完整的数据集，在每个模拟数据集中利用蒙特卡洛方法替换异常数据，再使用标准统计方法在每个模拟数据集中进行分析。

二、数据集成

数据集成是将多个数据源合并成一个总数据库。合并过程首先需要考虑样本匹配的问题，即判断不同数据库中的样本编码是否指代同一个体。不同数据库通常缺乏唯一的个体标识，这是目前数据集成面临的最大障碍。例如目前在美国的各类健康大数据之间缺乏统一的个体标识，可以利用各种人口特征变量（如姓名、性别、出生日期、邮政编码等）开发复杂的概率算法、链接不同来源的数据集，将个体匹配的错误率控制在一定范围内。

样本冗余是数据集成中的另一个重要问题。如果一个属性可以从另一个属性或一组属性中生成，数据就会产生冗余，如身高、体重和 BMI。部分冗余属性可以通过相关分析测量属性之间的影响程度。对于数值变量，可以计算相关系数或协方差，或绘制散点图发现和判断冗余；对于分类（离散）变量，可利用卡方检验判断变量间的相关性。

数据集成需要考虑的第 3 个问题就是检测和解决属性的不一致。不同来源的数据因其收集方法、表达方式、数据尺度、编码规则等方面的差异，导致不同来源数据库中同一属性的实体值存在差异。例如体重值在不同数据库中分别以公制单位和英制单位记录；费用支付类型在一个数据库中以"H"和"S"表示，但在另一个数据库中以"1"和"2"来表示。

在大多数健康大数据研究中，数据元素的不兼容性无处不在且不可避免。各数据源异质的数据结构、数据标准和语义对数据集成造成了不小的挑战。我们应谨慎地合并数据集，减少集成数据库中的冗余和不一致性，提高后续挖掘的准确性和速度。现代结构化查询语言（SQL）、非 SQL 数据库和基于云服务的平台，在提取 - 转换 - 加载数据方面能有效改进我们对大数据的管理和处理。实际上不同数据源的不一致可能是由于缺乏通用数据架构。目前，科学界正在开发数据规范模型或参考框架，以促进包含不同粒度特征数据的协调与整合。

三、数据变换

将数据进行整理和转化，以适应数据挖掘模型。数据变换常规涉及的内容包括：①归一化（又称标准化），是将属性值缩放至指定范围，化为无量纲表达式；②特征构建，根据属性集合生成新属性；③平滑，如分箱、回归和聚类等技术，主要用于消除噪声数据；④聚合，进行数据汇总，如按年或季度计算家庭医疗支出；⑤泛化，使用高层次概念替换低层次概念，如将年龄映射到高层次概念——青年、中年和老年。

除以上内容外，健康大数据还需要考虑如何变换非结构化数据。非结构化数据包括文本（如病例记录）、图像、视频、体积数据、形体观察情况、全基因组序列、病例报告、生物样本数据等。在对这些数据进行分析前，需要利用文本挖掘、影像分析、测序分析或其他处理技术将这些非结构化原始数据变换成包含重要信息的结构化定量信息。统计解析、计算语言学和机器学习可以将文本进行预处理，生成有意义的数字摘要；信息提取技术，如实体识别、关系提取、频率和反向频率技术等，可以从非结构化文本中提取结构化信息。过去10年科学界开发了大量数据标准、标准语义表和本体，用于原始数据的结构化。最小化生物信息标准对各类生物信息进行转换，包括规范生物学和生物医学研究的最低限度信息（minimum information for biological and biomedical investigations，MIBBI）、微阵列实验的最低限度信息（minimum information about a microarray experiment，MIAME）、生化模型注释中要求的最小信息（minimum information requested in the annotation of biochemical models，MIRIAM）和核心代谢组学报告信息（core information for metabolomics reporting，CIMR）。受控词汇表可以对数百万生物医学词汇名称、概念或元数据（例如疾病、病症、表型）及其关系进行注释和整合，例如医学主题词（MeSH）、基因本体论（GO）、系统化医学临床术语（SNOMED CT）。另外还有很多特定领域的生物医学建模标准，如预测模型标记语言（PMML）、用于编码基于生物物理的常微分方程系统的XML格式（CellML）、系统生物学标记语言（SBML）、神经开放标记语言（NeuroML）和用于计算癌症建模的肿瘤标记语言（TumorML）。类似地，处理成像、体积和基于形状数据的数据变换，可以通过应用非均匀性校正、表面建模、特征分割等技术生成简单的生物医学形态测量数据或生物标记，替代原始非结构化数据来进行分析。音频分析（如大词汇量连续语音识别）对非结构化语音或声音数据进行预处理和分析，以便于随后提取结构化信息。同样，视频内容分析（VCA）可以用于监测、分析和提取实时或存档视频流中的重要信息。

四、数据归约

当处理海量数据时，复杂的数据分析通常需花费较长的计算时间，直接影响分析方案的可行性。数据归约可以在尽可能不减少原始信息的情况下，缩小数据体积，提高数据挖掘的效率。数据归约技术主要包括：①属性子集选择，检验和去除无关、弱相关或冗余属性，找到一组最小属性集，使得这组属性与所有属性的数据分布尽可能相似。常用的属性子集选择技术包括逐步向前选择、逐步向后剔除、向前选择与向后剔除的结合、决策树归纳等。②数据降维，通过编码机制减小数据集规模，常见降维方法包括小波变换和主成分分析等。③数据消减，使用可替代的、更小的数据替换或估计数据，例如参数模型（仅需储存模型参数而非实际数据），或非参数模型（聚类、抽样和直方图等）。④离散化和概念层次结构，将属性的原始数据值由更高级概念替代。连续变量概念层次结构的常用方法包括直方图分析、基于熵的离散化、聚类分析等。分类变量的概念层次结构的生成方法主要包括用户或专家通过数据模式级别制定分类属性的部分或全部属性来定义概念层次结构；通过显示数据分组指定一部分层次结构；规定一组属性的概念层次结构而忽略它们的部分排序，然后系统尝试自动进行属性排序。

第五节　健康大数据在精准健康管理中的应用

利用健康大数据进行精准健康管理可以贯穿整个生命过程。在受孕前利用遗传筛查可以预测遗传性疾病传给后代的风险；在孕8～12周可以通过基因检测甚至全基因组测序来评估胎儿患遗传性疾病的风险；出生时利用基因检测或测序数据可以快速诊断许多严重疾病如苯丙酮尿症，从而有针对性治疗降低发病率和死亡率；在生命后期，尤其是在肿瘤和慢性病领域，健康大数据可用于诊断和治疗各种疾病。总的来说，健康大数据在精准健康管理中的应用，主要体现在健康风险预测和疾病风险评估两个方面。

一、健康风险预测

（一）个体健康风险预测

个体健康风险预测是指利用健康大数据信息，识别人群中的高风险或高花费个体，对其进行早期医疗干预，提高医疗效率、改善病人结局。大量研究显示，健康大数据对健康风险预测的能力要优于传统预测模型。例如有研究者利用 EHR 数据，建立了早期识别糖尿病患者的算法，其灵敏度和特异度均在 90% 以上，期望通过对糖尿病患者的早期识别和干预，有效预防糖尿病并发症的发生。2017 年，有研究者综合利用患者 25 项临床生理指标和冠状动脉 CT 血管成像（coronary computed tomographic angiography，CCTA）的 44 个参数，利用机器学习的方法构建冠心患者五年总死亡率预测模型，预测结果较传统方法更为准确。

利用健康大数据可以有效提高疾病诊断的准确性。最近的一项研究报道了计算机辅助检测系统通过阅读 CT 扫描结果，帮助医生显著提高肺癌的准确性。研究发现计算机辅助系统能筛选出被医生遗漏的概率高达 70% 的肺癌，能够作为放射科医生的有效补充，起到"第二读者"的作用。利用机器学习的方法对健康大数据进行疾病预测或模式识别，可以处理更复杂和更多变量，越来越多地被应用于个体或群体健康风险预测领域。

（二）群体健康风险预测

在群体层面，利用健康大数据可以理解群体健康相关行为，预测疾病流行模式。2009 年初 *Nature* 发表 3 篇利用 Google 搜索数据预测流感流行的文章，这项研究是目前大数据在医学领域引用最多的一个例子。网络搜索数据反映了人群的医学信息获取行为。Google 模型相比疾病预防控制中心基于病例登记的流感监测系统，其预测速度更快、结果更准。在慢性病领域，有研究者通过比较不同传统香烟取代产品的网络搜索频率，估计电子香烟在吸烟人群中受欢迎的程度，了解大众的吸烟相关行为习惯。另有研究者通过比较空气质量与医院就诊数据评估空气污染对人群健康的影响。另外，利用健康大数据和大众媒体数据进行有效整合，可以更有效传递公共卫生信息（如吸烟或锻炼）。

二、疾病风险评估

（一）疾病表型的精准定义

人类疾病的表型尤其是复杂性疾病普遍存在异质性。同一疾病（如心衰）在临床上可见多种症状，即使相同症状的患者其生理发病机制也不尽相同，而且患者还可能合并不同疾病。利用健康大数据建立疾病表型图谱（phenomapping），识别相对同质的患者亚组，不仅能够在精细化疾病表型的基础上，在临床试验中准确选择受试对象，开展更有针对性的研究，大幅提高研究效率；而且在临床实践过程中能提高治疗的针对性和准确性，减少不可预知结局的发生，高效安全地开展个体化医疗模式。例如有研究者利用 46 项临床、实验室、心电图及超声心动图指标，使用机器学习的方法识别了几种不同的心衰亚组，这些亚组之间治疗结局完全不同。来自斯坦福大学的研究团队基于 EHR 数据，开发了相应的机器学习算法。它们能够帮助临床医生根据患者的独特特征进行查询，识别与目前患者相似的既往患者，并呈现他们的治疗方法和结局，帮助临床医生进行决策。

（二）效果及安全性的精准评估

在传染病领域，美国 CDC 创建的埃博拉反应模型，通过预测采用不同应急干预措施的效果，帮助公共卫生管理部门制定疾病控制策略，影响全球对埃博拉疫情的响应。在慢性病领域，研究者利用 EHR 数据建立预测模型，对急性心肌梗死患者长期使用双抗的出血风险进行判断，从而帮助医生做出明智的用药选择。研究者利用患者的长期血压监测数据，对心衰患者的预后进行评估，发现具有长期血压下降趋势大的患者预后相对较差，这是利用传统数据无法实现的。通过对个体生物组学信息的深入研究，研究者发现某些基因型携带者容易发生严重的药物不良反应，如抗 HIV 药物阿巴卡韦 *HLA-B * 5701* 基因型携带者和抗癫痫药物卡马西平的 *HLA-B * 1502* 基因携带者。虽然目前这些方法在常规临床实践中的应用相对较少，而且只在小范围的临床机构应用，但它们已经证明了这些方法有很好的临床医学和生物医学中的使用前景。

三、展望

过去 10 年，越来越多关于疗效、不良事件和治疗剂量的生物标志物被发现，但它们在临床实践中的使用情况并不普遍。在实践精准医疗的背景下，许多国家大力支持健康领域大数据的产生及应用，全球努力发展精准医学作为科学和医疗保健的战略。2015 年，美国政府宣布投入 2.15 亿美元开展"精准医学计划"（Precision Medicine Initiative，PMI），拟将目前一刀切的诊疗模式，转变为根据个体特征（包括环境、生活方式和生物学等）有针对性地开展治疗和预防。为实现这一目标，美国国立卫生研究院（National Institutes of Health，NIH）筹建百万人的人群队列（All of Us Research Program），建立美国史无前例的健康大数据集，收集包括临床诊疗、遗传、饮食 / 生活方式等个体相关的各类数据，进行癌症及其他疾病的研究。随着检测成本的降低，越来越多的组学数据也应用于精准医学研究及转化应用。2017 年，美国国家人类基因组研究所（NHGRI）和美国国家癌症研究所（NCI）开展 CESER 二期项目，开发分析各类组学数据的方法，促进研究结果在临床的应用并评价其效果。2018 年 NHGRI 和 NCI 开展 IGNITE 二期计划，整合组学数据与 EHR 数据，开展基于真实世界的研究，促进研究结果在临床实践中的转化应用。在我国，2016 年中国精准医疗计划正式被列为国家重点研发计划，以我国常见高发、危害重大的疾病及若干流行率相对较高的罕见病为切入点，从大规模队列研究、健康大数据平台的整理利用、生命组学技术在临床的应用、疾病精准化诊疗四个方面，实施精准医学研究的全创新链协同攻关。部分国家开展的精准医学发展及健康大数据计划见表 2-4。

表2-4　部分国家开展的精准医学发展及健康大数据计划

国家	项目名称	内容
美国	All of Us Research Program （https：//allofus.nih.gov/）	募集百万人建立群队列，建立健康大数据集，包括临床诊疗、遗传、饮食/生活方式等个体相关的各类数据，开展癌症及其他疾病的研究，指导临床实践。
英国	Genomics England （http：//www.genomicsengland.co.uk/）	该项目为10万人全基因组计划，将基因组信息与全国卫生服务记录信息对接，对癌症、罕见病和传染性疾病进行深入研究，理解疾病机制，开展临床个体化诊断和精准治疗。
加拿大	Genome Canada （https：//www.genomecanada.ca/）	该项目认为在卫生保健和公共卫生领域，精准健康是一种更为循证的决策方式。支持大规模研究项目，侧重于基因组学在精准医学中的应用。
澳大利亚	Genomics Health Alliance （https：//www.australiangenomics.org.au/）	从国家层面，制定整体框架，建立国民基因数据库，利用组学数据进行研究并指导临床实践。
法国	Genomic Medicine 2025 （https：//aviesan.fr/fr/aviesan/accueil/toute-l-actualite/ plan-francemedecine-genomique-2025）	法国基因组医疗2025，将基因组医疗整合至常规检测流程，探索利用基因组信息指导临床的途径，实现所有利益相关者（包括病人及其家属）均可获得相应信息的目标。
比利时	Belgian Medical Genomics Initiative，BeMGI （http：//www.bemgi.be/）	利用基因组信息预测临床结局，在临床护理实践中实现基因组信息的整合应用。
韩国	Genome Technology to Business Translation Program （http：//www.cdc.go.kr/NIH/eng/main.jsp）	万人基因组计划，绘制韩国人基因组图谱，发现罕见遗传疾病的突变位点，利用基因组学信息开展疾病早期诊断和治疗，开展精准医学实践。
中国	中国精准医疗计划 （http：//www.most.gov.cn/tztg/201603/ t20160308_124542.htm）	构建百万人以上的研究队列，建立多层次精准医学知识库体系和安全稳定可操作的生物医学大数据共享平台，建立使用生物标志物、靶标、制剂的实验和分析技术疾病预警、诊断、治疗与疗效评价的体系。形成重大疾病的风险评估、预测预警、早期筛查、分型分类、个体化治疗、疗效和安全性预测及监控等精准防治方案和临床决策系统。

本章小结

在精准健康管理的过程中，首先需要对个体的健康状况进行采集。随着信息技术及分子生物学技术的发展，健康管理过程中所涉及的健康信息得到了极大丰富，构成了健康大数据。本章主要介绍了健康大数据的特征、来源及应用，主要内容如下：

1. 健康大数据是指任何有助于理解健康或疾病相关信息的各类数据，如电子健康档案、临床治疗记录、影像学资料、各类组学数据、可穿戴健康设备产生的数据、社交网络数据等。

2. 健康大数据的基本特征包括规模性、高速性、多样性、准确性、价值性和可视化。

3. 健康大数据在使用前需对其可用性（有哪些数据源、能否获得、使用规范等），适用性（是否符合目的）和真实性（数据质量是否可靠）进行评价。

4. 健康大数据在使用前，需要对原始数据进行预处理，包括4个过程：数据清理、数据集成、数据变换和数据归约。

5. 健康大数据在精准健康管理中的应用，主要体现在健康风险预测和疾病风险评估两个方面。

思 考 题

1. 简述健康大数据的基本特征。
2. 举例说明健康大数据的类别及来源。
3. 简述应从哪些方面评价健康大数据。

（武轶群）

参考文献

[1] Denaxas SC，Morley KI. Big biomedical data and cardiovascular disease research：opportunities and challenges. Eur Heart J Qual Care Clin Outcomes，2015. 1（1）：9-16.

[2] Science Staff. Dealing with data. Challenges and opportunities. Introduction. Science，2011. 331（6018）：692-693.

[3] Sim I. Two ways of knowing：big data and evidence-based medicine. Ann Intern Med，2016. 164（8）：562-563.

[4] Laney D. 3D data management：controlling data volume，velocity，and variety. Meta Group，2001-03-05. http://blogs.gartner.com/doug-laney/files/2012/01/ad949-3D-Data- Management-Controlling-Data-Volume-Velocity-and-Variety.

[5] Khan MA，Uddin MF，Gupta N. Seven V's of Big Data understanding Big Data to extract value. In proceedings of the 2014 Zone 1 Conference of the American Society for Engineering Education. New York：American Society for Engineering，2014.

[6] Hemingway H, et al. Big data from electronic health records for early and late translational cardiovascular research: challenges and potential. Eur Heart J, 2018, 39 (16): 1481-1495.

[7] Weber GM, Mandl KD, Kohane IS, Finding the missing link for big biomedical data. JAMA, 2014, 311 (24): 2479-2480.

[8] Collins FS, Varmus H. A new initiative on precision medicine. N Engl J Med, 2015, 372 (9): 793-795.

[9] Silverio A, Cavallo P, De Rosa R, et al. Big health data and cardiovascular diseases: a challenge for research, an opportunity for clinical care. Front Med (Lausanne), 2019. 6: 36.

[10] Austin C. Kusumoto F. The application of big data in medicine: current implications and future directions. J Interv Card Electrophysiol, 2016. 47 (1): 51-59.

[11] Gligorijevic V, Malod-Dognin N, Przulj N, Integrative methods for analyzing big data in precision medicine. Proteomics, 2016, 16 (5): 741-758.

[12] Reimer AP, Madigan EA. Veracity in big data: how good is good enough. Health Informatics J, 2018: p. 1460458217744369.

[13] Saracci R. Epidemiology in wonderland: Big Data and precision medicine. Eur J Epidemiol, 2018, 33 (3): 245-257.

[14] Wang L. and Alexander CA. Big data in medical applications and health care. American Medical Journal, 2015, 6 (1): 1-8.

[15] Rumsfeld JS, Joynt KE, Maddox TM. Big data analytics to improve cardiovascular care: promise and challenges. Nat Rev Cardiol, 2016, 13 (6): 350-359.

[16] O'Donoghue SI, et al. Visualization of Biomedical Data. Annual Review of Biomedical Data Science, 2018, 1 (1): 275-304.

[17] Jensen PB, Jensen LJ, Brunak S. Mining electronic health records: towards better research applications and clinical care. Nat Rev Genet, 2012, 13 (6): 395-405.

[18] Cox N. UK Biobank shares the promise of big data. Nature, 2018, 562 (7726): 194-195.

[19] Bycroft, C, Freeman Petkova D, et al., The UK Biobank resource with deep phenotyping and genomic data. Nature, 2018, 562 (7726): 203-209.

[20] 李立明, 吕筠, 郭彧, 等. 中国慢性病前瞻性研究: 研究方法和调查对象的基线特征. 中华流行病学杂志, 2012, 33 (3): 249-255.

[21] Tapia-Conyer R, et al., Cohort profile: the Mexico City Prospective Study. Int J Epidemiol, 2006, 35 (2): 243-249.

[22] Magnus P, Birke C, Vejrup K, et al. Cohort profile update: the Norwegian Mother and Child Cohort Study (MoBa). Int J Epidemiol, 2016, 45 (2): 382-388.

[23] Olsen J, Melbye M, Olsen SF, et al. The Danish National Birth Cohort--its background, structure and aim. Scand J Public Health, 2001, 29 (4): 300-307.

[24] Fraser A, Macdonald-Wallis C, Tilling K, et al., Cohort Profile: the Avon Longitudinal Study of Parents and Children: ALSPAC mothers cohort. International journal of epidemiology, 2013, 42 (1): 97-110.

[25] Qiu X, Lu JH, He JR, et al. The Born in Guangzhou Cohort Study (BIGCS). Eur J Epidemiol, 2017, 32 (4): 337-346.

[26] Peltonen L, Genom EU. Twin: a strategy to identify genetic influences on health and disease. Twin Res, 2003, 6 (5): 354-360.

[27] Gao W, Cao W, Lv J, et al., The Chinese National Twin Registry: a 'gold mine' for scientific research. J Intern Med. 2004, 7 (11): 32-35.

[28] Almqvist C, Adami HO, Franks PW, et al., LifeGene—a large prospective population-based study of global relevance. Eur J Epidemiol, 2011, 26 (1): 67-77.

[29] Stark Z, Boughtwood T, Phillips P, et al., Australian Genomics: A federated model for integrating genomics into healthcare. Am J Hum Genet, 2019, 105 (1): 7-14.

[30] Gaziano JM, Concato J, Brophy M, et al. Million Veteran Program: a mega-biobank to study genetic influences on health and disease. J Clin Epidemiol, 2016, 70: 214-223.

[31] Schaefer C. the RPGEH Go Project Collaboration. C-A3-04：The Kaiser Permanente Research Program on genes，environment and health：a resource for genetic epidemiology in adult health and aging. Clinical Medicine & Research，2011，9 (3-4)：177-178.

[32] Roden DM，Pulley JM，Basford MA，et al. Development of a large-scale de-identified DNA biobank to enable personalized medicine. Clin Pharmacol Ther，2008，84 (3)：362-369.

[33] Thornton J. What you need to know to make the most of big data in biology. Lancet，2015，385 (Suppl 1)：S5-S6.

[34] Wong WK，Boscardin WJ，Postlethwaite AE，et al. Handling missing data issues in clinical trials for rheumatic diseases. Contemp Clin Trials，2011，32 (1)：1-9.

[35] Dinov ID，Methodological challenges and analytic opportunities for modeling and interpreting Big Healthcare Data. Gigascience，2016，5 (23)：12.

[36] Schoenhagen P，Mehta N. Big data，smart computer systems，and doctor-patient relationship. Eur Heart J，2017，38 (7)：508-510.

[37] Rodriguez F，Scheinker D，Harrington RA. Promise and Perils of Big Data and Artificial Intelligence in Clinical Medicine and Biomedical Research. Circ Res，2018，123 (12)：1282-1284.

[38] Pasea L，Chung SC，Pujades-Rodrignez M，et al. Personalising the decision for prolonged dual antiplatelet therapy：development，validation and potential impact of prognostic models for cardiovascular events and bleeding in myocardial infarction survivors. Eur Heart J，2017，38 (14)：1048-1055.

[39] White Honse. The Precision Medicine Initiative. 2005-07-09. https：//obamawhitehouse.archives.gov/precision-medicine.

[40] National Institues of Health. All of Us Research Program. 2015-03-17 [2020-07-28]. https：//allofus.nih.gov/.

[41] Genomic Group. 100 000 Genomes Project. 2018-05-27. [2020-07-28]. http：//www.genomicsengland.co.uk/.

第三章　环境因素

第一节　概　述

一、人群健康与环境

健康是人全面发展、生活幸福的基石，也是国家繁荣昌盛、社会文明进步的重要标志。健康不仅仅是每个个体的特征，也可以作为一个场所、一个地区或一个国家中整个人群的特征，即人群健康（population health）。人群健康特征可以由个体特征直接衍生而来。环境是人类生存的条件，也是人类发展的根基。人生活于环境之中，人类的一切活动无时无刻不受到环境的影响，也在不断地影响着环境。而环境因素多种多样、错综复杂，它对健康影响存在着有利和有害的双重性。近年来，人们已逐渐认识到许多疾病的发生是环境因素与遗传因素（遗传因素在本书专门章节论述）相互作用的结果。全面认识环境因素，可以帮助易感个体较准确地认识他们所处的环境暴露可导致的健康风险，也可准确地识别、评价和充分利用与人群健康有关的各种有利环境因素，避免或控制不利环境因素，以维护和促进人群健康，这也是精准健康管理基本服务的重要内容。

二、环境因素的多样性和联合作用

由于环境因素的多样性，多种环境因素同时存在时，它们对人体的作用与一种因素存在时所产生的效应有所不同，它们在体内呈现出十分复杂的联合作用，主要包括相加作用、协同作用、增强作用、拮抗作用等。

（一）环境因素的多样性

环境因素具有多样性的特点，包括物理因素、化学因素和生物学因素等，而且各大类因素又包含许多亚类和具体的因素，如化学性致癌因素就达数千种。因此，环境有害因素的类型多、数量庞大，以致人体吸入的空气、饮用的水、摄入的食物中的污染物都不是单一的，而是有多种物质同时存在；同时，人类生产和生活活动排放的污染物，如烟道废气、汽车尾气及工业废水，都是复杂的混合物。

（二）环境因素的联合作用

多种环境物质同时存在时对人体的作用与其中一种单独存在时有所不同，它们往往呈现十分复杂的交互作用，彼此影响生物转运、转化、蛋白质结合或排泄过程等，使机体的毒性效应发生加强或减弱的改变。研究环境因素的联合作用，在阐明环境因素对人体健康的影响、制订相关卫生标准以及采取精准健康管理对策等方面具有重要的实际意义。

1．相加作用 指几种环境因素，因其化学结构相近，或性质相似，或靶器官相同，或毒作用机制相似，其同时存在时对人体联合作用的影响是各单独因素影响的总和，故生物学效应为相加作用，如敌敌畏和乐果两种有机磷农药同时进入机体时，其抑制胆碱酯酶的作用表现为相加作用。

2．协同作用 几种化学物质在环境中共存时，发生相互作用而改变其理化性质，从而使毒性增强或减弱。如烟尘中的 Fe_2O_3、Mn 等重金属是 SO_2 氧化成 H_2SO_4 的最好触媒，它凝结在烟尘上形成硫酸雾，其毒性比 SO_2 大 2 倍。有些化学物在与某种环境因素（如温度、压力等）相互作用时才出现毒性变化，如汽车排出的氮氧化物、碳氢化合物等废气，在强烈阳光照射下，可发生光化学反应，产生臭氧、过氧酰基硝酸酯及其他二次污染物，会发生"光化学烟雾"。

3．增强作用 指一种化学物对人体某器官或系统并无毒性，但与另一种化学物同时或先后暴露时使其毒性效应增强，称为增强作用。例如异丙醇对肝无毒，但当其与四氯化碳同时进入机体时，则可使四氯化碳的毒性大大高于其单独作用。

4．拮抗作用 是指某种环境危害因素可使其他环境因素的危害减弱的作用，这种拮抗作用在体内可能有几种表现形式：①几种环境化合物之间的竞争作用，如肟类化合物和有机磷化合物竞争与胆碱酯酶结合，致使有机磷化合物毒性效应减弱；②几种环境化合物引起体内代谢过程的变化，如卤代苯类化合物（1,2,4- 三氯苯与 1,2,4- 三溴苯）能诱导某些有机磷化合物（如马拉硫磷、马拉氧磷、对硫磷、对氧磷）的代谢，使其毒性减低；③功能性或效应性拮抗，如阿托品对抗有机磷化合物引起的毒蕈碱样症状，这是临床上有机磷农药中毒时，使用阿托品解毒的依据。

环境因素种类繁多，作用复杂，对人群健康影响的模式各有不同。因此，在研究环境因素对人群健康影响时，既要重视环境因素的急性作用，又要重视慢性作用；既要重视环境因素的早期效应，又要重视远期效应；既要考虑单一环境因素的作用，又要考虑多因素的联合作用；同时，还要及时发现反映机体接触环境因素的暴露生物标志物、易感生物标志物和效应生物标志物。

随着基因组学、暴露组学等多种组学技术的快速发展，关于环境因素 - 基因共同作用的研究得到人们越来越多的关注。国内外学者深入研究环境污染物在细胞水平、蛋白质水平及基因水平上的相互作用，以揭示多种环境因素的致病机制、环境相关疾病的发病原因及人群易感性的差异（多组学相关内容见本书第五章）。

三、环境异常变化的人群健康效应谱

当环境变异或环境有害因素作用于人群时，由于人群中个体暴露剂量水平、暴露时间存在着差异，个体的年龄、性别、体质状况（健康和疾病）以及对该有害因素的遗传易感性不同，可能出现各种不同的反应，不同级别的反应在人群中的分布称之为健康效应谱（spectrum of health effect）。健康效应谱是一个从无到有，从小到大，从量变到质变的连续过程。人群对环境有害因素不同反应的分布模式，类似于金字塔形，构成了人群金字塔形健康效应谱。每一种级别的效应在人群中出现的比例是不同的。最强的危害、最严重的效应是死亡，所占比例很少；最弱的效应所占比例最大。其健康效应由弱到强可分为 5 级：①环境污染物在体内负荷增加，但不引起生理功能和生化代谢的变化。②体内负荷进一步增加，出现某些生理功能和生化代谢变化，但是这种变化多为生理代偿性的，非病理学改变。③引起某些生化代谢或生理功能的异常改变，这些改变已能说明对健康有不良影响，具有病理学意义。不过，机体处于病理性的代偿和调节状态，无明显临床症状，可视为亚临床状态。④机体功能失调，出现临床症状，成为临床性疾病。⑤出现严重的有害效应，甚至导致死亡（图 3-1）。

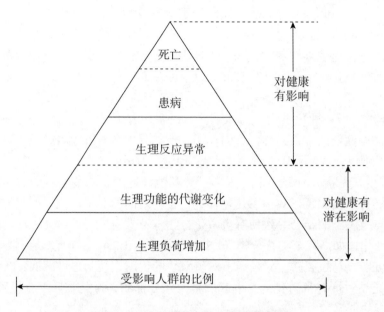

图 3-1　环境异常变化对人群健康效应谱

　　了解和掌握环境异常变化对人群健康效应的分布，才能对环境因素对人群健康做出全面的定量评估，为制定精准健康管理决策提供可靠依据。

第二节　个体健康相关因素

一、生物因素

　　生物因素是人类肿瘤的主要病因之一，目前至少有 8 种病毒已被证实与人类恶性肿瘤有关。已有明确的证据证明乙型肝炎病毒和丙型肝炎病毒感染是原发性肝癌的致病因子。人乳头瘤病毒（HPV）感染显著增加宫颈癌风险，与未感染 HPV 者相比，相对风险高达 20 ~ 100 倍。EB 病毒已被列为Ⅰ类致癌因子，其慢性感染可导致鼻咽癌、淋巴瘤等多种肿瘤。人类疱疹病毒 8 型（HHV-8）感染，可引起长期免疫抑制，也与卡波西肉瘤和非霍奇金淋巴瘤有关。除了病毒，其他生物致癌因素还包括细菌和寄生虫等。如幽门螺旋杆菌（Hp）已被 WHO-IARC 列为Ⅰ类致癌因子，它是革兰氏阴性、螺杆状的微需氧菌，可定植于胃黏膜上皮细胞，是慢性胃炎、消化道溃疡、胃黏膜相关淋巴组织淋巴瘤及胃癌发生的危险因素。一项集合 12 项前瞻性研究的综合分析显示，随访时间超过 10 年的 Hp 阳性人群的非贲门胃癌发病风险是 Hp 阴性人群的 5.9 倍。早有文献资料报道，血吸虫和肝癌、直肠癌、膀胱癌的发生有关，这已受到广泛关注。除了造成肿瘤，生物因素对其他慢性疾病的发生同样具有重要的作用。病毒一直被认为是有可能引发 1 型糖尿病的启动因子，病毒感染后主要造成自身免疫性胰岛细胞的损害。柯萨奇病毒与人类 1 型糖尿病的关系比较肯定。1978 年，有研究者从一名死于 1 型糖尿病男孩的胰腺组织中分离出柯萨奇病毒的 CB4 变种，接种动物后可引发糖尿病。Banatrala 等报道，英国、澳大利亚新诊断的 1 型糖尿病患者 153 例，他们的血清柯萨奇病毒特异性 IgM 阳性率显著增高。其他病毒如腮腺炎病毒、巨细胞病毒及风疹病毒也可能与糖尿病发病有关。

目前，科学家已研制出乙肝疫苗和 HPV 疫苗。1992 年我国把乙肝疫苗纳入计划免疫范畴，疫苗 HBV 已大规模应用于人群免疫接种，其目标是预防 HBV 慢性感染，从而防止肝硬化和肝癌。HPV 疫苗已在国外上市，我国自主研制的 HPV 疫苗也逐步推广应用于相应人群。实践证明，HPV 疫苗接种可有效降低宫颈癌的发生率。2019 年，WHO 将通过提高 HPV 疫苗的覆盖率来加强全球消除宫颈癌的工作。此外，针对 Hp 的抗菌治疗可有效降低胃癌的发生。

二、行为生活方式

"合理膳食，适当运动，戒烟限酒，心理平衡"是 WHO 提出的人类健康四大基石。很多疾病的发生与不良行为生活方式有关，2017 年 *Science* 也曾发表文章称，29% 的致癌突变与环境因素或生活方式有关。目前公认的导致 4 类主要慢性病（心血管疾病、恶性肿瘤、呼吸系统疾病、糖尿病）的最重要的、共同的、可改变的四大行为危险因素是：吸烟（包括二手烟暴露）、过量饮酒、膳食习惯不健康（如蔬菜、水果摄入不足，食盐、加工肉类、含糖饮料等过多摄入）、缺乏体力活动，这些行为危险因素可进一步通过机体在代谢上、生理上的改变，如高血压、超重、高血脂、高血糖等，增加慢性病的风险。不同于性别、年龄和遗传等因素，生活方式属于可改变的因素。来自随机对照试验的证据表明，生活方式干预能够降低高血压、糖尿病的发生风险。前瞻性队列研究结果显示，坚持健康生活方式能够显著降低冠心病、卒中、恶性肿瘤和糖尿病等慢性病的发病和死亡风险，且个体具有的健康生活方式因素越多，风险越低。世界卫生组织全球报告显示，通过控制膳食不合理、身体活动少、吸烟等行为危险因素，80% 的心脏病、卒中、2 型糖尿病和 40% 的恶性肿瘤将得到有效预防。因此，通过对不良行为生活方式的管理和综合干预，提升人们对健康生活方式重要性的认识，并促进其积极转变并长期坚持健康的生活方式，对我国慢性病防控具有十分重要的意义，同时可达到维护人群健康的目的。

（一）吸烟

吸烟是一个重要的环境致癌因素。香烟燃烧过程中可产生 40 多种致癌物质，包括尼古丁生物碱、多环芳烃类化合物、焦油、丙烯、亚硝基化合物、一氧化碳、重金属元素等，这些致癌因素通过不同机制导致癌症的发生。有资料表明，15% ～ 30% 的癌症可归因于吸烟，每年全球因吸烟导致的癌症死亡人数高达 150 万以上。吸烟引起的恶性肿瘤主要是肺癌，据统计，80% 的肺癌可归因于吸烟，长期吸烟者肺癌的发病率比不吸烟者高 10 ～ 20 倍，且吸烟量、吸烟年限与肺癌发病（死亡）率存在显著的剂量反应关系。此外，吸烟与口腔癌、咽癌、喉癌、食管癌、胰腺癌以及女性乳腺癌、子宫癌、卵巢癌的发生都有密切关联。同时，吸二手烟的人对健康的危害也很大，吸二手烟可增加癌症的发生和死亡风险。相反，控烟可降低肺癌死亡率。相比于 1991 年，2003 年美国肺癌死亡人数下降的 40% 受益于 20 世纪 50 年代以来吸烟率的下降。有研究显示，控制吸烟可减少大约 80% 以上的肺癌和 30% 的恶性肿瘤死亡。吸烟除了是癌症的重要危险因素之外，还与冠心病、糖尿病、卒中、不孕和勃起功能障碍等密切相关。有研究报道，长期吸烟者冠心病的发病率比不吸烟者高 2 ~ 3 倍。

（二）饮酒

WHO 在 2012 年就将乙醇（酒精）及其初级代谢产物乙醛一起归类为 I 类致癌物，它在人体和动物中都有最高等级的致癌证据。据美国临床肿瘤学会（ASCO）估算，全球有 5% ~ 6% 的新发癌症和癌症死亡直接归因于饮酒。目前研究认为，饮酒引起肿瘤的主要机制包括：①乙醇以及乙醇的代谢产物通过影响氧化应激、转化生长因子 -β 作用、人体免疫系统及细胞凋亡途径从而影响细胞的正常修复；②乙醇通过抑制细胞内的 DNA 甲基转移酶，进一步降低细胞内的 DNA 甲基化水平；③乙醇促进血管内皮生长因子的形成，血管内皮生长因子能促进细胞的分裂和增殖。另外，在酒精生产过程中，诸如亚硝酸、石棉纤维、酚类和碳氢化合物等致癌物质也同时进入酒精类饮料中。肝是乙醇主要的代谢器官，长期饮酒可增加肝负荷，损伤肝功能，严重时可造成肝硬化，甚至导致肝癌的发生。饮酒与肝癌、上消化道恶性肿瘤、结直肠癌及女性乳腺癌相关。WHO 和美国癌症学会（ACS）已经确认乙醇可增加口腔、咽和食管等部位恶性肿瘤的危险性，肿瘤的发生随饮酒量的增加而剧增到不饮酒者中的 10 倍以上。2014 年，*Journal of the American College of Cardiology*（《美国心脏病学会杂志》）上刊登了一篇瑞典科学家完成的 meta 分析。他对 7 个包括 12 万名房颤患者的前瞻性研究进行统计分析后发现，少量饮酒即可增加房颤风险，而房颤可引起心房血栓形成、脑梗死等严重后果。另外，父母饮酒会使胎儿生长发育受到影响，甚至畸形。

（三）膳食因素

合理膳食是维持机体健康的物质基础，与人类生存、发展和健康有着密切的关系。目前多项研究表明，膳食对健康的影响是各种营养素和食物成分共同作用的结果，同时，不同膳食模式对健康的影响也至关重要。WHO 指出行为危险因素占慢性病死因的 60%，其中不合理膳食（高脂、高糖、高盐）所致死亡占慢性病死因的 40%。据专家估计，膳食因素所致的恶性肿瘤占全部肿瘤的 30% ~ 35%。在食品生产、加工以及食用过程中都可能会产生影响健康的危险因素。其一，食物生产或储存不当可产生各种化学致癌物和致病微生物、寄生虫等物质污染，可导致食源性疾病。如谷物、玉米等在储存过程中可能被黄曲霉毒素污染，腌制食品中可能会产生亚硝酸盐，食品煎炸不当产生杂环胺等。其二，不良进食习惯会促进肿瘤发生，如长期进食温度过高的食物会导致食管损伤而易患食管癌。其三，不同饮食结构会影响肿瘤易感性，如碳水化合物和食盐摄入过多易导致胃癌，高脂饮食易导致结直肠癌、胰腺癌等，红肉及加工过的肉类可增加消化道肿瘤的发病风险；相反，多摄入蔬菜与水果可降低食管癌及胃癌的风险。过量碳水化合物摄入可促进体内脂肪积累，当脂肪组织堆积过多时，部分脂肪细胞因子分泌增加，并与体内各器官进行信号传递，导致机体产生慢性炎症反应、氧化应激、胰岛素抵抗及糖脂代谢紊乱等系统性改变，进而引发 2 型糖尿病、心脑血管疾病、癌症等疾病。膳食因素伴随终身，是人体摄取营养和能量的主要途径，是肥胖最直接的影响因素之一。Bragg 等研究提示，肥胖可增加糖尿病风险 4 ~ 9 倍，从而直接或间接导致心脏病、卒中、慢性肝病、感染性疾病及多种癌症的发病及死亡风险成倍增加。在营养过剩带来慢性病患病率上升的同时，营养不良所带来的危害也不容小视。研究表明，37% ~ 62%的社区老年人存在营养不良的风险。目前国外研究已证实有些特殊膳食可作为防治某些慢性病的重要手段，且膳食干预能成功减少心脑血管疾病等慢性病的危险。研究表明，人们每增加 1 份蔬菜、水果的摄入，老年时的心脏病病死率和总病死率分别降低 26% 和 12%。国内也有大量研究表明膳食营养是慢性病一级预防中的重要措施，而且简单、易行、经济、有效。《中国居民膳食指南（2016）》提出健康膳食有 5 个方面：①食物多样，谷类为主；②动吃平衡，健康称重；③多吃蔬菜、奶类和大豆；④适量吃鱼、禽、蛋和廋肉；⑤少盐少油，控糖限酒。它同时对孕妇、婴幼儿、老年人、素食人群等特殊人群进行了膳食指导。

（四）体力活动

随着经济、社会快速的发展，城市化速度加快，生活节奏越来越快，导致了人们形成了少动久坐、生活不规律等不良生活方式。2008 年 WHO 报告指出，全球 31% 的成年人存在体力活动不足现象，其中男性体力活动不足发生率约为 28%，女性则为 34%。令人担忧的是，目前儿童、青少年已加入体力活动高度不足的队伍。Hallal 等对 100 多个国家和地区的青少年体力活动现状进行调查研究后发现，每天参与中、高强度体力不足 1 小时的青少年占 80% 以上。可见体力活动不足已经成为一个世界性的问题。体力活动与人们的身体健康密切相关，诸多研究表明，儿童及青少年的肥胖、体质变差，成年人出现的多种慢性病（如高血压、心脏病、糖尿病），老年人易出现的骨质疏松等都与人们日常缺乏一定规律的体力活动相关。规律的体力活动虽然不能绝对避免出现以上这些健康问题，但是体力活动是人们预防这类疾病及降低患病率的有效方法之一。国内外学者经过长期的研究也证实了这一点，人们定期进行一定的体力活动可有效降低患高血压、高血脂、高血糖、癌症等疾病的风险；规律的体力活动可以增强青少年的体质健康、锻炼青少年儿童的意志品质，使其形成良好的生活习惯以及人生观、世界观，塑造其形成良好的人格、品德；中老年人定期进行适宜的体力活动可以有效防止骨质疏松症，防止骨质流失过快，增强骨密度及骨硬度，降低肌肉黏滞性，甚至还可以延缓衰老。体力活动与妇女健康的研究已经证实体力活动能降低女性乳腺癌、宫颈癌和骨质疏松风险，但在与妊娠结局的关系上研究结果不一。有研究认为孕期运动可引起孕期体温过高、低出生体重、胎儿心率反应、流产、孕妇损伤等安全性问题，但多数研究认为，有规律的运动对母婴健康结局有促进作用，可降低不良出生结局风险。体育锻炼在恶性肿瘤预防中的作用是近年来的重要研究成果，进行有规律的身体活动和体育锻炼能够预防结直肠癌、肺癌、胰腺癌等。2007 年，世界癌症基金会在针对个人预防癌症的建议中将体力活动和身体锻炼作为第二条建议提出，建议每天至少有 30 分钟中等程度身体运动，每周有 2次以上大于 1 小时的有氧锻炼，尽量不在电脑、电视前久坐。

（五）睡眠因素

睡眠是人类最基本的需求之一。睡眠问题可引发很多健康风险，这是医学和科学界公认的观点。科学家们已证实睡眠与心脏病之间存在关联性，并进一步追踪睡眠与动脉粥样硬化之间的关系及其相关机制。流行病学证据表明，失眠不仅是众多意外事故的促发因素，也是糖尿病、高血压、恶性肿瘤等慢性病的促发因素，同时还是焦虑障碍、抑郁障碍、精神分裂症等精神障碍的早期临床症状，也有很大概率演变为自杀行为。睡眠不足已成为一个日益重要的公共卫生问题。近一半美国成年人的睡眠时间低于建议的 7 ~ 8 小时 / 天。Soldatos 等对全球 10 个国家（澳大利亚、德国、中国、日本、斯洛伐克、南非、巴西、葡萄牙、西班牙、比利时）进行了失眠发生情况的横断面调查，以便于比较不同国家之间失眠情况差异。结果显示，一般人群中失眠者占 12.1%（DSM-Ⅳ标准），其中非洲人群中失眠者的比例高于欧洲人群，欧洲人群失眠者的比例高于亚洲人群。

美国一项大规模研究显示，坚持健康生活方式可将癌症死亡率降低一半。马萨诸塞州综合医院与哈佛大学的研究人员分析了两项共涉及 8.9 万名女性和 4.6 万名男性的研究，按生活方式是否健康将研究对象分成两类。健康生活方式标准包括不抽烟或已戒烟、不饮酒或少饮酒、体重指数为 18.5 ~ 27.5、每周参加至少 150 分钟中等强度运动或至少 75 分钟高强度运动。研究对象中约 1.6 万名女性和约 1.17 万名男性符合健康生活标准，其余人则属于非健康生活方式组。研究人员对比两组群体中患癌症和因癌症死亡的比例，寻找患癌风险与生活方式之间的关联。结果发现，20% ~ 40% 的癌症发病和 50% 的癌症死亡可以通过改变生活方式得到预防，说明健康生活方式确实对降低癌症风险有重要影响。因此，世界癌症研究基金会联合美国癌症研究所（AICR）近期发布了关于生活方式和癌症预防的专业报告，并给出了适合每个人的十大防癌生活方式（图 3-2）。美国疾控中心也根据 20 多年的防治慢性病经验提出，如果美国男性合理膳食、不吸烟、适当饮酒、加强锻炼，则他们的人均期望寿命可增加 10 年左右。WHO 已经指出，在慢性病的决定因素中，健康相关行为因素约占 60%。Sally 等的研究表明，改变不良的行为生活方式可有效预防 75% 以上慢性病的发生。

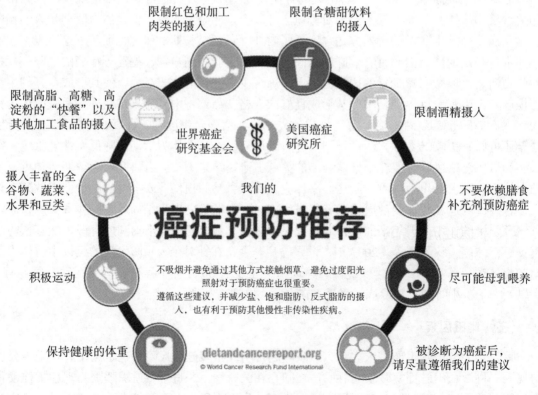

图 3-2 十大防癌生活方式

三、心理因素

心理因素一词泛指心理应激源，是指可被个体感知并对个体有意义的各种刺激，如负性生活事件（婚姻失败、工作压力、生活压力等），这些刺激可以激活机体的各种情绪，如悲伤、抑郁、焦虑等。人类生活在社会群体中，会经常受到社会心理因素的影响，产生心理应激，而长期的心理应激会导致各种疾病的发生。如癌症虽然由多种因素长期综合作用引起，但在这些因素之中，社会心理因素，尤其是负性情绪，对肿瘤的发生起着十分重要的作用。负性情绪促进肿瘤发生、发展主要是通过神经—内分泌—免疫轴系统实现的。负性情绪因素通过下丘脑—垂体—肾上腺轴和交感神经系统来抑制免疫功能，使机体免疫功能紊乱、机体免疫监视和免疫清除功能下降，从而使机体易发生感染、自身免疫病和肿瘤等疾病。大量研究提示，负性生活事件是食管癌、结直肠癌、乳腺癌等肿瘤疾病的致病因素。情绪因素除了与肿瘤的发病有关，还影响肿瘤的发展和转归。情绪的改变是肿瘤患者中普遍存在的问题，抑郁、焦虑等不良情绪的存在不但降低了患者的生活质量，还影响癌症的治疗及预后。癌症患者如果处于忧虑、失望、自暴自弃等负性情绪状态下，则预后较差。有学者将已经确诊的肿瘤患者按情绪反应状况分成 4 组，其中最好的是积极乐观组，最差的是悲观绝望组。之后长期追踪观察所有病例，5 年后研究者发现，当年积极乐观组的患者有 75% 活过了 5 年，而悲观绝望组的患者只有 25% 活过了 5 年。这一结果说明，癌症患者的情绪反应状况对预后的影响极大。因此，充分了解癌症与社会心理之间的关系、把握癌症心理变化，对癌症预防、治疗及预后具有重要意义。在日常的工作与生活中，尽量避免不良的精神刺激，同时学会有意识地调节、控制自身的消极情绪，对预防癌症的发生、发展有一定的作用。这也提示医护人员在治疗癌症患者的过程中，除采取手术、放疗及化疗等措施外，还应重视心理因素的治疗，对患者进行心理疏导和干预，树立战胜疾病的信心。有研究提示，个性特征与某些疾病的发生有关。一个人的个性特征可决定其对现实的认识、看法、情感反应和处理问题的方法，同时也决定着个人对生活事件的易感性差异。个性健全者，对生活事件的易感性低，较重大的生活事件对其心身影响不明显；个性不健全者，对生活事件的易感性高，轻度的生活事件即可能导致其心身疾病。有研究表明，A 型人格即傲慢、冲动、易怒等人格特征，此类人易患冠心病；而内向性格，喜欢抑制烦恼、绝望或悲痛、孤独、抑郁的人格特征被认为是 C 型性格，此类人易患癌症。

四、社会经济状况

社会经济状况涵盖了个体文化程度、经济收入、所从事的职业、所处的社会阶层与家庭和谐环境等诸多因素。衡量一个人所处的社会阶层主要是依据 3 个方面的标准：职业地位、教育水平和收入水平。有研究者根据教育、收入和权利 3 个预测指标构建了社会经济地位指数的回归模型，这一模型解释力达到了 82.6%，几个指标之间有一定的相关性。但是，每个指标都可以从不同侧面反映一个人在社会阶层中的地位。收入反映一个人的消费能力、住房条件、营养状况和医疗保健状况等，职业反映一个人的社会地位、权力资源、体力活动情况以及和工作相关的健康危险因素，受教育程度高代表了良好的健康生活方式和对健康状况的调控力高。有研究表明，社会经济地位同人们健康状况之间的相关关系很少受到其他因素的影响，"人们的社会经济地位与他们的健康状况之间存在稳健和持续的关系，这种关系并未随时间和空间的变化而改变"。国外的研究显示经济收入较低者患心血管疾病风险较高,经济收入较高者发病率略低,提示社会经济状况可作为心血管疾病发病的预测因素之一。随着经济发展,我国不同社会阶层之间的健康差距越来越明显,社会阶层是影响一个人健康状况和期望寿命的最具有决定性的因素。基于 2005 年的中国综合社会调查数据,研究者对 9 185 个受试者进行分析发现,个人的社会阶层指数每增加一个单位,其健康的优势就增加 0.4%。这表明社会阶层越高,个人健康状况的优势越大。《2017 中国卫生和计划生育统计年鉴》呈现的数据也表明,穷人的健康状况较糟糕,社会底层(无业、失业和半失业)人群的 2 周患病率为 3.95%,而其他阶层(在岗的、有薪水)人群的 2 周患病率为 1.87%;文盲与半文盲的 2 周患病率为 4.21%,而大学学历及以上人群 2 周患病率为 1.51%。2019 年 *Nature Genetics* 期刊上发表的文章提示,社会经济地位影响了 145 种不同的疾病的发病,特别是肥胖。社会经济地位是肥胖的强有力的预测指标,超重和肥胖会增加 2 型糖尿病的发病风险,换言之即社会经济地位与糖尿病患病率密切关联。

第三节 自然环境

一、气候因素

气候是某一地区长时间内的天气特征,它包括天气的平均状况和极端状况。过去 50 多年来,人类活动,尤其是燃烧矿物燃料,释放了大量二氧化碳和其他温室气体,导致额外的热量滞留在大气层低层并影响了全球气候。地球正在经历一次以全球气候变暖为主要特征的显著变化,主要表现为地表平均温度升高、海平面上升、降水规律改变,以及极端天气事件发生频率和强度增加。人类自身对气候和天气的改变非常敏感,气候变化影响健康的方式主要有 3 种:第一,不良天气事件直接影响健康,包括高温和寒冷天气、洪水和风暴、紫外线照射等。如研究表明高温和低温均会导致非意外死亡风险增加,环境温度对总死亡影响的暴露效应关系曲线多为"U""V""J"或"W"形。国内的研究显示,14% 的居民死亡与不利环境温度有关,其中与低温相关的比例为 11%,与高温相关的比例为 3%;冠心病、缺血性卒中、出血性卒中、呼吸系统疾病和慢性阻塞性肺疾病的死亡案例中,不利环境温度的归因分值分别为 19%、14%、18%、11% 和 13%。第二,通过自然生态系统间接影响健康,如昆虫传播媒介和病原体的地理分布范围扩大、洪水泛滥和水质恶化造成胃肠道疾病的增多,以及城市中空气污染物活性增加导致呼吸系统疾病等。第三,以人类社会系统为媒介间接影响健康,如高温和降水等气候改变致使粮食质量和数量下降,而导致人群患慢性营养不良和急性营养不良;极端天气频发导致人们流离失所或财产损失而产生精神压力等。

二、大气污染

大气是生活在地球上生命体所必需的,其清洁程度及其理化性状与人类健康密切相关。大气污染(air pollution)包括天然污染(natural pollution)和人为污染(anthropogenic pollution)两大类。天然污染主要由于自然原因形成,例如沙尘暴、火山爆发、森林火灾等。

人为污染是由于人们的生产和生活活动造成的，可来自固定污染源（如烟囱、工业排气管）和流动污染源（汽车、火车等各种机动交通工具）。根据污染物在大气中的存在状态，可将其分为气态污染物和气溶胶污染物；大气气溶胶体系中分散的各种微粒通常也称为大气颗粒物（particulate matter）。气态污染物包括含硫化合物、含氮化合物、碳氧化合物、碳氢化合物和卤素化合物等。大气颗粒物最重要的性质就是粒径大小，可以使用空气动力学等效直径（Dp）来表示：如果所研究的大气颗粒物与一个有单位密度的球形颗粒物的空气动力学效应相同，则这个球形颗粒物的直径就定义为所研究大气颗粒物的 Dp。这种表示方法可以直接表达出大气颗粒物在空气中的停留时间、沉降速度、进入呼吸道的可能性以及在呼吸道的沉积部位等。根据粒径大小，可将大气颗粒物分为总悬浮颗粒物（粒径 ≤ 100μm；total suspended particulates，TSP）、可吸入颗粒物（粒径 ≤ 10μm；inhalable particle，IP，PM10）、细颗粒物（粒径 ≤ 2.5μm；fine particle，fine particulate matter，PM2.5）和超细颗粒物（粒径 ≤ 0.1μm；ultrafine particle，ultrafine particulate matter，PM0.1）。PM10 可进入人体呼吸道；PM2.5 则更易于滞留在终末细支气管的肺泡中，并易于吸附各种有毒的有机物和重金属，对健康危害极大。

大气污染对人体健康的危害包括直接危害和间接危害。直接危害主要包括急性危害和慢性影响。急性危害是由于大气污染物的浓度在短期内急剧升高，当地人群因吸入大量的污染物而引起的急性中毒，按成因可以分为烟雾事件和生产事故。最著名的烟雾事件是 1952 年 12 月的英国伦敦烟雾事件，由于不良的气候条件持续多天，空气中污染物浓度不断升高，造成人群的大量超额死亡，死亡人数估计达 12 000 人；其他比较著名烟雾事件的还包括马斯河谷烟雾事件、多诺拉烟雾事件和洛杉矶光化学烟雾事件等。近年发生的生产事故代表性事件有印度博帕尔毒气泄漏事件、苏联切尔诺贝利核电站爆炸事件和我国重庆开县特大天然气井喷事件。在博帕尔毒气泄漏事件中，由于农药厂原料储料罐发生爆炸，导致 40 吨异氰酸甲酯泄漏到居民区。据估计，超过 50 万人暴露于毒气，在事件发生后的最初几天中，死亡人数高达 10 000 人。事件导致的各种后遗症、并发症不计其数，事件发生 10 年后影响人群的呼吸系统、神经系统损害仍比较明显。大气污染导致的慢性影响主要表现为对呼吸系统、心血管系统、机体免疫力的影响，以及与肺癌发生的相关性。大气污染的间接危害主要是温室效应、臭氧层破坏、酸雨和大气棕色云团（atmospheric brown clouds，ABC）等不良状况所造成的健康影响。

大气的主要污染物对人体健康的影响不尽相同。颗粒物主要对呼吸系统、心血管系统影响较大。如研究发现 PM10 和 PM2.5 污染水平与儿童呼吸道炎症、哮喘的患病率呈线性正相关关系。同时，颗粒物还具有致癌作用，对人群总死亡率、急诊门诊量等指标均具有影响。气态污染物如二氧化硫（SO_2）、氮氧化物等可影响呼吸系统、免疫系统，对人群死亡率亦有影响。而一氧化碳主要影响心血管疾病的发病率和死亡率，对胎儿体重、围生期死亡率和婴幼儿神经发育影响也较大。由于机动车含铅汽油的使用，大气铅污染比较普遍。铅是对全身均可产生影响的毒物，可以影响多个系统，包括神经系统、消化系统、造血系统、泌尿系统、心血管系统、免疫系统和内分泌系统。近年来人们十分重视环境铅污染对儿童健康影响，主要关注铅的神经毒性及母体铅暴露对胎儿发育及产后健康的影响。另外，大气中的多环芳烃致癌作用，二噁英的致癌作用、致畸形作用、生殖毒性以及类雌激素作用等越发受到人们的重视。

三、水体和饮用水污染

水是构成自然环境的基本要素，也是人体生理和生化活动必不可少的成分，在人类生活和生产活动中具有极其重要的作用。然而，随着人类生活和生产活动的进行，环境污染和水资源的日益破坏，水体污染和饮用水安全成为世界范围的突出公共卫生问题。水体污染（water pollution）是指人体活动排放的污染物进入水体，其数量超过水体的自净能力，使水和水体底质的理化特性和水环境中的生物特性、组成等发生改变，从而影响水的使用价值，造成水质恶化，乃至危害人体健康或破坏生态环境的现象。根据污染物的性质可以将其分为生物性污染、化学性污染和物理性污染。

生物性污染主要包括生物性病原体和藻类毒素造成的污染。生物性病原体包括 4 类：①致病细菌，如伤寒杆菌、副伤寒杆菌、志贺菌、霍乱弧菌、肠致病性大肠埃希菌；②致病病毒，如甲型和戊型肝炎病毒、轮状病毒、脊髓灰质炎病毒、柯萨奇病毒及腺病毒；③寄生虫，如溶组织阿米巴原虫、蓝氏贾第鞭毛虫、隐孢子虫、蛔虫和血吸虫；④其他，如沙眼衣原体和钩端螺旋体等。这些病原体导致的疾病多为通过水传播的疾病。据 WHO 估计，每年至少有 500 多万人死于通过水传播的疾病，世界各地每年有一半以上的人口处于这些疾病的危险之中。腹泻是 5 岁以下儿童的第二大死因，每年约有 52.5 万名儿童死于此病，全球每年约有 17 亿例儿童期腹泻，而腹泻大多由被污染的食物和水源造成。我国近几十年来发生过数百起通过水传播的疾病的暴发流行，患病人数多达数百万。最著名的当属 1988 年春上海地区甲型肝炎的暴发流行，患者达 29 余万人，平均罹患率达 4 082/10 万。该起事件主要原因为食用了被甲肝病毒污染的毛蚶所致，而根本原因是毛蚶养殖地的水体被甲肝病毒污染。藻类毒素常见的是蓝藻所产生的毒素，其已知的毒素有 40 多种，其中微囊藻毒素和节球藻毒素是富营养化水体中含量最多、对人体危害最大的两类毒素。研究表明，这两类毒素均对人体具有致癌作用（肝癌），尤其是微囊藻毒素，其是迄今已发现的最强的肝癌促进剂。

化学性污染主要是由于工业废水违规排放、污染泄露、管道事故、交通事故或农业生产，各种有毒化合物如汞、砷、铬、酚、氰化物、多氯联苯或农药等引起急、慢性中毒。代表性的化学性污染事件如发生在日本熊本县水俣湾的水俣病。1956 年，水俣湾附近出现了一种奇怪的病，这种病症最初出现在猫身上，被称为"猫舞蹈症"。病猫步态不稳、抽搐、麻痹，甚至跳海死亡，被称为"自杀猫"。随后不久，此地也发现了出现这种症状的人。患者由于脑中枢神经和末梢神经被侵害，症状与猫发病类似。后来调查发现，事件主要原因是该地区 1925 年建立的氮肥公司长期将没有经过任何处理的含甲基汞废水排放到水俣湾，使水体受到严重污染，导致该地区的海鲜体内甲基汞高度富集，人长期食用后引起慢性甲基汞中毒。其他污染物如酚类化合物、多氯联苯、邻苯二甲酸酯类化合物的内分泌干扰效应及其致癌、致畸、致突变作用对人体健康的影响亦备受关注。

水体物理性污染主要包括热污染和放射性污染。热污染主要来源于工业冷却水，其对人类健康影响主要是使水温升高后导致的间接影响，如水温增高促进了藻类生长，加剧藻类毒素的生成。放射性污染分为天然污染和人为污染两类。天然的放射性物质主要来自地球形成时结合到地层中的放射性元素及其衰变产物，部分来自宇宙射线；人为放射性物质主要来源于各种核试验、核战争、核潜艇、核燃料再生及各种放射性核素的应用过程产生的废水、废渣、废气。放射性污染对人体最大的危害是对器官和造血系统的放射性损伤，导致恶性肿瘤、胎儿先天畸形及生长发育障碍等疾病高发。

饮用水健康相关问题除了上述水体污染所列举的以外，还涉及的主要问题就是消毒副产物所致的健康危害。消毒副产物主要是饮水消毒剂与水中物质发生反应后产生的新的对人体健康有长期潜在危害的物质。至今，在饮水中发现的消毒副产物已超过 600 种，总的可以分为 3 类：①氯化消毒副产物（chlorinated disinfection by-products，CDBPs），包括三卤甲烷类（THMs）、卤代乙酸类（HAAs）、卤代酮类（HKs）和卤代乙腈类（HANs），最常见的分别是 THMs 和 HAAs，占全部 CDBPs 的 80%；②二氧化氯消毒副产物；③臭氧消毒副产物。其中，氯化消毒副产物和臭氧消毒副产物对人体健康危害相关报道较多。研究显示，许多氯化消毒副产物具有致突变性和（或）致癌性，有的还具有致畸性和（或）神经毒性作用。WHO已将 THMs 中的三氯甲烷、一溴二氯甲烷和二氯乙酸归为有致癌性的物质，并确定了其致癌危险性水平的限值。同样地，臭氧消毒副产物中溴酸盐也被国际癌症研究机构列为可能的致癌物（2B 类）。

四、地球化学因素

地球中天然存在的化学元素有 92 种，而人体内已发现的有 81 种，它们的生物学功能各异：某些元素具有明显营养价值和生理功能，是维持机体健康所必需的；而有些元素则是有害的，摄入过多会引起疾病。地球是人类共同的家园，人类在长期的进化过程中，对所处环境进行适应，主要表现是人体与地质环境中的一些元素保持动态平衡。这种动态平衡的维持主要靠人体从环境中对化学元素的摄入。然而，各地形成土壤的母质成分、气候、地形及地貌等因素不同，使得地壳表面化学元素分布并不均匀。由于地壳表面化学元素分布不均匀，使某些地区的水和（或）土壤中某些元素过多或过少，当地居民通过饮水、食物等途径摄入这些元素过多或过少，而引起某些特异性疾病。这些疾病称为生物地球化学性疾病（biogeochemical disease），也称为地方病（endemic disease）。我国常见的生物地球化学性疾病有碘缺乏病、地方性氟中毒和地方性砷中毒等病因比较明确的疾病，以及克山病、大骨节病等病因尚未完全肯定但具有明显的地区性的疾病。碘缺乏病是指胚胎发育至成年期由于碘摄入量不足而引起的一系列疾病，包括地方性甲状腺肿、地方性克汀病、地方性亚临床克汀病，以及孕妇流产、早产、死产等。这些疾病均是不同程度碘缺乏在人类不同发育期造成的损伤，甲状腺肿和克汀病是碘缺乏病最明显的表现形式。地方性氟中毒是由于特定地区的环境中氟元素过多，而使生活在该环境中的居民经饮水、食物和空气等途径长期摄入过量氟所引起的以氟骨症和氟斑牙为主要特征的一种慢性全身性疾病。地方性砷中毒是由长期自饮用水、室内煤烟、食物等环境介质中摄入过量的砷而引起的一种生物地球化学性疾病。临床上以末梢神经炎、皮肤色素代谢异常、掌跖部皮肤角化、肢端缺血坏疽、皮肤癌变为主要表现，是一种伴有多系统、多脏器受损的慢性全身性疾病。克山病和大骨节病均是与环境低硒有关的生物地球化学性疾病。前者以心肌变性坏死为主要病理改变，以心脏扩大、心力衰竭、心律失常为主要临床表现；后者以四肢关节软骨和骺板软骨变性、坏死、增生、修复为主要病理改变，以骨关节增粗、畸形、强直，肌萎缩，运动障碍为主要临床表现。

第四节　社会环境

一、卫生服务体系

卫生服务体系（healthcare system），通常也称为卫生系统（health system），是以改善健康为主要目标的所有组织、机构和资源的总和。狭义的卫生系统也可看作是在一定法律和正常的框架内的组织网络，旨在组织、分配和利用现有的社会资源为全社会提供卫生保健服务，为保证质量、公平、效益和效果平衡，卫生机构与服务人群互动，实现促进和维护人民健康、提高生活质量的目的。在这个系统内，参与者包括卫生服务提供者、消费者、购买者、决策者和监管者，参与者使用的资源包括资金、人员、设施、技术和信息。大量研究显示，卫生服务体系中的诸多因素，如卫生人力资源、卫生筹资、卫生服务可及性和质量等，已经成为健康促进最重要的制约因素。卫生人力资源指的是卫生服务中的医生，护士或其他类型的卫生工作者。跨国研究结果显示卫生人力资源的密度与孕产妇死亡率、婴儿死亡率和5 岁以下儿童死亡率具有显著关联。卫生筹资指的卫生资金的筹集、分配和使用。卫生的筹资状况是增进健康和减少卫生不公平现象的重要正常杠杆，充足的资源和基础设施，合理分配健康的各个决定因素，是促进全面覆盖、健康公平并分担金融风险、实现卫生系统高水平运行效能的有力保障。卫生服务的可及性用来测量某人群获得其所需的卫生服务的程度，而卫生服务质量是指向个人或患者群体提供的医疗服务在多大程度上改善了预期的健康结局。2017 年 *Lancet* 杂志发布涵盖全球 195 个国家和地区的卫生服务可及性和质量报告，该报告从疾病、伤害、危险因素全球负担研究（Global Burden of Diseases，Injuries，and Risk Factors Study）数据中选取 32 种疾病死因，包括传染性疾病（如肺结核、痢疾）、肿瘤（乳腺癌、宫颈癌、白血病）、心脑血管疾病（缺血性心脏病、卒中）、消化系统疾病、呼吸系统疾病、泌尿系统疾病等，构建卫生服务可及性和质量指数（Healthcare Access and Quality Index，HAQ 指数），并对其进行量化研究。HAQ 指数（0 ~ 100）越高表示该地区卫生服务可及性和质量越好。该研究显示 HAQ 指数较高的国家主要集中在欧洲及其周边（如冰岛），也包括一些其他国家，如加拿大、日本、新西兰、澳大利亚等；而 HAQ 指数较低的国家则主要集中在撒哈拉以南的非洲地区。根据 WHO 发布的世界人口预期寿命地图，我们发现高 HAQ 指数的国家或地区的预期寿命均较高，反之，预期寿命较低。

二、风俗习惯和宗教信仰

风俗习惯是指由于历代沿袭而在人民生活中程式化的行动方式，是薪火相传的规范文化，与人们的日常生活联系极为密切，贯穿于人们的衣、食、住、行、娱乐、体育、卫生等各个环节，主要包括民族风俗、节日习俗和传统礼仪等。民族习俗和地区习俗的不同均会使得疾病在民族或地区间分布具有一定的差异。

宗教是支配人们日常生活的自然力量和社会力量在人们头脑中主观的反映，是以神的崇拜和神的旨意为核心的信仰和行为准则的总和。宗教伦理及教义以观念意识注入思想，影响人的心理过程及行为。宗教对健康的影响具有双面性。一方面，宗教的传播与发展在某种程度上推动了医学的发展。例如，自东汉以来，我国佛学界翻译和编著的佛教著作中专论医理或涉及医理的经书400多部，佛教文化宣传大慈大悲、普救众生、解脱世俗苦恼和拯救心灵创伤，从医德和心理治疗两个方面推动医学的发展。另一方面，宗教的精神力量和行为约束作用可以使信众获得心理平衡，并规范行为。例如，西方研究表明，虔诚的基督徒患者往往能坦然面对绝症，从而减轻疾病产生的精神压力。佛教中戒杀、戒淫、戒酒的戒条，道教《老群说百八十戒》中关于社会公德、处世为人、爱护自然的价值观和行为准则等均促进了健康。然而，也正是这种精神力量和行为约束具有强大的心理和行为驱动作用，往往会对人群健康造成负面影响。例如，有些基督徒过于相信上帝旨意而不遵守医嘱，进而影响治疗。

三、人口流动

国际上，人口流动往往用迁移的概念来表述，联合国将人口迁移定义为："人口在两个地理单元之间的空间移动，通常会涉及居住地的永久性的变化"。在我国，人口流动通常是指因工作、学习、旅游、探亲等原因或短期离开原居住地外出活动，而不变更户籍（不改变定居地）的人口移动现象。人口流动是任何社会都经常发生和普遍存在的一种社会现象。人口流动对居民健康造成的影响程度及性质取决于社会环境、自然条件及人口特点。人口流动可以促进经济繁荣及社会发展、提高居民的健康水平。但是，人口流动也会带来一些特殊的卫生问题，给医疗卫生工作提出了新的要求。人口流动会带来一系列健康问题，如住房拥挤、卫生条件差、存在不良卫生习惯等，还给疾病监测、计划免疫、计划生育等卫生服务工作带来了困难和压力。

中国拥有世界上最大的人口总数，人口流动的规模更高。国家卫生健康委员会最新发布的《中国流动人口发展报告2018》指出，2017年全国流动人口规模达2.44亿。我国的流动人口在很大程度上被排斥在包括公共卫生系统在内的各种城市公共服务系统之外，因此，其相关的健康问题具有比较明显的中国特色。首先，是流动人口的健康问题。第一个问题是传染病问题。高度流动的人群既是传染病的主要传播者也是传染病的重要受害者。这个问题在SARS暴发期间引发了公众的强烈关注。第二个问题是流动人口中的孕产妇健康问题。在母婴健康方面的每一个指标上，流动人口都比城市人口差。流动人口孕产妇死亡率居高不下成为很多城市孕产妇保健工作的瓶颈。第三个关注点是流动人口在务工过程中出现的大量职业病和工伤，包括矽肺、化学品中毒、建筑和机器事故造成的肢体损伤等。其次，是流动人口对中国健康造成的整体影响。当前中国人口流动以城乡流动为主，城乡流动对农村常住人口的总体健康状况具有重要影响。一方面，城乡流动经历对流动者健康状况存在损耗效应；另一方面，城乡流动现象通过选择机制使处于不同健康状况的居民在城乡之间重新布局：在流动初期，农村地区年轻、健康的个体更倾向于流出户籍所在地，而在流动末端，健康状况明显变差的个体最先返回户籍所在地农村。上述现象在多个实证性研究中已经被证实，体现出典型的"健康移民（healthy migrant）效应"和"三文鱼偏倚（salmon bias）效应"：具备健康条件者更易于迁移使流动人口健康优于迁出地居民，而流动人口中健康状况恶化者由于生活成本和社会保障需求等原因更易于返回迁出地。最终，人口流动会将一部分健康风险和疾病负担转移给农村，使农村地区健康问题更加突出。

第五节　相关环境因素监测

一、生活方式、行为因素监测

随着疾病模式的改变，慢性病、伤害和性传播疾病逐渐成为影响人类健康的主要问题，这些疾病的发生与个人行为生活方式密切相关。对行为生活方式进行监测，可以为健康干预项目、公共卫生立法及政策的制定与评价提供科学的依据，同时也有助于对相关疾病或公共卫生事件的发生进行一定程度的预测。美国疾病预防中心在 1984 年率先建立了行为危险因素监测系统（behavioral risk factors surveillance system，BRFSS），它于 1993 年成为全国性监测系统。BRFSS 监测的内容由核心问卷和各州自行使用的添加问卷决定。核心问卷覆盖的内容是全国性的普遍性的危险因素，最初监测主题包括吸烟、饮酒、缺乏运动、饮食不良、高血压和安全带的使用等 6 种与慢性病、伤害和可预防传染病有关的行为资料。之后不断地修订与增加，2018 年，核心问卷覆盖的内容包括自评健康状态、身体健康天数、卫生服务可及性、体育活动、睡眠、慢性病状态、人口统计学资料、口腔卫生、吸烟、饮酒、疫苗接种、摔倒、安全带使用及酒驾、乳腺癌及宫颈癌筛查、前列腺癌筛查、结直肠癌筛查、HIV/AIDS 检测及相关高危行为共 17 项。目前，BRFSS 每年可以完成 40 多万份成人访谈，成为世界上规模最大的连续健康调查系统。行为危险因素监测已经成为公共卫生监测的一个重要组成部分，包括中国在内的越来越多的国家建立了本国的行为危险因素监测系统。此外，各类疾病监测中常常包含行为监测的内容，如慢性病监测中关注生活方式相关的行为因素（如吸烟、不良饮食行为习惯等），AIDS 监测中关注特点高危人群的性行为、吸毒等，道路交通伤害监测中关注酒驾、安全带使用、安全头盔使用等。

二、空气质量和大气污染状况监测

（一）环境空气质量监测

为贯彻《中华人民共和国环境保护法》和《中华人民共和国大气污染防治法》、加强空气污染防治，国家环保总局颁发了多个有关大气环境监测规范，对大气主要污染物如 SO_2、NO_2、O_3、CO、半挥发性有机物、PM10 和 PM2.5 等的监测方法、技术规范和质量标准均进行了规定，有效规范了环境空气质量的监测工作。国家环保总局于 2007 年 1 月 19 日发布并施行了《环境空气质量监测规范（试行）》，并一直沿用至今。该规范规定了环境空气质量监测网的设计和监测点位设置要求、环境空气质量手工监测和自动监测的方法和技术要求以及环境空气质量监测数据的管理和处理要求。由于大部分大气污染物均依靠由监测点构建的监测网的监测数据，以下重点介绍规范中有关环境空气质量监测网的设计和监测点位置要求的规定。

设计环境空气质量监测网，应能客观反映环境空气污染对人类生活环境的影响，并以本地区多年的环境空气质量状况及变化趋势、产业和能源结构特点、人口分布情况、地形和气象条件等因素为依据，充分考虑监测数据的代表性，按照监测目的确定监测网的布点。常规环境空气质量监测点可分为 4 类：污染监控点、空气质量评价点、空气质量对照点和空气质量背景点。环境空气质量常规监测项目应从环境空气质量标准规定的污染物中选取。国家根据环境管理的需要,设置国家环境空气质量监测网;同样,各地方亦设置省(自治区、直辖市)级或市(地)级环境空气质量监测网(以下称"地方环境空气质量监测网")。

国家环境空气质量监测网的监测点,须开展必测项目的监测(SO_2、NO_2、O_3、CO、$PM10$);国家环境空气质量背景点以及区域环境空气质量对照点,还应开展部分或全部选测项目的监测(总悬浮颗粒、铅、氟化物、苯并芘、有毒有害物质)。地方环境空气质量监测网的监测点,可根据各地环境管理工作的实际需要及具体情况参照规范规定确定其必测和选测项目。国家环境空气质量评价点的点位设置应符合下列要求:①位于各城市的建成区内,并相对均匀分布,覆盖全部建成区。②全部空气质量评价点的污染物浓度计算出的算术平均值应代表所在城市建成区污染物浓度的区域总体平均值;区域总体平均值可用该区域加密网格点(单个网格应不大于 2 km×2 km)实测或模拟计算的算术平均值作为其估计值。用全部空气质量评价点在同一时期的污染物浓度计算出的平均值与该估计值相对误差应在 10% 以内。③用该区域加密网格点(单个网格应不大于 2 km×2 km)实测或模拟计算的算术平均值作为区域总体平均值计算出第 30、50、80 和 90 百分位数的估计值;用全部空气质量评价点在同一时期的污染物浓度平均值计算出的第 30、50、80 和 90 百分位数与这些估计值比较时,各百分位数的相对误差在 15% 以内。④各城市区域内国家环境空气质量评价点的设置数量应符合表 3-1 的要求。⑤根据表 3-1,按城市人口和按建成区面积确定的最少点位数不同时,取两者中的较大值。⑥对于必测项目中存在年平均浓度连续 3 年超过国家环境空气质量标准二级标准 20% 以上的城市区域,空气质量评价点的最少数量应为表 3-1 规定数量的 1.5 倍以上。国家环境空气质量背景点和区域环境空气质量对照点应根据我国的大气环流特征,在远离污染源、不受局部地区环境影响的地方设置,也可在符合上述要求的地方环境空气质量监测点中选取。空气质量背景点原则上应离开主要污染源及城市建成区 50 km 以上,区域环境空气质量对照点原则上应离开主要污染源及城市建成区 20 km 以上。

表3-1 国家环境空气质量评价点设置数量要求

建成区城市人口(万人)	建成区面积(km²)	监测点数
< 10	< 20	1
10 ~ 50	20 ~ 50	2
50 ~ 100	50 ~ 100	4
100 ~ 200	100 ~ 150	6
200 ~ 300	150 ~ 200	8
> 300	> 200	每 25 ~ 30 km² 建成区面积设 1 个监测点,并且不少于 8 个点

地方环境空气质量监测网应设置空气质量评价点、并根据需要设置污染监控点和空气质量对照点。地方环境空气质量评价点的设置数量应不少于国家环境空气质量评价点在相应城市的设置数量,其覆盖范围为城市建成区;在划定环境空气质量功能区的地区,每类功能区至少应有 1 个监测点;地方环境空气质量对照点应离开主要污染源、城市居民密集区 20 km

以上，并设置在城市主导风向的上风向。应根据本地区的污染源资料、气象资料和地理条件等因素，确定本地区开展环境空气质量状况调查的方式，并根据调查数据筛选出适合的地方环境空气质量评价点。所筛选出的点位应符合下列要求：位于各城市建成区内，并相对均匀分布，覆盖全部建成区；应用全部空气质量评价点的污染物浓度计算出的算术平均值应代表所在城市建成区污染物浓度的区域总体平均值。区域总体平均值可用该区域加密网格点（单个网格应不大于 2 km×2 km）实测或模拟计算的算术平均值作为其估计值，用全部空气质量评价点在同一时期测得的污染物浓度计算出的平均值与该估计值相对误差应在 10% 以内；用该区域加密网格点（单个网格应不大于 2 km×2 km）实测或模拟计算的算术平均值作为区域总体计算出第 30、50、80 和 90 百分位数的估计值；用全部空气质量评价点在同一时期的污染物浓度计算出的第 30、50、80 和 90 百分位数与这些估计值比较时，各百分位数的相对误差在 15% 以内。

国家和地方空气质量监测点位除了符合上述条件以外，还需符合以下几个条件：①具有较好的代表性，能客观反映一定空间范围内的环境空气污染水平和变化规律；②各监测点之间设置条件尽可能一致，使各个监测点获取的数据具有可比性；③监测点应尽可能均匀分布，同时在布局上应反映城市主要功能区和主要大气污染源的污染现状及变化趋势；④应结合城市规划考虑监测点的布设，使确定的监测点能兼顾未来城市发展的需要；⑤为监测道路交通污染源或其他重要污染源对环境空气质量影响而设置的污染监控点，应设在可能对人体健康造成影响的污染物高浓度区域。

（二）大气污染状况监测

大气污染按污染排放的方式可以分为点源污染、面源污染和线源污染，污染监测的采样点的应按污染源的类型进行设置。点源污染指的是有固定排放点的污染源，其监测一般以污染源为中心，在其周围不同方位和不同距离的地点设置采样点，主要以工厂的规模、有害物质的排放量和排放高度、当地风向频率和具体地形，并参考烟波扩散范围、污染源与周围住宅的距离和植物生长情况来布置采样点。可选用以下 3 种方式进行：①四周布点，以污染源为中心，划 8 个方位，在不同距离的同心圆上布点，并在更远的距离或其他方位设置对照点。②扇形布点，在污染源常年或季节主导方向的下风侧，划 3～5 个方位，在不同距离上设置采样点，在上风侧适当距离设置对照点。③捕捉烟波布点，随烟波变动的方向，在烟波下方不同距离采样，同时在上风侧适当距离上设置对照点，此方法采样点不固定，随烟波方向变动，可以每半天确定一次烟波方向。面源污染指没有特定污染排放口的污染，其监测采样点的设置通常有 3 种方法：①按城市功能分区布点选择具有代表性的地区布点，每个类型的区域内一般设置 2～3 个采样点，应设置清洁对照点；②集合状布点将整个检测区划分为若干个方形或三角形小格，在交叉点和小格内布点；③根据污染源和人口分布以及城市地形地貌等因素设置采样点。线源污染指在相当于一条直线或长带（主要指繁忙的交通干线或航线）上向空气排放污染物的污染源，目前主要是针对道路交通污染的监测，其采样设备采样口离地面的高度应在 2～5 m 范围内，距离道路边缘不得超过 20 m。采样时间应结合气象条件的变化特征，尽量在污染物出现高、中、低浓度的时间内采集。在测定日平均浓度时，每日至少有 20 个 1 小时浓度平均值或采样时间，这样测定结果能较好地反应大气污染的实际情况。如果条件不容许，每天也至少应采样 3 次，包括大气稳定的夜间、不稳定的中午和中等稳定的早晨或黄昏。如计算年平均浓度，每年至少要有 324 个日平均浓度值，每月至少有 27 个日平均浓度值（2 月至少 25 个日平均浓度值），每日测定日平均浓度的采样时间相同。一次最大浓度的采样应在污染最严重时进行，即在生产负荷最大，气象条件最不利于污染物扩散时，在污染源的下风侧采样。当风向改变时应停止采样，采样时间一般为 10 ~ 20 分钟。点源污染监测时选择所排放的主要污染物为检测指标；面源污染监测一般应测定 SO_2、PM10、PM2.5、NO_2、CO 和 O_3，还可以加测区域内的其他污染物；而线源污染检测一般应测定 PM2.5、NO_2 和 CO。

　　然而，传统的空气污染监测系统借助于政府机构规定的室外监测站，测量出来的数据仅能估计大多数人口的平均污染暴露，无法对个体暴露进行精准评估。近年来，土地回归利用模型、化学传输模型、卫星反演等一些更为先进的模型方法，在一定程度上提高了暴露评估的空间分辨率，但它们依然没有考虑个体活动对实际暴露的影响。由于空气污染物复杂的异质性和个体移动方式异常的多样性，要进行有意义的个体暴露分析，这时个体空气污染采样显得十分必要。随着科技的发展，一些便携式个人可穿戴空气污染物测量仪器的发明和使用，为开展并实现精准个体暴露水平测量和空气污染风险防控提供了技术支撑。

三、水体污染和饮用水卫生监测

（一）水体污染监测

　　水体污染监测的目的是了解水污染控制治理情况、水体中污染物的时空分布，追溯污染物的来源和污染途径，了解污染物的迁移转化规律，预测水污染的发展态势，更合理地使用水资源，以有效保护水体环境。水体监测根据其类型分为以下几种：

　　1. 江河水系监测　第一，是采样断面与采样点的选择。在全面了解沿河城市和企业的分布情况下，可在河段至少设置 3 个采样断面：设在污染源的上游清洁或对照断面，可帮助了解河水未受本地区污染时的水质状况；设在污染源的下游的污染断面，可帮助了解水质污染状况和程度；设在污染断面下游一定距离的自净断面，可帮助了解污染范围及河水的自净能力。各断面采样点数依河道宽度而定，河道较宽的水体如长江中、下游可设 5 个采样点（分别距两岸边 50m、150m 及江心处），而较小的河流可只在河中心点采样。对重要的支流入口也应进行采样监测，因为一些支流本身就是一个重要的污染源。采样深度一般在水下 0.2 ~ 0.5m。第二，采样时间和频率。针对调查目的和不同水质监管要求进行采样。如条件许可应对其进行连续检测；如条件不许可，则可采取每月或每季度检测。为了解不同时间和季节水体质量状况，则至少应在平水期、枯水期和丰水期各采样一次，每次连续 2 ~ 3 日。采样前数日及采样时应避开雨天，以免水样被稀释。第三，水质监测项目应根据调查研究目的、水体用途等来进行选择。在基础性调查时，应包括水质天然性状的指标如水温、浑浊度、色度、pH、总硬度等，卫生学指标如溶解氧、生化需氧量、总大肠菌群，有毒物质指标如酚、氰化物、汞、砷等。我国挥发性酚、氰化物、砷、汞、铬已是水质监测的必测项目，近年来，一些有机污染物如有机氯农药等也已纳入水质（水污染物）监测项目。第四，水体底质的监测。底质是指江河、湖泊、水库等水体底部的淤泥，是水体的重要组成部分。底质中有害物质（特别是重金属）含量的垂直分布一般能反映水体污染历史状况。有些污染物在水中含量很低而不易监测，而在底质中的含量优势可比水中高出很多倍。因此，水体底质监测对于弄清有害物质对水体的污染状况及其对水体可能产生的危害具有重要意义。第五，水生生物的检测。水体污染可影响到水体生态系统，使生物的种群、数量、群落组成和结构、生物习性、生长繁殖、甚至遗传特性等发生改变。因此，通过生物监测有助于判断水污染状况和污染物毒性大小。监测项目包括水生生物种群、数量及分布情况的测定，生物体内毒物负荷测定，水中污染物对水生生物综合作用的检测和水中大肠菌群和病原微生物的检测。

2．湖泊、水库的监测　监测项目与江河水系基本相似，但监测时应结合水体自身特点，可按不同水区设置断面，如进水区、出水区、深水区、潜水区、湖心区、污染源废水排入区等设置采样点，同时以远距离污染的清洁区水样做对照。对于湖（库）区水体，由于沉淀作用较强，对底质和生物的监测更有意义。此外，由于水体富营养化日益严重，应增加磷、氮及藻类毒素的监测。

3．海域的监测　海域监测的重点是了解沿海大型厂矿企业、城市工业废水和生活污水、船舶排污及海上油井等的污染状况，及主要水产海域受污染的情况。因此，应对河口和港湾做重点调查监测。河口的调查监测应根据河水入海流量、流向、地形及污染程度等确定调查范围。港湾的调查科根据港湾的大小、地形、潮汐、航道、污染源分布情况等，设置若干横断面及纵断面采样监测。一般应包括污染区、自净区和对照区。

4．地下水的监测　受污染的地表水、生活垃圾堆放场渗出液、灌溉农田污染水均可透过土壤表层渗入地下水。污染物以铬、镉、砷、酚和氰化物等最常见。在污水灌溉区、垃圾堆放场等应根据地下水流向，在地下水的下游设立若干监测井，并在地下水上游设置本底对照井，还可在污水灌溉区内设置若干个监测井。采样时间依具体情况而定。水质检测项目与江河水系基本相同，并根据需要增测碘、氟、砷、硫化物和硝酸盐等污染物指标。

（二）饮用水卫生监测

国家建设部和卫生部在 1996 年联合发布的《生活饮用水卫生监督管理办法》，历经两次修订，最新版 2016 年 6 月 1 日起实施，这是饮用水卫生监测的依据。根据该办法有关规定，集中式供水单位必须建立水质检测室，配备与供水规模和水质检验要求相适应的检验人员和仪器设备，并负责检验水源水、净化构筑物出水、出产水和管网末梢水的水质。自建集中式供水及二次供水的水质也应定期检验。政府卫生健康部门应对本行政区域内水源水、出厂水和居民经常用水点进行定期监测，并做出水质评价。

水质监测采样点的设置应有代表性，应分别设置在水源取水口、出厂水口和居民经常用水点处。管网水的采样点数一般按供水人口两万人设一个点计算，供水人口在 20 万以下、100 万以上时，可酌情增减。在全部采样点中，应有一定的点数选在水质易受污染的地点和管网系统陈旧部分等处。每一采样点每月采样检验应不少于两次，细菌学指标、浑浊度和肉眼可见物为必检项目，其他指标可根据当地水质情况和需要而定。对水源水、出厂水和部分有代表性的管网末梢水至少每半年进行一次常规检验项目的全分析。

集中式供水单位应按上级主管部门有关规定进行生活饮用水检验，其测定项目及检验频率至少应符合表 3-2 的要求。农村供水卫生监测可根据 2008 年中国疾病预防控制中心发布的《全国农村饮用水水质卫生监测技术方案》进行，该方案规定每个县采样点数一般不少于 20 个，但可酌情增减。采样点的选择应考虑水源类型、经水传播的疾病的患者分布、环境污染情况和采样的交通情况等。采样次数，丰水期、枯水期各一次。当发生水质的突发事件时，对手影响的供水单位增加水质检测频次。监测项目包括：①必测项目，水温、色度、浑浊度、臭和味、pH、总硬度、铁、锰、砷、氟化物、氯化物、硫酸盐、铵盐、氨氮、亚硝酸盐、硝酸盐氮、耗氧量、总大肠菌群和细菌总数、耐热大肠菌群、游离氯；②选测项目，根据当地情况选择如碘、铅、镉、汞、溶解性固体和有机氯农药等。

表3-2　水质检验项目和检验频率

水样	检验项目	检验频率
水源水	浑浊度、色度、嗅气和尝味法（臭和味）、肉眼可见物、CODMn（以高锰酸钾为氧化剂所定出的水的化学需氧量）、氨氮、细菌总数、总大肠菌群、大肠埃希氏菌或耐热大肠菌群	每日不少于1次 每月不少于1次
	GB 3838—2002《地表水环境质量标准》中规定的水质监测基本项目、补充项目共29项	
出厂水	浑浊度、色度、嗅和味、肉眼可见物、余氯、细菌总数、总大肠菌群、大肠埃希氏菌或耐热大肠菌群、CODMn、常规检验中全部项目，非常规检验项目表中可能含有的有害物。	每日不少于1次 每月不少于1次
	非常规检验全部项目	地表水为水源：每半年检验1次 地下水为水源：每一年检验1次
管网水	色度、嗅和味、浑浊度、余氯、细菌总数、总大肠菌群、CODMn	每月不少于2次
管网末梢水	常规检验中全部项目，非常规检验项目表中可能含有的有害物	每月不少于1次

注：常规和非常规检验项目见国标《生活饮用水卫生标准》（GB5749—2006）

四、可穿戴设备在健康监测中的应用

可穿戴设备（wearable devices）或可穿戴技术（wearable technology）是指一类可以直接穿戴在人身上，或者整合到服饰、植入使用者体内，甚至纹在皮肤表面的电子设备。随着科技的不断发展，可穿戴设备逐渐走向智能化。狭义的智能可穿戴设备仅指穿着于人员身上的具体设备部件，而广义的智能可穿戴设备是指含智能可穿戴设备部件及与之配合的计算机、智能手机、操作系统等软硬件环境在内的系统。智能可穿戴设备的基本工作原理是利用传感器、射频识别、导航定位等信息模块，按约定的协议接入移动互联网，实现人与物在任何时间、任何地点的连接与信息交互。通过对相关关键技术的探索，可穿戴技术近年来呈现多维度高速发展的态势：监测信号从生理到生化，传感材料从固体到柔性，处理电路从分立元件到集成系统，实现目标从单功能到多功能，仪器形式从独立器件到可穿戴网。常见的智能可穿戴设备包括智能手表、腕带、助听器、电子/光学文身、头戴显示器、皮下传感器、电子鞋和电子纺织品等。

近年来，作为医疗电子新的发展领域，可穿戴医疗设备（wearable health device）成为了大家关注的重要领域。可穿戴医疗设备融合了传感器、柔性电子材料、微处理器、芯片及互联网技术的最新成果，成为了当今物联网科技的最前沿技术之一。可穿戴医疗设备可集成的传感器包括惯性测量单元（陀螺仪、加速度计、气压计、磁力计）、光学传感器（互补金属氧化物半导体传感器、分光光度计、照相机、光电容积图）、化学探针、电极、温度传感器、震动检测器、应变仪和压力传感器等，使得它们显示出强大的功能，实现对人体关键生理、行为和环境暴露等多种健康相关信息的动态监测。常见的可监测得到的重要参数包括生命体征（体温、心率、呼吸频率、血氧饱和度、心电图、血糖水平等）、运动情况（包括运动量、能力消耗等）、睡眠情况与睡眠质量、环境（空气湿度、温度和紫外线等）（图3-3）。最近研究显示，这些设备还可对泪液、汗液、血液、间质液、唾液等各种体液进和呼出气体中的主要电解质、代谢物、重金属和有毒气体进行检测，设置可以监测自主神经系统从而识别使用者的不同情绪等。相关技术的进展，使得可穿戴医疗设备能获取使用者大量的健康相关信息，通过整合数据挖掘、人工智能等相关技术，有效区分使用者的健康状况，监测其危险因素，预测、预警慢性病、重大疾病的发生、进展与转归，对精准健康管理的实施具有重要价值。

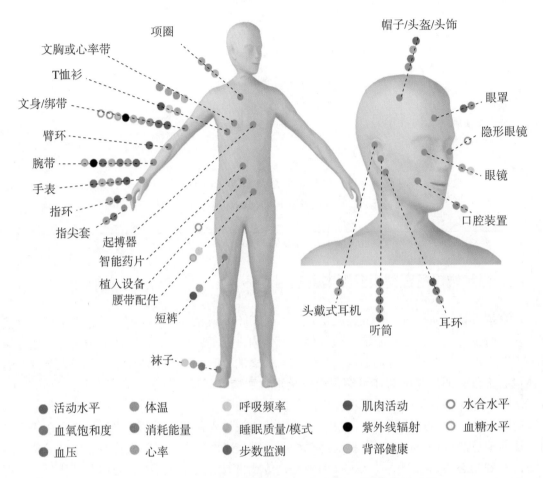

图 3-3　部分可穿戴设备佩戴在身体的各个部位及其监控的参数

本章小结

　　人类的一切活动均受到环境的影响，也在不断地影响着环境。全面认识环境因素，可以帮助易感个体较准确地认识他们所处的环境暴露可导致的健康风险，也可准确地识别、评价和充分利用与人群健康有关的各种有利环境因素，避免或控制不利环境因素，以维护和促进人群健康。环境因素在体内呈现出十分复杂的联合作用，主要包括相加作用、协同作用、增强作用、拮抗作用等。当环境变异或环境有害因素作用于人群时，不同级别的反应在人群中的分布称之为健康效应谱。

　　与健康相关的环境因素包括个体相关因素、自然环境和社会环境。个体相关的健康因素有生物因素、行为生活方式（吸烟、饮酒、膳食、体力活动、睡眠）、心理因素、社会经济状况等，自然因素有气候因素、大气污染、水体和饮用水污染、地球化学因素等，社会环境因素有卫生服务体系、风俗习惯和宗教信仰、人口流动等。不同因素产生的健康问题各有差异。国家层面规划并制定了相关因素监测的法律法规或方法、实时监控相关危险因素，是获取健康管理相关信息的重要渠道。近年来可穿戴医疗设备的涌现为相关危险因素的监测带来了便利。

思 考 题

1. 环境因素的联合作用有哪些？
2. 什么是环境的人群健康效应谱？
3. 行为生活方式对人群健康的影响有哪些？
4. 自然环境对人群健康的影响主要体现在哪些方面？
5. 何为卫生服务体系？
6. 我国流动人口引发的相关健康问题有哪些？

（曾小云　刘　顺）

参考文献

[1] 詹思延. 流行病学 [M]. 8 版. 北京：人民卫生出版社，2017.

[2] 杨克敌. 环境卫生学 [M]. 8 版. 北京：人民卫生出版社，2017.

[3] Bragg F, Holmes MV, Iona A, et al. Association between diabetes and cause-specific mortality in rural and urban areas of China [J]. JAMA, 2017, 317：280-289.

[4] Hallal PC, Andersen LB, Bull FC, et al. Global physical activity levels：surveillance progress, pitfalls, and prospects [J]. The Lancet, 2012, 380（9838）：247-257.

[5] Chirag M Lakhani, Braden T Tierney, Arjun K Manrai, et al. Repurposing large health insurance claims data to estimate genetic and environmental contributions in 560 phenotypes [J]. Nature Genetics, 2019, 51（2）：327-334.

[6] 傅华. 预防医学 [M]. 6 版. 北京：人民卫生出版社，2014.

[7] 李鲁. 社会医学 [M]. 5 版. 北京：人民卫生出版社，2014.

[8] Field CB, Barros VR, Dokken DJ, et al. Climate Change 2014：Impacts, Adaptation, and Vulnerability. Part A：Global and Sectoral Aspects. Contribution of Working Group II to the Fifth Assessment Report of the Intergovernmental Panel on Climate Change [M]. Cambridge：Canbridge University Press，709-754.

[9] Bell ML, Davis DL. Reassessment of the lethal London fog of 1952：novel indicators of acute and chronic consequences of acute exposure to air pollution [J]. Environ Health Perspect, 2001, 109（Suppl 3）：389-394.

[10] Broughton E. The Bhopal disaster and its aftermath：a review ［J］. Environ Health，2005，4：6.

[11] Hu X，Cook S，Salazar MA. Internal migration and health in China ［J］. The Lancet，2008，372（9651）：1717-1719.

[12] Barber RM，Fullman N，Sorensen RJD，et al. Healthcare Access and Quality Index based on mortality from causes amenable to personal health care in 195 countries and territories，1990–2015：a novel analysis from the Global Burden of Disease Study 2015 ［J］. The Lancet，2017，390（10091）：231-266.

[13] Koydemir HC，Ozcan A. Wearable and implantable sensors for biomedical applications ［J］. Annu Rev Anal Chem（Palo Alto Calif）. 2018，11（1）：127-146.

[14] Yetisen AK，Martinez-Hurtado JL. Wearables in Medicine ［J］. Adv Mater，2018，30（33）：e1706910.

第四章 遗传因素

第一节 概 述

一、遗传与健康

各种生物体包括人体在内，都以其独特的代谢方式将从周围环境获得的物质，改造成自身可利用的物质，并获取能量、维持生命。独特的代谢方式取决于生物体独特的遗传结构。因此，人体的生理性健康是指受遗传因素控制的代谢方式与人体周围环境保持平衡的状态。遗传结构的缺陷或周围环境的显著改变，都能打破这种平衡，疾病由此而生。在不同的疾病病因中，遗传因素和环境因素所占比重各有不同。外伤、中毒、营养性疾病和感染性疾病的病因大多来自环境因素；但另有一些疾病则主要是遗传性的，如突变基因引起的半乳糖血症、苯丙酮酸尿症等单基因遗传病，和由染色体畸变引起的唐氏综合征、特纳综合征等染色体病。这些疾病只发生于有异常基因或有异常染色体数目或结构的个体。还有许多常见疾病如糖尿病、高血压、高血脂等，受到多种因素的共同作用。这些疾病在一定程度上受到遗传因素的影响，受累家族的发病率高于人群发病率，发病常以一定的环境条件为诱因。遗传因素在其中所起的作用各异，常通过若干基因的微小作用累加影响疾病的风险。

因遗传因素而罹患的疾病称为遗传性疾病。人类对于遗传性疾病的认知可以追溯到古希腊 Hippocrates（希波克拉底）时代之前，当时人们已经开始意识到某些疾病可能在家族中传递。约 1500 年前，犹太教法典（Talmud）就有对"易出血者"的记录，表明人们已经认识到了血友病的遗传规律。奥地利神父、生物学家孟德尔在 1865 年根据长期豌豆杂交试验的结果首先提出遗传因子的颗粒性（particulate hereditary factor）的概念，并通过反复实验和数学分析提出了分离律和自由组合律。1909 年，丹麦生物学家 Johannsen 根据希腊文"给予生命"之义，创造了基因（gene）一词，并用这个术语代替了孟德尔德提出的"遗传因子"。1953 年，James Watson 和 Francis Crick 两人在与晶体物理学家的通力合作下，首先发现和构建了脱氧核糖核酸（DNA）结构模型。这种双螺旋式结构化合物的发现，阐明了细胞分裂机制以及基因和性状之间的联系。DNA 双螺旋结构的发现标志着分子生物学从此诞生，这表明 DNA 携带遗传信息，而且说明了基因的复制和突变等机制。20 世纪 70 年代以来，随着 DNA 实验技术的发展，人们对基因结构有了更为详细的了解，而且认识到人群中广泛存在基因的遗传变异性。1988 年 Cooper 和 Clayton 提出 DNA 多态性与疾病关联的概念，即某些 DNA 变异与疾病的易感性有关。由此，遗传与疾病的关系开始得到了确证，遗传信息的特征可能会引起疾病的发生风险增加。

遗传性疾病可以按照其遗传基础分为染色体病、单基因遗传病（单基因病）、多基因遗传病（多基因病）、线粒体遗传病、体细胞遗传病五大类。遗传性疾病既包括罕见病也包括常见病。单基因遗传病、线粒体病及染色体病属于少见病或罕见病，这类遗传性疾病的发生率大多在 1‰ 以下，但种类超过 6 000 种，故群体中患病人数并不少。一些遗传性疾病是先天性疾病，也就是婴儿出生时即出现症状，如尿黑酸尿症、唐氏综合征等。也有不少遗传性疾病出生时毫无症状，要到一定年龄才发病，如进行性肌营养不良大多儿童期发病，亨廷顿舞蹈症一般发病于 25 ~ 45 岁等。多基因遗传病和体细胞遗传病属于常见病或多发病，患者人数更多。根据《中国心血管病报告 2018》，中国心血管病患者约有 2.9 亿，其中高血压患者 2.45 亿，脑卒中患者 1 300 万，这类疾病是目前危害人类健康的重要原因之一。因此，遗传性疾病严重降低人类生活质量。此外，遗传性疾病往往表现为家族聚集性，即患病个体的亲属发病风险高于不患病个体的亲属，且亲缘关系越近，发病风险越高。例如同卵双生子的患病一致率显著高于异卵双生子的患病一致率，近亲婚配子代的发病率显著高于随机婚配群体子代的发病率。有关遗传性疾病的详细信息参加本书第十九章。

二、遗传信息

遗传信息由基因（gene）组成。全部的遗传信息组成人类基因组（genome）。基因是 DNA 分子上具有遗传效应的特定核苷酸序列的总称，它可经转录、翻译并最终编码基因产物（酶或结构蛋白）。DNA 分子由两条很长的糖链结构构成骨架，通过碱基对结合在一起。整个分子环绕自身中轴形成一个双螺旋。在形成稳定双螺旋结构的碱基对中共有 4 种不同碱基，它们分别是胞嘧啶（cytosine，C）、鸟嘌呤（guanine，G）、腺嘌呤（adenine，A）、胸腺嘧啶（thymine，T）；其中 A 与 T 配对，C 与 G 配对。此外，RNA（核糖核酸）中没有 T，替代的是尿嘧啶（uracil，U）。遗传信息储存在 DNA 链中碱基的线性序列上，即 DNA 链上 A、T、C、G 四种碱基的排列顺序。

遗传信息需要通过半保留复制、转录、翻译等过程进行传递、表达，最终决定人类的性状。基因复制是生物遗传的基础，在复制过程中，双螺旋结构打开，以最开始的双链分子中的一条链作为模板进行 DNA 复制，产生两个完全一致的 DNA 分子。基因转录是以 DNA 的一条链为模板，按照碱基互补配对原则，合成信使核糖核酸（mRNA）的过程。mRNA 上决定一个氨基酸的 3 个相邻碱基，称为遗传密码。在细胞质中，以 mRNA 为模板，合成具有一定氨基酸顺序的蛋白质的过程被称为 DNA 翻译。真核生物的蛋白质编码基因并不是连续的 DNA 序列，通常由一些内含子（intron）分割成不同的片段（外显子，exon）。基因首末两端的 DNA 序列在转录起始和转录调控中起着非常重要的作用，发生在该区域的突变将会影响基因的功能。

人类基因组包括 23 对染色体上的全部基因及线粒体基因，大约为 32 亿对碱基对。其中的 3% 包含编码序列，约有 3 万 ~ 4 万个蛋白质编码基因。两个相互独立的个体的基因组信息有 99.9% 是相同的，而不相同的部分可以有很多变异形式，其中最重要且常见的基因变异为微卫星 DNA 和单核苷酸多态性（single nucleotide polymorphisms，SNPs）。

微卫星 DNA 是由于重复单位长度不同而表现出多态性，例如 CA12 表明有 12 个 CA 双核苷酸重复单位。微卫星在人群中高度多态，表现为正常人群的不同个体某一基因位点重复序列的重复次数不一样，同一个体的两个同源染色体上重复次数也可以不同。

单核苷酸多态性是由美国麻省理工学院提出的新一代多态性标记系统，近年来成为多类研究的焦点。它是指基因组中核苷酸的变异而引起的 DNA 序列多样性，包括点突变（转换和颠换），单个碱基的置换、缺失和插入。人群中 SNP 的频率通常可用最小等位基因频率（minor allele frequency，MAF）来描述，指在给定人群中不常见的等位基因频率。据估计人类基因组中至少有 800 ~ 1 000 万的 SNPs 的 MAF 大于 1%，而大约 500 万的 SNPs 的 MAF 大于 10%。MAF 值在 15% ~ 20% 范围的大多数 SNPs 在不同种族的人类基因组中是常见的，包括欧美人群、中国汉族人群、非裔美国人群，只有不到 10% 的高频率 SNPs 局限于某一特定人群。基于 SNPs 的功能，可以将其分为编码序列的 SNPs（编码区 SNP，cSNPs）和调节转录的 SNPs。迄今为止，只有一小部分的 cSNPs 被认为与疾病相关，而更小部分的 cSNPs 有实验室证据支持其有病因学意义。所以，确实有一些 SNPs 在遗传通路或基因表达上起作用，但绝大多数的 SNPs 并不具有功能上的意义，而只是随世代传递而已。尽管个体 SNPs 携带的遗传信息有限，然而由于其数量大、易检测的特性，使得 SNPs 在遗传病因的探索中得以广泛应用。

三、研究遗传致病因素的方法

探索遗传性疾病的遗传致病因素，可以更加充分地认识疾病病因，定位高危人群，系统地进行疾病的精准管理和防控。遗传流行病学是研究与遗传有关的疾病在人群中的分布、病因以及制定预防和控制对策的学科。遗传流行病学一般按照以下步骤进行（表4-1）：确定疾病的家族聚集性，只有具有家族聚集性的疾病才有可能是遗传性疾病，通常可以采用横断面研究、病例对照和队列研究进行；确定造成家族聚集性的来源是遗传因素还是环境因素，通常可以通过家系资料计算遗传度，即遗传因素引起疾病变异的比例，或采用移民流行病学研究等其他设计类型进行探索；确定疾病的遗传模式，通常采用分离分析的方法；确定致病基因位点，通常采用连锁分析或关联分析；确定基因影响疾病发生风险的方式，确定基因是直接导致疾病还是与其他基因或环境因素产生交互作用进而增加疾病发生风险，通常采用基因环境交互作用分析。经典的遗传流行病学研究以家系人群为研究对象，依据家系结构中亲属间遗传信息的相关性，可以完成致病基因的定位。近年来，随着理论研究的深入和基因检测技术的进步，以人群为基础的病例对照研究也广泛应用于探索致病基因位点，为定位遗传病因探索提供了高效的途径。读者可在流行病学书籍中了解表 4-1 中提及的研究设计方法详情。

表4-1　遗传流行病学研究的核心问题与相关的研究设计

核心问题	研究设计方法举例
该疾病有家族聚集性吗？	横断面研究、病例对照研究、队列研究
遗传或是环境因素哪个起到更重要的作用？	移民流行病学研究、遗传度
该疾病的遗传模式是什么？	分离分析
如何定位相关基因？	连锁分析或关联分析
基因是如何影响疾病风险的？	基因环境交互作用分析

（一）家系研究

家系人群是进行遗传致病因素研究的最常用样本来源。亲代产生子代的过程中，遗传信息也随之传递，子代拥有来自父亲和母亲的各 50% 基因。因此，亲属间具有一定的亲缘系数，也就是两个个体从共同祖先获得某一特定等位基因的概率（表 4-2）。利用这样的家系人群，可以完成遗传流行病学研究的科学问题。

表4-2　不同亲属级别的亲缘系数

亲属关系	级别	亲缘系数
双亲 - 子女	一级亲属	1/2
同胞（兄弟姐妹）	一级亲属	1/2
叔（姑、舅、姨）- 侄（甥）	二级亲属	1/4
祖 - 孙	二级亲属	1/4
表 / 堂兄妹	三级亲属	1/8

　　家族聚集性研究，分析患病个体的亲属发生疾病的风险是否高于不患病个体的亲属发生该病的风险。通常可通过比较患者和非患者的家族史进行，也可以通过更为特殊的双生子家系设计进行检验。家族聚集性研究一般只需要收集研究对象及其亲属的表型即可，无需检测生物样本。例如，研究表明非综合征型唇腭裂的发病呈现家族聚集趋势。非综合征型唇裂合并或不合并腭裂患者其亲属的发病风险是健康对照亲属的 20 ～ 30 倍。通过双生子研究发现，同卵双生子的患病一致率（concordance rate）远远高于异卵双生子，二者分别为 50% 和 7%。

　　如有研究证据表明某种疾病具有家族聚集性，则需要进一步回答这种家族成员具备的表型相似性是否由遗传因素所致。可以通过估算遗传度，来检验遗传因素是否影响发病风险，其对表型变异程度的贡献有多大。遗传度是指疾病或性状表型的变异中可以用遗传因素的变化来解释的比例，即归因于个体间基因型或者等位基因差异的表型方差与人群中总的表型方差之比。可通过家系设计、双生子设计、同胞对设计等方法估算遗传度。与家族聚集性研究类似，探索某种表型的遗传度也不需要检测研究对象的 DNA，收集表型信息及亲属关系即可开展相关研究。遗传度为遗传方差与总表型方差的比值，因此取值介于 0 和 1 之间。例如，非综合征型唇腭裂的遗传度约为 70% 或更高。

　　通过家族聚集性研究发现某性状或疾病存在家族聚集现象，计算遗传度发现该家族聚集性可以部分或全部归因于遗传因素。下一步需要做的就是进一步探讨遗传因素在此性状或疾病发生中的作用，判断其遗传方式，即分离分析（segregation analysis）。单基因遗传病的遗传方式包括常染色体遗传病，分为常染色体显性遗传病和常染色体隐性遗传病；X 连锁遗传病，分为 X 连锁显性遗传病和 X 连锁隐性遗传病；Y 连锁遗传病。而许多复杂疾病，如出生缺陷、高血压、糖尿病等，遗传方式则更为复杂。在遗传流行病学中，分离分析是通过对家庭成员的表型数据进行分析拟合遗传方式的过程。分析策略在于用这些家庭数据拟合遗传、非遗传模型，最终挑选拟合最优且具有统计学意义的模型，并不涉及分子水平的数据。虽然分离分析具有一定的局限性，但仍是一种识别疾病相关性状遗传机制的实用方法。

　　在了解疾病可能的遗传方式后，下一步就是对致病基因进行定位和识别，方法之一就是进行连锁分析（linkage analysis）。遗传位点连锁（linkage）指在有丝分裂过程中，同一染色体上距离较近两个位点共同传递的概率高于期望值。连锁分析正是应用这一原理，采用家系研究样本，利用一些已知的基因多态性位点做标记，通过观察家系成员间基因标记和疾病性状表型的伴随关系，定位出疾病易感基因所在的染色体区域。如果在家系样本中发现某标记基因位点上的等位基因从亲代传至子代，且携带该等位基因总是与患病状态同时发生，这说明致病基因位点与该标记基因位点连锁，二者之间的物理距离很近。标记基因与致病基因的连锁关系可以用统计方法予以测量。连锁分析已在定位单基因疾病的致病位点中取得了大量成功并逐渐被应用于复杂疾病。利用家系样本定位致病基因，除了采用连锁分析，还可以运用统计学效率更高的关联研究（association study）。由于家系人群较难获得，目前关联分析常以人群为基础采用病例对照研究设计开展。

定位易感基因的同时，也应同时考虑到生物性状可能是由若干基因相互作用或者基因与环境之间相互作用的结果，也就是交互作用。病例-双亲研究、同胞对研究等多种家系设计类型均可用于探索潜在的交互作用。传统的 logistic 回归模型、对数线性模型等可用于评价基因-环境或基因-基因交互作用。除传统统计方法外，利用机器学习（machine learning）和数据挖掘（data mining）算法的交互作用分析方法也开始广泛地被应用于相关领域。

除此之外，家系研究还可以用于探索其他潜在的遗传生物学效应。例如，对于双倍体生物来说，每一个常染色体基因由两组等位基因组成，一组来自父亲，一组来自母亲。在大多数情况下，两组基因共同表达。但是在哺乳动物中，有一小部分，大约小于 1% 的基因只表达父源或母源等位基因，这种效应叫做亲源效应或遗传印迹（imprinting）。对于非综合征型唇腭裂这种出生缺陷来说，母亲的基因型可能会控制子宫的环境，而了解亲源效应则会帮助人们更好地理解潜在的基因生物学效应。

（二）人群研究

与家系研究设计不同，人群研究通常采用一般人群作为研究样本，研究对象之间并没有亲缘关系，因此无法基于这样的样本进行家族聚集性研究、遗传度研究、分离分析等。同时，人群研究中，不同群体中基因多态性与疾病结局之间的关系存在差异，因此遗传背景为一种混杂因素，可使研究结果发生偏倚。但人群研究却非常适用于进行遗传病致病位点的定位。这是由于人群样本一般较易获得，通过病例对照研究开展关联分析，检验遗传因素与疾病结局是否存在关联。在相同样本量的情况下，它相对于连锁分析具有更高的把握度。

（三）致病基因定位的研究策略

致病基因定位的研究策略包括候选基因策略（candidate gene strategy）和全基因组策略（genome-wide strategy）。前者是指根据有证据表明可能导致某种疾病或性状的基因开展定位研究。研究者通常根据已有的生物学知识、相关基因可能的生物学功能、既往基因定位研究或表达分析的结果等选择候选基因。全基因组策略则指通过探索全基因组的遗传变异与疾病表型之间的关系来定位易感基因。全基因组连锁分析（genome-wide linkage study，运用于家系样本）、全基因组关联研究（GWAS）、全基因组测序（whole genome sequencing）、全外显子组测序（whole exome sequencing）等都属于采用全基因组策略探索某种表型易感基因的设计方法。

以 GWAS 研究为例，有研究者指出在数千人中进行大约 500 000 个标签 SNPs 位点的分型就可覆盖人类大部分遗传变异。因此，GWAS 研究就是分析研究对象 DNA 样本内高密度的遗传标记信息，通过探索基因型频率与该性状之间的关联，来定位影响易感基因位点的一种研究方法。GWAS 研究具有明显的优势；不需要预先假定候选基因，对全基因组内能够代表基因组遗传变异的常见 SNP 位点进行扫描，有助于发现新的复杂疾病易感基因位点。随着人类基因组计划的完成和统计分析方法的进展，全基因组关联研究（GWAS）成为研究热点，在人类全基因组范围内寻找可能存在的序列变异，从而筛选出与疾病相关的 SNPs。

第二节　与疾病发生风险有关的遗传因素

本节将简要介绍罕见疾病、常见疾病的致病遗传因素。有关遗传性疾病的精准健康管理的具体内容请参见本书第十九章。

一、罕见疾病

（一）概述

罕见遗传疾病是指发病率较低的遗传性疾病，一般发病率 ≤ 1‰。单基因遗传病、染色体病、线粒体病通常属于此类，少数多基因遗传病也是罕见遗传病。其中，单基因遗传病最为常见，其传递方式遵循孟德尔遗传规律。根据决定疾病基因所在的染色体不同，以及疾病基因性质的不同，可将人体单基因遗传病分为 3 种主要的遗传方式：常染色体遗传病，包括常染色体显性遗传和隐性遗传病；X 连锁遗传病，包括 X 连锁显性遗传和隐性遗传病；Y 连锁遗传病。

（二）罕见疾病实例

1. 亨廷顿舞蹈病　亨廷顿舞蹈病是一种常见于欧洲人的典型常染色体显性遗传病。本病常于 30 ~ 45 岁时缓慢起病。患者有大脑基底神经节的变性，可引起广泛的脑萎缩，病变主要位于尾状核、豆状核和额叶。临床表现为进行性加重的舞蹈样的不自主运动和智能障碍。患者舞蹈样运动的动作快，而且累及全身肌肉，以面部和上肢最明显。每一阵舞蹈运动间有一较长间歇期，不自主运动在睡眠时消失。随着病情加重，可出现语言不清，甚至发音困难；精神症状常在不自主运动发生 1 ~ 2 年或数年后出现；智能障碍为进行性加重，最终转变为痴呆。

研究发现，亨廷顿舞蹈症是一种常染色体显性遗传病，致病基因 *HTT* 定位于 4p16.3。在正常情况下，*HTT* 基因编码亨廷顿蛋白；在疾病状态下，*HTT* 基因 5′ 端第 1 外显子内（CAG）n 发生动态突变，且（CAG）n 重复的次数与发病的早晚、疾病的严重程度呈正比。正常个体的（CAG）n 重复次数为 9 ~ 34 次，亨廷顿舞蹈症患者重复次数 > 36 次，最多者超过 120 次。发生了突变的亨廷顿蛋白，其羧基端串联重复的多聚谷氨酰胺（polyQ）数量大大增加，使之在进入细胞核后不能正常地发挥调控基因转录的作用，而是互相聚集，形成核内包涵体，最终导致神经元变性和死亡。

2. 唇腭裂　唇腭裂是一种常见的口腔颌面部先天畸形，按照解剖学特点的不同，唇腭裂可被划分为单纯腭裂（cleft palate，CP）、单纯唇裂（cleft lip，CL）和唇腭裂（cleft lip and cleft palate，CL/P）。根据是否合并其他先天畸形，唇腭裂又可被分为综合征型唇腭裂和非综合征型唇腭裂两类。综合征型唇腭裂是单基因遗传病，该类唇腭裂患儿多伴有其他先天畸形或严重发育迟缓。目前，大概有超过 400 种综合征型唇腭裂。非综合征型唇腭裂的发病率比综合征型唇腭裂更高，大约 70% 的 CL/P 患者和 50% 的 CP 患者为非综合征型唇腭裂。非综合征型唇腭裂是多个遗传因素和环境因素共同作用的复杂疾病。唇腭裂的患病率约为 1/1 000 活产儿。研究表明，中国人群的唇腭裂患病率为 1.49/1 000 活产儿～1.56/1 000 活产儿，非综合征型唇腭裂患病率为 1.13/1 000 活产儿～1.30/1 000 活产儿。唇腭裂患儿通常在幼年时需要接受一系列整形手术和涉及口腔学、遗传学等多学科参与的治疗和干预。该病严重影响患儿及其亲属的心理健康并给患儿家庭带来极大的经济压力。

唇腭裂的发病呈现家族聚集趋势。根据双生子研究，其遗传度约为 70% 或更高。由于唇腭裂的解剖亚型众多，其遗传致病机制和致病因素也不尽相同：综合征型唇腭裂与非综合征型唇腭裂的遗传基础并不相同；单纯的唇裂、腭裂和具有合并有其他畸形唇腭裂的遗传基础也可能不同。近年来，研究发现了多个非综合征型唇腭裂的候选基因。干扰素调节因子 6 基因（interferon regulatory factor 6 gene，*IRF6*）是研究发现的最重要的与非综合征型唇腭裂显著相关的致病位点，多个独立研究重复得到类似的发现。动物模型亦显示 *IRF6* 与唇腭部的形成有关。Rahimov 等发现在 *IRF6* 附近的 rs642961 危险等位基因能够破坏转录因子 AP-2a 的结合位点，而该转录因子参与口腔颌面部的胚胎发育。这一发现为 *IRF6* 影响非综合征型 CL/P 提供了有力的生物学基础。通过 GWAS 研究发现的另一候选的区域是 8q24。Birnbaum 等首先在欧洲人群中应用 GWAS 研究发现了 8q24 与非综合型 CL/P 的关联，并在扩充样本中验证了这一发现。其中关联最明显的 SNP 为 rs987525，杂合子 OR 值达到了 2.57（95%CI 为 2.02～3.26）。随后，Grant 等和 Beaty 等先后通过病例对照研究和家系研究，在欧洲和亚洲人群中验证了 8q24 与非综合型 CL/P 的关联。但 8q24 区域内目前未发现任何编码蛋白质的基因，故被称为基因"沙漠区域"。因此，8q24 通过何种途径来影响该病风险，尚需进一步研究。

对于非综合征型唇腭裂这一常见的出生缺陷，对其遗传以及环境危险因素的研究还处于起始阶段。尽管相关研究取得了非常令人兴奋的发现，然而在这一领域还有很多尚未被回答的问题，还有待流行病学家、遗传学家、生物统计学家通过更深入和广泛的合作，来揭开这一疾病的神秘面纱。

二、常见疾病

（一）概述

人类绝大多数常见病都是由环境因素和遗传因素共同决定的。这些常见病往往都是多基因疾病，如糖尿病、肥胖、高血压、冠心病、肿瘤等。由于这些疾病的风险受到多个基因效应累加及相互作用的影响，常见疾病的遗传病因学研究更具有挑战性。定位这些常见疾病的遗传病致病位点将为慢性病健康管理提供重要依据。学者们通常假设，发病率较高的常见病是由最小等位基因频率 ≥ 5% 的常见遗传变异引起的，即常见遗传变异导致常见疾病。人类单倍体图计划（HapMap Project）的实施为开展全基因组关联研究奠定了基础。此外，在广泛开展 GWAS 后，学界发现通过 GWAS 得到的致病性遗传变异并不能完全解释既往研究中估算的遗传情况，对于常见疾病还有未知的遗传因素影响发生风险。因此，学者们提出新的假设，即最小等位基因频率小于 5% 的遗传变异，也可以导致多基因遗传病，即多个罕见变异相加及相互作用，或与环境因素共同作用，从而增加疾病的风险。研究还发现，罕见遗传变异一般比常见遗传变异具有更强的致病效应。常见及罕见遗传变异的致病效应，也可能通过影响变异携带者对疾病的易感性、疾病的进展及药物反应而对疾病的发生、发展起作用。因此，基于个体遗传背景而进行的个体化精准治疗和干预是目前健康管理的重要研究方向。

（二）常见疾病实例

脑卒中（stroke），又称为脑中风或脑血管意外，指供应脑部的血管的疾病所导致的一组神经系统疾病。流行病学研究多采用 WHO 对脑卒中的定义：急骤发作的神经局灶性或半球性脑功能障碍，持续 24 小时以上或引起死亡的临床症候群，除血管源外无其他明显原因。脑卒中可分为缺血性脑卒中（ischemic stroke，IS）和出血性脑卒中（hemorrhagic stroke，HS）两类。它们的发生机制不同，缺血性脑卒中是由于供应脑部的血管出现粥样硬化或血栓，导致局部脑组织缺血、缺氧而发生坏死；出血性脑卒中则为颅内血管破裂引起出血。IS 是脑卒中的主要类型，比 HS 常见，约 80% 的脑卒中患者为缺血性脑卒中。缺血性脑卒中又可以根据不同的分类方法分成不同的亚型，国际上多采用急性卒中 Org 10172 治疗试验（Trial of org 10172 in acute stroke treatment，TOAST）病因学分型方法。TOAST 分型将缺血性脑卒中分为：大动脉粥样硬化型（LAA）、心源性栓塞型（CE）、小动脉闭塞型（SAO）、其他明确病因型（SOE）、原因不明型（SUE）5 种。

脑卒中发病率高、复发率高、致残率高、死亡率高且并发症多，患者多表现为半偏瘫、言语障碍等，严重危害人类健康，给社会及家庭带来沉重的负担。最新全球疾病负担数据（Global Burden of Diseases，GBD）显示，1990—2010 年，高收入国家的脑卒中发病率降低 12%，而中、低收入国家发病率增加 12%，脑卒中在发展中国家的流行情况仍较严峻。我国是全球脑卒中发病率最高的国家之一。最新 GBD 数据显示，2010 年我国缺血性脑卒中发病率由 1990 年的 226.45/10 万上升至 240.58/10 万，出血性脑卒中发病率由 1990 年的 121.33/10 万上升至 159.81/10 万。中国因脑卒中死亡的情况尤为严重，2010 年 GBD 数据显示，脑卒中是中国居民首位致死和致残原因，脑卒中年死亡率为 126.9/10 万，因脑卒中死亡人数达 170 万人，其中缺血性脑卒中年死亡率 46.71/10 万。

脑卒中是由环境因素和遗传因素共同影响的复杂疾病。既往研究表明，年龄、性别和种族等一般人口学特征是脑卒中的危险因素；吸烟、酗酒、缺乏体力活动等不良行为习惯及高血压、房颤、糖尿病等疾病的病史也已被证实是脑卒中重要的危险因素。除上述因素外，流行病学研究还显示遗传因素在脑卒中的发生发展中发挥了重要的作用。近年来，脑卒中的遗传易感性研究已成为人们关注的焦点。

脑卒中的家系研究主要有美国缺血性脑卒中同胞对研究（Siblings with Ischemic Stroke Study，SWISS）、北曼哈顿家系研究（Northern Manhattan Family Study，NOMAFS）、中国房山缺血性脑卒中家系研究（Fangshan/Family based Ischemic Stroke Study in China，FISSIC）等。多项双生子研究和家系研究均显示遗传因素在脑卒中的发生发展过程中发挥了重要的作用。缺血性脑卒中的遗传度为 37.9%，不同亚型遗传度存在差异，其中大动脉粥样硬化（LAA）型遗传度最高，为 40.3%。

随着对脑卒中遗传流行病学研究的深入，连锁分析、候选基因关联研究、全基因组关联研究（genome-wide association study，GWAS）以及二代测序技术（NGS）等多种研究策略和方法都被运用到脑卒中致病基因的定位中。冰岛 deCODE 研究组对 179 个缺血性脑卒中家系的 468 名研究对象进行全基因组连锁分析，定位了与脑卒中高度连锁的染色体 5q12 STRK1 区域的 *PDE4D* 基因、染色体 13q12-13 区域上的 *ALOX5AP* 基因。我国研究者也对北京 227

个缺血性脑卒中家系的 622 名研究对象进行了连锁分析，研究发现 IL-6 基因 rs1800796、*ZFHX3* 基因与缺血性脑卒中存在连锁关系。为了进一步提高统计学效力，冰岛等地的研究组开始进行进一步的候选基因研究。目前，通过候选基因策略发现并验证的脑卒中相关基因主要有 *ACE* 基因、*APOE* 基因和 *MTHFR* 基因等。随着基因芯片技术的发展、人类基因组图谱和单体型图谱（HapMap）的构建，GWAS 研究开始运用于脑卒中的致病基因定位。目前，规模较大的脑卒中研究组包括：纳入多个种族的 15 000 名缺血性脑卒中患者和 17 000 名正常对照的 SiGN 研究组、包含 5 个前瞻性队列研究的 ISGC 研究组、纳入 4 项大型前瞻性队列研究和 19 602 名研究对象的 CHARGE 研究组、纳入了近 120 000 名研究对象的 WTCCC2 研究组，以及大规模 meta 分析研究组 METASTROKE 等。迄今为止，GWAS 研究相继发现了许多与脑卒中相关的基因位点，并在多个人群的多项研究中进行了验证。主要的致病位点包括染色体 9p21 区域、*NINJ2* 基因、*PITX2* 基因、*ZFHX3* 基因、*HDAC9* 基因、*ABO* 基因、*PRKCH* 基因、染色体 6p21.1 区域、*CELSR1* 基因、*TSPAN2* 基因、*PHACTR1* 基因、*PTCSC3* 基因、染色体 12q24.12 区域、染色体 15q21.3 区域、*FOXF2* 基因等。NGS 技术是对基因区域进行 DNA 序列扫描的一项新技术，也已经逐渐运用于脑卒中的基因定位，但目前研究样本量仍然较小，结果也存在不一致性。需要进一步通过国际合作以增加样本量，提高统计效力。

脑卒中作为一种由环境和遗传因素共同影响的复杂疾病，其遗传流行病学研究方兴未艾。遗传学、基因组学和生物统计学等学科的不断深入发展，以及 GWAS 和 NGS 等技术的应用，为科研和临床工作者探索脑卒中的易感基因，揭示这一复杂疾病的发生、发展提供了理论和技术支持。尽管相关研究已取得了令人瞩目的成绩，研究者发现了大量有价值的脑卒中易感区域和基因位点，但这些发现仅仅是冰山一角，这一领域的许多方面还有待于进一步的完善。

三、与健康相关因素有关的遗传因素

（一）概述

遗传因素不仅能够影响疾病发生风险，同时也会影响健康相关的行为。现有研究发现，人类的生活行为具有一定的聚集性，而这种聚集性不一定单纯地由共同的环境暴露所导致，遗传因素也能决定个体选择特定的生活行为方式。生活中常见的健康行为如吸烟、饮酒、体育锻炼等均在一定程度上受到遗传因素影响。

（二）与健康相关因素有关的遗传因素实例

尼古丁是烟草的主要成分之一，也是导致吸烟成瘾的最终"元凶"。烟草使用在世界范围内引发了严重的健康危害，尽管吸烟者吸烟总量有所减少，但吸烟所引发的包括哮喘、慢性阻塞性肺疾病、黄斑变性、动脉粥样硬化、肺癌等多种重大疾病仍是不容忽视的。迄今，多项基于大样本的双生子研究表明遗传因素对吸烟成瘾过程发挥着重要作用。其中最早的遗传学证据来自于针对尼古丁成瘾所进行的双生子研究，该研究显示吸烟这一表型的平均遗传度为 0.53。

既往证据表明，吸烟行为受到遗传因素的影响。同卵双生子在持续吸烟和成功戒烟方面比异卵双生子的一致率更高。进一步的证据表明，开始吸烟的行为是具有遗传性的，这种影响与持续吸烟行为受到的遗传因素的影响并不完全相同。此外，还有研究表明对烟草使用的初始反应（阳性和阴性）也受到遗传因素的影响。

基于 GWAS 的 meta 分析已经鉴定了一系列与包括吸烟起始、吸烟戒断和吸烟量等吸烟表型相关联的基因位点。具体来说，位于 11 号染色体上的 BDNF 基因中的非同义 SNP rs6265 被发现与吸烟起始相关；BDNF 参与突触可塑性以及胆碱能和多巴胺能神经元的生存的调节；位于 9 号染色体上的多巴胺 β 羟化酶（DBH）基因附近的位点被鉴定为与吸烟戒断有关，DBH 是将多巴胺转化为去甲肾上腺素的酶。目前，多个研究发现位于 15 号染色体的 15q25 上的烟碱型乙酰胆碱受体基因簇 CHRNA5/A3/B4 中的位点与吸烟量有关。除了 15q25，研究发现 8 号、10 号和 19 号染色体上的位点均可能与吸烟量有关。同时该研究发现位于 8 号染色体上的两个烟碱型受体亚单位基因——CHRNB3/CHRNA6 和 19 号染色体上的 CYP2A6 均会对携带者的吸烟行为产生影响，其中 CYP2A6 编码的酶蛋白是代谢尼古丁的主要酶。然而，尽管大规模的 meta 分析得到了大量可靠的结果，但这些 SNPs 能够解释的表型的比例远远低于 1%。

目前，研究人员已开始针对上述发现的易感位点进行生物学功能验证，这些研究已经取得了一定的成果。但有关吸烟的遗传因素探索还有待进一步的深入。这类生活行为的遗传因素探索及定位，将为更好地进行个体化行为因素干预提供依据，以实现精准健康管理的目标。

第三节　与疾病预后有关的遗传因素

一、概述

随着医疗技术的发展，疾病的治疗方法取得了长足的进步。然而，尽管一些患者的生存率得到了改善（如乳腺癌患者），仍有很大一部分患者存在过度治疗或治疗不足的现象。换角度而言，给予不同患者相同的治疗措施，患者获得的治疗收益却不尽相同。上述现象提示，临床实践中如果仅单纯以病理学指标为金科玉律，试图制定一刀切的治疗策略未必可行。

越来越多的证据表明，仅凭临床病理学指标不足以预估患者疾病的预后状态。其中，患者的预后既包括了疾病发展的自然史（如病情加重、继发合并症），也包括患者接受既定的治疗方案后的治疗转归。目前研究发现，遗传作用在疾病转归中起着不容忽视的作用。研究患者的遗传差异可为制定基于个体水平适宜的治疗策略、预测并监测患者对治疗措施的反应情况提供有益线索。

例如，研究发现例如 NF-κB 信号通路等的炎症相关基因多态性与胃癌的发生和预后都密切相关。由于幽门螺杆菌是胃癌的 Ⅰ 类致癌因子，感染机体后会引起持续的慢性炎症反应，这是胃癌发生的重要原因之一。同时，由于个体炎症因子遗传背景的差异对于炎症反应的强弱有着重要影响，炎症反应的强弱又可导致胃部疾病进展的差异。因此，遗传因素对胃部疾病的预后起着不容忽视的作用。另一个例子是结直肠癌，它是我国癌症发生和死亡的主要类型之一。结直肠癌的术后复发和转移为患者死亡的主要原因。除了基于术后解剖学的 TNM（tumor-node-metastasis）分期之外，目前尚没有可用于临床上预后指示和化疗耐药性指示的生物标志物，而遗传因素目前被认为是最有可能解决上述问题的突破口之一。基于遗传因素发现有效的指示术后预后的分子标志物、发掘化疗耐药相关特征，对于监测患者术后不良预后或化疗抵抗事件并及时制定个体化治疗措施具有重要意义。

通过研究遗传因素对疾病预后的影响，未来我们可以更清晰地了解疾病的机制、疾病的进程和转归；找到特异的分子标志物及分子靶点，对疾病能更精准地分类；研发特异、有效的药物、结合临床信息和大数据优化治疗方案，形成更加精准的治疗路径、标准和指南。

二、与疾病有关的遗传因素的实例

（一）单核苷酸多态性与疾病预后关系的实例

糖尿病是目前全世界最主要的慢性非传染性疾病之一，在全球范围内的患病人数已超过3.87 亿。2 型糖尿病则是其中一种糖代谢异常疾病，患者常常因疾病预后差，且伴随合并症而暴露于更高的伤残和死亡风险。数据显示，约有 50% 的 2 型糖尿病患者会伴随糖尿病周围神经病变（diabetic peripheral neuropathy，DPN）。DPN 还是 2 型糖尿病患者入院及非创伤性足部截肢的首要原因。由 2 型糖尿病发展至合并 DPN 涉及复杂的病理学机制，包括高糖状态引起的氧化应激反应、神经微血管结构的多元醇代谢异常、生长发育因子功能受限及异常脂质代谢等。多个研究显示，一些甚至仅处于 2 型糖尿病前期的患者很快会进展为神经病变。然而有一些患者即便长期处于患病状态，也不会发生神经病变合并症。近年来，越来越多的研究表明，DPN 的发展除了受到环境因素影响外，还受到遗传因素的影响。既往研究已发现多个候选基因的 SNP 与 DPN 的进展相关联。深入研究 DPN 发生发展过程中遗传因素所起的作用，有利于未来结合糖尿病患者的个人特征制定精准健康管理措施。截至目前发现了5 个与 DPN 相关的主要基因，分别为 *JUN*、*PPARG*、*LEP*、*SERPINE1* 及 *APOE* 基因。其可能的作用机制包括参与机体的防御应答、免疫应答、葡萄糖和脂代谢通路的调控。如参与免疫增强反应及防御应答、代谢失调现象的 *BDKRB2* 和 *ADORA3* 基因的危险等位基因携带者患糖尿病后可能会加速进展为 DPN，起到恶化神经损伤的影响。

（二）非编码 RNA 与疾病预后关系的实例

结直肠癌是全球范围内癌症的主要死因之一。结直肠癌患者的 5 年死亡率在过去的 30年内有些许下降，说明明确有效的预后标志物将会为改善患者的生存状态和治疗反应提供重要依据。目前，化疗和手术治疗是临床上有着较高应用价值的手段。理想的生物标志物应易于测量并与临床结果密切相关。非编码 RNA 在监测结肠癌患者预后领域是研究热点，其中微 RNA 是研究较为充分的部分。微 RNA 是 18 ~ 25 个核苷酸的非编码 RNA 分子，可调节多个基因的翻译过程。目前研究发现多个微 RNA 参与调节多种细胞过程，包括细胞凋亡、分化和细胞增殖。既往研究认为，微 RNA 具有较高的临床应用价值，且易于测量，与临床结果的关联紧密。Schetter 等在一项结肠癌患者的队列研究中发现，肿瘤组织中 miR-21 的高表达与结肠癌患者的不良预后有关（HR=2.5，95% CI 为 1.2 ~ 5.2），且这种关联关系不依赖于肿瘤分期。同时，miR-21 的高表达与辅助化疗的效果不佳有关。在所有接受化疗治疗的结直肠癌患者中，具有高 miR-21 表达特征的患者生存率更低，其 HR=0.4（95%CI 为 0.2-0.8），且这种微 RNA 高表达特征与术后生存率低的危险度独立于其他临床特征。

（三）表观遗传与疾病预后关系的实例

表观遗传学是研究基因的核苷酸序列不发生改变的情况下基因表达的可遗传变化，如 DNA 甲基化（DNA methylation）、基因组印记（genomic imprinting）、母体效应（maternal effects）、基因沉默（gene silencing）等。随着人类对遗传物质与疾病关系的探索不断深入，越来越多的证据表明：表观遗传学尽管不改变基因的单核苷酸序列，但其在疾病的发生、发展中起着不容忽视的作用。表观遗传学在疾病预后过程中扮演的角色便是疾病预后研究中重要的组成部分之一。已有研究表明，表观遗传学可用来预测治疗反应。以肺癌的治疗为例，O^6-甲基鸟嘌呤-DNA 甲基转移酶（MGMT）是一种重要的 DNA 修复酶，在修复烷化剂造成的 DNA 损伤中发挥重要作用。MGMT 启动子区的超甲基化会导致肿瘤细胞对烷化剂的敏感性增加，从而引起细胞损伤及死亡。有临床试验证实，对于复发的小细胞肺癌患者（small cell lung cancer，SCLC），MGMT 启动子高甲基化者对烷化剂替莫唑胺的反应性优于 MGMT 未甲基化者。然而，也有研究发现，对于脑转移的非小细胞肺癌患者（non small cell lung cancer，NSCLC），MGMT 启动子的高甲基化可能意味着切除转移瘤后更大的复发可能性和更短的生存期（2.5 个月 vs. 9.7 个月）。表观遗传学可助力我们深化理解遗传在疾病发生及预后的作用，包括患者遗传、环境和疾病预后之间的关系，从而预防疾病或降低其不良预后的风险。

第四节　健康相关遗传因素在精准健康管理中的应用

一、概述

回顾历史，遗传因素在健康管理中的影响可谓由来已久。早在 20 世纪 70 年代，个性化治疗的概念就被提出。2002 年，"人类基因组计划"完成。这项重大的科学研究不仅是为了研究基因组的奥秘，更是为了让我们更加了解健康、支持健康促进、加强疾病预防、逐步建立科学完善的精准健康管理之路。2005 年，通过肿瘤基因组等疾病基因组计划，人们将基因与疾病更紧密地联系在了一起。2011 年，美国国家研究委员会正式提出了精准医学的概念。紧接着，这一理念从科学研究走向了政策转化：2015 年 1 月，美国政府明确提出了"精准医疗"的概念；同年 3 月，我国也开始制定精准医学计划。实际上，我国学者在 2010 年便提出了"精准外科"；2013 年，我国召开了国际肿瘤精准医学会议（中国苏州冷泉港会议）。因此，在医学科技界，早就有精准医疗的概念、实践和交流。精准医疗的概念正以如火如荼之态势扑向社会四面八方。其火热的背后蕴含着共同的期待：期待遗传领域的研究发现加速向医学实践转化。健康管理包括了公共卫生三级预防的全过程，覆盖了个体从"防未病"至"既病防变"的生命过程，全面促进个体的生命健康。遗传因素在其中扮演着怎样的角色，以及如何利用遗传因素实现健康管理的目标，是研究领域亟须进一步探讨的问题。

二、信息收集

开展精准健康管理需要采集相关的遗传信息，而采集遗传信息必须要注意这个过程涉及伦理学问题。无论初衷和目的如何，均需在符合法律、法规前提下，在提供者知情同意的情况下进行相关信息的采集。如果涉及科学研究，还需要获得伦理管理机构的批准。收集遗传信息需要获取人体生物学标本，例如血液、口腔脱落细胞这类可以用于提取基因组 DNA 的标本。在检测 DNA 甲基化水平时，需要收集受累组织标本。除生物学标本外，精准健康管理工作还需要收集管理对象的一般情况，如人口学信息、疾病史、行为特征以及疾病家族史等，以协助开展相关工作。有关遗传性疾病信息采集工作的具体内容详见本书第十九章。

三、健康相关遗传因素在精准健康管理中的应用实例

精准健康管理工作可利用遗传信息开展高危人群风险预测和干预，辅助临床诊断和选择治疗方案，辅助判断患者治疗预后和转归等。下面介绍利用遗传信息开展精准健康管理工作的实例。

（一）遗传信息在高危人群中的预防价值

冠状动脉疾病是一种由环境和遗传因素共同作用的复杂疾病，是全球人口的重要死因。1938 年，研究首次探讨了冠状动脉疾病风险的家族聚集性，随后在双生子研究和大型前瞻性队列中均得到验证。自 2007 年以来，全基因组关联分析已经确定了超过 50 个与冠状动脉疾病风险相关的遗传易感性位点。这些风险等位基因如果聚合成一个多基因风险评分，将有利于预测冠状动脉事件，并可实现遗传易感性的定量连续测量。

与此同时，具有高遗传风险的人可以通过有效的预防措施实现一级预防，其中有效的预防措施即为坚持健康生活方式。大量证据表明，坚持健康生活方式显著降低了心血管事件的发生率。而促进健康的生活方式行为包括：不吸烟、避免肥胖、定期进行体育锻炼和健康的饮食习惯。上述健康行为是目前改善一般人群心血管健康的策略的基础。

既往研究认为即便具备冠状动脉疾病的遗传易感性，有利的生活方式可能会削弱发病风险。一些通过遗传分析获知自己处于高危的人群，更有理由进行疾病的提早预防。Khera 等人分析了 3 个前瞻性队列参与者的数据和 1 个横断面研究，以检验遗传因素和基线对健康生活方式的依从性是否独立于冠状动脉事件和动脉粥样硬化发生风险。此外，研究还探索了具有冠状动脉疾病高遗传风险的人群参与健康生活方式对风险降低的程度。研究结果显示，高遗传风险（多基因评分最高的 20%）的参与者发生冠状动脉事件的相对风险比低遗传风险（多基因评分最低的 20%）高 91%（HR=1.91，95%CI 为 1.75～2.09）。无论遗传风险类别如何，有利的生活方式（定义为有 4 种健康生活方式因素中的至少 3 种）者的冠状动脉事件的风险显著低于不利的生活方式（定义为无或仅有一种健康的生活方式因素）。在具有高遗传风险的参与者中，相比不利的生活方式，有利的生活方式将冠状动脉事件的相对风险降低了46%（HR=0.54，95%CI 为 0.47～0.63）。该研究发现提示了遗传信息在识别高危人群风险时的作用，并可使得高危人群可尽早实行健康生活方式干预，有效降低疾病风险。

另一个例子是乳腺癌。乳腺癌是少数几个能够通过早期筛查而降低死亡率的恶性肿瘤。早期筛查、普查发现的早期乳腺癌患者，不但治疗效果好，生活质量也会因手术范围小和放化疗时间较短而大大提高。对于有家族遗传倾向的乳腺癌、卵巢癌高风险人群，可对其有针对性地筛查乳腺癌遗传易感基因，进而实现预防或指导治疗的目的。如果患者出现 *BRCA1*、*BRCA2* 胚系突变，则提示该患者的复发风险较高。近年来发现 *BRCA1* 和 *BRCA2* 基因突变与

遗传性乳腺癌密切有关。据研究报道，5%～10%的乳腺癌为这些基因突变所致。有 *BRCA1* 突变基因的女性在 30 岁时发生乳腺癌风险为 3.2%，40 岁时为 19.1%，50 岁时为 50.8%，60 岁时为 74.2%，70 岁时为 85%；有 *BRCA2* 突变基因的女性患乳腺癌风险与 *BRCA1* 相似。*BRCA1* 和 *BRCA2* 两个基因发生突变会显著提高发生乳腺癌风险，携带两个突变基因者一生中患乳腺癌的风险为 50%～80%。因此，如果在早期进行突变基因检测，进而对突变基因携带者进行乳腺癌监测，从而实现早期干预和预防肿瘤的发生，便可降低高危人群的疾病风险。这显示了遗传信息对高危个体的重要预防价值。

（二）遗传信息辅助选择疾病治疗方案

近 10 年来，人们发现遗传因素与疾病的进展有关，结合个体遗传信息进行医疗护理是个体化医疗的方式之一。仍以乳腺癌为例，随着科技的发展乳腺癌的治疗方式已经不再是过去的"一切了之"，而是根据乳腺癌的不同类型进行个体化分型治疗。乳腺癌是一类高度异质性的肿瘤，各分子分型间发病年龄、临床特征、恶性程度及预后等方面各不相同。根据乳腺癌患者的分子分型制定出个体化治疗方案，可最大限度地提高治疗的安全性和有效性，避免过度治疗或治疗不足给患者带来危害。

2016 年美国国立综合癌症网络（NCCN）*NCCN Clinical Practice Guidelines in Once logy Breast Cancer*（《乳腺癌临床实践指南》）提出对于所有新确诊的浸润性乳腺癌以及首次复发的乳腺癌建议测定肿瘤的遗传分子状态，基于遗传分子信息选择适宜治疗方案。例如，*HER2* 阳性乳腺癌凶险程度较高，此类患者预后差、易转移、易复发，如只接受传统化疗，患者的生存率仅为 *HER2* 阴性患者的一半。*HER2* 阳性乳腺癌发现时多为晚期，有腋窝淋巴结转移倾向，恶性程度高，对内分泌治疗无反应，但对化疗及抗 *HER2* 靶向治疗均具有良好的反应性。故目前临床上以化疗及抗 *HER2* 靶向治疗为主。对于 *HER2* 阳性乳腺癌，靶向治疗的应用在其新辅助治疗策略中至关重要。*HER2* 阳性乳腺癌患者的新辅助治疗中联合应用曲妥珠单抗，能使病理完全缓解率提高约 20%。5 年随访结果亦显示新辅助治疗及辅助治疗中应用靶向治疗的患者较对照组患者具有更高的无事件生存（event-free-survival，EFS）率。

肿瘤的发生伴随着多个基因变异，且具有异质性。随着越来越多的乳腺癌治疗靶向基因被发现，通过对靶向基因的检测，选择适宜治疗方法，可使患者获得更优的治疗效果和转归。

除肿瘤外，遗传信息还可运用于其他多种疾病治疗。以慢性非癌性疼痛（chronic non-cancer pain，CNCP）为例，患者需服用阿片类药物，其不当使用（尤其是将阿片类药物分配给具有严重药物成瘾倾向者）可能使患者产生严重的药物依赖，造成不良社会后果。研究显示，美国大约 30% 的劳工灾害补偿申请人服用阿片类药物，服用者面临着成瘾的风险。现有专家共识明确建议在开始阿片类药物治疗之前采用各种方式筛查成瘾风险，包括利用药物基因组学等方法筛查具有高成瘾风险者。

药物基因组学是指利用基因测试的结果指导用药管理的决定和实践。在疼痛研究领域，专家共识在疼痛诊断方面使用了基因检测的手段。目前已经有基于 SNP 分析的非细胞因子的遗传测试如儿茶酚胺 -O- 甲基转移酶（COMT）的遗传测试，其可以预测个体对疼痛的敏感性。

遗传学研究表明，具有某些遗传特征的患者可能需要较少的吗啡当量剂量来实现与其他患者相同的镇痛反应。此外，药物耐受性与药物相互作用和代谢相关，基因检测可提供有关药物代谢相关酶活性的信息。这个例子体现了在分配治疗方案前，遗传信息对选择治疗方案的价值。

另外，依据指南要求部分患者应当给予阿片类药物，无论其是否具有较高的成瘾性。如美国职业与环境医学学院（ACOEM）指南指出如果阿片类药物可以缓解疼痛并改善功能，即使患者有成瘾风险，也应继续使用。在这种情况下，如果基因检测证实成瘾风险增加，患者可能需要更密切的监测。遗传信息在此处体现了其在既定治疗方案中的监测功能。

近年研究认为在决定采取阿片类治疗措施前应当纳入基因遗传测试，相关的工作内容和步骤包括：①区分疼痛仅是单纯疼痛，还是神经性疼痛，是否有潜在的病理生理学机制导致疼痛；②在进行阿片类治疗措施之前，先进行非阿片类镇痛药的试验；③制定治疗目标，建立阿片类药品使用条款；④建立基线疼痛及功能性评估；⑤治疗措施失败之时，及时建立阿片类药品断药机制；⑥建立定期的尿检观察药物使用情况；⑦评价药品使用的稳定性和一致性；⑧将使用管制类药品的收益及风险与患者、监护人及医护人员充分沟通。上述 8 个步骤中，除第 7 条外，其余均应充分利用遗传测试以充分实现疼痛患者个体化的精准健康管理的全过程。

（三）遗传信息监控患者治疗后的转归情况

骨髓增殖性肿瘤（myeloproliferative neoplasm，MPN）是 *BCR-ABL* 基因阴性、以一系或多系骨髓细胞异常增殖 / 扩增为特征的克隆性造血干细胞疾病，包括真性红细胞增多症（polycythemia vera，PV）、原发性血小板增多症（essential thrombocythemia，ET）以及原发性骨髓纤维化（primary myelofibrosis，PMF）。MPN 患者大多在确诊后的 18 年内具有极高的死亡风险。而 MPN 发展到继发性急性髓细胞性白血病（secondary acute myeloid leukemia，sAML）可能会经历不同的临床过程。近年的研究表明，MPN 的相关基因特征在监控患者治疗后的转归情况中具有重要意义。

Geoffroy 等研究和分析了 73 例 MPN 进展为 sAML 的患者的无事件生存（event free survival，EFS）期和总体生存（overall survival，OS）率。该研究以回顾性队列研究的设计比较治疗方案，评估遗传信息在监控患者治疗预后及疾病转归中的作用。

研究者在 73 个 sAML 中对 56 个患者进行了二代测序研究。结果显示，在整个队列中共计有 43 个基因发生了突变，每个患者平均有 3.5 个基因突变。最常见的突变基因（以队列中发生突变基因的频率统计为标准）是 *JAK2*（33/56）、*TP53*（20/56）、*ASXL1*（14/56）、*TET2*（11/56）、*SRSF2*（9/56）、*DNMT3A*（8/56）、*NRAS/KRAS*（8/56）、*CALR*（7/56）、*IDH1/2*（7/56）、*EZH2*（7/56）和 *RUNX1*（7/56）。患者的突变基因数量在不同 MPN 类型之间没有差异。然而，在 sAML 阶段，根据 MPN 的诊断发现了不同突变的分布差异。PMF 之后的 AML 患者在 *ASXL1* 和 *SRSF2* 基因上比 PV/SMF 之后的 AML 患者的突变程度更明显（分别为 66.7% vs. 13.6%，$P < 0.001$ 和 50% vs. 6.8%，$P < 0.01$）。PV 之后的 AML 患者比 PMF/SMF 之后的 AML 患者在 *TP53* 基因上突变更多（51.6% vs. 16.0%，$P < 0.01$）。

单因素分析后，除了患者的年龄、一线治疗措施或治疗反应，还有 3 种基因——*TP53*、*SRSF2* 和 *TET2* 在急性期均显示会影响 sAML 预后。单变量分析中的所有统计学显著因素都纳入多变量分析。通过多元 logistic 回归分析后，3 种基因突变 *TP53*（$P=0.001$）、*TET2*（$P=0.011$）和 *SRSF2*（$P=0.018$）仍然是预后的独立因素。另外，研究显示，*TP53* 突变患者的总体生存期短于（4.4 个月，95%CI 为 0.2 ~ 15.6 个月）*TP53* 野生型患者（6.5 个月，95%CI 为 0.2 ~ 58 个月）。

此外，基因突变还会影响对不同治疗措施的反应。以 *TP53* 突变状态在不同治疗组中的影响为例，在 IC 治疗组中，*TP53* 突变患者的总体生存期（4.7 个月，95%CI 为 1.9 ~ 14.5

个月）少于 *TP53* 野生型患者（11.1 个月，95%CI 为 2.2 ～ 58.8 个月）。在氮杂胞嘧啶核苷（AZA）治疗组中，*TP53* 突变患者的总体生存期（8.6 个月，95%CI 为 2.3 ～ 15.6 个月）和 *TP53* 野生型患者（5.8 个月，95%CI 为 3.3 ～ 24.3 个月）相似。用 AZA 治疗的 *TP53* 突变患者的总体生存期与用 IC 治疗的 *TP53* 野生型患者相似（*P*=0.25）。

　　由此可见，遗传变异信息有助于提前预测患者接受治疗后的疾病预后与转归状况，基于患者的遗传特征选择对患者受益最大的个体化治疗方案。

本章小结

　　1. 遗传因素影响人群健康水平。遗传致病因素影响遗传性疾病的发生风险。遗传流行病学是研究与遗传有关的疾病在人群中的分布、病因以及制定预防和控制对策的学科。探索遗传致病因素的步骤包括确定疾病的家族聚集性、确定造成家族聚集性的来源是遗传因素还是环境因素、确定疾病的遗传模式、确定致病基因位点、确定基因影响疾病发生风险的方式。探索遗传致病因素的方法则包括基于家系人群的家系研究和基于一般人群的病例对照研究。致病基因定位的研究策略则包括候选基因策略和全基因组策略。

　　2. 遗传致病因素会导致各类疾病的风险增加，包括人类的罕见疾病，如亨廷顿舞蹈症、唇腭裂等。遗传因素也影响了人类绝大多数常见病，如脑卒中、糖尿病、高血压等。遗传因素还会影响健康相关的行为，如吸烟、饮酒等。

　　3. 遗传作用在疾病转归中起着不容忽视的作用。通过研究遗传因素对疾病预后的影响，未来我们可以更清晰地了解疾病的机制、疾病的进程和转归；找到特异的分子标志物及分子靶点，对疾病能更精准地分类；研发特异有效的药物，结合临床信息和大数据优化治疗方案，形成更加精准的治疗路径、标准和指南。

　　4. 收集人体的血液、口腔脱落细胞、受累组织等生物学标本，可以获得人类的基因组 DNA、DNA 甲基化等遗传信息。遗传信息可以用于高危人群筛选、治疗方案选择和转归情况监控。因此，基于个体遗传背景进行的个体化精准治疗和干预是目前健康管理的重要研究方向。

思 考 题

　　1. 采用遗传流行病学研究方法可以解决什么问题？

　　2. 如何理解疾病病因中遗传和环境的相对意义，在健康的精准管理中如何看待环境和遗传的关系？

　　3. 针对遗传因素对健康的影响，我们可能采取哪些措施，我们能利用相关信息做些什么？

（郑鸿尘　王斯悦　吴　涛）

参考文献

[1] 陈竺. 医学遗传学 [M]. 3 版. 北京：人民卫生出版社，2009.

[2] 胡永华. 遗传流行病学 [M]. 北京：北京大学医学出版社，2008.

[3] 王苹，吴涛，曹卫华. 非综合征型唇腭裂病因研究进展 [J]. 中华预防医学杂志，2013，47（5）：466-469.

[4] Boehme AK，Esenwa C，Elkind MS. Stroke Risk Factors，Genetics，and Prevention [J]. Circulation Research，2017，120（3）：472.

[5] Munafò M，Marcus F，Clark T，et al. The genetic basis for smoking behavior：A systematic review and meta-analysis [J]. Nicotine & Tobacco Research，2004，6（4）：583-598.

[6] 何帮顺. 免疫相关基因多态性及术前炎症相关指标与胃癌易感性及预后相关性研究 [D]. 南京：南京医科大学，2017.

[7] Persson C，Canedo P，Machado JC，et al. Polymorphisms in inflammatory response genes and their association with gastric cancer：A HuGE systematic review and meta-analyses [J]. Am J Epidemiol. 2011，173（3）：259-270.

[8] Tu S，Bhagat G，Cui G，et al. Overexpression of interleukin-1beta induces gastric inflammation and cancer and mobilizes myeloid-derived suppressor cells in mice [J]. Cancer Cell. 2008，14（5）：408-419.

[9] 郑晓永，白艳，杨雅阁，等. GSTP1 基因遗传变异对结直肠癌患者术后接受辅助化疗的复发风险及预后的影响 [J]. 中国肿瘤生物治疗杂志，2020，27（4）：420-426.

[10] Wang X，Li T. Development of a 15-gene signature for predicting prognosis in advanced colorectal cancer. Bioengineered，2020，11（1）：165-174.

[11] Schetter AJ，Leung SY，Sohn JJ，et al. MicroRNA expression profiles associated with prognosis and therapeutic outcome in colon adenocarcinoma. JAMA，2008，299（4）：425-436.

[12] Levallet G，Dubois F，Fouret P，et al. MSH2/BRCA1 expression as a DNA-repair signature predicting survival in early-stage lung cancer patients from the IFCT-0002 Phase 3 Trial. Oncotarget，2017，8（3）：4313-4329.

[13] Pietanza M C，Kadota K，Huberman K，et al. Phase II trial of temozolomide in patients with relapsed sensitive or refractory small cell lung cancer，with assessment of methylguanine-dna methyltransferase as a potential biomarker [J]. Clin Cancer Res，2012，18（4）：1138-1145.

[14] Hashimoto K，Matsushita Y，Miyakita Y，et al. Methylation status of O-methylguanine-DNA-methyl transferase promoter region in non-small-cell lung cancer patients with brain metastasis [J]. Clinical & Translational Oncology，2012，14（1）：31-35.

[15] Wu PF，Kuo KT，Kuo LT，et al. O6-Methylguanine-DNA methyltransferase expression and prognostic value in brain metastases of lung cancers [J]. Lung Cancer，2010，68（3）：484-490.

[16] Khera AV，Emdin CA，Drake I，et al. Genetic Risk，Adherence to a Healthy Lifestyle，and Coronary Disease[J]. N Engl J Med，2016，375（24）：2349-2358.

[17] Calderon Margalit R，Paltiel O. Prevention of breast cancer in women who carry BRCA1 or BRCA2 mutations：a critical review of the literature [J]. Int J Cancer，2004，112（3）：357-364.

[18] Keogh LA，Southey MC，Maskiell J，et al. Uptake of offer to receive genetic information about BRCA1 and BRCA2 mutations in an Australian population-based study [J]. Cancer Epidemiol Biomarkers Prev，2004，13（12）：2258-2263.

[19] Rogozinska-Szczepka J，Utracka-Hutka B，Grzybowska E，et al. BRCA1 and BRCA2 mutations as prognostic factors in bilateral breast cancer patients [J]. Ann Oncol，2004，15（9）：1373-1376.

[20] Muriel J，Margarit C，Planelles B，et al. OPRM1 influence on and effectiveness of an individualized treatment plan for prescription opioid use disorder patients [J]. Ann N Y Acad Sci，2018，1425（1）：82-93.

[21] Venton G，Courtier F，Charbonnier A，et al. Impact of gene mutations on treatment response and prognosis of acute myeloid leukemia secondary to myeloproliferative neoplasms. Am J Hematol，2018，93（3）：330-338.

第五章 多组学

第一节 多组学概述

一、组学的定义

组学（omics）分析是指对一个细胞、组织或个体内含有的某一类分子的集合，而不是单独某一个或某几个分子进行分析，包括对基因组、转录组、蛋白质组、代谢组等进行整体的、全局的、系统的检测和分析。这些技术的整合也称为系统生物学。系统生物学不同于传统的假设驱动型研究，它是利用整体研究的策略，在没有已知的或预定的假设情况下对获取的全部数据进行系统性分析，从而获取一个可以进一步验证的科学假设。

二、组学的产生与发展

在分子术语后添加"组学"意味着对一组分子进行全面或全局的评估（http：//omics.org/）。最早出现的组学学科是基因组学和转录组学，专注于从全基因组水平进行 DNA 和 RNA 的研究。基因组研究为绘制和研究导致孟德尔病和复杂疾病的特定遗传变异提供了一个非常有用的框架，在遗传学方面发挥了独特的优势。转录组可以实现对特定组织或细胞中所有可编码蛋白的 mRNA 的表达水平研究，所以迅速应用于许多生物领域，包括对疾病的分析。组学研究领域主要受到技术进步的推动，这些技术的发展使低成本、高通量的生物分子检测得以实现（图 5-1）。此后，许多其他组学技术陆续被开发出来，扩展了组学的研究范畴。

在过去 10 年中，高通量基因分型的实现、人类基因组高质量参考图谱的开发、严格的统计工具以及众多患者的大型队列研究的实施和使用，使得绘制数千种常见的或罕见的致病遗传变异图谱成为可能。人们识别与复杂疾病相关的遗传变异的能力增加，为阐明疾病病因奠定了基础。目前，人们已经意识到：首先，目前已经鉴定的基因座通常仅能解释特定疾病的可遗传成分的一小部分。其次，虽然孟德尔病通常由基因编码区的序列变化所引起，但常见疾病通常是由基因调控的变化引起的。最后，相同的遗传变异可以导致不同的表型结果，具体要取决于环境和遗传背景的双重作用。

每种类型的组学数据通常是提供与疾病相关的差异列表。这些数据既可用作疾病过程的标志物，也可用于了解疾病和对照组之间哪些生物途径或过程不同，从而帮助研究者了解发病机制。然而，对一种数据类型的分析仅限于相关性的话，分析结果主要显示的是反应过程而不是因果关系。不同组学数据类型的整合通常用于阐明潜在的致病原因或治疗靶点，然后可以在进一步的分子研究中进行实验设计和验证。与单个组学研究相比，多组学的整合可以使研究者对疾病的原始病因（遗传、环境或发育因素）和功能性后果有更全面的了解。

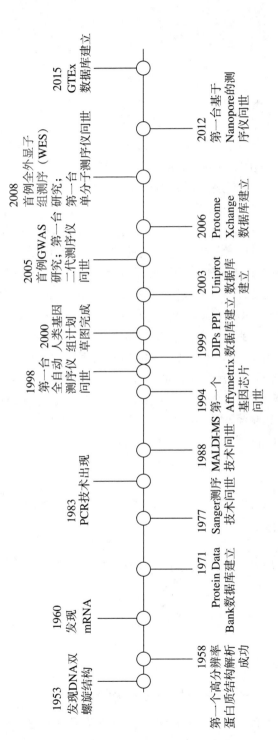

图 5-1 组学的发展历程

第二节   多组学的主要研究内容

一、基因组学

基因组学（genomics）是指对细胞或生物体的总 DNA 的研究。对人类而言，单倍体基因组由 32 亿个 DNA 碱基对组成，约有 23 000 个可编码蛋白质的基因。这些基因的长度占全部基因的 1% ~ 2%，构成了基因组的编码区，而其余 98% ~ 99% 则是非编码区。

基因组学是最成熟的组学领域。在医学研究领域，基因组学专注于辅助疾病诊断、治疗和预后评估。在 DNA 的结构被阐明之后，人们获取遗传和基因组数据的速度和效率越来越高，使得对基因的研究由专注于个体基因向专注于人群基因组转变。基因组中存在许多变异（variant），其中大多数是良性的，甚至有些是保护性的，在某些条件下可以避免疾病的发生。然而，有些变异对人体有害，可以增加人体对疾病的易感性或者直接引发疾病。变异大致可分为两类：小的序列变异（< 1 kb）和大的结构变异（> 1 kb）。如图 5-2 所示，前者包括单核苷酸变异和小片段插入 / 缺失，后者包括大片段插入 / 缺失、拷贝数变异（copy number variants，CNVs）和染色体重排（chromosomal rearrangement）。编码区的变异可能影响蛋白质序列，而非编码区域的变异可能影响基因表达和剪接过程。这些变异有的非常罕见（在人群中的频率一般小于 1%），有些则很常见（在人群中的频率一般大于 1%）。个体之间 DNA序列中最常见的变异是单核苷酸多态性（single nucleotide polymorhisms，SNPs），指其中一个核苷酸被另一个核苷酸取代，如果 SNP 影响氨基酸序列和（或）蛋白质功能，可能会带来基因功能上的重大差异。SNP 在药物基因组学中发挥了重要的作用，可用于指示不同个体对药物的反应，从而实现个体化治疗。

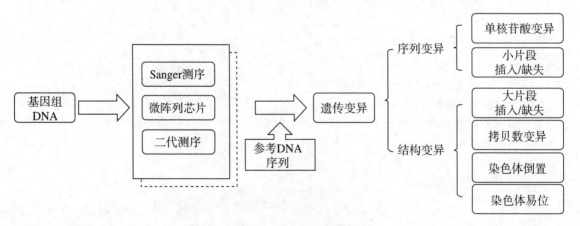

图 5-2   基因组变异的类型及检测方法

基因组的研究依赖于是否有可用的参考序列，以及对基因组中常见变异分布的了解。这两点对于将新测序得到的序列与参考基因组之间进行匹配进而对特定人群的遗传变异特点进行科学合理的解读是十分必要的。1985 年，来自美国的科学家第一次提出了人类基因组计划（Human Genome Project，HGP）的建议，该计划于 1990 年正式启动，来自美、英、法、德、日和中国的科学家合作完成了这一计划。2001 年，人类基因组的第一幅草图对外发布，2003 年人类基因组的完整序列被测序完成并发表。至此，人类基因组完整序列得以构建，超过 300 万个 SNPs 位点被鉴定出来。人类的参考基因组序列目前维持和更新到版本 GRCh38（在加州大学圣克鲁兹分校网站上版本名称为 hg38）。全基因组常见变异图谱也由国际 HapMap 项目（International HapMap Project）维护和更新，该图谱鉴定了不同种群（非洲、亚洲和欧洲血统）基因组的常见变异（在人群中的频率 > 5%），揭示了任意两个个体的基因组之间 99.5% 以上都是相同的，鉴定了人类基因组上多达 1 000 万个 SNPs 位点。值得注意的是，HapMap 项目在 HGP 项目基础上进行了补充，例如增加了基于连锁不平衡（linkage disequilibrium，LD）概念的单倍域信息。为了提高 HapMap 项目的分辨率并得到更广泛的人类基因变异一览表，如罕见的 SNP 位点（在人群中的频率 < 1%）和结构变异（structural variant，SV）位点，来自 26 个人群的包含 2 504 个样本的千人基因组测序工作在 2015 年完成。该数据已获公开，极大地推动了高分辨率的人群特异 GWAS 研究和对二代测序数据的良性常见和罕见变异的过滤。其他更多的项目包括"UK10K"计划、"10 万基因组计划"和"精准医学计划"，它们将进一步提高我们对人类遗传变异的理解。

全基因组关联研究（Genome-wide Association Study，GWAS）是一种鉴定遗传变异的常用方法，已用于多个人群、数千种与复杂疾病相关的遗传变异的鉴定。GWAS 研究分析超过 100 万个遗传标志物在数千个个体的基因分型，如果患者组和对照组之间的最小等位基因频率（minimum allele frequencies，MAF）具有统计学差异，则证明基因型和疾病之间关联的存在。大多数报道的 SNPs 变异位于内含子或基因间区，影响 DNA 结构和基因表达调控，而不是基因序列。

GWAS 研究可以识别和疾病关联的位点，有助于挖掘出可能与某一性状相关的生物过程和分子途径。过去 10 年，GWAS 研究经历了爆炸性增长，数千个 SNP- 性状关联被发现（截至 2016 年 10 月，2 586 项 GWAS 研究已收录 25 342 个单一 SNP- 性状关联）。这些研究一方面可以验证之前的遗传学研究结果 [例如在帕金森病易感人群中发现 α- 突触核蛋白（synuclein alpha，SNCA）和亮氨酸富集重复激酶 2（leucine rich repeat kinase 2，LRRK2）在大脑内的过量沉积，而 GWAS 研究则验证了这一点]，另一方面则可以高效率地发现一些新的疾病相关位点。

目前经常用于检测变异的组学技术包括 DNA 微阵列（DNA microarray）技术和二代测序（next-generation sequencing，NGS）技术。传统上，由于技术的限制，研究人员只能分析单个的基因，但近年来微阵列技术已大幅发展。DNA 微阵列芯片技术的原理基础是样品 DNA 与 DNA 探针之间的杂交，将针对整个基因组区域或感兴趣区域周围的寡核苷酸探针预先固定在微阵列芯片上，然后与处理后的样品进行杂交。比较基因组杂交（comparative genome hybridization，CGH）技术是 DNA 微阵列芯片技术的一种，采用不同的荧光染料分别标记两种不同样品的基因组 DNA 并让它们进行杂交。通过检测两种荧光（红、绿）的相对强度比值，可以了解到拷贝数的改变。二代测序技术是将样品的基因组 DNA 进行片段化后，进行测序并匹配到参考基因组序列上。传统的 GWAS 研究是在微阵列生物芯片上进行的，虽然由于技术成本的降低，二代测序技术越来越受欢迎，但全基因组测序和全外显子组测序的成本仍然比全基因组微阵列芯片高出 1 ~ 2 个数量级。因此，全基因组微阵列生物芯片对于 GWAS 研究仍然是优选的手段，特别是对于比较大的人群研究。然而，微阵列生物芯片技术与二代测序相比也有一定的局限性，因为前者是基于已知的序列信息进行判定，而二代测序技术可以从一开始发现新的变异，而且可以针对个体的整个基因组、个体的整个外显子组或者特定靶向区域进行测序，策略非常灵活。全外显子组测序（whole exome sequencing，WES）是利用靶向捕获技术将全基因组外显子区域捕获并富集后进行高通量测序的基因组分析方法，可以检测编码区域与蛋白质功能直接相关的所有变异，成本比全基因组测序更低。

根据 GWAS 研究所鉴定出的和疾病相关的 SNP，组合多个和疾病相关的 SNP，可以用于疾病风险的预测，但这些 SNP 并不直接指示导致疾病发生的特定基因或途径，更不用说建议治疗靶标。SNP 鉴定与其他组学技术整合可以帮助阐明 SNP 和基因功能的关系，然后探究这些途径的紊乱如何导致疾病。例如采用基因表达谱芯片或 RNA-Seq 的转录组学研究可以有助于阐明 SNP 是否影响了相关基因的转录和翻译。此外，蛋白质组学技术如酵母双杂交筛选或"蛋白质体外结合实验"可用于鉴定导致疾病的蛋白质与蛋白质之间的相互作用。对于某些疾病，代谢组学也可用于将基因型与表型联系起来。

许多工具可用于处理全基因组变异数据（例如 Plink、Snptest，以及一系列 R 包，包括 Bioconductor），支持从原始基因分型数据的质量控制到下游分析，如关联分析、遗传力分析、遗传风险评估和负担分析。特别是 R 语言的 Bioconductor 模块上可用的软件包括了多种数据分析和注释工具，其中大多数工具针对 DNA 微阵列或基因芯片数据的处理、分析、注释及可视化。二代测序数据采用不同的质控步骤及专门的程序（如 Genome Analysis Toolkit）将序列匹配到参考基因组上，并调用和过滤罕见的变异。

许多数据库对 GWAS 和二代测序数据进行了存储。例如，GWAS 数据可以在美国国家人类基因组研究所（NHG RI）、欧洲分子生物学实验室 - 欧洲生物学信息学研究所（EMBL-EBI）和美国国家生物技术信息中心（NCBI）网站上免费获取。包含现有的所有基因变异数据（包括与原始研究的链接）的综合信息库在 EBI 网站上可以获得。Exome Aggregation Consortium 是用于评估全外显子组测序结果（即基因挖掘、变异类型和频率，以及预测效应）的在线工具。其他有用的数据库包括 NCBI、Ensemble 和 UCSC 门户，每个数据库都包含挖掘基因、变异及其相关效应的资源。例如，NCBI 下的 dbSNP 提供有关 SNP 的综合信息，包括在基因组的位置、效应和在特定群体的发生频率。ClinVar 或 NCBI 下的 OMIM（Online Mendelian Inheritance in Man）数据库将编码基因的变异与性状关联起来，并为遗传变异与疾病之间的关联提供了全面的概括。Ensembl 下的 Biomart 数据库可以用于特定基因或 SNP 的过滤和提取。此外，其他的基因组数据分析数据库还包括 NCBI 门户下的 dbGap、EMBL-EBI 门户下的 EGAC（European Genome Phenome Archive）等。

二、转录组学

转录组（transcriptome）广义上是指细胞内所有核糖核酸（RNA）的总和，包括信使 RNA（mRNA，占 1%~2%）和非编码 RNA（non-coding RNA，占比 > 98%）；狭义上是指所有 mRNA 的集合。转录组学分析可以提供细胞或组织的基因表达模式特征，例如分析某种转录产物是否存在及其含量的高低、评估可变 / 差异剪接以预测蛋白质构型、评估基因型对基因表达的影响。这些信息对于更好地了解细胞和组织的代谢动力学以及了解转录组的变化如何影响健康和疾病至关重要。

生物学的中心法则将 RNA 视为 DNA 和蛋白质之间的分子中间体，RNA 也被认为是 DNA 的主要输出产物。RNA 的其他功能，例如结构功能（如核糖体复合物）或调节功能（如

X 染色体失活时的长链非编码 RNA），在以前的研究中经常被认为是不符合一般规则的例外。过去 10 年中大型的转录组学研究表明，虽然只有约 2% 的基因组编码蛋白质，但高达 80% 的基因组被转录。RNA-Seq 研究发现了数千种新型的转录本，提示人类具有更高的蛋白质编码的复杂性，也促进了非编码 RNA 研究领域的发展。数千种长的非编码 RNA 在人类细胞的许多生理过程中，如棕色脂肪分化、内分泌调节和神经元发育中发挥着重要作用。长的非编码 RNA 的失调与各种疾病有关，如心肌梗死、糖尿病和癌症等。除了长的非编码 RNA，二代测序技术还可以检测微 RNA（miRNA）以及环状 RNA（circRNA），它们也是 RNA 家族中重要的成员。越来越多的证据表明 miRNA 和 circRNA 的失调也参与多种疾病的发生与发展，具有作为生物标志物的潜能。

微阵列芯片和二代测序技术也可以对转录组进行分析。如前一节所述，微阵列芯片比 RNA-Seq 更节约成本，且数据分析比较简单，而后者需要大量的数据分析。但微阵列芯片的局限在于不能检测到未包含在探针组中的转录本，而 RNA-Seq 可以发现新的转录本。通过微阵列芯片或测序技术得到原始转录组数据的流程包括以下步骤（图 5-3）：①纯化得到高质量的目标 RNA；②将 RNA 转化为互补 DNA（cDNA）；③对互补 DNA 进行化学标记后与芯片上的探针（RNA- 表达谱芯片）杂交，或对互补 DNA 进行片段化并构建文库进行测序（RNA-Seq）；④通过所选平台运行微阵列芯片或测序；⑤质量控制。微阵列芯片和测序数据的质控步骤有所不同：对于微阵列生物芯片，扫描芯片后对每个探针信号进行读取和量化，随后将读值进行归一化；对于 RNA-Seq，首先对原始序列进行处理并进行质量控制以评估测序的总体质量，然后将序列与参考序列比对，以评估读数的覆盖和分布，并进行转录物的组装和表达水平的定量分析。

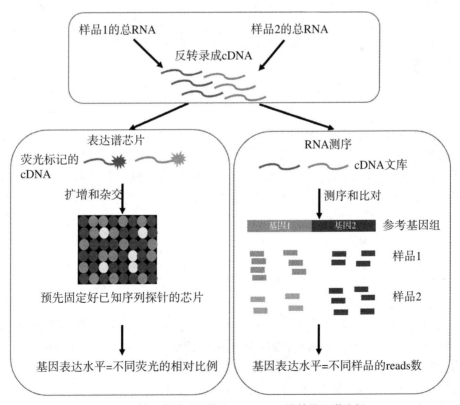

图 5-3 基于微阵列芯片和 RNA-Seq 的转录组学分析

　　微阵列芯片和测序数据都可进行不同类型的事后分析，例如测试基因在特定组织或处理条件下是否具有不同的表达水平，或进行表达数量性状位点（expression quantitative trait loci，eQTL）分析。eQTL 分析是研究和整合基因表达水平（转录组学数据）与基因变异（基因组学数据）的有效方法。eQTL 分析有助于鉴定与基因表达水平相关的遗传变异。如前一部分所讨论的，GWAS 鉴定的与某一性状有关的 SNP 大部分分布在非编码区域，因此可能通过调节基因表达来发挥作用。对 GWAS 基因座的 eQTL 分析有助于确定变异的重要性。

　　研究基因表达调控的另一种方法是将 mRNA 和 miRNA 进行组合分析。miRNA 是一类短的非编码 RNA，可通过碱基互补配对特异性地与目标 mRNA 结合，从而诱导 mRNA 降解或影响 mRNA 的翻译。因此，miRNA 的水平对于基因表达调控也很重要。样本中特定 miRNA 的含量可以预测某种状况或特征，因此可以被用作生物标志物。miRNA 也可以通过微阵列芯片或测序技术进行定量分析，且结果可以和 mRNA 表达谱数据相整合。然而，在此之前需要确定每对 miRNA-mRNA 两两之间的对应关系，以准确评估基因表达调控的情况。一些网络工具如 MAGIA、GenMiR++ 和 mirConnX 可以提供帮助。另外一个更系统的评估基因表达的方法是基因共表达分析，包括加权基因共表达网络分析（weighted correlation network analysis，WCGNA）。基于具有相似表达模式的基因更可能经历相似的调控或参与共同的生物化学途径/细胞功能这一假设，WCGNA 通过 Pearson 或 Spearman 相关性计算、评估基因之间表达模式的相似性。

　　有很多数据库可以用于转录组学数据的存储、共享和分析。目前广泛使用的用于访问和下载数据的门户包括 NCBI 门户下的 Gene Expression Omnibus、ArrayExpress，EBI 门户下 Expression Atlas 数据库和 Ensembl 门户下的真核生物基因组数据库。前面提到的 Bioconductor 同样也可以用于对转录组学产出的数据进行深入挖掘。正在开发的其他在线工具如 OMICtools 有助于对基因共表达、RNA 和 RNA 结合蛋白的相互作用、RNA 编辑、eQTL、顺式调控元件和反式调控元件和可变剪接的研究。

三、表观基因组学

　　表观遗传学是研究不涉及任何 DNA 序列的直接改变却发生了基因功能可遗传改变的一门学科。表观遗传修饰包括 DNA 的共价修饰如甲基化和组蛋白的共价修饰（如甲基化、乙酰化、磷酸化、ADP 核糖基化、泛素化和羰基化等），这些修饰是基因转录和细胞命运的主要调控因子。表观遗传修饰受遗传和环境因素的影响，可持久存在，可以遗传给后代。传统的研究方法只能获得局部表观遗传修饰的变化信息，而各种高通量技术的诞生与发展，如基因芯片技术、二代测序技术、质谱技术等，使得从全基因组水平对表观遗传修饰进行全面的扫描、分析得以实现。表观基因组学（epigenomics）是指在全基因组水平对 DNA 或组蛋白的表观修饰的改变的研究，主要可以分为 DNA 甲基化、组蛋白修饰、染色质可接近性、染色质构象等几个方面的内容。

　　表观遗传修饰在生物过程和疾病发展过程中的重要性已在许多表观基因组关联研究（Epigenome-wide Association Studies，EWAS）中得到证实。例如，DNA 不同区域的甲基化可以作为代谢综合征、心血管疾病、癌症和许多其他病理生理状态的指标。意识到表观基因组的重要性，各国均投入大量科研经费支持表观基因组学研究，包括 NIH 发起的"表观基因组学路线图计划"（Roadmap Epigenomics Project）和"DNA 元件百科全书"（Encyclopedia of

DNA Elements，ENCODE）计划。表观基因组路线图计划主要利用二代测序技术绘制了正常人类细胞和组织的表观遗传参考图谱，如胚胎干细胞、成体细胞，也包括一些重大疾病如肿瘤细胞系的表观遗传学图谱，并在网络上共享研究工具。该计划希望提供一系列正常表观基因组，为未来广泛研究中的比较和整合提供框架或参考。ENCODE 计划对人类基因组上所有具有调控功能的元件进行详尽的注释，其中对基因的注释包括了编码基因、假基因和转录因子结合位点。对转录本信息的注释包括转录起始位点、可变剪接位点、poly（A）位点以及编码蛋白质的基因序列的转录方向等。ENCODE 对顺式作用元件的注释包括了启动子、增强子、沉默子和绝缘子等。由于不同细胞的特征模式有所不同，ENCODE 计划要涵盖上百种不同细胞类型的数据。ENCODE 不仅有助于研究者了解人类细胞的 DNA 调控元件和培养细胞系的表观遗传学特征，同时也通过整合和注释基因组学和转录组学数据丰富了我们对健康和疾病的认知。

四、蛋白质组学

蛋白质组（proteome）是特定细胞、组织或生物样本所有蛋白质的总和。蛋白质组学是对蛋白质与蛋白质之间的相互作用、蛋白质翻译后水平的修饰进行定性或定量研究。

基于质谱（mass spectrometry，MS）的方法已经被应用于细胞或体液中数千种蛋白质的高通量分析。蛋白质之间的相互作用可以通过经典的方法检测，例如噬菌体展示和酵母双杂交测定；或者使用亲和纯化方法，例如利用抗体或遗传标签分离一个分子及其相互作用的蛋白质，然后使用 MS 鉴定任何一个与其相关的蛋白质。这种亲和方法，有时与化学交联相结合（例如染色质免疫共沉淀 - 测序），适用于检测蛋白质和核酸之间的全局相互作用。大部分蛋白质要执行功能依赖翻译后修饰，例如蛋白质水解、糖基化、磷酸化、亚硝基化和泛素化等。这些修饰在细胞内信号传导、酶活性控制、蛋白质转运以及维持整体细胞结构中起关键作用。通过定义蛋白质质量的相应变化（与未修饰的肽相比），MS 可用于直接检测这种共价修饰。

从基因组和转录组的研究到蛋白质组的研究的转变意味着复杂性的大幅度增加。DNA 和 RNA 的 4 个核苷酸代码被翻译成更复杂的由 20 种氨基酸组成的具有不同长度的一级多肽序列，继而被折叠成具有大量构象和化学修饰（例如磷酸化、糖基化和脂化）的最终发挥功能的蛋白质。此外，相同的蛋白质可以通过可变剪接得到不同的亚型。这些修饰或剪接造成的蛋白质的多样性造就了蛋白质组在时间和空间上的异质性，使得蛋白质组的研究极具挑战性。此外，蛋白质组研究技术的可扩展性低于核酸研究技术。事实上，与全基因组测序和 RNA 测序相比，蛋白质序列的评估目前受限很多，原因包括：①目前用于注释新的蛋白质组数据所参考的核苷酸或蛋白质序列数据库是不完整的，有时是不准确的，因此会不可避免地影响了对新生成的蛋白质组学数据的解释和使用；②技术问题，如质谱分析偏向于鉴定浓度较高的肽，以及实验室 / 研究组之间缺乏均一性、在实验操作和分析算法上均存在差异。

蛋白质的功能往往取决于它的折叠状况。通过 X 射线、磁共振和冷冻电镜可以获取蛋白质的三维结构，以实现：①蛋白质结构域的可视化；②推断分子机制和蛋白质功能；③研究疾病相关突变后的结构变化；④基于蛋白质结构的药物开发。研究人员可以将蛋白质组学实验的数据如原始数据、蛋白质列表和相关数据存入公共数据库，例如 PRIDE 数据库。如前所述，蛋白质组具有极强的可变性，取决于样品的类型以及取样条件。样品的异质性使得不同研究（例如转录组和蛋白质组之间的重叠）之间的比较变得复杂，并且对建立一个通用的、全面的人类参考蛋白质组来说是一个重大挑战。Proteome Xchange 是一个蛋白质组学数据库联盟，旨在最大限度地收集蛋白质组学实验。构建结构参考蛋白质组也具有挑战性，因为生成和检索结构数据的方法耗时长且通量低。蛋白质数据库（Protein Data Bank，PDB）收集了超过 30 000 种人类蛋白质结构，是目前最常用的结构蛋白质组库。值得注意的是，蛋白质结构是动态的，而单一构象是静态 3D 重建，只能表征生理和（或）疾病动态的部分信息。

蛋白质组学应用之一是蛋白质 - 蛋白质相互作用（protein-protein interactions，PPIs）的研究（图 5-4）。当两种蛋白质在一个复合物中有物理的相互作用或有共定位时，就会发生相互作用。越来越多的 PPIs 研究是基于相互作用的蛋白可能共同发挥功能的假设。蛋白质与蛋白质的相互作用被实验证实后可以存储到数据库中，例如 Pathguide 的 PPI 数据库。

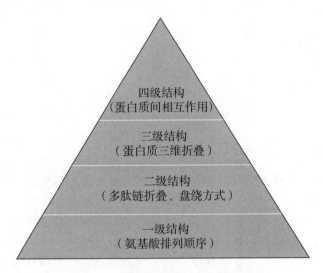

图 5-4　蛋白质组学分析的不同层面

五、代谢组学

另一个新兴的组学研究领域是代谢组学（metabolomics）。代谢组是指存在于细胞或生物体参与代谢反应的低分子量化合物（代谢物）的总和，也包括从外部环境或共生关系中摄取的代谢物。代谢组学可以同时检测多种小分子类型，例如氨基酸、脂肪酸、碳水化合物或细胞代谢功能的其他产物。代谢物水平和相对比例反映代谢功能，并且代谢物水平超出正常范围的扰动通常指示疾病的存在。代谢组学具有其他组学不具备的许多优势。首先，作为基因转录的最终下游产物，相对于转录组和蛋白质组的变化，代谢组的变化更加灵敏。其次，作为下游产物，代谢组最接近所研究的生物系统的表型。尽管代谢组仅含有约 5 000 种代谢物，但它更加多样，含有许多不同种类的生物分子，如糖、有机酸、脂质、氨基酸等，使其在物理和化学上比其他组学更复杂。

代谢组学研究相关技术包括基于 MS 的方法来检测目标小分子丰度。代谢组学数据库如 Human Metabolome Database、METLIN 和 MetaboLights 收集了生物样品中通过色谱、磁共振和质谱鉴定的代谢物信息。代谢组学可以分为靶向和非靶向两种策略（图 5-5），非靶向代谢组学（untargeted metabolomics）不限制目标，可直接通过比较两组样品之间代谢组学图谱的不同寻找疾病相关的标志物；而靶向代谢组学（targeted metabolomics）分析则针对某一类目标小分子进行有针对性的检测，也可以鉴定一些未知的小分子。值得注意的是，代谢组学数据的标准化问题仍是一个难题。

代谢物产生的变化反映了个体遗传和环境暴露的综合结果。因此，比较疾病和对照组中的代谢物水平可以开发精确的治疗手段并理解疾病背后的分子机制。已经有一些报道证明代谢组学对于疾病诊断的重要意义，例如卵巢癌的血清学分析鉴定出的关键小分子被用于疾病的早期诊断。目前该领域存在一些关键的问题，包括：①进一步提高分析技术的精度；②参考代谢组学的建立；③目前人们对检测到的代谢物的生物学作用仍不完全清晰。

> a. 非靶向代谢组学
> （寻找组学水平的差异）
>
> 样品代谢物提取 —→ LC-MS分析 —→ 代谢物定性和鉴定—→ 代谢通路分析 —→ 功能验证
>
> b. 靶向代谢组学
> （特定代谢物的定量分析）
>
> 标准品方法学考察—→样品代谢物提取 —→ LC-MS分析—→样品中特定代谢物定量分析

图 5-5 非靶向和靶向代谢组学分析流程

注：LC-MS，液相色谱 - 质谱联用仪

六、宏基因组学

宏基因组学（metagenomics）又叫微生物环境基因组学或元基因组学，主要研究给定群落环境所有微生物基因组的集合。1998 年，Handelsman 和 Rodon 首次提出了宏基因组学的概念，之后宏基因组学逐渐成为研究复杂微生物群落常用的方法。它旨在通过对样本中提取的所有 DNA 进行测序来获取特定群落的所有基因信息。

根据分析对象和实验目的，针对环境微生物的宏基因组分析有 3 种策略：核糖体 rDNA [如原核 16S rDNA、真菌 18S/28S rDNA、内转录区间隔（ITS）等] 的分类和鉴定、特定功能基因（如固氮还原酶 *nifH* 基因、氨单加氧酶 *amoA* 基因等）的多样性和分类分析，以及全部宏基因组 DNA 的整体测序和分析等（如鸟枪法宏基因组测序）。传统的方法是测定微生物基因组上的 16S rDNA 基因。16S rDNA 通常包含 1 500 个碱基对，普遍存在于原核生物中，且进化相对缓慢；不同微生物之间的 16S rDNA 基因序列既有保守区域又有特异性区域，针对保守区域设计引物以实现对片段的扩增，之后通过片段内包含的特异区来区别微生物的种属。基于这些特性，科学家们对 16S rDNA 进行测序分析，可以研究环境中物种的组成多样性，但是还不能全面分析环境中的微生物基因功能。而现在，随着二代测序技术的成本越来越低、应用越来越广泛，科学家们利用 NGS 可以对环境中的全基因组进行测序，获取更加全面的信息。鸟枪法宏基因组测序允许研究人员对给定复杂样品中存在的所有生物中的所有基因进行全面采样。该方法使微生物学家能够评估细菌多样性，并检测各种环境中微生物的丰度。区别于传统的毛细管测序或 PCR，二代测序允许研究人员并行测序数千种生物。由于能够在单次测序运行中组合多个样品并获得每个样品的高序列覆盖率，基于二代测序的宏基因组测序可以检测到可能会被遗漏的丰度非常低的微生物。

宏基因组学是一种非常强大的工具，事实上，它已被用于不同的环境，包括土壤和海洋

等。在应用于人体以前，环境宏基因组学的使用已经很广泛，并且这些方法对人类微生物组研究具有显著影响。此后，越来越多的宏基因组学被应用于研究肠道微生物群落的结构和多样性（图 5-6）。这些研究的重要目标之一是使用宏基因组学分析确定各种疾病患者的微生物组成，以确定肠道微生物组与疾病之间的潜在相互作用。

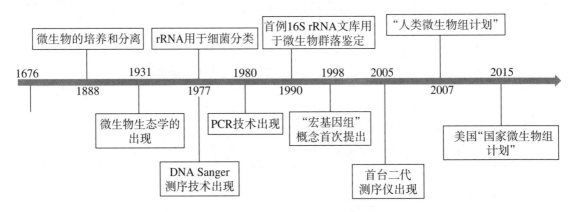

图 5-6　宏基因组学发展的时间线

人体胃肠道包含极其复杂和动态的微生物群落，种类高达 1 000 多种，包括古细菌、细菌、病毒和真核生物等。存在于胃肠道中的大多数微生物是细菌，其中 70% 的微生物定植在结肠中。肠道微生物群落在保护宿主免受病原微生物侵害、调节免疫、调节代谢过程中起重要作用，甚至被视为被忽略的内分泌器官。肠道菌群的早期研究非常依赖于培养技术。然而，传统的培养方法只能培养 10% ~ 30% 的肠道菌群。宏基因组学提供了研究难以培养的微生物的方法，否则这些微生物将难以分析或无法分析。16S rDNA 序列分析和鸟枪法宏基因组学都可用于研究未知的肠道菌群。前者专注于对所有微生物中存在的保守 16S rDNA 基因进行测序，并在肠道微生物群组成与疾病之间建立了一系列新的联系。基于 16S rDNA 序列的研究试图明确给定的微生物群落中的微生物种类和丰度，而鸟枪法宏基因组测序可以用来回答它们的功能问题。宏基因组学可用于研究肠道微生物组多样性和生态失调，以及它与健康、疾病的关系，也可以识别新的功能基因、微生物途径、抗生素抗性基因、肠道微生物组的功能性失调，并确定微生物群与宿主之间的相互作用和共同进化。

典型的宏基因组分析的具体流程包括：首先是对粪便样品中所有微生物含有的总 DNA 的提取。在测序之前，随机剪切总 DNA 样品；然后分析序列以获得基于系统发育标记（16S rDNA）或基于全基因组的物种谱；将序列读数过滤以获得整个基因组谱的高质量序列；再对序列进行组装和比对，应用生物信息学工具进行基因的注释。从基于序列和功能的宏基因组学获得的信息使得能够比之前更全面地了解微生物群落的结构和功能。

欧洲的 MetaHIT 项目和美国人类微生物组计划为参考基因目录的构建做出了重要贡献。研究者通过应用宏基因组学测序，研究了来自 124 个欧洲个体的粪便样本，MetaHIT 联盟首次在人体的肠道菌群中发现了 330 万个非冗余基因（non-redundant gene）。令人惊讶的是，人体肠道微生物基因组比人类基因大 100 多倍。此外，人体肠道微生物群落中超过 99% 的基因是细菌，这表明整个群体包含超过 1 000 种细菌物种。通过后续分析，人体肠道微生物组中的基因数量又在原来的基础上扩大了 3 倍以上。

人肠道核心微生物组平均包含大约 160 种细菌物种。此外，个体微生物群可以具有长期稳定性。一项利用 16S rDNA 扩增子测序和全基因组测序方法来研究美国 37 名患者的粪便微生物群中的细菌菌株组成的研究发现，受试者的个体微生物群非常稳定，在 5 年的研究过程中，60% 的菌株仍然存在。从对来自健康个体的粪便的宏基因组数据集的深入剖析，研究者发现根据优势微生物种类的不同，人体肠道可分为 3 种肠型：*Prevotalla* 型、*Ruminococcus* 型和 *Bactericides* spp.。此外，人们发现了一系列影响肠道微生物组成分和多样性的因素，包括饮食、年龄、地理、药物和环境物质等。

宏基因组学已被证明是研究人类肠道微生物组的一项非常强大的技术，目前仍有一些待解决的问题。首先，相比 16S rDNA 序列分析，鸟枪法宏基因组学对序列覆盖率有更高的要求，因此所涉及的成本和时间大大增高。其次，为了获得宏基因组学所需的高覆盖率，必须具有足够数量和高质量的 DNA 样品。尽管加入了预防性步骤，但在 50% ~ 90% 的序列中发现了人类基因组污染物。不同的 DNA 提取试剂盒和实验室也对人体肠道微生物群的评估产生影响，使用不同方法提取的细菌之间的数据可比性也较低。最后，为了成功进行宏基因组研究，宏基因组序列片段的潜在功能注释的质量非常重要。但是，参考数据库中很大一部分数据还无法注释功能。对于病毒数据，这种情况尤为严重，超过 80% 的序列缺乏已知的注释。

综上所述，不同组学研究侧重于不同的科学问题，彼此之间可以相互支撑（图 5-7）。基因组学研究的原则是"基因组优先"（genome first），意味着从相关基因座开始研究；而其他组学研究包括表观基因组学、转录组学、蛋白质组学、代谢组学和包含在宏基因组学的微生物组学研究则是"表型优先"（phenotype first）。除基因组外，其他组学除受遗传调控的影响，还受环境因素的影响。

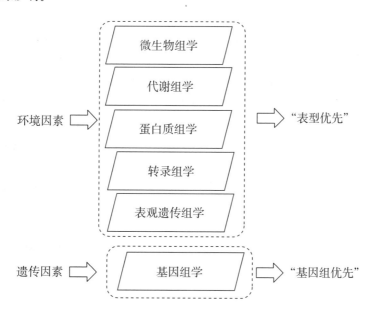

图 5-7　多种组学数据类型

第三节　多组学的常用方法与技术

在过去的 10 年中，组学的检测方法经历了迅速发展，从传统的 PCR 反应到生物芯片再到高通量二代测序，极大地推动了多组学研究的发展。此外，除实验室研究外，还需要准确的生物信息学分析才能获得可靠的科学结果。这些方法为基因组学、转录组学、表观遗传组学、蛋白质组学、代谢组学以及宏基因组学研究提供准确和全面的功能分析。这里重点讨论生物芯片和高通量测序在多组学研究中的应用及数据分析问题。

一、生物芯片

20 世纪 90 年代，基于光蚀刻技术，Affymetrix 公司制造了第一个以玻片为载体的微阵列。生物芯片克服了传统核酸杂交技术操作复杂、自动化程度低、检测通量低等不足，目前主要应用在疾病诊断、药物筛选、个体化医疗、肿瘤早期预测等医学诊断与治疗等诸多领域。

生物芯片可分为微阵列芯片和微流控芯片两种，根据检测的对象的不同，常见的有基因芯片和蛋白芯片，除此之外还有细胞芯片和组织芯片。基因芯片又叫作 DNA 微阵列（DNA microarray），除了在 SNP 分析和突变检测的普遍使用外，也被用于转录组学研究，即表达谱分析（cDNA 微阵列芯片）。在 cDNA 微阵列中，将不同荧光标记的对照组和处理组的 cDNA 与特定微阵列上的寡核苷酸探针杂交，两种染料的量代表不同样品中的基因表达。使用紫外激光扫描玻片，检测每个基因的荧光信号量。蛋白质芯片的基本原理是将蛋白质有序地固定于载玻片等固相介质上，然后用带有荧光标签的抗体与芯片上的蛋白质样品孵育。荧光强度可以指示蛋白质含量的高低，实现高通量的蛋白质检测。

目前生物芯片在临床诊断广泛应用的制约因素是检测结果的准确性和重现性，由于微阵列芯片技术在研发之初缺乏统一的标准，而且制作流程及分析过程比较复杂，导致了不同实验室、平台之间、甚至同一平台不同操作者之间所得的实验结果差异很大。为了解决这一问题，美国食品药品监督管理局（FDA）组织实施了微阵列芯片质量控制（MicroArray Quality Control，简称 MAQC）计划，对微阵列芯片检测结果的准确性和重现性进行了为期 2 年的研究。来自 FDA、大学以及基因芯片公司和分子诊断试剂生产商等 51 个组织的 137 位科学家共同参与了这项研究工作，相关研究结果的详细报道以整刊方式发表在 2006 年 9 月的 *Nature Biotechnology* 上。文章对同一平台检测数据的准确性、重复性，平台间检测数据的可比性、相对精确性，以及不同平台检测结果间的相关性等内容进行了论述和讨论，结果表明，DNA 微阵列芯片平台是一项准确性强、检测结果可重复且易于标准化的检测平台，不同平台之间的检测结果具有可比性，其检测到的基因表达差异与传统方法得到的结果紧密相关。该研究成果进一步肯定了微阵列芯片技术用于基础和应用研究以及作为临床诊断工具的可行性。该研究成果为微阵列芯片技术在基础和应用研究以及作为临床诊断工具提供了进一步的佐证。

二、高通量测序

生物芯片只可用于检测已知基因的变异或表达，对于未知变异或转录产物的检测，测序技术具有很大的优势。测序反应是可以直接获得核酸序列的手段，被认为是用于鉴定已知和未知变异以及新的转录产物的"金标准"。最早的测序技术，即一代测序，是由 Sanger 在 1977 年发明出来，并最早用于核酸序列的获取。20 世纪初 Life Sciences 公司第一个推出了基于焦磷酸测序的二代测序技术（next generation sequencing，NGS）。这两种方法的基本原理是相似的：在聚合酶链反应期间，DNA 聚合酶催化荧光标记的与模板序列互补的脱氧核糖核苷 5'- 三磷酸（dNTP）掺入。对于每个循环，通过检测器记录标记的 DNA 片段的颜色，从而确定序列中的核苷酸。Sanger 测序与 NGS 之间的主要差异在于后者不仅限于单个 DNA 片段，而是在大规模平行测序技术中分析数百万个片段，真正实现了高通量检测。在小规模项目中，Sanger 测序仍被广泛使用；而在大规模研究中，NGS 更受青睐。经过 10 余年的发展，二代测序技术逐步成熟并商业化。目前广泛使用的二代测序系统有 Illumina Solexa、Applied Biosystems SOLiD 和 Ion Torrent，其中基于"边合成边测序"原理的 Illumina Solexa 是最受欢迎的 NGS 平台之一。

近年来，二代测序已经发展到了单细胞级别。单细胞的 RNA-Seq 显示出在各种组织中细胞的显著异质性并且发现了新的细胞群。除了对单细胞的转录组进行测序外，目前也可实现单细胞基因组和 DNA 甲基化组的检测。单细胞的亚硫酸氢盐测序显示在同一组织中不同细胞 DNA 甲基化模式存在显著不同。单细胞测序技术对于精准医学来讲是非常强大的工具，例如在辅助生殖领域，单细胞测序可用于检测生殖细胞的拷贝数变异、SNP 或者表观基因组，从而可用于胚胎植入前的遗传学诊断。在肿瘤学方面，由于肿瘤细胞的显著异质性，单细胞测序显得尤为重要。例如可以对肿瘤组织中不同的细胞进行单细胞检测，评估其转移能力，从而预测肿瘤对药物的敏感性。此外，循环肿瘤细胞（circulating tumor cells, CTCs）是在人体循环系统中的肿瘤细胞，对 CTC 的检测可用于无创、精确的肿瘤用药选择和预后评估。

三、数据分析

对于多组学研究中产生的海量数据，复杂的生物信息学和专门的统计学分析是至关重要的。在基因组学和转录组学研究中，微阵列实验中的大量变量（每个基因）使统计数据复杂化并增加了假阳性的可能性，因此应使用实时定量 PCR 技术来验证微阵列所检测到的差异。在蛋白质组学中，单个实验中记录了数千个离子的特性，并且使用复杂算法将这些数据与理论数据库匹配以实现蛋白质鉴定和（或）定量。在代谢组学中，原始数据要进行一定的格式转化和下游鉴定分析。

根据研究设计，可以使用多种方法整合不同组学层面的数据。常用的两种方法包括简单相关和共映射。如果两个组学共享一个共同的驱动因子，或者其中一个驱动因子扰乱另一个驱动因子，它们则表现出相关性或关联性。目前已经开发了许多条件依赖型的专门的统计方法。例如，在研究 SNP 和基因表达变化是独立地贡献于疾病，还是其中一个受另外一个的影响时，开发了基于回归的方法，称为"调解分析"，以整合 SNP 和基因表达数据，将基因表达作为从 SNP 到疾病的因果机制中的介质。类似的方法也应用于其他组学。更广泛地说，多组学可以基于数据驱动方法或分子网络的先验知识进行建模。多组学研究中的一个实际考虑的因素是跨越组学的相同对象的身份相关性，称为身份转换，可以通过使用通路数据库（如 KEGG）来实现。理想情况下，多组学数据集来自同一组样本，但现实中并非总能如此。GWAS 和表达谱数据经常来自不同的受试者，在这种情况下可以基于基因型推断 eQTL 或表型。

基因功能注释是一种分析技术，可用于不同类型的组学数据分析（例如基因组、转录组或蛋白质组）以推断相关的生物学功能。这类分析依赖于对基因或蛋白质功能进行注释和分类的文库。最全面和最常用的是基因本体论（gene ontology，GO）文库，它提供 3 类分析（即 GO 条目）：生物过程（biological processes，BPs）、分子功能（molecular functions，MFs）和细胞组分（cellular components，CCs）。提供其他类型注释的文库包括细胞信号通路注释，如 KEGG、Reactome 和 Pathway Commons。提供其他注释调控功能的文库包括 TRANScription FACtor，该文库对基因受转录因子调控的情况进行了归纳。

功能注释是基于统计学的评估，又称富集，目的是比较两组"对象"（样本与参考集）的某些属性的分布（如 GO 富集到的功能）。如果"对象"是基因，则整个基因组可以用作参考集。参考集反映了生物过程、分子功能和细胞组分之间以及整个基因组的基因之间的关联频率。样本集是基于实验数据组合在一起的感兴趣的基因列表。富集分析比较样本集与参考集观察到的 GO 条目的分布：如果某个 GO 条目在样本集中比在参考集中更易被富集出来，表明样本集的基因有功能特异性。值得注意的是，参考集应该依据具体情况具体分析，例如，如果评估大脑基因富集，参考集应该是已知在大脑中表达的基因总数。各种各样的在线网站可以辅助进行功能富集，例如 Profiler、FunRich、Ingenuity、WebGestalt 和 Panther。每个工具都使用特定的算法和统计方法来评估和校正富集分析。应注意的是，任何在线网站都只能用于初步分析，建议采用不同的分析工具进行重复以得到最可靠的结果。

大型组学数据集的一个明显优势是它们的持久可用性：一旦收集到数据，就可以一遍又一遍地使用多种方法对这些数据进行再分析。因此，开发统计方法以从现有数据类型中提取更多的信息是组学分析领域的重要部分。虽然每个组学领域都遇到了技术方面的挑战，但对所有组学分析领域的共同挑战是区分疾病状态下的因果变化与相关变化。制定区分因果变化与相关变化的方法应该解决两个问题：①确定导致或驱动与表型相关的变异；②阐明这种变化是先于特征，还是由于它而发生。值得注意的是，与疾病相关的基因组变化被假定在疾病发生之前，因此 GWAS 基因座中的因果关系问题归结为识别驱动相关性的精确变异。鉴定基因组或转录组数据中相关信号的驱动因子的方法也陆续被开发出来。然而，除基因组学外，基于组学分析的因果关系与相关性的差异仍然是一个悬而未决的问题。我们期待开发出更好的统计方法、能覆盖多种数据类型，在人体上的前瞻性研究以及动物模型的时间效应研究将有助于将候选者缩小到足够小的数量，从而可以在细胞和动物模型中进行有效测试。

本章小结

1. 基因组学是最成熟的组学领域，侧重于识别与疾病、药物治疗效果以及预后相关的遗传变异。全基因组关联分析（GWAS）是基因组学最常用的研究手段。

2. 转录组是对细胞内所有核糖核酸（包括编码 RNA 和非编码 RNA）的定性或定量的研究，转录组学分析可以提供细胞或组织的基因表达模式特征的信息。

3. 表观基因组学是在全基因组水平对 DNA 或组蛋白的修饰特征进行的研究，这些修饰是基因转录以及细胞命运的主要调节因子。

4. 蛋白质组学是对细胞内所有蛋白的丰度、修饰或相互作用的研究，蛋白质组学能在整体水平研究蛋白质的表达和调控，获得蛋白质水平疾病发生、细胞代谢等过程的全面信息。

5. 代谢组学是对细胞内多种小分子代谢产物类型，如氨基酸、脂肪酸、碳水化合物等的定性或定量研究，代谢组学分析可以获取与生理病理变化相关的代谢产物的变化信息。

6. 宏基因组学对给定群落环境所有微生物基因组的集合的定性或定量研究，对人体肠道微生物的宏基因组学分析可以获取与生理病理相关的微生物的信息。

7. 生物芯片、高通量二代测序和质谱分析是组学分析的最常用的方法，高通量是组学技术的发展趋势和要求。

8. 高质量的数据分析是挖掘组学研究产生的海量数据的价值的必要条件。

思 考 题

1. 简述各个组学平台的适用场景及优缺点。
2. 简述多组学分析面临的挑战有哪些。

（冯 娟 谢 兰 王 栋）

参考文献

[1] Hasin Y，Seldin M，Lusis A. Multi-omics approaches to disease [J]. Genome biology，2017，18（1）：83.

[2] Manzoni C，Kia DA，Vandrovcova J，et al. Genome，transcriptome and proteome：the rise of omics data and their integration in biomedical sciences [J]. Briefings in Bioinformatics，2018，19（2）：286-302.

[3] ENCODE Project Consortium. An integrated encyclopedia of DNA elements in the human genome [J]. Nature，2012，489（7414）：57-74.

[4] Piunti A，Shilatifard A. Epigenetic balance of gene expression by Polycomb and COMPASS families [J]. Science，2016，352（6290）：9780-9780.

[5] Zhu J，Adli M，Zou JY，et al. Genome-wide chromatin state transitions associated with developmental and environmental cues [J]. Cell，2013，152（3）：642-654.

[6] Domon B. Mass spectrometry and protein analysis [J]. Science，2006，312（5771）：212-217.

[7] Dettmer K，Aronov PA，Hammock BD. Mass spectrometry-based metabolomics [J]. Mass Spectrometry Reviews，2010，26（1）：51-78.

[8] Gaul DA，Mezencev R，Long TQ，et al. Highly-accurate metabolomic detection of early-stage ovarian cancer [J]. Scientific Reports，2015，5：16351.

[9] Ley RE，Turnbaugh PJ，Klein S，et al. Microbial ecology：human gut microbes associated with obesity [J]. Nature，2006，444（7122）：1022-1023.

[10] Faith JJ，Guruge JL，Charbonneau M，et al. The long-term stability of the human gut microbiota [J]. Science，2013，341（6141）：1237439.

[11] Arumugam M，Raes J，Pelletier E，et al. Enterotypes of the human gut microbiome [J]. Nature，2011，473（7346）：174-180.

[12] Org E，Parks BW，Joo J WJ，et al. Genetic and environmental control of host-gut microbiota interactions [J]. Genome Research，2015，25（10）：1558.

[13] Alejandra EZ，Arturo VPDL，Alejandro SF. The road to metagenomics：from microbiology to DNA sequencing technologies and bioinformatics [J]. Frontiers in Genetics，2015，6（104）：348.

［14］ MAQC Consortium，Shi L，Reid LH，et al. The MicroArray Quality Control（MAQC）project shows inter- and intraplatform reproducibility of gene expression measurements ［J］. Nature Biotechnology，2006，24（9）：1151-1161.

［15］ Jaitin DA，Kenigsberg E，Keren-Shaul H，et al. Massively parallel single-cell RNA-Seq for marker-free decomposition of tissues into cell types ［J］. Science，2014，343（6172）：776-779.

［16］ Knouse KA，Wu J，Whittaker CA，et al. Single cell sequencing reveals low levels of aneuploidy across mammalian tissues ［J］. Proceedings of the National Academy of Sciences，2014，111（37）：13409-13414.

［17］ Guo H，Zhu P，Wu X，et al. Single-cell methylome landscapes of mouse embryonic stem cells and early embryos analyzed using reduced representation bisulfite sequencing ［J］. Genome Research，2013，23（12）：2126-2135.

第六章　暴露组学与表型组学

第一节　概　述

一、传统流行病学

对人类疾病的病因学研究一直是流行病学的重要任务。流行病学（epidemiology）是研究人群中疾病与健康状况的分布及其影响因素，并研究防制疾病与促进健康的策略和措施的科学。它的发展也是从病因学研究开始的，并取得了丰硕的成果，例如吸烟与肺癌、高氟水与斑釉齿、反应停与海豹肢等。然而，传统流行病学在研究暴露与疾病关系时，常常使用"黑箱"理论。虽然发病和死亡的测量可以直接反映人群疾病和健康状态，但由于"黑箱"的存在，使暴露与疾病关系的判断显得缺乏直接证据；同时，对于疾病易感性的研究也仅局限于在整个发病过程中的粗略统计，无法判断暴露 - 发病连续带（exposure-disease continuum）进程中不同阶段的易感性情况。

二、分子流行病学

分子流行病学（molecular epidemiology）是研究人群中疾病 / 健康状态相关生物标志物的分布及其影响因素、医学相关生物群体特征及其与人类疾病 / 健康的关系，制定防治疾病、促进健康的策略与措施的科学。分子流行病学不仅可以阐明暴露 - 发病连续带进程中不同阶段的暴露 - 效应关系（即因果关联），还能从分子层面描绘疾病发生、发展过程中一系列相关分子事件的相互作用及分布变迁，即分子水平的疾病自然史，也称为健康 - 疾病连续带（health-disease continuum，图 6-1），挖掘不同阶段机体易感性的具体特征和意义，从而揭示"黑箱"秘密，使其成为"白箱"，以阐明疾病发生、发展过程及其规律。而"白箱"中的各种生物标志物，又成为分子流行病学进一步研究的工具，作为暴露标志物（exposure biomarker）、易感性标志物（susceptibility biomarker）、效应标志物（effect biomarker）来研究人群中疾病 / 健康的影响因素、防治策略与措施，并准确评价其效果（图 6-2）。

然而，传统流行病学由于"黑箱"理论的存在而侧重于探讨暴露因素与疾病的关联；分子流行病学虽从某一层面揭示了"黑箱"中的部分信息，但尚未形成系统而全面的认知。考虑到导致疾病发生的因素往往错综复杂，单一层面的分析不足以揭示其中的奥秘，有必要聚焦于网络对疾病的影响，分析各个因素间的动态变化和潜在交互作用，这样才能从深层次探讨致病机制。因此，研究者渴望彻底打开"黑箱"，阐明致病因素如何通过"黑箱"中的各种病因链环节而导致疾病发生、发展与结局转归。

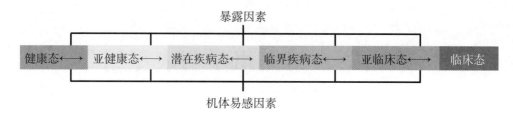

图 6-1 健康 - 疾病连续带示意图

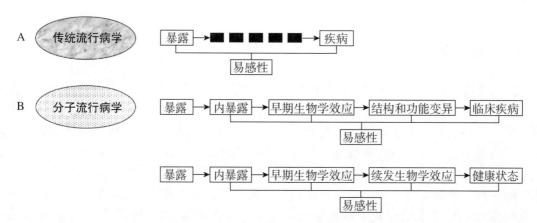

图 6-2 传统流行病学（A）与分子流行病学（B）的关系

高通量组学技术的成熟发展与检测成本的大幅度减低使得流行病学家有机会将系统生物学理论方法与传统流行病学有机结合，借助丰富多彩的组学数据在大样本人群中系统阐明"暴露"到"疾病结局"的致病机制。这有助于将复杂数据转化为与医学和公共卫生相关的知识。总结系统生物学与分子流行病学相整合的内涵，可以概括为将高通量组学技术与传统流行病学研究相互融合，利用基因组（genome）、表观组（epigenome）、转录组（transcriptome）、蛋白质组（proteome）、代谢组（metabolome）等组学生物标志物，结合生物信息学网络数据库的通路信息，采用系统生物学方法构建"暴露因子 - 组学生物标志物 - 疾病终点"间的交互网络，并检测不同状态下（例如疾病组与健康组）网络间的差异，以推断危险因子导致疾病发生、发展与转归的致病网络或特定致病通路及其效应大小；从而为进一步阐明危险因子致病通路及流行病学作用机制、实验室功能验证、药物靶点设计、预防或诊疗措施的制定与评估提供科学依据（图 6-3）。所以说，引入系统生物学的概念、构建病因网络以及识别致病通路是分子流行病学打开"黑箱"的重要策略。

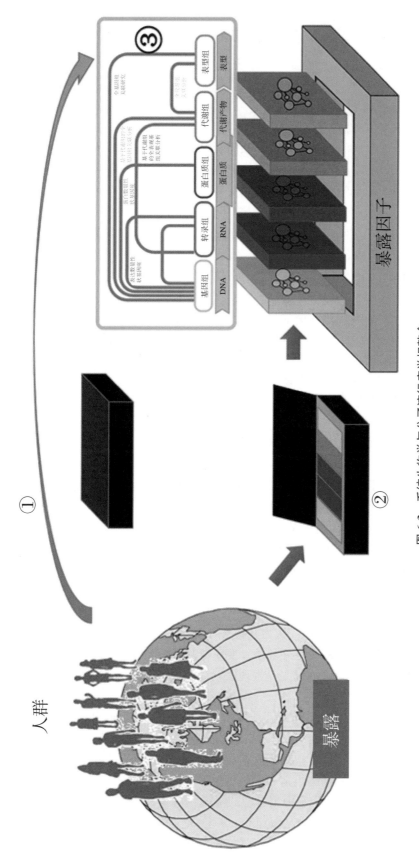

图 6-3　系统生物学与分子流行病学相整合

灰色路径代表传统流行病学的"黑箱"理论，直接研究暴露与表型之间的关联，而忽略"黑箱"背后更深层次的分子机制。蓝色路径代表系统生物学与分子流行病学相整合，借助高通量组学数据的强大力量打开"黑箱"，将暴露组与其他组学数据（基因组学、转录组学、蛋白质组学、代谢组学）相结合，进而剖析导致疾病发生发病的分子通路和网络。黄色方框描绘了当前组学数据分析的简单流程。

第二节　暴露组学

一、暴露组学的概念

复杂性疾病是指由于遗传和环境因素的共同作用而引起的疾病。很久以来，人们已认识到大部分人类性状和复杂性疾病的产生受到多个基因和环境因素的影响。伴随人类基因组计划和基因组单倍体图谱计划的实施，研究者开始对影响人类性状形成和复杂性疾病产生的遗传特征进行全面探索。然而，虽然数千项全基因组关联研究（GWAS）发现了数以万计的与各种表型显著相关的单核苷酸多态性（SNP）位点，增加了人们对人类疾病分子遗传机制的理解，然而仍有大量疾病存在"缺失的遗传度"（missing heritability），导致与最初的期望差距甚远。因此，人们也逐渐明晰了这样一个事实：基因是重要的，但并非故事的全部。

环境暴露（environmental exposures）在常见的慢性病中亦扮演举足轻重的角色，但与遗传因素研究相比，环境与疾病关系的研究进展却相对缓慢。根据世界卫生组织的调查，导致癌症死亡的危险因素被分为 9 类，包括超重和肥胖、蔬菜水果摄入少、缺乏锻炼、吸烟、饮酒、不安全性行为、城市空气污染、家用固体燃料引起的室内空气污染以及医院内注射感染。然而，这九大因素加起来的效应仅能解释中低收入国家癌症死亡原因的 34% 以及发达国家癌症死亡原因的 37%，仍有 2/3 的癌症病因未获得解释。此外，尽管苯在相对较低的职业环境浓度有致白血病作用，但是在 PPB 级别（part per billion）的浓度水平下，它不可能是引起一般人群白血病的主要原因。其他确定的引起急性髓细胞性白血病的因素，包括吸烟、电离辐射、癌症化疗以及甲醛暴露等，也仅能解释其发病原因的 20%，剩下 80% 的原因不明。由于传统学科的划分，研究环境暴露时往往只关注空气、水、职业、饮食、肥胖、应激、行为和感染等中的某一方面，致使对疾病发生的原因缺乏全面认识。探索疾病发生中环境暴露的作用以及环境与基因的交互作用时，必须增加对环境因素的研究以弥补基因与环境研究的不平衡。综上所述，暴露组和暴露组学便在此背景下应运而生。

暴露组（exposome）这个概念由 Wild 于 2005 年率先提出，他认为暴露组学包括了从产前期开始的生命全程环境暴露。随后 Rappaport 等发展和补充了暴露组的概念，认为其涵盖所有来源的进入体内环境暴露的全部。这些暴露不仅包括来自空气、水、食物等外环境的化学物质，也包括体内炎症、氧化应激、脂质过氧化、感染、肠道菌群等产生的化学物质。此后，Wild 又进一步细化了暴露组的概念，认为其包含 3 个重要方面（图 6-4）：一般外环境，如气候、社会、经济、心理因素等；特定外环境，侧重于环境中特定的物质、饮食、职业因素、医疗干预等；内环境，侧重于机体代谢，生理活动以及衰老等。这些内部条件都将影响细胞环境，多被描述为宿主或内在因素。这三方面或多或少存在重叠，有些因素较难归于某一特定方面，对某一个方面的测量可不同程度地反映暴露组的某个层面。Miller 则认为，暴露组展示了后天（nurture）的本质，是作用于整个生命基因组的外界力量的集成与总和，也应包括机体如何对环境压力做出反应，包括表观遗传变化和基因突变，以及维持生命的复杂生物化学反应。他指出更为精确的暴露组定义应该为生命全程中环境影响和相关生物反应的累积测量，包括来自环境、饮食、行为和内生过程的暴露。

伴随暴露组概念的提出，暴露组学（exposomics）被定义为研究暴露组以及暴露组对人类疾病过程影响的学科。它关注个体一生中所有暴露的测量以及这些暴露如何与疾病建立联

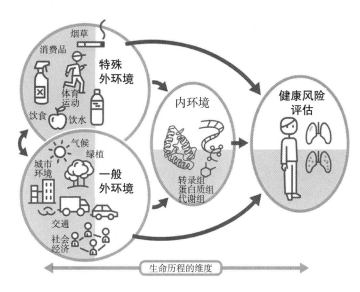

图 6-4　暴露组包含的 3 个不同方面及其示例

系。美国疾病预防控制中心则将暴露组学定义为对暴露组的研究，依赖于内源性和外源性暴露评估方法的应用，同时还指出了内源性暴露评估需要依靠基因组学、转录组学、蛋白质组学、代谢组学等其他学科的发展。

综上所述，如图 6-5 所示，暴露组包括个体一生所经历的每一次暴露。暴露来源有两大类：内源性暴露和外源性暴露。外源性暴露包括环境因素和生活方式因素（如化学品、传染

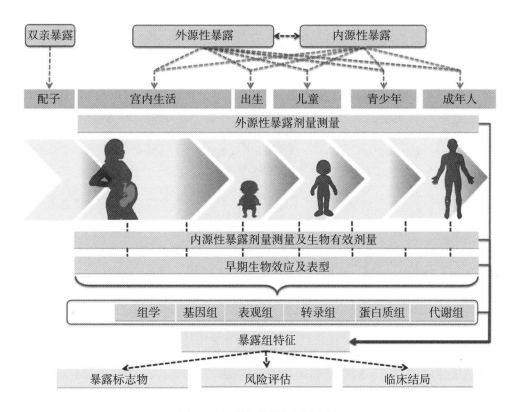

图 6-5　暴露组学的特征及应用

源、饮食、烟草、乙醇），内源性暴露包括体内环境和内源性过程中产生的化学物质（如激素、炎症、肠道微生物群）。暴露组可用于作为研究中所使用的生物标志物，用于风险评估或结局度量。

二、暴露组学的主要研究内容、技术与方法

（一）两种基本策略

仅发展概念是不够的，研究如何将暴露组和暴露组学应用于实际以解决人类疾病才是关键。首先面临的问题便是如何对个体暴露组信息进行测量。为获取个体的暴露组信息，Rappaport 提出可采用"自下而上"（bottom-up approach）和"自上而下"（top-down approach）两种方法进行研究（图 6-6）。"自下而上"的方法关注于各种来源的外源性暴露，从测定病例组和对照组外环境中的空气、水、食物内的污染物入手，定量化每类外源性暴露的强度，用相加的方式估算个体的暴露水平，检验两组间是否存在暴露差异。"自下而上"的方式需花费很大精力来评价各种外环境介质中的大量未知分析物，同时还可能错过重要的内源性暴露。而"自上而下"的方法是从测量病例组和对照组血液或其他体液内的物质入手，利用"组学"的方法测量血液和其他体液中目标物质的种类和含量，检验各类物质与疾病之间的统计学联系，最终确定导致疾病的物质及其暴露来源。Rappaport 认为这种方法更有效，因为外源性和内源性暴露都可用一份血液标本来呈现，一旦从血样中识别到重要的暴露，就能采用其他方法确定其来源并提出降低其水平的措施。总之，"自上而下"的方法可以用来发现疾病的未知病因，"自下而上"的方法可促进对外源性暴露进行全面分析、制定干预和预防策略。

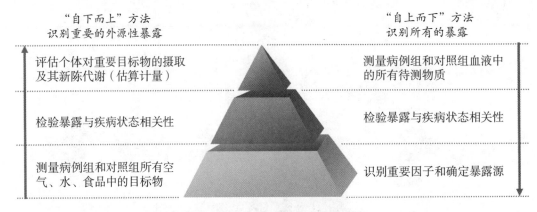

图 6-6　暴露组学研究的两种基本策略

1．生命阶段暴露组映像　根据暴露组的概念，在纵向上，其涵盖了整个生命期的全部暴露。相比基因组而言，内外环境暴露随时间变化，受环境、人类活动、个体自身代谢和健康状况影响较大，对其的测量总会存在误差；考虑到不同生命阶段对外环境反应的敏感性不同，在关键时期的暴露可能产生更明显的效应。因此，基于生物学和毒理学信息，在靶器官的特定敏感时期，记录所有暴露因素的映像备份，形成生命阶段暴露组映像（lifestage exposome snapshots）。通过捕捉外源性暴露和内源性暴露标志物的单次或者重复暴露的映像，为环境因素导致急慢性健康效应的流行病学研究提供暴露信息，进而获得针对不同生命阶

段关键时期的全景式暴露评价。为便于实际操作，Rappaport 等指出将妊娠期、儿童早期、青春期以及育龄期作为暴露组测量的关键窗口时期，用几个连续而关键的映像来描绘和表述全部的暴露情境。

2. 中介生物标志物 要做到准确测量暴露仍存在一定难度，例如缺少发现敏感性因素的方法或者还不知道暴露已经发生，因此具体的暴露很难测量；再例如即使暴露已经被知晓，由于大部分化学物会很快排泄出体外，并且在体内被检出的时间非常短，因此测量暴露仍很困难。如能利用体内残留下来的生物标志物来反映过去的暴露，可有效解决测量时效性的问题。因此，研究者提出了一个以生物标志物为中介，构建环境病因和疾病关系的研究方法。该方法基于"中间相遇"原则（暴露 - 中介标志物 - 疾病），其目标是识别暴露和疾病的可能关系，探索中介生物标志物和疾病的关系，同时回顾性探索这种生物标志物和过去环境暴露的关系。其过程分为 3 步：①调查暴露和疾病的关系；②探寻暴露和产生早期影响的生物标志物的关系；③评估疾病结果和中介生物标志物的关系。通过中介标志物的接力作用，将人群宏观暴露信息与生物标志物这一微观层面的信息整合在一起，构建出环境因素致病的因果关联框架。此外，需要明确的是，中介标志物不是疾病，而是环境暴露致疾病的因果链条上的关键生物学事件。有些中介标志物（如抑癌基因启动子区甲基化）具有可逆性，还可以作为生物学靶点，从而降低环境因素致疾病的风险。

（二）全暴露组关联研究

暴露组理念的提出加上高通量的标志物分析技术的快速发展，在技术水平上推动了全暴露组关联研究（Exposome-wide Association Study，EWAS）的开展。EWAS 与 GWAS 类似，是数据驱动（data-driven）、无研究假设（hypothesis free）或无明确研究假设（untargeted design），从众多的比较中发现暴露和疾病间的统计学联系，进而产生病因假设的研究。然而，二者在研究目的、研究疾病、研究内容变异性和检测技术等方面仍存在差异（表 6-1）。EWAS 检测的是所有可能的暴露标志，以暴露数据导向的技术和方法开展全景式暴露因素的筛选，发现病例组和对照组差异最大的几种暴露标志后，再在更大或多个独立样本中进行重复验证。

表6-1 全基因组关联研究（GWAS）与全暴露组关联研究（EWAS）的比较

比较		GWAS	EWAS
相同点	设计原理	先通过比较病例组和对照组（遗传变异 / 暴露状态）的差异，筛选可能的相关因素，产生病因假设，并进一步研究验证病因假设	
	研究特点	数据驱动，无明确的研究假设	
不同点	研究目的	研究遗传变异与疾病的关系	研究非遗传的暴露与疾病的关系
	研究疾病	遗传度较高的疾病（数量表型）	慢性非传染性疾病
	研究内容变异性	一生中相对固定不变	动态变化（随时间、机体生理状态和生化状态等因素变化而变化）
	研究设计	单阶段研究（样本量足够大时）或多阶段研究	一般为多阶段研究
	研究人群	基于人群或基于家系	一般为基于人群
	检测技术	高通量的分子生物学技术测 DNA 序列（如基因芯片等）	分析化学方法（如 GC-MS、HPLC-MS、ICP-MS 等）测外源性化学物或其代谢物

注：GC-MS，气相色谱 - 质谱联用仪；HPLC-MS，高效液相色谱 - 质谱联用仪；ICP-MS，电感耦合等离子体质谱仪

三、暴露组学的应用

（一）早期全暴露组关联研究

美国疾病预防控制中心每两年进行一次全国健康与营养调查，同时对采集的血液标本测定各种临床（如空腹血糖）或环境暴露标志物。Patel 等利用 4 次调查数据进行针对 2 型糖尿病的全暴露组关联分析，调整了年龄、性别、体重指数、种族以及社会经济状况，在各次调查样本内分析环境暴露标志物与 2 型糖尿病发病风险之间的关系。结果发现，共计 37 种暴露标志与 2 型糖尿病风险之间的关联在单次调查中具有统计学意义；随后，对这 37 种暴露标志在不同调查样本中进行"验证"，如果某种标志物在 2 个或 2 个以上的调查样本中均存在统计学关联，则认为该标志物得到了验证。该研究最终发现环氧七氯、维生素 E 和多氯联苯 -170 为 2 型糖尿病的危险因素，而 β- 胡萝卜素为 2 型糖尿病的保护因素。虽然这四次调查均为横断面调查，无法得到这些危险因素与 2 型糖尿病的因果关系，但该研究仍可作为全暴露组关联研究的雏形与先锋。

此外，全暴露组关联研究还可以与全基因组关联研究结合起来，探讨疾病发生过程中基因和环境之间的交互作用。Patel 等根据上述研究找出的与 2 型糖尿病发生相关的 5 种环境暴露因素，结合先前研究发现的 18 个与 2 型糖尿病相关的 SNPs 位点，探索 2 型糖尿病发生过程中的基因与环境的交互作用。研究发现反式 β- 胡萝卜素与 SLC30A8（solute carrier family 30，member 8）基因的 rs13266634 位点存在交互作用：在反式 β- 胡萝卜素较低的研究对象中，每个危险等位基因的致病效应高出边际效应 40%（OR=1.8，95%CI 为 1.3～2.6），提示在与血清中营养素的共同作用下，rs13266634 引起的功能缺损可能会增加 2 型糖尿病的发生风险，该研究为探索 2 型糖尿病的病因提供了新的线索和思路。

Lind 等针对瑞典乌普萨拉老年人的血管前瞻性调查研究中 1 016 名 70 岁以上的研究对象进行了暴露组与代谢综合征发生的全暴露组关联研究。研究共调查了 76 项暴露因素，包括 11 种金属物质、21 种持久性有机污染物、5 种塑料相关的化学物质、21 种营养素、13 种脂肪酸和 5 种生活方式。使用内部交叉验证的方法，发现 14 种暴露因素与结局的关联始终控制在 5% 的错误发现率内。多因素模型调整后，只有 p,p′-DDE 水平、多氯联苯编号 209 和运动习惯与脂肪酸模式相关，棕榈酸、油酸、亚油酸水平与代谢综合征相关。

（二）大型数据库研究

人类生命早期暴露组（the Human Early-Life Exposome，HELIX）项目是一个新的合作研究项目，目的是为了采用新的暴露评估和生物标志物分析方法（如借助生物标志物、基于组学的方式、远程遥感和基于地理资讯系统的空间法、使用个体暴露设备、混合暴露的统计工具和疾病负担方法）来描述生命早期多种环境因素的暴露，并将这些与生物标志物和儿童健康结局（成长和肥胖、神经发育、呼吸系统健康）相关联，从而刻画"生命早期暴露组"，描述它们对健康的影响。HELIX 将通过 3 个互有交叉的步骤建立生命早期暴露组方法和数据库：第一步，测量化学和物理暴露的外源性暴露组暴露估计值；第二步，测量内源性暴露组（分子标志物）和整合暴露组的多维度因素（多种暴露、多个时间点、个体差异）；第三步，建立评估暴露组对儿童健康影响的工具和方法。HELIX 是描述欧洲人群生命早期暴露组，并解开它与组学标志物和儿童健康之间关联的早期尝试之一。作为对暴露组学这一概念的验证，该项目向全生命过程中暴露组的测定方向迈出了重要的第一步。

四、暴露组学的机遇与挑战

人类基因从受精卵开始就已确定且一生固定不变（体细胞突变除外），因此，针对基因型与疾病发病关系的研究可在疾病的任何阶段进行。但暴露组是动态的，人体的暴露会随时间，甚至是机体生理、生化状态的变化而变化。因此，暴露组学研究的关键在于能够准确测定各种暴露以及暴露的健康效应。尤其重要的是，对暴露的内部标志物的测定要与疾病发生的"时间窗"相对应；否则，研究结果将可能因为暴露和疾病发生时间上的先后关系不清而无法得出可靠结论。

暴露组研究由于依赖于暴露的内部标志物或生物学有效剂量标志，会面临许多技术困难：①某些暴露尚未发现内部标志物，如噪声、热应激、电磁场暴露；②有些暴露缺乏特异的标志物，如复杂混合暴露、环境烟草暴露、颗粒性空气污染物暴露、光化学烟雾暴露等；③有些标志物具有双重身份，既可作为内源性暴露标志物，又是对暴露的早期生理反应标志物；④个体的暴露变异很大且随时间（年龄）变化而不同；⑤对某些暴露标志物的测定可能存在困难，因为有些化学物质很快被排出体外，而在体内停留时间非常短暂；⑥某些暴露标志物尚无灵敏而精确的测定方法。

此外，一个人的特定关键期或敏感期的环境暴露综合数据的数量将远远超过基因组数据，因此存在大数据库问题，包括如何收集、处理、储存、分析暴露数据。当前 EWAS 数据大多来自横断面研究，未考虑生命全程的暴露情况，也未纳入行为（药物使用、体育锻炼等）、地理位置、职业等其他因素。相比于 GWAS，EWAS 还存在下列诸多问题：①应该包含哪些内部或外部的因素、测量方法的标准化、定量分析这些因素在研究对象内部和研究对象间的变异等；②统计学方法也有待完善，研究的化学物越多，结果越容易出现假阳性，进而会使用更为严格的方法控制假阳性，但与此同时假阴性的概率又被提高了；③相比于 GWAS，解释 EWAS 结果时，排除混杂和偏倚也是巨大的挑战。

"人类基因组计划"有以下 3 个方面的突出特点：先进的技术、大量的资金投入、广泛的国际合作。然而，对暴露组而言，虽然技术已经兴起，但资金投入还远远不够，国际合作仍有待加强。尽管如此，诸如人类生命早期暴露组项目的成立、美国国家环境卫生科学研究院（MIEHS）和美国国家环境保护局（EPA）共同发布的题为 *Exposure Science in the 21st Century：a Vision and a Strategy*（《21 世纪的暴露科学：展望与策略》）的研究报告、美国加州大学伯克利分校建立的暴露生物学中心以及美国艾默里大学成立的人类暴露组中心等标志性事件，都预示着暴露组研究已进入了新的里程。暴露组的概念将我们对环境的认识拓展到了人类整个生命周期所经历的所有非遗传因素。正如 Rappaport 所说，暴露组通过找到迄今未知的关联而打开了通向疾病病因的大门。

第三节 表型组学

一、表型组学的概念

自 20 世纪 90 年代初以来,生命科学领域出现了最为引人注目的"组学"新概念和新学科,如基因组学(genomics)、转录组学(transcriptomics)、蛋白质组学(proteomics)和代谢组学(metabolomics)等。伴随各种"组学"的不断兴起和发展,1996 年美国加州大学伯克利分校抗衰老研究与教育中心负责人 Steven A. Garan 在滑铁卢大学的一次应邀演讲上首次提出了表型组学这一概念。2000 年"人类基因组计划"完成之后,国际科学界发现亟需全面地研究人类表型组,补充所需信息的另一半;并应对基因、环境、表型之间的多层次的关联、整合以及三者的整体性进行研究,为全面解读人类生命健康密码提供科技支撑。因此在 2003 年,科学家首次提出了"人类表型组计划"(Human Phenome Project),希望有效利用"人类基因组计划"产生的数据,推动临床研究的发展,将分散在世界各地的独立研究集中起来,相互交流与合作,进而产生更强大、标准化及多样性的人类表型数据。目前,"人类表型组计划"已经成为继"人类基因组计划"后的又一战略制高点,为生物医学研究提供了新的突破口,并将引领生物医学发展。

表型组(phenome)是指某一生物的全部性状特征。表型组学(phenomics)是一门在基因组水平上系统研究某一生物或细胞在各种不同环境条件下所有表型(从基因、蛋白质到代谢各尺度)的学科,其主要研究的是某一生物的物理和化学性状随着基因突变及环境改变而变化的规律。与单一维度的基因组学不同,表型组学是多维度的,并且在不同的时间和空间环境中变化万千。广义上讲,表型包括表观基因组学、转录组学、蛋白质组学、代谢组学和许多其他和生物化学、细胞过程相关的定量测量的组学数据。作为生物科学的两个基本的重要分支,基因组学和表型组学位于"多组学"家族的两端。当前生物学的一个中心目标是在基因和表型之间建立完整的功能联系,即所谓的基因型 - 表型图谱(genotype-phenotype map,G-P)。如图 6-7 所示,左侧显示的是基因型空间和表型空间的关系,右侧显示的是从基因型空间传输到表型空间的相应信息。基因型可以在世代中发生突变和重组。表型可分为内表型和外表型。内表型包括来自分子、细胞或组织水平的属性,这些属性又反过来塑造外表型,如形态和行为。外部环境刺激通过表观遗传途径影响内表型,外表型反过来可以塑造个体所处的环境。自然选择过程作用于表型空间,改变亲本的平均表型,使其偏离世代的平均表型。综上所述,基因、环境和表型之间产生了复杂的反馈关系。考虑到环境在其中的重要性,我们建议将基因型 - 表型图谱扩展到基因型 - 环境 - 表型(genotype-environment-phenotype,G-E-P)图谱。

二、表型组学的主要研究内容、技术与方法

遗传学研究中通常应用的是"表型优先"(phenotype first)的研究模式,即根据感兴趣的表型来确定研究人群,进而分析背后的遗传学机制,也称作"正向"遗传学("forward" genetics)。"反向"遗传学("reverse" genetics)则是一种从基因型到表型的研究策略,原先

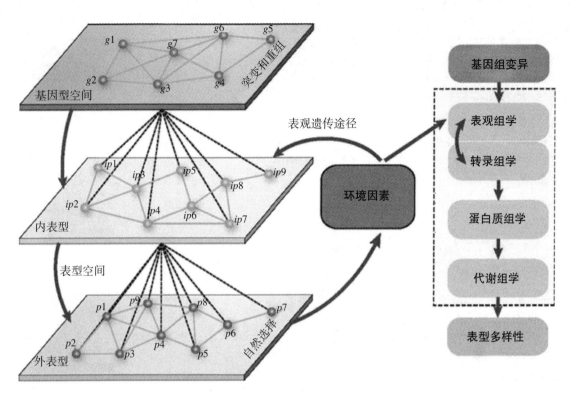

图 6-7 基因型 - 环境 - 表型图谱

仅限应用于模型生物（如小鼠基因敲除）。当前，在大样本人群遗传学信息可及的基础之上，赋予了研究者使用"基因型优先"（genotype first）研究策略的可能性，即预先确定感兴趣的遗传变异，再追溯与之相关的候选表型（全表型组）进行分析。

（一）全表型组关联研究

伴随大型生物银行以及电子健康档案的逐渐完善和相互关联（表 6-2），全表型组关联研究（Phenome-wide Association Study，PheWAS）将在未来兴起。所谓全表型组关联研究，其与全基因组关联研究恰好是相反的过程：全基因组关联研究是固定某个表型，将其变异性与全基因组水平的位点变异性相关联；而全表型组关联研究则针对若干个位点，从成百上千的表型变化中寻找与这些位点关联的一个或几个表型。从分析过程上看，PheWAS 与 GWAS 有相似之处：在执行关联分析时，它们都使用卡方分析检验病例组和对照组之间等位基因或基因型频率是否存在显著性差异，并使用 logistic 回归进行协变量调整；PheWAS 也依赖于主成分分析来调整人群分层或使用自报种族信息在分析前进行分层；PheWAS 也需要校正多重检验问题；PheWAS 研究中的阳性结果也需要在一个独立的人群中进行验证。

表6-2 促进基因组-表型组发展的大型生物银行及其相关情况

生物银行	网站	招募地点	开始时间	招募人数	目标人数
商业资助					
deCODE Genetics	http：//www.decode.com/	冰岛	1996	＞20万	—
Geisinger MyCode Community Health	http：//www.geisinger.org/for-researchers/partnering-with-patients/pages/mycode-health-initiative.html	美国	2007	＞5万	—
政府资助					
China Kadoorie Biobank	http：//www.ckbiobank.org/site	中国	2004	＞50万	已完成
UK Biobank	https：//www.ukbiobank.ac.uk	英国	2006	＞50万	已完成
eMERGE Network	https：//emerge.mc.vanderbilt.edu/about-emerge	美国	2007	＞5万	—
Million Veterans Program	http：//www.research.va.gov/mvp	美国	2011	＞50万	100万
All of Us Research Program	https：//www.nih.gov/research-training/allofus-research-program	美国	2017	—	100万
研究机构资助					
BioVu Biorepository	https：//victr.vanderbilt.edu/pub/biovu	美国	2007	＞21.5万	—
Kaiser Permanente Research Bank	http：//researchbank.kaiserpermanente.org	美国	2016	＞25万	50万
Partners Healthcare Biobank	https：//biobank.partners.org	美国	2010	＞5万	10万

PheWAS 研究策略首次建立于 2010 年，其最大的挑战在于如何高质量地系统收集个体表型信息。目前，表型信息的来源包括电子病历（electronic health records，EHR）和传统流行病学研究（traditional epidemiological studies）。电子病历可提供个体实时的健康状况，现有的电子病历中包含了基于国际疾病分类（International Classification of Diseases，ICD）的 1 000 多种疾病类型的记录，涵盖了疾病及其体征和症状。流行病学研究可提供个体生活方式、环境暴露和感兴趣的健康状况，其表型信息可来自于体格检查、实验室检查或问卷调查。

1. 来源于电子病历的表型 基于电子病历的 PheWAS 研究表型数据来源于 ICD 诊断和操作编码。使用出于管理和计费角度编制的 ICD 编码进行临床研究存在若干局限性，有学者提出，ICD 编码存在信息冗余或信息缺乏，无法形成每个编码对应于每个独立表型的一一映射关系。例如，针对结核病的 ICD 诊断编码有 496 个，而它们之间的区别大多只在于感染部位。针对每个结核病诊断编码进行病例组和对照组的划分将会增加 PheWAS 研究多重检验的次数，进而降低统计效能。相比之下，ICD 编码又无法将 1 型糖尿病和 2 型糖尿病进行有效的区分。另有研究表明，有些编码过程只能反映疾病检查信息，而无法体现疾病的真实诊断信息。例如，针对心肌梗死 ICD 编码的一项评估研究发现，编码中既混有心肌梗死的确诊患者，又包括疑似患者。此外，不同医学中心之间习惯使用的计费编码也存在差异，使得产生一个涵盖全部表型的通用编码转换策略变得十分困难。尽管如此，研究者通过合并冗余编码来增加病例数量，并通过定义排除标准来收集对照样本，将原始 ICD-9-CM 编码压缩成 1 724 个自定义疾病表型，每种表型都有详尽的病例和对照的纳入、排除标准。总体而言，伴随疾病定义的不断发展，基于电子病历产生的表型将会随着来自各个领域的医学专家的反馈而不断完善。除 ICD 编码之外，电子病历系统还可以纳入生命体征、实验室检查和临床病历自由文本来定义表型。表型算法的开发流程是一个迭代的过程，需要经过专家定义、自然语言处理、起草算法、修正与确定多个环节，占用的时间和所需资源也是巨大的。

2. 来源于流行病学调查的表型 来源于流行病学调查的表型组研究也需要解决数据归约和信息冗余问题。例如，研究者会对调查问卷中的"过敏史"和"风团大小"信息进行合并，从而缓解统计学上的多重检验负担。相比以文本数据为主的电子病历，流行病学调查中产生的往往是结构化的数据，因此在处理冗余信息的复杂度上相对较为简单。此外，来源于临床的信息通常存在各种类型的选择偏倚，来源于流行病学调查的信息正好可以与之相互补充，进而使得我们可以采集到不同健康状态下的表型组全谱。

（二）GWAS-by-PheWAS 研究

当一项 GWAS 研究涉及数千种疾病或一项 PheWAS 研究同时检测数百万遗传变异位点时，就会不可避免地发生 GWAS 与 PheWAS 的相遇，即 GWAS-by-PheWAS 研究。执行一项 GWAS-by-PheWAS 研究将面临前所未有的挑战：GWAS 研究通常将全基因组关联显著性水平定义为 5×10^{-8}。但在 PheWAS 研究中，校正多重检验可能更为复杂，因为不仅密切相关的表型之间存在相关性（类似两个具有连锁不平衡的 SNPs 位点）；而且由于疾病共病（例如冠心病和糖尿病）也可以产生表型之间的相关性。如使用 Bonferroni 法进行校正，当研究涉及 5 000 个表型，则统计学显著性水平定义为 1×10^{-5}。因此，在 GWAS-by-PheWAS 研究中，每个遗传变异位点与每种表型之间的关联显著性水平则应定义为 5×10^{-13}。考虑到未来关联电子病历的生物样本库都是百万级别的，因此 5×10^{-13} 的统计学关联在常见疾病的常见变异中还是可以克服的。甚至我们可预期，即使在疾病的流行率为 0.1%（即每 100 万名研究对象中发生约 1 000 例病例）的罕见情况下，也可以进行统计分析。

三、表型组学的应用

目前，PheWAS 研究的增速与 GWAS 研究相比，相对较为缓慢。从 2010 年首次提出并证明 PheWAS 的研究理念开始，截至 2017 年底，在 PubMed 数据库仅检索出 50 篇 PheWAS 研究，而同期 NHGRI-EBI GWAS Catalog 则收录了 1 588 项 GWAS 研究。PheWAS 研究本身的一大独特之处在于可以评估跨表型关联 / 多效性能力。先前已有许多研究证明了遗传变异具有多效性，例如，多个 GWAS 研究共同识别出 *FTO* 基因与 BMI 和 2 型糖尿病都相关。同时，PheWAS 研究不仅可以验证已知的关联，还能发现未被报道的新关联，例如，一项针对 *FTO* 基因的 PheWAS 研究还发现了其与睡眠呼吸暂停的相关性。

2013 年，美国范德堡大学医学院的研究者将 GWAS 研究与 PheWAS 研究结合起来，在 13 835 个欧洲裔个体中对 3 144 个 SNPs 位点（既往 GWAS 报道）和来自电子病历系统的 1 358 个表型进行全表型组关联研究。研究结果显示，在此前 GWAS 研究发现的 77 个位点 - 表型的关联中，PheWAS 研究验证了其中的 51 个阳性发现；同时，该研究还揭示了 63 个潜在的新关联。遗传变异与 3 种表型（脂溢性角化病、光化性角化病和非黑色素瘤皮肤癌）之间的新关联还在另一独立人群（N=7 406）中得到了验证。

GWAS-by-PheWAS 研究不仅可以通过在全基因组水平上进行跨表型关联（cross-phenotype associations）分析，进而揭示出基因和表型间的隐藏关系；还可以通过构建疾病-疾病网络（disease-disease network，DDN），为产生新的共病假设提供线索和思路。美国宾夕法尼亚大学的研究者在 Geisinger 生物样本库中 38 668 例无关个体的 625 325 个位点的基因分型数据的基础上，结合 541 个基于 ICD-9 疾病分类的电子病历来源的表型组信息，开展了 GWAS-by-PheWAS 研究。从单一位点和单一疾病分类的关联分析结果中，筛选出 $P < 1 \times 10^{-4}$ 的 31 017 条关联分析结果，基于此构建 DDN。在 DDN 中，每个节点代表疾病诊断，当两个节点共享 1 个或多个 SNPs 或一个单倍体区块时，两个节点相互连接。通过分析 DDN 中的网络拓扑属性，可以更好地了解网络结构，找到疾病之间的关联，并挖掘出核心疾病；还可以使用 Louvain 算法从网络中拆分出子网络，形成若干疾病模块，为更好地进行疾病分类提供线索。最终，该研究构建的 DDN 网络包括了 385 个基于 ICD-9 的疾病诊断的节点和 1 398 条相互连接的边，形成了基于共享遗传关联的疾病之间的相互关系的全景图。该网络图中，疾病之间的关联强度取决于共享遗传变异的数量，观测到的最强关联发生在自身免疫性疾病之间，如 1 型糖尿病、类风湿关节炎、银屑病和多发性硬化。这表明自身免疫性疾病是由共享的遗传成分所决定的，具有相似的致病机制，不因为组织类型不同而受到影响。平均而言，每种疾病都与其他 7 种疾病直接相连接。甲状腺功能减退在网络中具有最高的连通度，与 32 种疾病相关联，包括了病态肥胖症、2 型糖尿病、维生素 D 缺乏症、高血压性心脏病、甲状腺癌和类风湿关节炎。相反，具有较低连通度（只与 1 种疾病相关联）的疾病包括眼睑炎、关节疼痛、甲状腺肿、低钠血症、定义不清的急性脑血管病。通过介数中心性来识别 DDN 中的关键节点：在整个 DDN 中发现了许多来自不同疾病类别的关键节点，其中最主要的是内分泌紊乱，包括了甲状腺功能减退、1 型糖尿病和 2 型糖尿病；其他次要的关键节点还包括银屑病、病态肥胖症、多发性硬化、类风湿关节炎、冠状动脉粥样硬化和慢性肾病。该研究使用基于网络分析的方法，将其应用于全基因组 - 全表型组的数据中，以揭示疾病的遗传基础和疾病之间的关联，是识别交叉表型关联，并将其可视化的有效方法，也为后续研究提出了新的病因思路。

四、表型组学的机遇与挑战

（一）标准化术语

构建结构化、可控的、可用于描述人类遗传及其他疾病中出现的表型特征的标准化词汇表，是进行表型组学研究的前提，其中最具代表性的是 Robinson 等提出的人类表型本体（Human Phenotype Ontology，HPO）项目。HPO 采用确定的本体论工程学计算机科学对来自医学文献的表型信息进行结构化归纳，并且对表型相关词汇建立分层关系。症状与疾病的对应关系往往不是一对一的。例如，"泪液减少"（HP：0000522）在 HPO 中只与 13 个疾病相关，而特异性很低的症状"癫痫"（HP：0001250）则与 1 036 个疾病相关。虽然 HPO 最初的重点在罕见疾病上，使用了超过 116 000 条注释覆盖了 7 000 余个罕见病，但 PheWAS 研究所关注的表型大多是临床上的常见疾病。因此，最新版 HPO 数据库又使用超过 130 000 条注释覆盖了从 500 万篇 PubMed 文献摘要中通过文本挖掘的方法提取的超过 3 000 种人类常见疾病。相信在不久的将来，HPO 注释信息会被应用于 PheWAS 研究。

（二）因果推论

PheWAS 研究的另一大问题是因果推断受限——即需要区分由于多效性而产生的真关联和由于共病而导致的虚假关联。例如，光化性角化病是欧洲裔人种中最常见的一种上皮癌前皮肤病变，主要受日光、紫外线等诱发，最新的 PheWAS 研究发现其与 *IRF4* 基因的 rs12203592 位点显著相关。rs12203592 位点之所以会纳入 PheWAS 研究的考察范畴是因为先前 GWAS 报道其与头发颜色评分降低、雀斑增加、虹膜颜色、晒伤增加、对晒黑反应降低等表型存在关联。考虑到皮肤颜色是光化性角化病的一个危险因素，PheWAS 研究对此的解释是 rs12203592 位点与光化性角化病之间的关联是被认为是皮肤颜色的一个"标签"，因为皮肤颜色这个表型通常在电子病历系统中不可及。有趣的是，最近在鹿特丹的一项研究虹膜颜色又发现 *IRF4* 基因的 rs12203592 位点与光化性角化病之间的关联独立于皮肤颜色，从而证实了 PheWAS 研究中所发现的多效性关联。上述研究充分暴露了 PheWAS 研究的最大挑战来源于如何对结果进行解释。当一个遗传变异与两种表型之间的关联被识别出，必须要考虑出现该现象的多种可能性，例如多效性、共病、混杂因素、分类错误而产生的虚假关联等。像 GWAS 研究一样，PheWAS 研究同样需要大量的后续功能验证和随访，才能从统计学关联中梳理出真正的基因型 - 表型之间的因果关系。

（三）隐私与伦理

虽然在发表的文献中只披露病例和对照的数目、关联强度、关联显著性等非个体化信息，但资助方和期刊出版机构往往会要求研究者将个体层面的数据脱敏后存储到有一定访问限制的公开数据库中（如 dbGaP）。然而，遗传数据本身是具有个体识别性的，当前的存储仅仅隐去了姓名出处。一旦姓名被确定，不仅 DNA 提供者的遗传信息可被识别出，其亲属的遗传信息也能被识别出。一旦公开数据库存储了个体层面的表型组信息，将其稍加排列组合，便可呈现出具有明显识别度的指向信息。例如，一名男性（占 50% 的总人口）出生时患有足部畸形（占活婴数的 0.1%），同时还患有多发性硬化（占总人口的 0.1%）。综合上述条件将得到一个独特的排列组合信息，用这三个明显的外在可见的特征很容易锁定出目标人物（符合条件的人数每 100 万人中不足 5 人）。特别是在互联网时代，人们往往会无意识地在社交网站中披露自身健康信息，这无疑增加了通过表型组的排列组合而检索出个体身份的信息来源。同时，伴随研究的积累与深入，相信在不远的将来，人脸面部特征可以由基因重塑，届时，强大的机器学习和图像识别功能将轻松基于重塑的人脸检索出 DNA 提供者。基于上述考虑与担忧，立法者、监管者和科学家需要继续寻找方法，使个人水平的基因组数据能够在受控和受保护的环境中存储，开放其以研究为目的的使用。

（四）数据存储与计算

GWAS-by-PheWAS 研究将会产生数 10 亿次关联结果和 TB 级别的数据量，需要存储在可查询的数据结构中，这就涉及大型数据计算与存储问题。同时，除转录组、蛋白质组、代谢组等组学数据外，未来还会涌现出新的方法来评价表型组数据。复杂的数据结合基因编辑、单细胞分析等新的分子生物学技术，不仅可以提供关于疾病发生发展的病因学线索，还可以在器官、组织，甚至细胞水平上对整个生物过程进行重新定义。遗传学研究从基于家系设计的连锁研究开始，发展到今日的较大规模的基于无关个体的全基因组关联研究、全表型组关联研究以及 GWAS-by-PheWAS 研究。可以想象，在未来的研究中，如果积累的样本数目足够大，特别是在稳定的人群中，遗传学研究可能又会回到家系设计的思路上，进而识别出更多的基因型 - 表型之间的关联。

伴随计算机时代的到来，技术进步的步伐越来越快。由于基因组学、医学大数据以及组学技术和算法的发展与交织，21 世纪的人类基因组学领域就像一块势不可挡的巨石滚下山坡。随着高通量计算、大数据挖掘以及全基因组测序成本的降低，未来的基因组学数据必将纳入常规诊疗范畴，成为精准医学的一部分。研究人员将可以访问百万级别的遗传生物样本库，并将基因组信息与基于电子病历或流行病学调查研究所产生的表型组数据关联在一起。当这不可避免的未来到来时，尽管我们在数据管理、隐私保护、日常诊疗等问题上仍会遇到挑战，但科学家们正在寻求解决方案并试图通过全表型组和全基因组相结合的策略来理解和治疗人类疾病，这将划时代地改变人类基因组学的研究方式。

第四节　多组学间的相互关系

一、多组学间的相互关系

随着高通量测序技术的不断发展与完善，对于不同层次和类型的生物组学数据的获取及分析方法也日趋成熟。基于单组学数据的疾病研究已经发现了诸多与疾病发生相关的致病因素，而整合多组学数据研究疾病靶点的工作方兴未艾。生命体是一个复杂的调控系统，即使从中心法则直接涉及的 DNA、RNA 和蛋白质分子水平来看，基因组核酸序列也不过是生命复杂性的"冰山一角"；更不用提生命复杂性涉及的表观遗传现象，代谢小分子和糖、脂的参与，以及细胞、组织和器官等不同层次，除此之外还有与外部复杂环境的交互作用及个体所表现出的表型异质性等。因此，利用单一组学数据分析致病因素的局限性愈发显著。研究者应该注重从个体有关层次尽可能完整地获取数据，包括个体的微观层次（基因组、转录组、蛋白质组、代谢组等）、个体的宏观层次（分子影像、行为方式、电子健康档案等）、个体的外部层次（肠道菌群、物理环境、社会条件等）；然后对这些不同层次的数据利用各种信息分析技术进行整合，形成一个各个信息层之间不同类型数据有着高度连接的疾病知识网络。此外，多层面的组学数据并非相互独立，如何充分利用"中心法则""生物调控网络"等生物学先验信息，在多层面组学数据之间以及研究单元之间架起生物学"桥梁"，建立更符合生物学特征的统计学模型，将是该领域的研究热点。通过对多种层次和来源的高通量组学数据的整合分析，系统地研究临床发病机制、确定最佳疾病靶点已经成为精准医学研究的重要发展方向，将为疾病研究提供新的思路，并对疾病的早期诊断、个体化治疗和指导用药等提供新的理论依据，最终实现 4 个"Right"：Right time（精准的时机）、Right patient（特定的患者）、Right treatment（合适的治疗）、Right dose（精准的剂量）。

二、多组学的研究方法

疾病的发生与发展涉及基因组、转录组、表观组、蛋白质组及代谢组等多个不同层次的病理过程。单组学数据的分析往往只能体现出疾病样本其中一个层面的变化，在筛选疾病靶点方面具有很大的局限性。对多层次疾病组学数据的综合分析，将有助于人们对疾病形成更加系统、全面的认识，为药物研发、临床诊断及个性化治疗提供更多有用的参考信息。多组学的分析方法已被广泛地应用于各类研究中以解决相关生物学问题，根据研究设计，我们将多组学分析方法分为"基因组优先"（genome first）"表型优先"（phenotype first）和"环境优先"（environment first）3 类。

（一）基因组优先

基因组优先的策略旨在挖掘 GWAS 研究中发现的统计学关联背后的生物学机制。在没有体细胞突变的情况下，人体基因组序列一生保持不变，不受环境或发育的影响。所以，疾病相关的遗传变异可假定为导致疾病发生的原因，而非疾病发生后产生的结果，进而成为疾病病因机制研究中重要的突破口。全基因组关联研究虽然可以定位到致病位点附近的基因座，但由于存在连锁不平衡，使得 GWAS 缺乏识别出真正致病位点的能力。此外，所识别的基因座通常包含多个基因，从基因组的角度来看，这些基因都可能是导致疾病发生的潜在"元凶"。因此，尽管 GWAS 产生的结果可直接用于风险预测，但并不能聚焦到具体的基因或通路中，所以无法指导治疗。多组学整合研究将有助于从 GWAS 研究结果中识别出致病位点，阐明其致病的生物学机制，关于 *FTO* 基因和肥胖的关联研究就是一个很好的例子。GWAS 研究发现 *FTO* 基因区域与肥胖显著相关，为了明确致病位点具体作用于哪种细胞类型，研究者检查了 127 种细胞类型的染色质状态图，从而发现脂肪间充质干细胞一段增强子序列的活跃程度在风险单体型和非风险单体型之间存在差异。随后，研究者通过调控组学包括染色质状态信息和染色体构象捕获（Hi-C）数据发现了 *IRX3* 和 *IRX5* 这两个下游的靶基因，其表达与风险单体型相关。这两个基因是产热过程的主要控制子，产热过程是脂肪细胞消耗能量的一种方式，如果该过程被抑制，则会导致脂肪的堆积，从而发生肥胖。当 rs1421085 位点发生等位基因 T 被 C 取代时，正常的组织 ARID5B 基序破坏了，影响对调控区域的正常调节机制，开启了前体脂肪细胞 *IRX3* 和 *IRX5* 的表达。这种表达导致脂肪细胞由产热消耗（白色脂肪组织）变为能量储存，关闭了机体的产热功能，导致脂质积累，最终导致肥胖发生。*IRX3* 在脂肪组织中抑制能够降低大鼠体重和增加能量消耗，而在体力活动和食欲方面没有明显改变。敲除初级细胞的 *IRX3* 和 *IRX5* 能够产生相反的实验效果。利用 CRISPR-Cas9 编辑修复前体脂肪细胞 *ARID5B* 基序，能够产生正常表达，恢复正常组织产热功能，避免肥胖进一步加剧。至此，研究者还形象地以"破案"用语总结了上述发现：第一，他们发现导致肥胖的直接"作案者"不是 *FTO* 基因，而是 *IRX3* 和 *IRX5* 这两种调控基因；第二，"作案地点"是前体脂肪细胞；第三，"罪行"是它们抑制了脂肪燃烧。

（二）表型优先

利用组学数据扩展我们对疾病认知的另一个途径是考察因素与疾病之间的相关性，一旦发现不同组学来源的因素都与某一特定表型相关，则可以从中推测出其导致疾病发生发展的具体致病通路。因此，表型优先的策略旨在了解致病途径，而非聚焦特定基因座。例如研究者利用转录组和表观组学数据，证明了基因因素和环境因素是通过不同的细胞类型产生阿尔茨海默病的致病作用。研究者首先识别出一组在疾病发生发展过程中基因表达量发生过变化的基因。其结果与阿尔茨海默病病理生理学研究结果一致，转录组数据显示免疫相关基因的表达量持续增加，而突触和学习功能相关的基因表达量持续下降。随后，研究者使用染色质免疫沉淀和二代测序的方法分析了 7 种不同的表观遗传修饰，鉴定出数以千计的启动子和增强子，这些启动子和增强子在病例组和对照组中表现出明显不同的染色质状态。接下来，研究者为了探明表观遗传变化与基因表达量变化相一致，使用富集分析鉴定出 5 个转录因子富集在在活化的启动子和增强子中，2 个富集在抑制因子中。最后，研究者利用现有的 GWAS 数据观察与阿尔茨海默病相关的基因变异是否与研究识别出的任何功能区域相互重叠，最终发现与阿尔茨海默病相关的基因变异在免疫功能相关增强子中显著丰富，而不是在神经元功能相关的元件中。至此，研究者提出阿尔茨海默病的遗传倾向主要通过免疫功能失调起作用，而神经细胞的表观遗传变化主要由环境驱动。

（三）环境优先

在环境优先的策略中，研究者采用多组学分析来探讨饮食等环境因素与疾病发生机制的关联。目前，准确评估和控制人类饮食等环境暴露仍较为困难，因此，动物模型在此类研究中较为常用。在一项考察多种环境条件对生理、分子和临床表型影响的研究中，研究者分析了 25 种不同的饮食对 800 多只小鼠整体健康和寿命的作用。他们比较了营养素和一系列心脏代谢特征（如寿命、血清代谢物、肝细胞线粒体活性、血压和葡萄糖耐受性）之间的相互作用，以识别出与改善健康相关的膳食成分。最终，饮食中蛋白质与碳水化合物的比例被证明对未来生活中的健康参数有深远的影响，进而为我们从膳食角度提供了具有新的思路和潜在的生物学机制。

三、未来发展趋势与展望

目前，组学技术仅在极少数情况下才展现出其优于传统检测的实力，因此，目前将这些技术纳入临床实践仍存在较大的成本效益弊端和监管障碍。然而，考虑到使用多组学技术可以更清晰地了解健康和疾病，基于多组学整合的方法和技术很可能在未来的临床实践中成为普遍现象。此外，最近大型生物银行计划在世界各地蓬勃发展（如 UK Biobank、Million Veterans Project 和 "All of US" 计划），收集了各种层次的生物样本，并对数百万人进行多组学分析。这些多组学数据的融合将对人类疾病产生深刻的理解，并为更多其他的研究和临床应用提供有价值的参考数据库。

组学技术已成功应用于健康个体的疾病风险预测模型、早期检测和疾病管理工作中。与传统的临床检测一样，大规模组学数据的分子测量可以整合到疾病风险模型中。例如，2018 年哈佛大学和麻省理工大学的研究者已经开发了基于全基因组多基因评分计算特定疾病遗传风险的方法，该方法可以成功地对几种常见慢性复杂性疾病（如心血管疾病等）的潜在发病人群进行高风险和低风险的划分，从而更有针对性地进行后续干预措施的实施。如果在未来能够同时高质量和低成本地进行其他多种组学的测量，将多种组学信息同时纳入疾病风险模型，可以更为精准地实现风险分层和精准干预。此外，可穿戴设备持续收集的数据可与组学数据相结合，共同应用于疾病的早期检测。除了疾病风险预测和早期诊断外，整合组学在疾病治疗和预后方面的作用将会变得越来越强大。来自转录组、表观基因组、微生物组、蛋白质组和代谢组的信息以及成像和可穿戴设备的数据都将用于帮助破译疾病，促进预后，从而指导治疗。在癌症中，肿瘤 - 正常组织对（tumour-normal pairs）的 DNA 和 RNA 测序已经鉴定了易位（变异）和基因表达的特征，帮助实施针对性的靶向治疗进而治愈疾病。在未来，随着多组学的测量数据与疾病的预后关联，这种数据驱动的范例很可能会成为医学研究的有力工具，也将有助于促进临床诊断和治疗。

目前，全世界每年的生物数据产生总量已经高达 EB 级，生命科学在某种程度上也成为大数据科学重要的组成部分。同时，高通量测序平台产生的生物大数据和海量的医院病历文档、生化检验结果、病理学和影像学信息等数字化信息的有效整合又使得人们面临此挑战的形势更加急迫和严峻。疾病的复杂性和个体化医疗等要求有生物学意义上更加精准的数据整合方法。生物体内的基因变异、甲基化水平、基因表达水平、蛋白质水平以及代谢水平等内环境状态与外环境应答、疾病发生与发展紧密相关。因此，深入、全面分析不同组学数据的信息可以提高特征筛选的检验效能，以及疾病发生风险、死亡风险预测的准确性，对疾病的成因、进展及预后研究至关重要。全面开展针对生物医学大数据的系统研究与挖掘，成为生物医药科学技术发展的必将趋势。在此基础之上，整合、分析多组学高通量测序数据来筛选疾病靶点，在科学理论和技术操作的层面，都将会更加系统、深入并全面、有效地展开。

本章小结

医学大数据、转化医学、精准医学为慢性复杂疾病及其病因的研究带来新的契机。如何实现循证医学、科学转化、合理精准是我们目前面临的任务和挑战。传统"黑箱"流行病学往往侧重于识别单一危险因素，很少聚焦网络对疾病的影响，这种单一的研究有严重的局限性。高通量组学技术的发展成熟，使得流行病学家有机会将系统生物学理论方法与分子流行病学有机结合，借助于丰富的组学数据、临床医学大数据，系统阐明暴露到疾病结局的致病机制，这有助于将复杂数据转化为与医学和公共卫生相关的知识。

暴露组反映了生命全程中环境影响和相关生物反应的累积测量，包括来自环境、饮食、行为和内生过程的暴露。暴露组学是研究暴露组以及暴露组对人类疾病过程影响的学问，它关注个体一生中所有暴露的测量以及这些暴露如何与疾病建立联系。暴露组学的测量方法包括"自下而上"和"自上而下"两种策略。高通量的标志物分析技术的快速发展，在技术水平上推动了全暴露组关联研究的开展。全暴露组关联研究与全基因组关联研究类似，是数据驱动、无研究假设或无明确研究假设，从众多的比较中发现暴露和疾病间的统计学联系，进而产生病因假设的研究。随着各类组学技术的进展，越来越多的生物标志物产生，为阐释环境暴露到致病的过程提供了多阶段与多作用机制关联的信息。暴露组理念的引入，将系统的外暴露评价、内暴露和早期效应标志物关联，提供了在人群层面认识环境与健康的研究策略和技术路线框架。尽管在测量技术、测量时间窗选择、测量方法的标准化、统计分析等方面尚存在问题和挑战，但相信在不远的未来，伴随着各国建立了人类暴露组学研究中心，暴露组学得到了更多的资助和广泛的国际合作，我们对环境的认识会拓展到人类整个生命经历的所有非遗传因素，达到新的高度。

表型组是指某一生物的全部性状特征。表型组学是一门在基因组水平上系统研究某一生物或细胞在各种不同环境条件下所有表型（从基因、蛋白质到代谢各尺度）的学科，其主要研究的是某一生物的物理和化学性状随着基因突变及环境改变而变化的规律。表型信息的来源包括电子健康记录和传统流行病学研究。全表型组关联研究最大的挑战在于大量研究所积累的表型数据的有效性以及如何保证高质量的系统表型测定。虽然全表型组关联研究在标准化术语的规范、因果推断、隐私保护、大型数据计算与存储等方面尚存在问题与挑战，但我们相信，随着科学家们的不懈努力，以及高通量计算、大数据挖掘以及全基因组测序成本的降低，未来，百万级别的遗传生物样本库终将把基因组信息与基于电子病历或流行病学调查研究所产生的表型组数据关联在一起，划时代地改变人类遗传学的研究方式。

随着高通量测序技术的不断发展与完善，对于不同层次和类型的生物组学数据的获取及分析方法也日趋成熟与完善。基于单组学数据的疾病研究已经发现了诸多新的疾病相关因子，而整合多组学数据研究疾病靶点的工作方兴未艾。生命体是一个复杂的调控系统，疾病的发生与发展涉及基因变异、表观遗传改变、基因表达异常以及信号通路紊乱等诸多层次的复杂调控机制，利用单一组学数据分析致病因子的局限性愈发显著。通过对多种层次和来源的高通量组学数据的整合分析，系统地研究临床发病机制、确定最佳疾病靶点已经成为精准医学研究的重要发展方向，将为疾病研究提供新的思路，并对疾病的早期诊断、个体化治疗和指导用药等提供新的理论依据。

思考题

1. 请简述系统生物学在分子流行病学中的作用。
2. 简述暴露组和暴露组学的定义。
3. 简述表型组和表型组学的定义。
4. 当研究群体数量达到百万量级时，人类基因组研究的挑战是什么？
5. 简述多组学整合研究的意义及其与精准医学的关系。

（郑启文）

参考文献

[1] 李立明. 流行病学 [M]. 6 版. 北京：人民卫生出版社，2008.
[2] Haring R, Wallaschofski H. Diving through the "-omics": the case for deep phenotyping and systems epidemiology [J]. OMICS, 2012, 16 (5): 231-234.
[3] 白志鹏，陈莉，韩斌. 暴露组学的概念与应用 [J]. 环境与健康杂志，2015, 32 (1): 1-9.

[4] 郑国巧，夏昭林. 暴露组与暴露组学研究进展 [J]. 中华劳动卫生职业病杂志，2014，32（12）：945-948.

[5] Wild CP. Complementing the genome with an "exposome"：the outstanding challenge of environmental exposure measurement in molecular epidemiology [J]. Cancer Epidemiol Biomarkers Prev，2005，14（8）：1847-1850.

[6] Rappaport SM，Smith MT. Epidemiology. Environment and disease risks [J]. Science，2010，330（6003）：460-461.

[7] Wild CP. The exposome：from concept to utility [J]. Int J Epidemiol，2012，41（1）：24-32.

[8] 任爱国. 暴露组与暴露组学 [J]. 中华流行病学杂志，2012，33（9）：973-976.

[9] Rappaport SM. Discovering environmental causes of disease [J]. J Epidemiol Community Health，2012，66（2）：99-102.

[10] 冷曙光，郑玉新. 基于生物标志物和暴露组学的环境与健康研究 [J]. 中华疾病控制杂志，2017，21（11）：1079-1081.

[11] Patel CJ，Bhattacharya J，Butte AJ. An Environment-Wide Association Study（EWAS）on type 2 diabetes mellitus [J]. PLoS ONE，2010，5（5）：e10746.

[12] Patel CJ，Chen R，Kodama K，et al. Systematic identification of interaction effects between genome- and environment-wide associations in type 2 diabetes mellitus [J]. Hum Genet，2013，132（5）：495-508.

[13] Lind PM，Risérus U，Salihovic S，et al. An environmental wide association study（EWAS）approach to the metabolic syndrome [J]. Environ Int，2013，55：1-8.

[14] Vrijheid M，Slama R，Robinson O，et al. The human early-life exposome（HELIX）：project rationale and design [J]. Environ Health Perspect，2014，122（6）：535-544.

[15] Miller GW，Jones DP. The nature of nurture：refining the definition of the exposome [J]. Toxicol Sci，2014，137（1）：1-2.

[16] Freimer N，Sabatti C. The human phenome project [J]. Nat Genet，2003，34（1）：15-21.

[17] Houle D，Govindaraju DR，Omholt S. Phenomics：the next challenge [J]. Nat Rev Genet，2010，11（12）：855-866.

[18] Bush WS，Oetjens MT，Crawford DC. Unravelling the human genome-phenome relationship using phenome-wide association studies [J]. Nat Rev Genet，2016，17（3）：129-145.

[19] Denny JC，Bastarache L，Ritchie MD，et al. Systematic comparison of phenome-wide association study of electronic medical record data and genome-wide association study data [J]. Nat Biotechnol，2013，31（12）：1102-1110.

[20] Verma A，Bang L，Miller JE，et al. Human-disease phenotype map derived from PheWAS across 38，682 Individuals [J]. Am J Hum Genet，2019，104（1）：55-64.

[21] Köhler S，Doelken SC，Mungall CJ，et al. The Human Phenotype Ontology project：linking molecular biology and disease through phenotype data [J]. Nucleic Acids Res，2014，42：966-974.

[22] Hebbring S. Genomic and Phenomic Research in the 21st Century [J]. Trends Genet，2019，35（1）：29-41.

[23] 沈思鹏，张汝阳，魏永越，等. 多组学数据整合分析的统计方法研究进展 [J]. 中华疾病控制杂志，2018，22（8）：763-765.

[24] 吴家睿. 建立在系统生物学基础上的精准医学 [J]. 生命科学，2015，27（5）：558-563.

[25] 谢兵兵，杨亚东，丁楠，等. 整合分析多组学数据筛选疾病靶点的精准医学策略 [J]. 遗传，2015，37（7）：655-663.

[26] Yehudit H，Marcus S，Aldons L. Multi-omics approaches to disease [J]. Genome Biol，2017，18（1）：83-97.

[27] Claussnitzer M，Dankel SN，Kim KH，et al. FTO obesity variant circuitry and adipocyte browning in humans [J]. New Engl J Med，2015，373（10）：895-907.

[28] Gjoneska E，Pfenning AR，Mathys H，et al. Conserved epigenomic signals in mice and humans reveal immune basis of Alzheimer's disease [J]. Nature，2015，518（7539）：365-369.

[29] Solon-Biet SM，McMahon AC，Ballard JW，et al. The ratio of macronutrients，not caloric intake，dictates cardiometabolic health，aging，and longevity in ad libitum-fed mice [J]. Cell Metab, 2014, 19 (3): 418-430.

[30] Karczewski KJ，Snyder MP. Integrative omics for health and disease [J]. Nat Rev Genet，2018, 19 (5): 299-310.

第二篇
精准健康风险评估

第七章　精准健康风险评估

健康风险评估作为健康管理的核心环节，是对个人的健康状况及未来患病和（或）死亡危险性的量化评估，是实现健康风险评估的技术手段，通过将个人健康信息输入计算机软件，在分析大量的个人健康信息的基础上，建立包括生活方式、环境、遗传等危险因素与健康状态之间的量化关系，分析、建模、评估，预测个人在以后一段时间内发生某种疾病或存在健康危险的可能性，从而真正指导被评估者日常行为。建立健康风险预测数学模型的原理就是通过采用概率理论在患病危险性与危险因素之间建立数量关系模型，所采取的数理手段有多元回归、神经网络及 Mote Carlo 模型等，这些方法前瞻性地预测健康潜在风险，对慢性病的发生、发展和提前防控具有建设性预示，是当前健康管理预警技术的发展趋势。而随着精准医学的发展和医学大数据的挖掘应用，采用机器学习、生物信息挖掘等技术手段从原始数据构造并衍生大量候选特征，并从候选特征中识别变量间的关系，筛选出具有预测能力的风险变量，进行精准健康风险评估，可准确识别高风险个体，快速实施有效干预，大幅提高医疗效率，拓展、完善了疾病的三级预防。

第一节　健康风险评估的概述

一、健康风险评估的定义

（一）概述

健康风险评估（health risk appraisal，HRA）是一种方法或工具，用于描述和评估某一个体未来发生某种疾病或因为某种疾病导致死亡的可能性。这种分析过程的目的在于估计特定事件发生的可能性，而不在于做出明确的诊断。通过健康风险评估能够找出导致风险的因素，控制风险因素可以预防或降低患病或死亡的可能性，达到预防或延迟发病的效果。健康风险评估是对个人的健康状况及未来患病/死亡危险性做出量化评估的一个过程，其中主要包括健康状态、未来患病/死亡危险、量化评估 3 个部分。

（二）健康风险评估的目的和应用范围

1. 了解与个体相关的危险因素　健康危险因素具有多元化以及多种危险因素的特点。通过全面的健康体检和详细的问卷调查，收集个体的一般社会人口学信息、生活行为习惯、营养状况、生殖婚育史、疾病史和家庭疾病史等信息，评估个体目前的健康状态，并利用一定的评价标准鉴别出个体的危险因素。

2. 认识个人健康风险的大小　通过整合个体社会人口学信息、生活行为、环境暴露、生物信息学以及临床症状和体征等信息，对个人的健康状况及未来患病/死亡危险性做出量化评估，给出个体未来发生某种疾病或因为某种疾病死亡的概率大小，通过评价结果起到警示作用。

3．制定个性化的干预措施 通过区分可改变的和不可改变的危险因素，针对可改变的危险因素，制定一系列的健康干预措施，采用个性化的健康管理方案，从而降低个体未来发生某种疾病或因为某种疾病导致死亡的概率。

4．采取健康改善的行动 根据健康风险评估的结果，按照健康管理方案来实施行动，包括改变某些生活行为习惯，如戒烟戒酒、加强运动锻炼、均衡合理膳食等，减少个体的健康危险因素，从而达到预防疾病、促进健康和延长寿命的目的。

5．评价干预措施的有效性 通过对某一群体或个体进行健康干预，评估干预前后个体的健康水平、患病率、死亡率等是否有改善，明确相应干预方式的有效性。

6．健康管理人群分类 通过健康风险评估，将某些危险因素相近的个体进行分类，实施一定的健康干预措施，进行健康管理。

（三）精准健康风险评估

精准健康风险评估是在"大数据"时代，通过整合个体社会人口学信息、生活行为、环境暴露、生物信息学以及临床症状和体征等信息，评估某一个体未来发生某种疾病或因为某种疾病导致死亡的可能性。其旨在利用人类基因组及相关系列技术对疾病分子生物学基础的研究数据，整合个体或全部患者临床电子医疗病例，在分子层面上进行健康风险评估，是精准医学的一个重要分支。

二、健康风险评估的发展概况

（一）国际健康风险评估发展概况

1．起源 自20世纪50年代初延续至今的美国弗莱明翰心脏病研究（Framingham Heart Study）作为最经典的对心脏病长期临床跟踪的社区研究，奠定了健康风险评估模式的雏形。1940年，美国Robbins LC医生在当时进行的大量子宫颈癌和心脏疾病的预防工作中总结了这样一个观点：医生应该记录患者的健康风险，用于指导疾病预防工作的有效开展。他创立了以流行病学为主要研究手段的预测医学，首次提出了健康风险评估（Health Hazard Appraisal，HHA）的概念，建立了Framingham心脏病预测模型，为社区医生开展健康教育提供了支持。1950年，Robbins LC医生主持制定了 *Tables of 10-gear Mortality Risk*（10年期死亡率风险表格），在许多小型的示范教学项目中，均以健康风险评估作为医学课程的教材及运用的模式。20世纪60年代后期，随着人寿保险精算方法在对患者个体死亡风险概率的量化估计中的大量应用，所有产生量化健康风险评估的必要条件逐渐成熟。

2．发展期 1970年，Robbins LC医生和Jack Hall医生针对实习医生共同编写了 *How to Prospective Medicine*（《如何运用前瞻性医学》）一书，确定了多种致病、致死的心脏病危险因素，阐述了目前健康危险因素与未来健康结局之间的量化关系，并提供了完整的健康风险评估工具包，包括问卷表、健康风险计算以及反馈沟通的方法等。至此，健康风险评估进入大规模应用和快速发展时期。1979年，美国疾病控制中心（CDC模型），以预测医学为蓝本，推出了计算机版的第一代健康风险评估，根据美国人的性别、种族、年龄，25 种主要疾病及这些疾病 10 年内的死亡率，以及不同疾病的致病、致死危险因素，进行运算，指出生理指标、家族与个人病史及生活方式对于其中 25 种主要疾病及疾病总体死亡率的影响及危害。

自此，健康风险评估开启了计算机技术直接介入的健康干预服务的新篇章，形成了以数据为导向的健康需求与供给的对话机制，造就了被评估人与计算机对话的雏形。通过疾病、死亡率、健康危险因素的相互关系，为评估对象提供了 3 个年龄概念：实际年龄、健康年龄、可达到的最健康年龄。如果评估对象的健康年龄与其可达到的最健康年龄的差别很大，则表示评估对象在降低健康危险因素方面有很大的潜力；反之，如果评估对象的健康年龄与可达到的最健康年龄的差别很小，甚至为零，则说明评估对象已经较好地控制了自己的健康危险因素，其健康状态也达到或接近了其最健康的状态。健康风险评估以通俗易懂的年龄说法，实施健康教育，帮助公众认识个人可控制的健康危险因素，如生理指标、生活方式、心理因素对个人健康与寿命的影响，从而增强健康意识、选择健康的生活方式，保持健康的心理状态，开展自我健康管理。

3. 成熟期　1981 年，美国卡特中心（The Carter Center）与美国疾病预防控制中心（CDC）携手合作，集合了 200 多位健康与医疗专家，对 300 多篇有关人口健康与疾病的科学论文进行了反复推敲及比较，对第一代健康风险评估计算系统及其风险评估技术进行了重大修改与更新，于 1989 年推出了由美国疾病预防控制中心 / 卡特中心主编的第二代健康风险评估：把第一代健康风险评估所涉及的 25 种重大疾病的死亡率与致死原因增加到 43 种，强调了干预与改变健康行为的重要性，为评估对象提供了为不同健康需求服务的预防、保健与医疗资源。

从第一代出台到第二代健康风险评估系统的推出，计算机技术与现代通讯技术有了革命性的发展与质的改变。以个人电脑为依托的第二代健康风险评估系统，促进了健康风险评估的商业发展，众多的小型健康风险测定与评估商应运而生。这些健康风险评估商，面向工作场所与医疗保险服务商，依托医学、公共卫生、流行病学、行为、心理、体育等跨学科的学术支持，着重开展评估及评估后的跟踪、干预，推动了由健康促进与疾病管理相结合的健康管理服务的诞生与发展。

进入 21 世纪，随着个人电脑的普及与互联网技术的飞速发展，以互联网对话形式出现的第三代健康风险评估，将健康评估的焦点集中于可以人为控制的健康危险因素上；逐渐取代了传统健康风险评估的纸质问卷与打印的报告，而以健康得分来衡量人们可控健康行为；取代了以年龄概念作为促进人们改进健康风险的评估准则。其中，美国密西根大学健康管理研究中心率先沿用第一代、第二代健康风险评估的以疾病死亡率计算风险的核心技术之一，提供个性化的第三代"健康风险评估"服务，为工作场所与医疗保险服务商提供个人与群体健康风险评估与健康管理咨询的服务。死亡率不再是风险评估的唯一依据，而是以第三代健康得分理念来计算患病率及反映不同患病率的个人医疗费用。

4. 展望未来　进入 2010 年以来，随着互联网已深入人们生活的各个角落，"大数据"也成为各行各业关注的焦点。此外，随着精准医学的不断发展、个体化基因组学研究的不断深入和扩展，以时间为顺序，综合整理跨年度健康风险评估结果比较、个人医疗记录、医药消费明细、参加健康管理活动记录、伤残事故等所有有关健康信息的网上档案，并结合深入的分子和基因组信息，促成健康管理需求人、健康管理服务商的双向对话，以大数据导向、以循证医学、预测医学为基础的第四代精准健康风险评估与健康管理咨询服务系统正逐步建立。

（二）中国健康风险评估的发展概况

自从 2000 年开始，国内陆续从国外引进了健康风险评估系统。根据人种、流行病学、经济、社会环境等各方面的差异，进行了本地化改良。目前在国内比较成熟的健康管理系统有两种，一种是新生代健康风险评估系统，主要是美国密西根大学健康管理研究中心（UM-HMRC）第三代 HRA（Health Risk Appraisal）专利技术的引进版，结合我国慢性非传染性疾病的流行病学研究数据，经临床医学及健康管理学专家的多次探讨与研究，在吸收同类产品经验的基础上，植入智能医学逻辑运算功能模式，采用多因素综合分析运算的方法，依据众多相关因素与某种疾病的相关关系建立患病危险性的评估系统，对个人现存健康风险和未来 5 年主要疾病发生风险进行科学预测，并从饮食、运动、心理调节、体检等健康行为方面给出相关改善建议。此外，还有一种是针对个人及人群的健康危险因素（health risk factors）进行全面管理的服务过程。其科学基础是利用与慢性病的发生、发展密切相关的生物医学标志物（biomarker），并通过测量这些标志物来评价个体的健康状况。在疾病发生前掌握其生物医学标志物的模式，并连续观察发展过程中医学标志物的变化情况，就可能早期发现个体患某种慢性病的风险以及相应的风险因素，并可以采取针对性的健康管理方案进行控制、减少其发生。

三、精准健康风险评估的意义

（一）精准健康风险评估的挑战

健康风险评估描述的是具有一定特征的一群人的病死率或患病率，通过与人群平均水平相比，判断危险度的升高或降低。因此它具有以下一些局限性：不提供完整的病史、不能代替医学检查、不能诊断疾病、不能评估社会或环境危险因素，以及评估本身不能构成一个健康管理项目。然而，随着大数据获取和应用的可及性和可行性增加，精准医学得到不断发展，健康风险评估也将逐渐向精细化、个体化发展，实现从分子层面发现个体健康危险因素以及某种疾病的患病风险的设想，并可以采取针对性的健康干预措施进行健康管理，从而控制和降低健康风险。

（二）精准健康风险评估的意义

健康风险评估是有效的健康教育工具，通过向人们介绍不同疾病与其致病因素的关系，使人们了解开展健康管理，从生活方式、健康认知上改变致病因素，降低致病因素危害的重要性。健康风险评估可以为人们提供健康管理行动指南，使人们有针对性地实行生活方式干预，开展健康促进、降低健康风险因素或全面维持身心健康。

首先，健康风险评估指导个人与群体选择与保持健康的生活方式与行为，提高身心健康与改进生活质量；其次，健康风险评估为被评估个人与群体提供预防疾病与开展健康干预的资源与渠道，指导他们充分利用现有的资源，开展健康管理，改善与健康有关的生活质量、身心健康，提高生存率。而在此基础上的精准健康风险评估利用人类基因组及相关系列技术对疾病分子生物学基础研究的大数据，了解个体在分子层面上的细微不同，通过对不同患者的基因组进行对比参考，评估现有疾病遗传变异的可能性，来对干预或诊疗手段进行适当的调整和改变，从而达到精准预防或精准治疗的目的。

第二节　健康风险评估的内容

一、健康状态

人们对"健康"的理解是在不断发展的。在过去，人们把机体能有效地运转，没有疾病视作是健康。1998 年 WHO 进一步修订了健康的定义：健康是生理、心理、精神和社会方面的一种动态的完满状态，而不仅是没有疾病和虚弱。健康的多维性、健康的阶段性与连续性成为人们对健康认识的最重要的两个方面。健康的多维性是指健康包括躯体健康、心理健康和社会适应能力良好 3 个方面；健康的阶段性与连续性是指从健康到绝对死亡，个体要经历疾病低危险状态、中危险状态、高危险状态、疾病产生、出现不同的预后等多个阶段，且各个阶段动态连续、逐渐演变。

早在 20 世纪 80 年代中期，苏联学者 Berkman 就首次提出人的一般状态分为健康状态、病理状态及亚健康状态（subhealth，诱病状态），世界卫生组织称其为"第三状态"。许多学者对正常状态、亚健康状态、疾病状态进行了研究，指出正常状态是指"没有明显的自觉或检查出的临床症状和体征"的个体；亚健康状态是指人的身心处于疾病与健康之间的一种健康低质量状态，机体虽无明确的疾病，但在躯体上、心理上出现种种不适应的感觉和症状，从而呈现活力和对外界适应力降低的一种生理状态。这种状态多由人体生理功能或代谢功能低下所致，严重影响人的工作能力和生存质量。

在"健康中国 2030"的推动下，人们对健康的需求已经逐步从以疾病治疗为主，转向全生命周期的健康管理。个体生命健康管理应该从"零"开始，利用从胎儿期到老年期的各个生命阶段，包括孕期记录、出生档案、喂养记录、儿童保健、发育记录、成长记录、体检记录、疾病记录、健康管理等全生命健康信息，评估个体全生命周期的健康状态。健康风险评估的内容从评估确定的健康结果，如患病、残疾、死亡等，扩展到评估个人的健康功能，如完成日常生活运动的能力、自报健康水平等；同时深度融合全科医学，借助人工智能、基因检测、多组学检测等技术，从"慢性病体检"向"健康体检评估"转变，由"套餐式体检"向"个体化精准体检"转变，由"单纯体检"向"体检后服务"转变。健康是阶段性地又是连续性的，健康风险评估也应该阶段性地、连续地进行。健康状态的评估也可利用可穿戴设备，如智能血糖仪、智能血压计、掌上监护仪、电子皮肤等采集动态健康信息，实现全生命周期健康状态的个体化监测与评估。

二、未来患病或死亡的风险

（一）未来患病或死亡风险的相关概念

未来患病或死亡风险是基于循证医学、流行病与统计学的原理和技术预测出的具有一定特征的人群未来的患病率或病死率。传统的健康风险评估用于估计死亡的概率（即病死率），之后的健康风险评估也被用于估计患病的概率（即患病率）或出现某种不良健康状态的概率；但究其根本，健康风险估计是在概率论的基础上对未来患病和死亡风险的预测。

前期暴露因素指行为生活方式危险因素（如吸烟）、临床检验值（如血清胆固醇值高）、遗传因素（如乳腺癌家族史）等，这些都是与一个或多个结局有一定关联的因素。以死亡率为基础的健康风险评估的结局是死亡，以发病率为基础的结局是疾病或某种状态。

相对危险度是指暴露组与对照组危险度的比，常用于前期暴露和结局之间的危险度估计，反映了与对照组相比，暴露组患病或死亡风险的增加或降低。一般 RR ＞ 1 表示相较于对照组，暴露组出现结局事件的风险增加；RR ＜ 1 则表示暴露组出现结局事件的风险降低。

在精准医学的时代背景下，社会对未来患病或死亡风险的评估也提出了更高的要求，风险评估不仅需要考虑一般传统的健康危险因素，还需要利用基因组、转录组、蛋白质组、代谢组、微生物组和可穿戴设备监测数据等资料，对健康的不同状态和过程进行精确分类，从而实现个性化精准健康管理和精准治疗的目的，提高对疾病的预防和诊治的效果。

（二）用于未来患病或死亡风险评估的因素

1. 传统的健康危险因素

（1）传统健康危险因素的分类：健康危险因素是指能使疾病或死亡风险增加，或是能使健康不良后果概率增加的因素，而健康风险评估则基于这些影响因素展开。根据来源将健康危险因素分为环境因素、生物因素、行为生活方式因素和卫生保健服务因素。

1）环境因素：疾病是机体与环境因素复杂作用的结果，环境因素包括生物、物理和化学等自然环境因素和政治、经济、文化教育、就业和各类生活事件等社会环境因素。

2）生物因素：影响人类健康最重要的生物因素是心理因素和遗传因素。心理因素对疾病的产生和防治有密切的关系，其主要包括影响人类健康和疾病过程的认知、情绪、人格特征和价值观念等的心理因素。遗传因素主要包括单基因遗传病（如血友病、蚕豆病等）的生物遗传因素和遗传因素同环境共同作用于疾病（如高血压、糖尿病等多基因遗传病）的多基因生物遗传因素。

3）行为生活方式因素：行为生活方式是个人或群体在长期的社会化进程中形成的一种行为倾向或行为模式，包括营养、风俗习惯、嗜好（吸烟、酗酒）、体育锻炼、睡眠情况等。目前，影响人们健康的主要是慢性非传染性疾病，而行为生活方式因素在慢性非传染性疾病的发生、发展过程中发挥着重要甚至是决定性的作用。

4）卫生保健服务因素：卫生保健服务是针对个人和人群进行的有益于健康的医学行为和全方位的人性化的管理和看护。其内容包括：健康教育、供给符合营养要求的食品、供给安全用水和基本环境卫生设施、提供妇幼保健和计划生育服务、开展预防接种、采取适当的治疗方法、提供基本药物。

（2）传统健康危险因素的特点

1）潜伏期长：经过长期、反复接触危险因素后才会发病，而且潜伏期不易确定。潜伏期长的特点导致疾病的因果关系不易确定，给疾病的预防工作带来一定的困难；但正因为经过长时间的暴露后才发生疾病，为危险因素干预提供了机会。

2）联合作用：多种危险因素同时存在可以增加患病或死亡的风险。如吸烟者同时接触石棉和其他有害金属粉尘，肺癌的患病风险要比单纯吸烟者高。高血脂是冠心病发病的危险因素，加上高血压引起血管内膜损伤促使脂质在血管内膜沉积，增加了心血管疾病的患病风险。

3）低特异性：危险因素对健康的作用，往往是一种危险因素与多种疾病有联系，也可能是多种危险因素引起一种慢性病。如吸烟是引起肺癌、支气管炎、心脑血管系统疾病和胃溃疡等多种疾病的危险因素。食物中纤维素减少是引起结肠癌、糖尿病和冠心病的危险因素。冠心病发生又与高脂饮食、盐摄入量过多、吸烟、紧张、静坐作业方式和肥胖等多种因素有关。

4）广泛存在：危险因素广泛存在于人们日常生活之中，但还没有引起人们的足够重视。社会心理因素、环境危险因素和行为生活方式中存在的危险因素，往往是潜在的、不明显的，需要经过长期暴露才能产生明显危害作用，这也增加了人们认识危险因素的难度。

2. 多组学信息

除前一节传统用于健康风险评估的因素之外，多组学反映的机体变化的信息也是现在患病或死亡风险评估的重要方面。

（1）多基因风险评分：疾病通常是数百个甚至数千个基因与环境共同作用的结果，多基因风险评分可将全基因组基因型数据汇总为一个能够代表疾病易感性遗传倾向的数字。*MIT Technology Review*（《麻省理工科技评论》）甚至将这种新型的"遗传算命"技术列为 2018 年最具有突破性的技术之一。通过多基因风险评分结果，我们可以进行风险分层，为精准健康风险评估打下基础。癌症是多基因风险评分的主要目标，有研究利用人工智能技术，根据癌症患者 DNA 的突变模式来预测癌症的发展状况。也有研究通过一种新的机器学习技术，识别基因在肿瘤内部和肿瘤之间重复突变的顺序和模式，并且应用一种肿瘤的突变模式，来对其他肿瘤进行预测。除癌症外，我们在心脏病、2 型糖尿病、高血压、房颤甚至阿尔茨海默病等其他疾病中也逐渐开始应用多基因风险评分。但是多基因风险评分也存在许多不足，首先是多基因风险评分只提供概率，而不是结论或诊断。其次，由于建立多基因风险评分的数据来源缺乏多样性，评分缺乏普适性，例如目前开发的多基因风险评分预测欧洲人群的疾病风险的准确性要高于其他人群。

（2）转录组学和蛋白质组学：转录组学是从 RNA 水平研究基因表达的情况。转录组测序（RNA-Seq）是利用高通量测序技术对组织或细胞中所有 RNA 逆转录而成的 cDNA 文库进行测序，该技术能够在单核苷酸水平对任意物种的整体转录活动进行检测，在分析转录本的结构和表达水平的同时，还能发现未知转录本和稀有转录本，精确地识别可变剪接位点以及 cSNP（编码序列单核苷酸多态性），提供更为全面的转录组信息、更精确的数字化信号、更高的检测通量以及更广泛的检测范围，已广泛应用于生物学研究、医学研究、临床研究和药物研发等。斯坦福大学的研究人员发现，利用转录组数据有助于对散发性脊髓性肌萎缩、发育倒退并伴有震颤和癫痫发作等罕见疾病的评估；也有研究利用全基因组转录数据发现各种因素与前列腺癌的关系。蛋白质组学是以蛋白质组为研究对象，研究细胞、组织或生物体蛋白质组成及其变化规律的科学。通过鉴定出某一研究对象的全部蛋白质，我们可以从整体的角度分析其蛋白质组成成分、表达水平与修饰状态，了解蛋白质之间的相互作用与联系，揭示蛋白质功能与细胞生命活动的规律。任何一种疾病在表现出可察觉的症状之前，就已经有一些蛋白质发生了变化。因此对各种疾病的关键蛋白质和标记蛋白质的深入研究，对癌症早期疾病风险评估具有重要意义。

（3）代谢组学：代谢物组学是涉及代谢产物的化学过程的科学研究。具体而言，代谢物组学是"对特定的细胞过程遗留下的特殊化学指纹的系统研究"，对它们的小分子代谢产物的整体研究。代谢组位于基因和蛋白质的下游，大分子功能的改变在代谢层面得以体现，如神经递质、激素调控、细胞信号释放、能量传递等。通过对基因表达下游代谢产物的分析能够更加直接反映机体的病理生理状态，评估未来患病或死亡风险。代谢组学信息有如下几个特点：①代谢组学的代谢物信息库简单，它远没有全基因组测序及大量表达序列标签的数据库那么复杂；②基因和蛋白质表达的有效微小变化会在代谢物上得到放大，从而更容易检测；③代谢产物在各个生物体系中都是类似的，所以代谢组学研究中采用的技术更容易在各个领域中通用，也更容易被人接受。代谢组学技术的发展，使其可被用于评估不良妊娠、传染性疾病、心血管代谢疾病、甲状腺癌、前列腺癌等疾病的风险。

(4) 微生物组学：人类微生物组整合计划由美国国立卫生院自 2007 年发起。研究成果显示每个人的身体都是多样性丰富的生态环境。种类繁多，数量达上百万亿的微生物与人体共存，并且它们的组成因个体、群体和环境而异。人体微生物组会影响人的健康状态，也在炎症、代谢障碍等疾病状态下受到干扰。宿主与其微生物组之间的代谢信号相互作用已成为一个热门的研究领域，越来越多的证据表明来自肠道细菌的代谢物可能在人类疾病中起作用。寄生在人体中的微生物在人体多种生理生化功能中发挥着重要作用，如它们能够影响体重和消化能力、抵御感染、影响自身免疫性疾病的患病风险，甚至还会影响人体对癌症治疗药物的效果。2013 年起，微生物组计划进入第二阶段，越来越多的研究发现肠道菌群可能会影响人类机体的多种生理学功能和疾病的发生，如肠道细菌与大脑免疫细胞、机体动脉硬化、血糖血脂、炎症性肠病都存在关联。利用微生物组学信息，可有助于未来患病或死亡风险的评估，已经有研究利用微生物组学信息对肝硬化患者进行住院风险的评估。

3. 综合评估

尽管各个组学的信息对健康风险的评估具有重要作用，但是单个技术难以解释复杂疾病的风险。因此，可以将多组学信息通过网络分析和富集分析等方法进行整合，并结合传统的健康危险因素。此外，还可以利用可穿戴设备动态监测数据等信息，进行更为精准的健康风险评估。当然在评估体系上如何做到更加简化、经济而精准也是未来需要进一步深入研究的方向。

三、生活方式及健康行为评估

(一) 概念

生活方式是个人或群体长期受一定社会文化、经济、风俗、家庭影响而形成的一种行为倾向或行为模式，它包括人们的衣食住行、劳动工作、休息娱乐、社会交往、待人接物等物质生活和精神生活的价值观、道德观、审美观，以及与这些方式相关的方面。生活方式与人们的健康息息相关，例如美国的护士健康研究发现，饮酒是独立于其他饮食行为的乳腺癌的危险因素。

健康行为的概念最早由 Kasl 等于 1966 年提出，现在普遍认为健康行为是指人们为了增强体质、维持与促进身心健康和避免疾病而从事的各种活动。它是个体在躯体、心理、社会适应等方面均处于良好状态下的行为表现，如规律充足的睡眠、运动、平衡的营养等。健康行为不仅能增强体质、维持良好的身心健康，而且能预防各种由行为、心理因素引起的疾病。美国的护士健康研究发现长期服用含叶酸的复合维生素可以降低结肠癌的发生风险。行为医学的研究显示，影响人类健康的最大因素是自身可控的健康行为，因此通过对个体健康行为的评估可以对其健康风险做出预测。

（二）评估方式

1．生活方式评估　生活方式评估的要点是膳食评估与体力活动评估，膳食评估的目的是从当前的饮食中获取三大营养素与饮食模式的信息，以确定可能提高或降低健康风险的饮食成分。根据膳食评估的结果可以建议适当地改变现有的某些不良的饮食习惯，同时鼓励那些有益的饮食习惯。根据评估时间的长短，膳食评估的方法可以分为如下几种：

（1）膳食评估

1）快速评估：通过简单地询问："你认为你目前的饮食有什么需要改善的？"可了解个体可能愿意改变的饮食行为，这样可以大幅减少评估所需的时间。被询问者通常会描述出他们饮食中的相对不健康行为，以及那些可能会导致体重增加或其他健康风险增加（例如血压、血糖的升高）的饮食行为。

2）24 小时膳食回顾：常用的膳食评估工具，其目标是确定个体日常的饮食模式，并且24 小时膳食回顾法的报告偏倚是这几种方法中最小的。

3）食物日记：要求个体记录 3 ~ 4 天的食物日记，日记需包含当天所消费的食物和饮料的完整记录。食物日记不仅可以帮助患者提高对饮食习惯的认识，并且还能通过日记鼓励和监督相应的饮食习惯的改变。

4）食物频率问卷：该方法将收集个体一段时间（通常是一个月）的典型食物摄入量和频率，从而对膳食情况进行简化评估。该方法对于识别健康食品比较有效，但不能很好地识别各食品类别中普遍存在的不健康和加工食品。

（2）体力活动评估：最常用的评价方式就是通过问卷调查法和访谈法对锻炼的时间、强度、频率进行计算来判断个体的体力活动水平。目前，普遍采用的体力活动评价量表主要有国际体力活动量表（International Physical Activity Questionnaire，IPAQ；分为长卷与短卷两种类型）和全球体力活动量表（Global Physical Activity Questionnaire，GPAQ）。这两种量表适用性较广，可用于 16 ~ 65 岁人群的体力活动评估。随着体力活动相关研究的不断发展，相较于主观的问卷调查法，越来越多客观、准确的体力活动测量方法也快速地涌现，其中应用较为广泛的有双标水法、间接热量测量法、心率测量法、运用运动传感器的方法，以及直接观察法。

随着可穿戴设备的快速发展，运动传感器越来越多地应用于体力活动评估相关的研究中。使用运动传感器可以采集大量运动相关的信息，并通过相应的算法转化为运动强度与运动量数据，同时结合已知的不同运动模式的特点，特异性地识别个体的体力活动模式。可穿戴设备在数据量、数据密度上较传统的评估方法有着明显的优势，虽然目前仍存在着一些问题，但随着今后统一的校准标准的建立、传感器算法的开源、高精度传感器的研发，可穿戴设备将帮助人们更加精准地认识体力活动与健康的关系。

2．健康行为评估　健康行为主要包括以下四大类：

（1）基本健康行为：指日常生活中一系列有益于健康的基本行为，如良好的个人卫生习惯、合理营养、充足睡眠、适量运动、戒除不良嗜好、安全性行为等。

（2）避开环境危害行为：指避免暴露于自然环境和社会环境中有害健康的因素的行为，

如离开污染的环境、不接触疫水、积极应对各种紧张生活事件等。

（3）预警行为：指对可能发生危害健康事件的预防性行为以及在事故发生后正确处置的行为，如驾车使用安全带，火灾、溺水、车祸等的预防以及意外事故发生后的自救与他救行为。

（4）合理利用卫生服务行为：指有效、合理地利用现有卫生保健服务，以实现三级预防、维护自身健康的行为，包括定期体检、预防接种、患病后及时就诊、遵从医嘱、积极配合医疗护理、保持乐观向上的情绪、积极康复等。

目前针对基本健康行为的评估已经发展出许多相应的量表，Walker 等编制了健康促进生活方式量表 II（PHLP II）来评估人们采取健康促进行为的频率。该量表包括自我实现、健康责任、运动和锻炼、营养、人机支持、压力管理 6 个维度共 52 个题目，具有良好的信度和效度。李艳阳编制了健康行为量表，包括参与活动、心理应激、生活习惯 3 个维度，共 38 个题目，每题采用 5 级评分。最新的《中国公民健康素养基本知识与技能（2015 年版）》涵盖了大多数的基本健康行为，总体可以反映基本健康行为的水平。综上，这些量表的内容已经基本覆盖了大部分的基本健康行为。

基于健康行为评估的未来健康风险的预测，需要建立在大样本的流行病学研究基础上。美国国立卫生院 - 美国退休人员协会［National Institutes of Health-American Association of Retired Persons（NIHAARP）］在 1995—1996 年开展了一项饮食与健康研究，该项研究纳入了 50 多万 50 岁以上的研究对象，通过邮件的形式对研究对象的基线人口学特征、生活方式、健康风险因素等信息进行收集，并通过邮件进行随访。基于该大样本前瞻性队列研究，研究者们已经发现了许多与疾病相关的生活方式和健康行为。如一项研究通过分析该队列数据发现摄入动物来源的饱和脂肪酸、反式脂肪酸、单不饱和脂肪酸与更高的死亡率相关，而摄入多不饱和脂肪酸、亚麻酸和 ω-3 多不饱和脂肪酸则与更低的死亡率相关。同样，我国于 2004—2008 年启动的中国慢性病前瞻性研究（China Kadoorie Biobank）也在全国 10 个地区纳入了超过 50 万名研究对象，并且同时收集了他们的血浆与 DNA 样本。与 NIHAARP 相同，该队列的数据也公开接受研究者的申请。通过研究者对这些大样本数据的挖掘，生活方式、健康行为与健康风险之间的关系将会被逐渐揭示，基于生活方式与健康行为的健康评估也会更加精准，同时研究者可以借此更精准地指导相应的干预措施，如疾病相关的不良生活方式的改变，不良饮食习惯的改变等。

四、公共卫生监测与人群健康评估

公共卫生监测是指连续系统地收集、分析和阐释卫生相关数据，以便计划、实施和评价公共卫生工作。进行常规公共卫生监测的目的是监测疾病趋势，同时也可在应对疫情方面发挥重要作用。公共卫生监测可以通过使用入户调查、网络调查、疾病登记、实验室数据等方式进行。目前公共卫生监测也越来越多地使用来自社交网络、遗传以及各种渠道的非卫生相关数据。最初，公共卫生监测的重点是传染性疾病，随着现代医疗技术的发展与医学知识的更新，公共卫生监测的重心已经逐渐从传染性疾病延伸至慢性非传染性疾病，如高血压、糖尿病和癌症等。

（一）公共卫生监测的类型

世界银行将公共卫生监测的应用分为以下六大类型：

1. 确认一个或多个案例并进行干预，以便预防传染或者降低发病率和死亡率。

2. 评价卫生事件对公共卫生的影响或判断和估计它的趋势。

3. 论证公共卫生干预项目和资源的需要，并在制定的公共卫生计划中合理地分配资源。

4. 监测预防和控制方法及干预措施的有效性。

5. 识别高风险人群和地理区域以便进行干预和指导研究。

6. 建立假说，启发病因、疾病传播和进展的危险因素的分析性研究。

（二）公共卫生监测流程

公共卫生监测的流程是对数据进行收集、分析和解释，并及时地发布结果的过程。一个检测系统的建立需要经历以下步骤：

1. 数据框架建立　建立一个新监测系统的首要问题是应该追踪什么信息。数据框架通常由某一特定的指标来定义，该指标能让决策制定者客观地估计卫生问题的大小和监测在人群中干预的过程、效果和影响。指标框架建立的过程涉及如下步骤：进行文献综述、咨询专家、用 Delphi 体系评价指标的一致性和评价数据的可行性和质量。

2. 数据收集与管理　①关键数据的收集方法，包括健康调查，例如调查环境、行为（如吸烟、饮酒和身体活动等）和人群中相关的生物危险因素。②数据管理，管理包括基于人群的系统（如人口登记系统）、医疗系统（如医院电子病历系统）、医保支付系统和健康管理公司的健康档案；此外，还包括一些强制的报告系统，如传染性疾病（如肺结核、梅毒和百日咳）的报告系统。

3. 数据分析　该阶段可以对已有的数据和感兴趣的健康问题进行分析，也可以对具有某一健康问题的人群进行特征和行为特点的分析。可以根据时间、空间和人群的不同对所观察的健康问题进行分析。可以应用多种统计学方法，包括时空聚类分析、时间序列分析、地理空间分析、logistic 回归分析、神经网络模型、机器学习方法，用数学模型来动态研究特定人群的健康状态和基于监测数据的疾病预测。

4. 数据的解释工作　数据的解读需充分考虑所关注疾病的发生率随时间是否有明显的改变、诊断水平和报告的准确性是否有所提高以及重复报告的情况，充分了解可能的研究偏倚将有益于正确地解释结果。

5. 信息产品及其传播　公共卫生监测的最后一步，也是关键的一步就是与信息使用者进行及时的交流，有利于后续相关政策的制定。

6. 监测系统的评估　每个监测系统应该定期进行评估，一个系统的评估应该能够解决以下 6 个方面问题：重要性、目标和构成、实用性、花费、数据的质量（准确性、代表性、完整性）和监测系统的质量（简洁、灵活、方便、稳定、可接受性、灵敏性、阳性预测值、代表性和及时性）。

（三）公共卫生监测现状

当前我国的公共卫生监测仍存在一些局限，如各个检测系统之间尚未建立良好的协作和信息共享机制，使得信息的利用不能最大化。此外，由于公共卫生监测的范围不能做到很全面，所以仍然可能存在没有被及时发现的新卫生问题。但是随着计算机技术、互联网、物联网、统计学方法的不断发展以及监测网络的不断扩张，未来的公共卫生监测将会更加精准。例如，在 2009 年已经有研究报道了基于搜索引擎成功发现流感暴发的案例；此外，加拿大的一个基于互联网的监测系统在 2002 年比 WHO 提前 2 个月识别出了广东省的 SARS 暴发疫情，上述案例均表明相较于传统的检测手段，基于网络的监测能帮助人们更早地判断疾病的暴发。

近十年来，随着计算机性能的提升以及众多监测设备的研发与投入使用，基于互联网、物联网的公共卫生监测得到了飞速的发展。但是任何事物都存在着两面性，基于互联网的公共卫生监测在展现其独有的优势的同时也存在着诸多待解决的问题（表 7-1）。

表7-1　基于互联网的公共卫生监测的优势及问题

优势	存在的问题
相比传统的监测能更早地预警	以非结构化数据为主，需专业的数据处理
不依赖于政府或卫生机构上报的数据	监测的灵敏性未知，需要进一步的验证
所使用的信息是免费的	监测的特异性未知，过高的假阳性率可能会增加相关人员的工作量
整个监测系统的运行费用较低	涉及个人互联网隐私问题
监测系统可自动运行并实时发布消息	
公众能更方便地获取监测数据	

所以将来的公共卫生监测将会在很大程度上依赖于互联网所产生的海量数据，基于互联网的监测不仅能及时发现疫情的暴发、减少费用成本，同时还增加了报告的透明度与传播速度。公共卫生监测随着移动互联网、物联网的发展，将会进入一个公共卫生监测的大数据时代，通过神经网络、机器学习等方法所建立的精准监测模型，将会为未来的公共卫生监测提供及时、可靠的预警。

五、临床评估

临床上（包括体检、门诊、住院、治疗后）通常会通过各种量表结合体格检查、实验室检查来评估个体的健康状况以及远期的健康风险。通常，患者（或体检者）需要完成一份问卷或量表，其中包括现在或者以前所经历的症状，这些问题涉及全身各个系统，如神经系统、呼吸系统、循环系统、消化系统、泌尿生殖系统、内分泌系统和肌肉系统，同时问卷还会收集用药情况、既往疾病史、家族史等信息。随后医生会对患者进行体格检查，通过视、触、扣、听对身体进行全面的检查，并记录异常的情况。根据问卷信息、临床体格检查、实验室检查信息以及辅助检查的信息，综合地对个体进行临床风险的评估。

（一）健康体检者评估

不同类型患者的临床评估侧重点各有不同，如健康体检个体的健康评估会侧重于通过当前的体格检查、实验室检查，并结合家族史信息、遗传检测信息对其健康状况进行评估，并且根据上述信息估计个体未来患某一特定疾病的风险。随着基因检测技术与多组学（基因组学、转录组学，表观组学、蛋白质组学、代谢组学）的快速发展与普及，越来越多与疾病高度相关的基因位点与标志物被发现。目前已经发现了与心脏疾病、运动障碍以及癌症相关的基因，随着疾病相关变异基因图谱的不断完善，精准识别高危人群及对其进行精准的一级预防将会成为可能。

（二）癌症患者评估

癌症患者的临床评估更侧重于收集与营养摄入有关的危险因素，同时在体格检查时会更关注皮下脂肪的含量是否减少、肌肉量是否减少和肌力是否减退、水肿和腹水的情况。随着对癌症发病机制研究的不断深入，越来越多与发病和治疗相关的位点被发现，使得通过测定相关生物标志物来对癌症患者进行早期诊断与个性化治疗成为可能。CancerSEEK 是一种针对多种物质的血液检测技术，可以检测与常见癌症相关的 DNA 和蛋白质变异。2018 年一项包含 1 005 名癌症患者的研究使用该检测方法对各种肿瘤检测的灵敏度中位数为 70%，灵敏度随着癌症分期的提高逐渐增加，且特异度均超过 99%。虽然该检测技术还需要更好的对照设计以及更大的人群样本来验证，但这项研究提示通过检测肿瘤特异性的生物标志物可以使癌症的早期诊断成为可能。在临床上，基因检测技术在某些癌症的分型以及治疗上已经得到了广泛应用，如乳腺癌、肺癌、结肠癌和淋巴瘤。

（三）药物治疗评估

对于正在接受药物治疗的患者的临床评估会更侧重于治疗效果与不良反应的评估。在接受治疗的患者中，不同的个体对同一种药物的反应存在较大的差异，有研究发现服用同一种药物的两个体重相同的个体其血浆药物水平的差异可以达到 1 000 倍之多。因此，对于需要进行药物治疗的患者，同时还需要对其药物代谢能力进行评估，那些能够影响药物代谢的因素，如药物 - 药物交互作用、药物 - 食物交互作用、性别、年龄、疾病状态（如肝与肾功能）和孕期状态都需要得到充分评估。基因的变异同样在药物的代谢过程中扮演着重要的角色。理论上，与药物吸收、代谢及其受体相关的基因决定了一个个体的药物代谢水平，因此识别出这些关键基因并建立其与药物代谢之间的相关模型可以帮助制定个性化的用药方案，从而在使药效最大化的同时，将可能的副作用出现的概率降到最低。在 NIH 管理的 Pharmacogenomics Knowledge Base（www.pharmgkb.org）网站以及美国 FDA（https：//www.fda.gov/Drugs/ScienceResearch/ucm572698.htm）网站上可以查询到目前最新的与药物代谢相关的基因。

基于基因检测的精准临床评估在某些恶性肿瘤的诊疗中已经发挥出了举足轻重的作用，在高效识别高危人群的同时，也显著延长了恶性肿瘤患者的生存时间。基因与药物代谢的研究也将会进一步指导临床上更为精准的药物使用。随着基因检测技术的普及、下一代测序技术的发展，基因检测的成本将会进一步下降，全基因组测序和全外显子组测序将逐渐成为主流，届时我们将会更清楚地了解基因与疾病之间的关系，并且能够更加精准地给予治疗。

第三节　健康风险评估的过程

健康风险评估是健康管理的核心环节，是量化评估个体健康状况及未来患病和（或）死亡风险的重要手段。健康风险评估的过程其实就是通过分析、建模、评估、预测的方法将收集来的健康数据变为健康信息的过程，用于评估个体在以后一段时间内发生某种疾病或存在某种健康风险的可能性，能有效指导个性化治疗及预防措施。该过程可以分为数据整理、数学模型建立和评价 3 部分。

一、数据整理

数据整理是对通过调查、观察等方法收集来的健康数据进行检验、归类和编码的过程，是数理统计分析的基础。它主要分为以下 3 个步骤：数据审核（要保证数据的全面性和真实性）、数据筛选（选择数据分析过程中需要的变量）和数据清洗（发现并纠正数据中可识别错误的过程，包括检查数据一致性、处理无效值和缺失值等）。

二、数学模型的建立

在数据分析的时候，一般首先要对数据进行描述性统计分析，以发现其内在的规律，再选择进一步分析的方法。描述性统计分析通过绘制统计图、编制统计表、计算统计量等方法描述数据的分布特征。它是数据分析的基本步骤，也是统计推断的基础。

建立健康风险预测数学模型一般采用概率理论在患病危险性与危险因素之间建立数量关系模型，其原理就是在分析大量的个人健康数据的基础上，建立包括生活方式、环境、遗传等危险因素与健康状态之间的量化关系，从而真正指导评估对象日常行为。常见的风险预测模型以死亡为结果，现已扩展到以疾病为基础的风险评价，指通过统计学的方法来估计前期暴露因素（如行为生活方式因素、临床检验值、遗传因素、与一个或多个结局成数量关系的因素）和结局（患病、发病或死亡）关系的方法。

健康风险预测数学模型可分为两类：单因素加权计分和多因素数理分析。其中单因素加权计分法包括 Carter Center 危险度评估模型、哈佛癌症风险指数（Havard Cancer Risk Index）、密歇根大学健康风险评估系统等。多因素数理分析应用较多，传统方法以多元回归分析中的 logistic 回归分析为主，目前由于大数据分析和机器学习的发展，基于模糊数学的神经网络方法、基于 Monte Carlo 的模型等也逐渐应用于健康风险评估领域。

三、数学模型的评价

不同的风险评估模型的评价指标或许有些不同，但其目的都是得到一个"最优"的模型。数学模型的评价常从以下两个方面进行：

（一）区分度

评价模型区分度的常用方法为受试者操作特征曲线（receiver operating characteristic curve，ROC）。ROC 曲线是反映灵敏性和特异性的连续变量的综合指标，用构图法揭示了灵敏性和特异性的相互关系。将连续变量设定出多个不同的临界值，从而计算出一系列灵敏性和特异性。再以灵敏性为纵坐标、（1−特异性）为横坐标绘制成曲线，曲线下面积越大，诊断准确性越高。

（二）校准度

预测模型有较高的区分度，但不一定有较高的校准度，还需要对模型的校准度进一步评价。预测模型的校准度是评价一个疾病风险模型预测未来某个个体发生结局事件概率准确性的重要指标，它反映了模型预测风险与实际发生风险的一致程度，所以也称为一致性。通常用 Hosmer-Lemeshow 拟合优度检验（good of fit test）来评价预测模型的校准度。校准度好，提示预测模型的准确性高；校准度差，则模型有可能高估或低估疾病的发生风险。

本章小结

　　本节主要介绍健康风险评估的定义、目的和精准健康风险评估的意义，详细介绍了健康风险评估的过程，包括健康状态定义随时代的变化、未来患病或死亡风险的概述和评估因素，以及多组学信息与未来患病风险评估。多组学信息的评估建模、大数据挖掘及机器学习等具体评估方法详见第八章。

思 考 题

1. 精准健康风险评估与传统的健康风险评估的区别是什么？
2. 简述精准健康风险评估的意义。
3. 未来患病或死亡风险的影响因素有哪些？
4. 在现代健康需求的时代背景下，未来患病或死亡风险的评估可以从哪些方面入手？
5. 简述公共卫生监测的意义。
6. 如何实现精准临床评估？
7. 健康风险评估的意义是什么？
8. 简述如何进行健康风险评估。

（余运贤）

参考文献

[1] 何明燕，夏景林，王向东. 精准医学研究进展. 世界临床药物，2015，36（06）：418-422.

[2] Robbins L，Hall J. Indianapolis：Indianapolis Methodist Hospital of Indiana Singapore：Elsevier，1970.

[3] Lasco R，Moriarty D，Nelson C. CDC Health Risk Appraisal User Manual. Atlanta：Centers for Disease Control，Division of Health Education，Center for Health Promotion and Education，1984.

[4] U.S. Department of Health and Welfare. Healthy People-The Surgeon General's Report on Health Promotion and Disease Prevention. Washington D.C.：Public Health Service，DHEW（PHS）Publication，1979.

[5] Blanchard K，Edington D，Blanchard M. The One Minute Manager Gets Fit. New York：William Morrow & Company Inc，1986.

[6] Amler R，Moriarty D，Hutchins E. Healthier people：The Carter Center of Emory University Health Risk Appraisal Program Guides and documentation. Atlanta：The Carter Center of Emory University，1988.

[7] Lai H，Liu Y，Zhou M，et al. Combined effect of silica dust exposure and cigarette smoking on total and cause-specific mortality in iron miners：a cohort study. Environ Health，2018，17（1）：46.

[8] Caravagna G，Giarratano Y，Ramazzotti D，et al. Detecting repeated cancer evolution from multi-region tumor sequencing data. Nat Methods，2018，15（9）：707-714.

[9] Martin AR，Kanai M，Kamatani Y，et al. Clinical use of current polygenic risk scores may exacerbate health disparities. Nat Genet，2019，51（4）：584-591.

[10] Fresard L，Smail C，Ferraro NM，et al. Identification of rare-disease genes using blood transcriptome sequencing and large control cohorts. Nat Med，2019，25（6）：911-919.

[11] Emami NC，Kachuri L，Meyers TJ，et al. Association of imputed prostate cancer transcriptome with disease risk reveals novel mechanisms. Nat Commun，2019，10（1）：3107.

[12] Xie H，Chen Z，Wang G. Research progress of biomakers proteomics-based in lung cancer. Zhongguo Fei Ai Za Zhi，2015，18（6）：391-396.

[13] Sreekumar A，Poisson LM，Rajendiran TM，et al. Metabolomic profiles delineate potential role for sarcosine in prostate cancer progression. Nature，2009，457（7231）：910-914.

[14] Xu Y，Zheng X，Qiu Y，et al. Distinct metabolomic profiles of papillary thyroid carcinoma and benign thyroid adenoma. J Proteome Res，2015，14（8）：3315-3321.

[15] Thion MS，Low D，Silvin A，et al. Microbiome influences prenatal and adult microglia in a sex-specific manner. Cell，2018，172（3）：500-516.

[16] Menni C，Lin C，Cecelja M，et al. Gut microbial diversity is associated with lower arterial stiffness in women. Eur Heart J，2018，39（25）：2390-2397.

[17] Zhou W，Sailani MR，Contrepois K，et al. Longitudinal multi-omics of host-microbe dynamics in prediabetes. Nature，2019，569（7758）：663-671.

[18] Kuno T，Hirayama-Kurogi M，Ito S，et al. Reduction in hepatic secondary bile acids caused by short-term antibiotic-induced dysbiosis decreases mouse serum glucose and triglyceride levels. Sci Rep，2018，8（1）：1253.

[19] Lloyd-Price J，Arze C，Ananthakrishnan AN，et al. Multi-omics of the gut microbial ecosystem in inflammatory bowel diseases. Nature，2019，569（7758）：655-662.

[20] Bajaj JS，Thacker LR，Fagan A，et al. Gut microbial RNA and DNA analysis predicts hospitalizations in cirrhosis. JCI Insight，2018，3（5）：e98019.

[21] Colditz GA，Hankinson SE. The Nurses' Health Study：lifestyle and health among women. Nat Rev Cancer，2005，5（5）：388-396.

[22] Kasl SV，Cobb S. Health behavior，illness behavior，and sick role behavior. I. Health and illness behavior. Arch Environ Health，1966，12（2）：246-266.

[23] Freedman LS，Commins JM，Willett W，et al. Evaluation of the 24-hour recall as a reference instrument for calibrating other self-feport instruments in nutritional cohort studies：evidence from the validation studies pooling project. Am J Epidemiol，2017，186（1）：73-82.

[24] Schusdziarra V，Hausmann M，Wiedemann C，et al. Successful weight loss and maintenance in everyday clinical practice with an individually tailored change of eating habits on the basis of food energy density. Eur J Nutr，2011，50（5）：351-361.

[25] 平卫伟，谭红专. Delphi 法的研究进展及其在医学中的应用. 疾病控制杂志，2003，7（3）：243-246.

[26] 肖璨，程玉兰，马昱，等. Delphi 法在筛选中国公众健康素养评价指标中的应用研究. 中国健康教育，2008，24（2）：81-4.

[27] Zhuang P，Zhang Y，He W，et al. Dietary fats in relation to total and cause-specific mortality in a prospective cohort of 521 120 individuals with 16 years of follow-up. Circ Res，2019，124（5）：757-768.

[28] Garcia-Abreu AHW，Danel I. Public Health Surveillance Toolkit：a Guide for Busy Task Managers. Washington D.C.：World Bank，2002.

[29] Ginsberg J，Mohebbi MH，Patel RS，et al. Detecting influenza epidemics using search engine query data. Nature，2009，457（7232）：1012-1014.

［30］ Wilson K，Brownstein JS. Early detection of disease outbreaks using the Internet. CMAJ，2009，180（8）：829-831.

［31］ Cohen JD，Li L，Wang Y，et al. Detection and localization of surgically resectable cancers with a multi-analyte blood test. Science，2018，359（6378）：926-930.

［32］ Ingelman-Sundberg M. Pharmacogenetics：an opportunity for a safer and more efficient pharmacotherapy. J Intern Med，2001，250（3）：186-200.

［33］ Maitland-van der Zee AH，de Boer A，Leufkens HG. The interface between pharmacoepidemiology and pharmacogenetics. Eur J Pharmacol，2000，410（2-3）：121-130.

第八章　精准健康风险评估关键技术

精准健康风险评估是精准健康管理中的重要步骤，通过准确评估个体未来疾病风险，能有效指导个性化治疗及预防措施。随着大数据时代的来临，健康大数据逐渐应用于疾病风险评估中来。大数据是指无法使用传统数据处理方法来进行分析、检索、解释或存储的大规模数据集。健康大数据包括标准化电子健康记录（EHR）、组学数据（如基因组学、代谢组学、蛋白质组学）、社会人口学统计、环境和生活方式相关因素、可穿戴设备、手机应用程序、社交媒体以及来自精准医学的数据医药平台。利用健康大数据进行健康风险评估，能够识别疾病的新型基因型或表型、评估疾病发生风险、预估不同治疗手段的结局，实现疾病的精准健康管理。

第一节　传统风险评估模型

一、logistic 回归模型

（一）模型表达及应用

logistic 回归属于概率性非线性回归，是研究二分类结局变量（如患病 / 未患病）与一些因素之间关系的一种多变量分析方法。

logistic 回归模型的因变量 Y 是一个二分类变量，取值为

$$Y = \begin{cases} 1 \text{ 为出现阳性结果（如发病）} \\ 2 \text{ 为出现阴性结果（如未发病）} \end{cases}$$

另有影响 Y 取值的 m 个自变量 X_1, X_2, $\cdots$, X_m。$P = P\,(Y = 1 \mid X_1,\ X_2,\ \cdots,\ X_m)$，表示在 m 个自变量作用下阳性结果发生的概率，回归模型可以表示为

$$P = \frac{1}{1 + \exp[-(\beta_0 + \beta_1 X_1 + \beta_2 X_2 + \cdots + \beta_m X_m)]} \qquad \text{公式 8-1}$$

公式转换后为：

$$\ln\left(\frac{P}{1-P}\right) = \beta_0 + \beta_1 X_1 + \beta_2 X_2 + \cdots + \beta_m X_m \qquad \text{公式 8-2}$$

公式 8-2 左侧为阳性与阴性结果发生观察率之比的自然对数，称为 P 的 logit 变换。在自变量数目较多时，需要对自变量进行筛选，利用似然比检验或 Wald 法选择最优模型。

logistic 回归是一个概率型模型，可以用于预测某事件的发生概率或者个体发生某特定结局的概率。例如 Framingham 心脏病研究在构建冠心病风险评分的前 20 年，主要就是利用 logistic 回归模型来评估冠心病的发病风险。最近有研究者利用 logistic 模型计算了一种临床风险得分来评估儿童脑震荡后遗症的风险。他们首先测量 46 个相关指标，然后利用这些指标在一部分儿童中构建 logistic 模型，接着在另一部分儿童中对模型进行验证。在这个模型中，预测变量就是测量的 46 个相关指标，预测结局就是脑震荡后遗症。在回归模型中，每个预测变量的回归系数可用于计算 OR 值，提示该预测变量与结局之间关联强度的大小。

（二）模型局限性

logistic 回归模型有一定的局限性。首先，回归模型可靠性取决于预测变量的数量和关系。理想情况下，所有与结局生物学相关的因素都应作为预测变量放入方程。但变量间出现强相关（共线性）将导致模型不稳定，预测值估计错误。其次，模型假设预测变量在所有可能取值范围内对结局的影响是相同的。如年龄与十年死亡风险的关系，如果年龄作为连续变量放入方程，模型会认为一个 31 岁的个体相比 30 岁的个体死亡风险的增加与 71 岁的个体相比 70 岁的个体死亡风险的增加是一样的。如果这种风险增加不一致，那就需要基于假设将年龄变为分组变量（如 21 ~ 50 岁、51 ~ 65 岁、66 岁及以上）放入方程。最后，logistic 回归模型假设某预测变量与结局的关系不会受到其他预测变量值的影响。但当某个自变量值的改变会影响另一个自变量与结局的关系时（即存在交互作用），在建模时应将交互项也放入方程，以保证模型的准确性。

二、比例风险回归模型

（一）模型表达

在医学研究中，常对研究对象进行随访观察，记录各个时点上事件的发生情况。对于随访资料，存在截尾数据，生存分布种类繁多难以确定，常利用比例风险回归模型（Cox 模型）来建立评估模型。用 $S(t, X)$ 表示生存函数，当数据中包含有截尾数据，用传统回归分析无法考察协变量 X 与观察结局 $S(t, X)$ 的关系。Cox 模型不直接考察生存函数 $S(t, X)$ 与协变量的关系，而是用风险率函数 $h(t, X)$ 作为因变量，并假定：

$$h(t, X) = h_0(t)\ exp(\beta'X) = h_0(t)\ exp(\beta_0 + \beta_1X_1 + \beta_2X_2 + \cdots + \beta_mX_m) \qquad 公式\ 8\text{-}3$$

$h(t, X)$ 是具有协变量 X 的个体在时刻 t 时的风险函数，又称为瞬时死亡率，t 表示生存时间，$X = (X_1, X_2, \cdots, X_m)'$ 表示与生存时间可能有关的协变量或者交互项。Cox 模型是半参数模型：$h_0(t)$ 是所有危险因素为 0 时的基础风险率，其分布与形状无明确的假定，这是非参数部分；另一部分是参数部分，其参数可以通过样本的实际观察值来估计。公式 8-3 可以转换为：

$$h(t, X)/h_0(t) = exp(\beta_0 + \beta_1X_1 + \beta_2X_2 + \cdots + \beta_mX_m) \qquad 公式\ 8\text{-}4$$

公式 8-4 左侧为具有协变量 X 的个体在时刻 t 时的风险与基础风险之比。在自变量数目较多时，需要对自变量进行筛选，可以利用最大似然比检验、Wald 检验或计分检验来选择变量。

Cox 模型作为一种多元统计分析方法，可以分析多种因素对疾病预后的影响，并且在个体各因素已知的情况下，预测不同时刻的生存率。Cox 模型与 logistic 回归模型有相似之处，即在估计出回归系数后，可以得到相应因素的相对危险度。但 logistic 回归模型只考虑了事件的结果，并没有考虑生存时间的长短，相比而言 Cox 模型利用了更多信息。很多疾病的风险评估模型都是利用 Cox 模型建立的，如自 1990 年以后 Framingham 心脏病研究开始利用 Cox 模型建立新的冠心病风险评估模型，估计冠心病风险。

（二）模型局限性

同 logistic 模型类似，Cox 模型也需要考虑变量之间共线性的问题，如果变量间高度相关，则会影响 Cox 模型的参数估计，造成模型不稳定。另外，Cox 模型要求个体风险与基础风险在所有生存时间上都保持一个恒定的比例。某些情况下，个体风险与基础风险之比随时间变化而变化，这违反了 Cox 模型的假设，不易使用 Cox 模型进行评估。当两组个体的生存率曲线呈明显交叉时，说明存在影响个体生存的混杂因素，此时需要首先应用其他方法剔除混杂因素的影响，再构建 Cox 模型。

三、传统风险模型的评价

区分度（discrimination）与校准度（calibration）是评价 logistic 预测模型的两个方面。区分度是指利用模型能够把风险高低不同的个体正确区分开来的能力，校准度是指利用模型预测个体结局事件发生概率的准确性。

（一）区分度

评价模型区分度的常用方法为 ROC 曲线下面积（AUC）。ROC 曲线是利用模型所有截断值对个体进行分类，利用所有可能截断值对应的真阳性率（横轴）和真阴性率（纵轴）绘制的曲线。随机给定一对个体，一个发生结局，一个未发生结局，AUC 表示利用预测模型能够正确地把发生结局个体归类为高风险个体的可能性。AUC 也称为 C 统计量，指预测风险与实际发生风险的一致性。如果预测模型的灵敏度和特异度都是 1，那么 AUC=1；如果模型完全没有预测能力，预测结果完全随机，那么 AUC=0.5。AUC 越大说明模型的区分度越好。一般来说，C 统计量如果大于 0.9 可认为模型的区分度非常好，如果大于 0.7 可认为模型的区分度比较好，如果低于 0.7 认为模型区分度较差无法在临床上使用。

AUC 的解释常受主观性的影响，尤其是比较不同模型时。如果某个模型的 AUC 非常大（接近 1）或非常小（接近 0.5），结果的解释相对容易；但如果模型的 AUC 在一个可接受的范围，不大也不小（如 AUC=0.75），解释则相对困难。在使用 AUC 评价模型时，需要注意这个指标假定模型的假阳性率与假阴性率的危害是相同的。但这个假设在临床实际场景中并不适用。

（二）校准度

预测模型有较高的区分度，但不一定有较高的校准度，所以还需对模型的校准度进一步评价。如某个体的实际结局风险为 80%，预测模型的预测值为 99%，虽然能将此个体正确划归至高风险组（区分度好），但对其个体结局发生概率的预测却较差（校准度差）。可以利用 Hosmer-Lemeshow 检验（拟合优度检验）比较个体及群体实际风险与预测风险的一致性来判断模型的区分度。基本思路为首先计算所有个体的预测风险，并将预测值按照高低等分为

10 个区间，分别按照个体的实际风险与预测风险计算 10 个风险区间的实际人数和预测人数，比较这 10 个风险区间内人数的实际分布与预测分布的一致性。如果模型的校准度足够好，那么实际分布与预测分布应无统计学差异。另一个检验校准度的方法为利用实际风险与预测风险绘制校准图。

Hosmer-Lemeshow 检验的结果容易受样本量大小的影响。大样本资料很容易得到假阳性结果，可能会错误地得到模型校准度不好的结论；而如果样本量小于 500，则检验效能降低，容易得到假阴性结果，很难区分出有较差校准度的模型。另外，Hosmer-Lemeshow 检验结果也与预测值的分组数量有关，目前没有最优分组数量理论值。

一些统计程序还会报告 pseudo-$R2$，作为类似于线性回归模型中的 $R2$，对模型进行评价。但是由于在 logistic 回归中没有直接计算 $R2$ 的公式，因此目前有很多计算 pseudo-$R2$ 的不同方法，解释也不尽相同。

第二节　人工智能技术

人工智能（artificial intelligence，AI）是一种计算机科学技术，它能模仿人类的思维过程、学习能力以及知识存储，处理各种复杂问题。随着各类健康大数据（如 EHR 数据、生物组学数据、社交媒体和影像等）的快速积累，利用传统方法对这些体量巨大、结构各异、快速增加的数据进行处理和分析变得越来越困难。AI 技术在利用健康大数据进行风险评估方面有着巨大的潜力。事实上，所有疾病都是由多种遗传因素、环境因素（如空气污染）和行为因素（如饮食和肠道微生物组）引起的，本质上都是复杂和异质的，需要准确地进行风险预测和评估，而不仅限于利用传统的风险评分进行简单分层。在过去 10 年，AI 技术已用于疾病诊断和风险预测，通过识别疾病的准确表型，开展有针对性的治疗，降低死亡率，提高医护质量和成本效果。未来，AI 技术将超越传统分析方法，通过对复杂和异质疾病的精准风险评估，推动医学范式向精准医学转变。

一、机器学习

机器学习通过识别大数据中各个变量间的交互模式来解决复杂问题，是 AI 中的一个备受关注的子学科，包含了多种技术。不同于计算简单风险评分的传统统计方法，机器学习主要用于构建自动化临床决策系统（如再入院率和死亡率评估系统），协助医疗服务提供者对个体进行准确的风险预测。一般来说，机器学习包括 3 个步骤：将全部数据分为训练集和测试集、在训练集集中建立模型、在测试集中对模型进行验证。建立有效的机器学习模型需要足够的训练数据集（即足够的样本量）和适合的算法。在建模过程中，应该尽量避免拟合不足（劣质数据）或过度拟合（噪声数据）。相对于训练数据集的大小，当模型过于复杂时（即包括太多参数时），通常会发生过度拟合，在测试数据集中表现较差。例如，在建立自发性冠状动脉剥离（SCAD）识别模型时，如果首先使用"胸痛""女性""30 ～ 50 岁""身体 / 情感因素""纤维肌发育不良"等关键词训练模型，识别模型会认为所有 SCAD 病例都具备这些特征（胸痛、女性、年龄在 30 ～ 50 岁、有身体 / 情感因素、纤维肌性发育不良）。如果继续用类似病例以及相同的关键词来训练模型，那么识别模型将会错误地推断出所有 SCAD

患者必须具备这些特征。利用这一模型对新病例进行判断，所有具有这些特征的病例均会被判断为 SCAD，这种情况就是过度拟合。但这样识别出的病例可能还包括动脉粥样硬化性急性心肌梗死或 Takotsubo 心肌病。这一模型无法识别男性或年龄超过 50 岁或不伴有纤维肌发育不良的 SCAD 病例，导致拟合不足。

机器学习包括 3 种类型：有监督学习、无监督学习和增强型学习。有监督学习利用标记后的数据集来构建预测模型，常用于分类和回归。无监督学习利用未标记的数据，试图从数据的隐藏模式中识别新的疾病机制、基因型或表型。有监督学习通常需要大量数据，因其数据需要首先经过人工标记，整个过程耗时较长。而无监督学习是在没有人工反馈的情况下找到数据中的隐藏模式。有监督学习和无监督学习类似于实习医生的两种学习模式：有监督学习类似于实习医生先通过标准化的教科书学习疾病的特征，再根据已习得知识对实际患者进行诊断；而无监督学习类似于实习医生未经过事先学习，通过自己对实际患者特征的总结，不断试错、优化知识，最终形成对患者的分类判断。目前一些算法，如人工神经网络（ANN）既可以使用有监督学习模式也可以采用无监督学习来对数据进行分类。增强型学习可以视为有监督学习和无监督学习两种模式的混合，通过反复的过程来不断提高算法的准确性。传统的风险评估模型通常利用 C 统计量来选择最优模型，在机器学习算法中通常使用学习曲线和曲线下面积（AUC）来选择最优模型。

（一）有监督学习

有监督学习可用于疾病的预测、诊断、治疗以及影像分析。例如构建一个急性冠脉综合征预测模型，首先要在训练数据集中利用多个预测变量（如 30 个）建立模型，然后利用该模型在新的数据集（测试数据集）中计算每个个体的急性冠脉综合征风险。模型预测的准确性取决于：建模数据集、模型算法和研究假设。不同算法适用于不同的假设，在建模前需了解不同算法的优缺点和应用条件。有监督学习解决的问题主要包括：分类（预测类别）、回归（估计预测值）和异常检测（预测异常模式）。有监督学习的算法包括：人工神经网络（ANN）、支持向量机（SVM）、决策树、随机森林、朴素贝叶斯分类器、模糊逻辑和 K- 最邻近算法（KNN），每种算法各有优缺点。选择算法时需要考虑数据特征和建模时间。ANN 和 SVM 是目前最常用的两种算法，和其他有监督学习的算法相比，它们能够处理大体量的复杂数据（如组学数据），并且结果更准确。其他算法如决策树、朴素贝叶斯分类器和随机森林，其精确度低于 ANN 和 SVM，但相对而言容易使用，常用于小型数据集。

有监督学习有一定局限性。在有监督学习中，如果小型训练数据集是有偏的，产生的模型可能在测试数据集中预测不准确。因此，有监督学习需要大型训练数据集来建立模型，并在其他数据集中进行验证。有监督学习算法只能利用已经标记过的数据进行建模，因此训练样本集的结局需要首先完成人工标记。此外，即使多个函数都可适合给定的训练数据集，但在有监督学习中随后会对"最佳"函数做出假设。这会导致在建模中更偏好其中某个函数。

1. 人工神经网络（artificial neural network，ANN）　人工神经网络，简称神经网络，是模拟生物神经网络进行信息处理的一种数据挖掘方法，现在已经广泛用于多个领域。其中正向输送 - 反向传播网络（back propagation neural network，BPNN）是目前最为流行的神经网络之一。神经网络在模式识别和判别分类方面有着优良的性能，并且能够处理海量数据。神经网络在处理医学影像数据方面有着非常好的表现。Google 研究团队 2016 年在 JAMA 报道了利用神经网络建立通过视网膜眼底照片判断糖尿病视网膜病变的算法，在随后两个独立样本中得到了很好的验证（曲线下面积分别为 0.991 和 0.99）。2017 年 *Nature* 报道了一项通过皮肤损伤图片识别恶性皮肤癌的研究，该研究发现基于卷积神经网络（CNN）算法的分类模型对恶性皮肤癌的分类能力可与专业的皮肤科医生相媲美，未来可通过智能手机终端实现这一 AI 技术的广泛应用，极大地扩展皮肤专业诊疗的可及性，降低医疗服务成本。

神经网络可以直观地展现各个神经节点以及它们之间的相互联系，也适用于遗传数据的分析。在一个神经网络中，将已知与疾病相关的 SNP 位点作为输入层，疾病表型信息作为输出层，基于训练样本，构建数据之间反应模式的模型，进行预测；或通过其中潜在的加权结构，找到与疾病可能相关的遗传位点，供进一步分析使用。通过加入遗传编程神经网络（GPNN）和语法进化神经网络（GENN）等其他机器算法，能使神经网络的结构进一步优化。当有无功能 SNP 位点存在时，GPNN 比传统的 BPNN 检测基因间交互作用的能力更强，而 GENN 的效果更佳。由于神经网络能够识别出对表型不起作用的位点，因此可以减少后期的分析负担。但是神经网络只能发现两位点间的交互作用，无法检测多位点间的高维交互作用。

神经网络模型的优势包括：①适用于非线性关系；②可用于传统方法不适用的情况；③预测准确性较线性回归或 logistic 回归高；④可处理不同类型的数据；⑤可以和深度学习算法一起使用。其局限性包括：①容易过度拟合；②计算时间长；③与大多数有监督学习算法相比，参数较多。

2．支持向量机（SVM）　SVM 是基于统计学习理论和结构风险最小化原理提出的一种有监督的机器学习方法，被公认为在小样本中进行机器学习的经典方法。SVM 的核心思想在于找到一个最优分类超平面，使不同类别样本之间的分类间隔最大化。用于支撑分类超平面的向量点称为"支持向量"，而"机"则表示算法。当类别间非线性可分时，SVM 引入核函数，将低维空间向量集映射到高维空间，在高维空间中构造线性逼近函数来实现原空间中的非线性逼近，巧妙解决了高维问题，使算法复杂性与样本维数无关。支持向量机不仅可以解决分类问题，同时也能通过构建使所有样本点到超平面的距离最小的超平面来解决函数估计和回归的问题。由于其在解决小样本、非线性、高维模式问题中具有突出的优势，SVM 在医学等领域中的应用得到了较大的关注。与人工神经网络不同，SVM 不易过度拟合，计算所需内存较少。

SVM 在 EHR 的文本分类和超声心动图成像模式识别等方面表现良好，能够对疾病风险进行评估，协助医生进行临床决策。例如一项研究通过对 228 例患者的临床数据进行建模，发现 SVM 算法能准确识别 99.1% 的急性冠脉综合征患者，分类效果优于神经网络、朴素贝叶斯分类器及 logistic 回归模型。此外，因为可以将内核函数应用于 SVM 以缩短处理时间并提高其准确性，SVM 也可以处理非线性数据或大型复杂数据（如组学数据）。正确选择核函数非常重要，一旦选择错误会导致最终分类错误率的增加。SVM 在识别预测变量之间交互作用方面也有其显著优势，具有较好的处理缺失数据的能力，可以与其他方法一起联合使用。例如基于递归特征消除（recursive feature elimination，RFE）、递归特征增加（recursive feature addition，RFA）和遗传算法（genetic algorithm，GA）等局部搜索和遗传算法，分别提出了 SVM-RFE、SVM-RFA、SVM-GA 3 种用于检测基因之间相互作用的算法。支持向量机是一种有前途的处理高维基因 - 基因和基因 - 环境之间相互作用识别和特征表述的工具。

3．决策树　决策树是基于样本特征对样本点进行递归分类的一种技术，算法易于理解。决策树顾名思义，就是对本来无规则的数据集进行分析推理，构建一棵树。这棵树本质上是一组分类规则的集合，从根节点到叶子结点的每一条路径均表示一个规则，用树的形式体现这些规则的组织层级关系。构建决策树一般包括两个步骤：树的生成和树的修建。树的生成是在训练样本中初步构建决策树，如果所有样本均归为一类，那么算法停止；否则继续创建下一级分支，直至将所有样本划分完成。在决策树生长时，很多分支可能反映的是训练样本中的异常值，导致过度拟合。通过第二步的修剪过程，对树进行检验、修正，能显著降低过度拟合的概率。决策树有多种算法，包括 ID3、C4.5、分类回归树（CART）、SLIQ、SPRINT等算法。决策树可用于较简单的临床决策或心血管风险预测。例如研究者利用 8 项术前检测指标建立的决策树模型，能够有效预测拟装置左心室辅助设备的心衰（HF）患者未来装置右心室辅助设备的可能性，灵敏度和特异度均在 80% 以上，曲线下面积达到 0.87。

4．随机森林（RF）　随机森林最初由 Leo Breiman 于 2001 年提出，是多个分类回归树（CART）组成的集成分类器，其中每棵树都是数据初始样本 Boostrap 抽样所得样本训练生长而成。随机森林对一个样本的分类结果由每个分类回归树的分类结果投票决定。随机森林的基本单元是分类回归树，树中的不同的路径代表了不同的预测变量组合，隐含了变量之间的相互作用关系，适用于探测数据中的多个变量的相互作用关系或者更复杂的高阶效应。除经典的随机森林外，还发展出多个随机森林的改进与拓展形式，如 EM-RF、Enriched RF、Recursive RF、Convergent RF 等。随机森林已经广泛用于复杂性疾病的研究，如利用冠状动脉计算机断层扫描血管造影结果预测 HF 患者再入院和死亡风险等为临床决策分析提供指导。随机森林可以识别与疾病发生相关的基因 - 基因、基因 - 环境相互作用，尽管 RF 能够检测单个主效应很小的变量间的相互作用，但是当完全无主效应存在时，其检测效率将会降低。

5．K- 最邻近算法（KNN）　K- 最近邻算法是最简单的非参数分类方法之一，通过计算每个样本与训练集中其他样本的距离，取其中最接近的 k 个，然后根据事先确定的分类规则来决定该样本的类别。它是一种被动学习方法，不需要建立模型。它可以在小型训练数据集中快速运行，可用于疾病诊断和风险预测。但是，由于 k 最近邻近值需要对测试和训练数据集中的每个个体的相似性逐一计算，在处理大型数据集时需要大量的存储空间，花费时间也较长。

6．朴素贝叶斯分类器　朴素贝叶斯分类器是一个基于经典贝叶斯理论的简单概率分类器。根据贝叶斯定理可以实现先验概率和后验概率的互相推导。假设每个属性变量之间相互独立且独立于类别变量，朴素贝叶斯分类器就是在贝叶斯定理的基础上，通过计算每个样本属于每一类别的最大概率对每个样本进行分类。由于该算法逻辑简单、易于实现、在计算过程中对内存要求不高、用时较短，被广泛运用于文本分类、疾病风险因素识别、健康风险评估和临床决策支持系统。

7．模糊逻辑　模糊逻辑函数类似于人类的推理和决策，它利用逻辑运算的返回值（例如发生结局 A 的可能性为 10%，发生结局 B 的可能性为 30%，发生结局 C 的可能性为 15%）而非简单是 / 否（如是结局 A/ 不是结局 A）来进行建模。模糊逻辑已用于各种领域，例如早期疾病预测、治疗结局预测、图像去噪和临床辅助诊断等。

（二）无监督学习

无监督学习，是利用未标记的数据建模，常用于发现数据集中的隐藏模式。无监督学习通常用于深度学习，并且已经在自动驾驶、机器人、语音和模式识别中得以应用。在心血管疾病的临床护理中，对 2D/3D- 斑点追踪成像技术（STE）数据进行无监督深度学习可以识别心肌病或射血分数保留型心力衰竭（HFpEF）的新表型。在 NHLBI 的精确医学多组学计划中，无监督学习可确定高血压或急性冠脉综合征的基因型。无监督学习中使用的算法可以分为：①聚类算法；②关联规则以算法。聚类算法可用于将未标记的数据聚类到不同的组中。集群是与一个集群"相似"且与其他集群"不相似"的数据项的集合，一般在数据没有明显的自然分组时使用（通常在这种情况下，很难探索数据）。例如 Google 新闻根据用户的不同在线习惯，以不同方式向客户推送内容。关联规则算法有助于揭示看似无关的数据项之间的关系。例如，70% 的患有血管性水肿的患者，在服用血管紧张素转换酶抑制剂同时也服用血管紧张素受体 - 脑啡肽酶抑制剂。关联规则还可用于发现新的药物 - 药物相互作用。

无监督学习最主要的一个局限性就是难以确定初始聚类模式。由于最终的聚类结果依赖于初始聚类模式，无监督学习的这一局限性将导致其分类结果可能存在潜在的偏倚。因此，依赖无监督学习建立的模型，需要在不同的队列数据中进行验证后方能使用。此外无监督学习还存在一些复杂的无法克服的问题，可能需要手动处理数据来协助识别最佳算法，如处理噪声数据。例如在 3D-STE 图像识别时，必须手动对噪声数据进行去噪后，再利用无监督学习进行建模，才能保证结果的准确性。因此，为获得最佳结果，无监督学习需要在某些步骤进行手动编码，再进行无监督算法建模，最后用其他数据进行验证。

二、深度学习

在各类 AI 技术中，深度学习是一种新的机器学习技术，在图像识别等领域发挥着至关重要的作用（如面部识别、自动驾驶、语音识别等）。深度学习可以对数据进行变换，通过使用多层技术，获得比传统机器学习技术更好的预测效果。如深度学习使用多层人工神经网络模拟人类大脑的运作，这些神经网络可以根据输入（训练数据集）生成自动预测。神经网络算法的深度学习包括：递归神经网络、卷积神经网络和深度神经网络。卷积神经网络和递归神经网络在图像和语音识别中占主导地位。深度学习也可以以无监督的方式进行训练，用于无监督学习任务（如药物 - 药物相互作用）。深度学习对计算空间没有限制，也适用于处理噪声数据。

利用健康大数据进行深度学习，可用于异质性疾病的表型识别和影像资料的图像识别。例如，通过对 46 个超声心动图参数进行深度学习，可以识别出不同亚组的射血分数保留型心力衰竭（HFpEF）患者，指导靶向治疗。此外，目前 2D-STE 通常是手动追踪边界或通过传统的目测方法计算，会因取样不当而影响某一方向心肌运动功能测量值的准确性，测量结果缺乏重复性和精确度，不能充分准确评估左心室射血功能。利用 AI 深度学习技术可以提高 2D-STE 定量评估和其他心脏成像方法的准确性。斯坦福大学的研究者利用有监督卷积神经网络模型预测心脏磁共振中的收缩末期和舒张末期容积，结果显著优于普通神经网络模型的结果。研究者利用使用递归神经网络模型能够领先临床医生 9 个月预测心衰的发生，模型表现（AUC 为 0.777）显著优于普通有监督机器学习算法。另有研究者使用深度神经网络将心脏病患者的心电图信号分类为正常、异常、危及生命 3 类，在测试数据集中进行验证，其分类在 99% 的病例中均正确。

深度学习有一定的局限性。由于深度学习通常是非线性的分析，包括了很多参数和很多层次，容易导致过度拟合。可以通过增加训练数据集的规模或减少隐藏层的数量来避免过度拟合。深度学习需要大量的训练数据集，这需要多个机构的合作或联合不同的 EHR 数据进行。此外，深度学习分析需要有能够开展深度学习计算的硬件设备，例如图形处理单元加速器。使用深度学习算法建立神经网络也很耗时。最后，如果采取多层次深度学习，建模时间将大量增加，但模型的精确度并不会显著提高。

深度学习可以在没有人工协助的情况下执行复杂任务（如自动驾驶、编写教科书、回答问题等），具有潜在应用价值。首先，深度学习可以促进识别新的或隐藏的疾病危险因素，建立新型疾病风险预测模型。如识别新的脑卒中危险因素（超声心动图中的左心房应变、可穿戴设备的实时风险等）。其次，深度学习可用于对异质性疾病的基因型和表型进行精细分类，如射血分数保留型心力衰竭（HFpEF）、高血压、肺动脉高压和心肌病。再基于个体的精细分类开展有目的的靶向治疗。

三、认知计算

认知计算是使用机器学习、模式识别和自然语言处理的自学系统，模仿人类的思维过程。在认知计算中，通过机器学习或深度学习算法训练系统，创建自动化反应模型，在无需人工协助的情况下解决问题。例如 IBM Watson 就是认知计算的经典案例，它不断从数据集（如 EHR、社交媒体、股票市场等）中学习，并比人类更准确地使用多种算法预测结果。有研究者利用认知计算机器学习算法开发了一种联想记忆分类器，对限制型心肌病和缩窄性心包炎进行分类，曲线下面积可达到 0.962，优于其他机器学习方法，在区分缩窄性心包炎和限制型心肌病方面能够增加诊断价值。认知计算还可以创造性地推理数据，模式和情境，并使用新数据内容来扩展模型。认知计算可以利用机器学习来帮助医生发现原本无法观察到的诊断模式。认知计算系统中的深度学习可用于识别疾病基因型或表型，或识别未知药物 - 药物相互作用。

第三节　生物信息学分析技术

一、基因组分析

（一）基因序列拼接

基因序列的拼接是生物信息学技术的一项重要内容。目前高通量测序技术可以在短时间内获得目标基因组几十倍或者几百倍的 DNA 序列数据。这些数据以短序列的形式存在，如何将他们拼接成完整的基因组序列，是生物信息学的一个重要挑战。目前对基因序列从头拼接主要包括两种方法，即基于序列之间的重叠序列进行拼接（Overlap-Layout-Consensus，OLC）法和基于图论的方法。OLC 法主要分三步：①找到序列片段中的可能重叠区域；②通过重叠区域拼接支架序列；③基于片段关系和序列错误等信息确定最终序列。主要用于传统 Sanger 测序数据。基于图论的方法是目前高通量测序技术序列拼接的主流方法，适合处理大量具有重叠关系的短序列。图论中涉及的图的概念是由顶点、边和关联函数构成，关联函数包含了途中每条边对应于定点的规则。在一张图中，顶点和边交替连接形成路径。两个顶点之间连接的边，其权重合计最小的路径叫作这两个顶点之间的最短路径。基于图论，两条序列拼接寻找最优联配就是寻找最短路径。目前用于二代高通量短序列拼接的算法是建立在德布鲁因序列（De Bruijn）基础上的，一些基因拼接软件包，如 SOAPdenovo 可以实现基因序列的拼接过程。

目前，三代测序技术由于测序深度不均、错误率高以及融合序列，导致序列的拼接难度较高。以 Pacific Biosciences（PB）公司的 SMRT 为例，根据测序深度的不同，有 3 种拼接策略：①完全利用三代数据从头拼接（non-hybrid assembly），此拼接策略需要至少 50 倍的测序深度才能发挥出较好的效果。②二代和三代数据混拼（hybrid assembly），5 ～ 50 倍测序深度的数据可以使用这一方法，主流算法包括 PBcR 算法和 ECTools 等。③利用三代数据对二代数据的拼接结果补洞（gap filing）。在已经有高质量的二代测序及拼接结果后，利用 5 倍测序深度的三代测序数据，可以改善二代数据的拼接结果，如 PBjelly 算法。

（二）基因变异分析

基因组的遗传变异形式多样，包括单核苷酸多样性（SNP）、小片段插入和缺失（inDel）、结构变异（SV）、拷贝数变异（CNV）和转座子变异等。一般情况下，探索基因变异类型与人类健康关系时，主要基于两种不同的设计：基于独立人群的分析和基于家系人群的分析。分析方法主要包括连锁分析和关联分析。

连锁分析是定位疾病致病基因的常用方法，一般利用家系人群资料进行分析。遗传连锁是指在染色体上呈线性排列的基因在遗传过程中存在的一种共分离现象，即两个或多个基因有一起遗传的趋势。两个基因如果存在连锁，在减数分裂的过程中，它们之间重组的概率将小于 50%。不同基因在染色体上的距离越近，共分离的趋势越大，发生重组的概率越小。连锁分析就是通过分析在染色体上位置已知的遗传标记与某性状易感基因的连锁关系，进而定位易感基因在染色体上大致位置的过程。连锁分析根据是否需要设定特定的遗传模型而分为参数分析方法和非参数分析方法。

关联分析也是定位疾病致病基因的常用方法，可以利用独立人群资料进行。人类染色体中相邻等位点倾向于以一个整体遗传给后代。位于染色体上某一区域的一组相关联位点称为单体型。平衡状态下，不同位点（如单体型）等位基因的组合频率是对应等位基因频率的简单乘积。如果该单体型频率偏离平衡状态下的值，这些位点就称为连锁不平衡。将人群看作一整体，若两位点存在连锁不平衡，它们出现在同一单体型的概率大于预期值。关联分析就是通过检测人群中疾病位点与标记位点是否存在连锁不平衡，进而对疾病位点进行定位。全基因组关联分析（GWAS）是目前常用的关联分析研究方法。

二、转录组分析

转录组是特定组织或细胞在特定状态下转录出来的所有 RNA，包括 mRNA 和非编码 RNA（ncRNA）。转录组研究是基因功能和结构研究的基础。

（一）转录组序列拼接

转录组序列拼接主要有两种策略：从头拼接和基于参考基因组拼接。从头拼接在没有参考基因组的情况下使用。首先通过将有重叠区域的序列进行拼接，得到较短的 Contig（重叠群），然后把测序序列比对到 Contig 上，根据双末端（paired-end）关系把 Contig 拼接成 Scaffold，最后将 Scaffold 拼接成 Unigene。基于参考基因组的拼接是一种便捷的方法。通过将高通量测序得到的 RNA-seq 序列比对到参考基因组上，得到拼接的转录本。目前很多生物信息软件均可以将转录序列比对到参考基因组上，如 Bowtie、TopHat、RUM、MapSplice、STAR 和 GSNAP 等。

（二）基因表达分析

对 RNA-Seq 数据进行基因表达分析，首先需要计算基因表达量，以 RPKM 表示（reads per kilobase per million mapped reads）。随后寻找不同样本间（如病例组和对照组）的差异表达基因。二项分布、泊松分布、负二项分布等概率分布均可用于寻找差异表达基因。常用软件包包括 SAM、baySeq、DESeq、edgeR 等。在找出有差异表达的基因后，一般多对差异表达基因进行功能富集分析。在富集分析中常用的功能注释数据库有 GO 和 KEGG。通过富集分析，可以获得比单基因更多、更有意义的结果。

（三）非编码 RNA 分析

非编码 RNA 是指不编码蛋白质的 RNA，它对很多生命活动发挥着广泛的调控作用，与很多人类疾病有密切关系。非编码 RNA 分为小 RNA 和长链非编码 RNA。目前可以用 Illumina 基因组分析仪、Roche454 基因组测序仪、AB Life Technologies 的 SOLiD 系统等进行小 RNA 测序。小 RNA 通过与靶基因形成互补 RNA 双链来调节功能，这种互补性在进化过程中相对保守。小 RNA 的靶基因预测可以通过 miRecords、PieTar、TargetScan、RNAhybrid、microTar、DIANA MicroT Analyzer、MicroInspector 和 TargetBoost 等进行。长链非编码 RNA 的功能预测包括与 RNA 分子的互作预测（可通过 IntaRNA、CopraRNA、Raccess、TanTan、LAST、RactIP 等软件实现）和与蛋白质分子的互作预测（使用机器学习方法，软件包括 RPI-seq、catRAPID、lncPRO、catRAPID、lncPRO 等）。

三、表观基因组分析

在表观遗传中，在 DNA 序列不发生变化的情况下，可通过 DNA 甲基化、组蛋白修饰、染色体重塑和非编码 RNA 调控等控制表观遗传，使基因表达发生遗传上改变，并最终导致表型的变化。近些年已经产生了大量的全基因组 DNA 甲基化测序数据，对这些数据进行处理是一个难点。目前常见的高通量 DNA 甲基化数据的分析流程是：首先对测序数据进行质量评估与过滤，一般 FastQC、NGSQC Toolkit 等工具均可进行这步操作。质控后，需要将测序数据比对到参考基因组序列上，序列比对工具包括 Bismark、MethylCoder、BRAT、BSMAP、BS Seeker、B-SOLADA、SOCS-B、BatMeth、RMAP-BS、FadE 等。通过比对结果，获得每个胞嘧啶的甲基化水平。数据进行标准化后，可以比较不同组别之间的甲基化水平，获取差异 DNA 甲基化区域。通过对差异 DNA 甲基化区域进行热图展示、邻近基因和功能注释、邻近顺式调控区域注释以及区域内 SNP 位点注释，理解该区域影响疾病的可能机制。

四、蛋白质组分析

蛋白质组学分析主要包括表达模式和功能模式两个方面。表达模式分析的常规方法是提取蛋白质，经二维凝胶电泳分离后形成二维图谱，通过计算机图像分析得到个蛋白质的等电点、相对分子质量、表达量等，再结合质谱分析进行蛋白质鉴定方法，建立"正常条件"下的蛋白质图谱和数据库。在此基础上，通过比较分析在不同条件下（如患病后）蛋白质组所发生的变化，如表达量改变、加工修饰、定位改变等，发现特定功能的蛋白质或基因。功能模式分析是为了解释所有基因或蛋白质的功能及其作用。蛋白质的相互作用主要包括：①分子和亚基的聚合；②分子杂交；③分子识别；④分子自组装；⑤多酶复合体形成。通过分析一个蛋白质是否和功能已知蛋白质相互作用可探索其功能。

五、宏基因组分析

人体内微生物的数量是人体细胞数量的几十倍甚至上百倍。人体微生物的种群和多样性与人体疾病的发生有着显著的相关性。例如人类肠道微生物中存在大量与药物代谢和分泌代谢相关的细菌，在个体化治疗时，不仅需要考虑宿主基因组中药物的代谢相关基因，还需要考虑其消化道微生物群落的存在和构成。宏基因组是指生境中全部微小生物遗传物质的总和。随着二代测序技术的发展和应用，宏基因组学成为医学领域研究的热点。宏基因组以环境样品中全部微生物的混合基因组序列或者 16S rDNA 等部分 DNA 序列，以及环境中所有转录本作为研究对象。

（一）16S rDNA 序列分析

16S rDNA 是指编码核糖体上 16S rRNA 亚基的基因。rRNA 基因可以作为揭示生物物种的特征核酸序列，是最适于细菌系统发育和分类鉴定的指标。16S rRNA 占细菌总 RNA 量的 80% 以上，长短适中，既有保守区域，又有变异区域，是较好的生物标志物。在研究时，通常选择某个或某几个变异区域，利用保守区设计引物进行 PCR 扩增，然后对高变区进行测序分析和菌种鉴定，了解样本中的微生物构成和种群分布。其分析流程为：①提取样本内全部微生物的 DNA；② PCR 扩增 16S rDNA 的可变区；③构建质粒文库进行测序；④对测序数据去除噪声（常用软件有 Fastx-Toolkit、FastQC、Trimmomatic、Seqtk、NGS QC Toolkit、PrinSeq 等）；⑤聚类分析（常用软件有 QIIME、Uclust、UPARSE、Mothur、CD-hit、DOTUR、Trie 等），生成分类单元，并进一步进行后续生物信息学分析，如多样性分析及系统发育树构建等，同时可以结合荧光定量 PCR 进行菌群分布定量及差异化比较分析。功能分析常用软件包括 MEGAN、PICRUST、Tax4Fun，进化发育分析软件包括 ARB、PAML、Fast Tree、MEGA、Phylip、PAUP 等。

（二）全基因组序列数据分析

宏基因组测序分析以样本中所有 DNA 序列为研究对象，其基本流程包括：①提取全部微生物的基因组 DNA；②用酶切或超声波方法打断 DNA，构建质粒文库，进行测序；③对测序数据进行预处理，去除低质量和污染的序列；④用组装软件对质控后的序列进行组装，得到 Contig 和 Scaffold 拼接序列；⑤对组装好的 DNA 序列进行基因预测；⑥通过比对分析和数据库搜索对预测基因进行物种的分类注释和功能注释。常规宏基因分析包括基因比对、序列装配、基因预测、种群鉴定、统计分析等，这些分析均可选择适当的软件并配合自主开发的脚本来完成。基因比对常用软件包括 BLAST、MegaBLAST、BLAT、LAST、SOAP2、BWA、BWA-SW、Bowtie 等，序列组装常用软件包括 Meta-Velet、IDBA-UD、Genovo、MetAMOS、SOAPdenovo 等，质量控制常用软件包括 FASTQC、NGS、QC、Toolkit，基因预测常用软件包括 MGA、BLAST、RAST、GeneMark、MEGAN、Glimmer、HMMer3 等，RNA 基因预测软件包括 tRNAscan-SE 等，统计分析常用软件包括 CD-Hit、R-package、SPADE、MetaPath、STAMP、Mothur 等，分类分析常用软件包括 MetaBin、MEGAN、TETRA、TACOA、WebCARMA、PhyloPythia、NBC 等，多样性分析常用软件包括 QIIME、FANTOM 等。一些在线分析平台也可以处理宏基因组数据，如 IMG、MG-RAST、CoMet、MeganDB 等。

六、生物网络分析

不同生物分子和生物通路是相互作用的，影响疾病和健康的不是单个生物标志物或生物通路，而是网络。若想真正理解疾病的发生，必须了解整个生物网络的动态变化过程。例如目前研究者较为关注的基因调控网络。在基因转录过程中，一个转录因子与 DNA 绑定，激活另一个基因的转录，形成基因调控路径，多个调控路径形成基因调控网络。通过了解基因调控网络，研究者能够了解在特定状态下基因之间的表达和调控关系，了解疾病性状的遗传机制，为疾病的预防和治疗提供理论基础。目前基因调控网络的建模主要基于布尔网络、贝叶斯网络、神经网络、线性模型、微分方程及其他随机模型等。一般来说，生物网络系统都具有模块性，常用的网络模块分析和可视化软件包括 MAVisto、FANMOD、NeMo、HCCA、MCODE、Mfinder、Pajek、Osprey 等。

本章小结

传统风险评估方法如 logistic 回归模型，即使是利用来自大型试验或队列研究的数据，其预测准确性仍不甚理想。例如，C 统计量是模型准确性的一个指标，Framingham 心脏病风险评分的 C 统计量在男性中为 0.79，女性中为 0.83。利用精准医学平台的大数据分析则能够利用数百万个体的信息建立模型和验证，获得更为准确的风险评估模型。基于传统模型大数据分析中的限制，人工智能技术正在彻底改变健康风险评估的方式，并有可能极大提高风险评估结果的准确性，甚至实现自动化评估过程。有研究者对美国心脏协会（AHA）/美国心脏病学会（ACC）指南进行了研究，发现在一级预防领域，若将现有的建立在队列研究基础上的疾病风险评估模型应用于建模队列之外，将普遍高估风险。健康大数据分析可以实现在实际人群中对风险评估模型的实时矫正，获得准确的估计值。在未来健康大数据时代，利用 AI 技术的自动化实时评估工具将大大减少传统健康风险评估的需求。

思 考 题

1．简述传统健康风险评估模型的常用方法。
2．简述监督学习的几种常见方法。
3．简述生物信息分析技术的常见类别。

（武轶群）

参考文献

[1] D'Agostino RB，Pencina MJ，Massaro JM，et al. Cardiovascular disease risk assessment：insights from framingham. Global Heart，2013，8（1）：11-23.

[2] Meurer WJ，Tolles J. Logistic regression diagnostics：understanding how well a model predicts outcomes. JAMA，2017，317（10）：1068-1069.

[3] Tolles J，Meurer WJ. Logistic regression：relating patient characteristics to outcomes. JAMA，2016，316（5）：533-534.

[4] Tolles，J.，R.J. Lewis. Time-to-event analysis. JAMA，2016，315（10）：1046-1047.

[5] Pencina MJ，RBD Agostino. Evaluating discrimination of risk prediction models：the C statistic evaluating discrimination of risk prediction models evaluating discrimination of risk prediction models. JAMA，2015，314（10）：1063-1064.

[6] Rodriguez F，D Scheinker，RA Harrington. Promise and perils of big data and artificial intelligence in clinical medicine and biomedical research. Circ Res，2018，123（12）：1282-1284.

[7] Motsinger-Reif AA，Du dek SM，Hahn LW，et al. Comparison of approaches for machine-learning optimization of neural networks for detecting gene-gene interactions in genetic epidemiology. Genet Epidemiol，2008，32（4）：325-340.

[8] Rothlauf F，Motsinger AA，Dudeklance SM，et al. Comparison of Neural Network Optimization Approaches for Studies of Human Genetics，in Applications of Evolutionary Computing. Berlin：Springer，2006：103-114.

[9] Lucek PR，J Ott. Neural network analysis of complex traits. Genet Epidemiol，1997，14（6）：1101-1106.

[10] Upstill-Goddard R，Ecdes D，Fliege J，et al. Machine learning approaches for the discovery of gene-gene interactions in disease data. Brief Bioinform，2013，14（2）：251-260.

[11] Gulshan V，Peng L，Coram M，et al. Development and validation of a deep learning algorithm for detection of diabetic retinopathy in retinal fundus photographs. JAMA，2016，316（22）：2402-2410.

[12] Esteva A Kupreal B，Novoa RA，et al. Dermatologist-level classification of skin cancer with deep neural networks. Nature，2017，542（387）：115.

[13] Ritchie MD，Motsinger AA，Bush WS，et al. Genetic programming neural networks：a powerful bioinformatics tool for human genetics. Appl Soft Comput，2007，7（1）：471-479.

[14] Hu T，Sinnott-Armstrong NA，Kiralis JW，et al. Characterizing genetic interactions in human disease association studies using statistical epistasis networks. BMC Bioinformatics，2011，53（12）：364.

[15] V. Vapnik. The Nature of Statistical Learning Theory. Berlin：Springer，1995.

[16] Byvatov E and G Schneider：Support vector machine applications in bioinformatics. Appl Bioinformatics，2003，2（2）：67-77.

[17] Berikol GB，O Yildiz，and İ T Özcan. Diagnosis of acute coronary syndrome with a support vector machine. J Med Syst，2016，40（4）：84.

[18] Chen SH，Sun J，Dimitrov L，et al. A support vector machine approach for detecting gene-gene interaction.

Genet Epidemiol，2008，32（2）：152-167.

［19］ Wang Y，Simon MA，Bonde P，et al. Decision tree for adjuvant right ventricular support in patients receiving a left ventricular assist device. J Heart Lung Transplant，2012，31（2）：140-149.

［20］ Breiman L. Random forests. Machine Learning，2001，45（1）：5-32.

［21］ Peng SY，Chuang YC，Kang TW，et al. Random forest can predict 30-day mortality of spontaneous intracerebral hemorrhage with remarkable discrimination. Eur J Neurol，2010，17（7）：945-950.

［22］ Hsieh CH，Lu RH，Lee NH，et al. Novel solutions for an old disease：diagnosis of acute appendicitis with random forest，support vector machines，and artificial neural networks. Surgery，2011，149（1）：87-93.

［23］ Jiang R，Tang W，Wu X，et al. A random forest approach to the detection of epistatic interactions in case-control studies. BMC Bioinformatics，2009，10（Suppl 1）：S65.

［24］ Maenner MJ，Denlinger LC，Langton A，et al.，Detecting gene-by-smoking interactions in a genome-wide association study of early-onset coronary heart disease using random forests. BMC Proc，2009，3（Suppl 7）：S88.

［25］ Arif M，IA Malagore，FA Afsar. Detection and localization of myocardial infarction using K-nearest neighbor classifier. J Med Syst，2012，36（1）：279-289.

［26］ Saini I，D Singh，A Khosla. QRS detection using K-Nearest Neighbor algorithm（KNN）and evaluation on standard ECG databases. J Adv Res，2013，4（4）：331-344.

［27］ Miranda E，Irwansyah E，Amelga AY，et al. Detection of cardiovascular disease risk's level for adults using naive bayes classifier. Healthc Inform Res，2016，22（3）：196-205.

［28］ Letian W，Han L，Zhang L，et al. An analysis and diagnosis system of coronary heart disease based on big data platform. J Am Coll Cardiol，2016，68，（Suppl 16）：C82.

［29］ Pal D. Fuzzy expert system approach for coronary artery disease screening using clinical parameters. Knowledge-Based Systems，2012，36（7）：162-174.

［30］ Muthukaruppan S，MJ Er. A hybrid particle swarm optimization based fuzzy expert system for the diagnosis of coronary artery disease. Expert Syst Appl，2012，39（14）：11657-11665.

［31］ Borracci RA，EB Arribalzaga. Fuzzy logic-based model to stratify cardiac surgery risk. Revista Argentina De Cardiologia，2015，38（83）：2015.

［32］ Shah SJ，Katz DH，Selvaraj S，et al. Phenomapping for novel classification of heart failure with preserved ejection fraction. Circulation，2015，131（3）：269-279.

［33］ Choi E，Schnetz A，Stewart WF，et al. Using recurrent neural network models for early detection of heart failure onset. J Am Med Inform Assoc，2017，24（2）：361-370.

［34］ Kannathal N Acharya VR，Lim CM，et al. Classification of cardiac patient states using artificial neural networks. Exp Clin Cardiol，2003，8（4）：206-211.

［35］ Sengupta PP，Huang YM，Bansal M，et al. Cognitive machine-learning algorithm for cardiac imaging. Circ Cardiovasc Imaging，2016，9（6）：e004330.

［36］ 樊龙江. 生物信息学. 杭州：浙江大学出版社，2017.

第九章　精准筛查

第一节　疾病筛查的涵义

一、疾病筛查的定义与目的

（一）疾病的三级预防

疾病的发生和发展是一个多阶段的过程。通常包括病因暴露、临床前期（无症状期）、临床期（出现症状）与临床转归等多个阶段。疾病防控依据在上述疾病阶段干预时机与干预目标的不同，可分为一级预防、二级预防、三级预防。

一级预防指病因学预防，指通过去除致病因素或者施加能够降低致病因素致病能力或暴露水平的外界干预，在个体及群体水平上减少新发病例从而降低总发病和死亡专率。如在青少年人群中进行控烟以降低未来肺癌及多种相关疾病的发病水平，或通过疫苗接种以减少乙型肝炎病毒感染风险等。从宏观角度而言，一级预防是最理想的疾病预防模式。

二级预防也就是通常所说的"筛检/筛查"或"早诊早治"，即通过对无症状人群进行针对性早期筛查，找出已经发生疾病但尚处于无症状临床前期的个体，对其进行进一步的诊断和及时的早期临床处置，从而实现改变其疾病自然进程，减少甚至避免疾病晚期阶段或相关死亡的发生，如我国广泛开展的"城市及农村癌症早诊早治项目"等。

三级预防指针对已经出现临床症状而接受诊断和治疗的某种疾病的患者，通过开展最优的规范化临床诊疗，减少患者痛苦、提高生存质量，降低或消除因疾病所导致的长期损害、伤残甚至死亡风险。三级预防通常属于临床医学范畴，除了与疾病治疗直接相关的临床学科，同样也包括镇痛、康复、心理治疗等心身的综合支持。

（二）疾病筛查的定义

本部分内容重点关注与讨论的是上述疾病预防策略中的"二级预防"，也就是通过早诊早治，在疾病的早期阶段施加干预措施，以达到改变疾病自然进程，减少或避免疾病最终不良结局事件的发生。根据世界卫生组织的定义，筛检（亦称为"筛查"）是指通过可迅速实施的检验、检查或其他途径从无症状人群中识别已患病的个体或亚人群，并给予适宜的临床处置。这里的"其他途径"是指除常见的临床医学检查之外的方法，如通过调查问卷收集危险因素暴露数据从而实现高患病风险个体的筛查等。

筛查并不一定意味着疾病的最终诊断。流行病方法学体系中，筛检试验与诊断试验有着明确的不同。疾病的症状或体征还未出现或其严重程度尚未达到促使患者主动去医疗机构就诊的时候，为了早期发现疾病而进行的主动检查被称为"筛检试验"。与之相对，疾病的症状或体征出现之后为了确定诊断并给予治疗而进行的检查被称为"诊断试验"。筛检试验通常可在疾病的更早期阶段通过临床干预对疾病自然进程加以改变甚至阻断，以达到延缓或避免疾病不良结局事件发生的目的。而诊断试验则属于常规临床工作范畴，所发现的疾病阶段谱是自然状态下的分布状态。从传统流行病学角度，二者有着明确的划分界限，也即"是否已出现足以促使人们主动就医的症状"。而随着医学的不断发展，二者之间的界限有时会变得模糊。

从时间维度上看，一种疾病出现疾病相关症状通常是一个逐渐递增的连续过程，不能简单的二分化为"有"和"无"。出现症状后（即使是极轻微的症状），是否去接受相应的临床检查，既和患者自身就医意识、社会经济能力等个人因素有关，又和医疗服务可及性与水平等外部因素密切相关。随着医疗水平以及患者就医能力与意识的提高，基于临床的"筛检试验"也就是"临床机会性筛查"（后文详述）应运而生并逐渐受到关注。由于临床门诊就诊者可能已经出现轻微症状，因此通常疾病阶段晚于社区无症状人群筛查发现的患者。如果能够在医生的指导下接受机会性筛查中的临床风险评估与定向转诊，相当于降低了患者自行就诊的阈值，因此可在一定程度上实现疾病诊断的提前。这种"诊断提前"的直接结果就是诊断时疾病所处阶段的提前，亦可称为"降期"（downstaging）。因此，临床机会性筛查在"介入时间点"上兼具筛检试验与临床诊断试验的特性。

此外，从属性上看，"筛检试验"也可以具有"诊断"属性，如宫颈癌、结直肠癌等较易获得活检组织或细胞学标本并可直接得出病理诊断的筛检试验，即为诊断试验。因此，现实生活中，尤其是针对某一特定个体或群体，有时很难明确区分筛检试验与诊断试验。开展基层卫生促进工作，实施疾病防控"关口前移"的一个重要方向就是通过各种手段使诊断试验的时间切入点不断前移，在医疗资源容许的范围内更加接近于真正意义上的筛检试验，同时尽可能使用诊断能力更强的筛查方法，从而获得更好的整体疾病防控效果。

（三）疾病筛查的目的

疾病早期筛查（二级预防）的目的很简单。一级预防旨在通过在病因学暴露及致病过程发生之前，保护个体或人群免受致病因素攻击来降低疾病发生风险。而对于疾病的早期筛查，目的则是发现并治疗已经产生病理变化但症状尚不明显到自行就医标准的患病个体，从而改变或阻断疾病的自然进程，降低或消除疾病恶劣结局的发生概率，实现延长患者生命、提高生活质量的最终目标。

值得关注的是，随着基于价值医疗（value-based medicine）的理念不断深入，除了"挽救生命"这样直接的医学目标之外，筛查的第二个目标则是在卫生资源有限的情况下，通过疾病早期阶段的低成本治疗，避免或减少疾病晚期阶段的高消耗治疗，从而实现卫生经济学角度上节约资源的目的，这一点在恶性肿瘤的防治领域更为明显。

然而，需要注意的是，对这一目标的评价可能出现 3 种情况或结果：①因为筛查导致本该发生在未来的患病个体被提前发现，短期内会导致医疗费用的提前预支和短期升高；但总体来看，升高幅度小于未来对疾病晚期阶段高额诊疗成本支出的节省幅度，也就是说不仅医学上挽救了生命，经济上也是划算的。②提前预支导致的医疗费用升高幅度大于未来对疾病晚期阶段高额诊疗成本支出的节省幅度，也即经济上并不划算；但只要医学上能够通过筛查获得"人年数"的提升，则可基于依据不同地区的发展水平和经济能力制定的"支付意愿"（willingness to pay，WTP）进行卫生经济学价值的判定。③在某些特定情况下，进行特定疾病筛查可能完全不经济。例如针对人群中流行率很高、其对应治疗相对廉价且几乎无明显不良反应的疾病（如贫困落后地区的儿童寄生虫感染），则无需进行筛查而适合直接进行大规模治疗，从而避免确认病例的高成本投入，同时可建立良好的人群免疫保护屏障。

二、疾病筛查的分类

随着医学技术与实践的不断发展，按照目标人群、决策和支付主体、筛查方案等不同角度，疾病的早期筛查可进行如下分类：

（一）按照目标人群不同，可分为"全人群筛查"和"高危人群筛查"

"全人群筛查"是指不对筛查对象的"疾病相关特征"进行精准区分，针对目标疾病，采用经过科学评估的筛查技术与流程，对全体大众人群进行筛查，从而对全部人群产生整体的保护效果。严格意义上讲，全人群筛查项目必须满足若干必要条件才可实施，包括：①筛查效果及卫生经济学价值必须获得足够的循证医学证据支持（随机对照研究为最佳）；②筛查技术与流程应简单、经济、可操作性强；③所筛查疾病病程较长、流行率相对较高；④具备有力的政策支持、充足的资源保障、周密的组织动员和管理方案。

"高危人群筛查"是指针对某种在流行率方面具有明确人间或空间分布聚集性的疾病，在其特定高危人群或高流行区域人群进行筛查，从而获得更为理想的卫生经济学效益。与全人群筛查不同的是，高危人群筛查因在筛查前进行了一定的目标人群浓缩，实现了高风险筛查对象的富集，因此可针对患病率较低的疾病（如恶性肿瘤）开展，同时可采用具有一定侵入性的筛查技术（如消化道内镜检查）。

（二）按照决策和费用支付主体不同，可分为"政策或项目推动的基于社区开展的主动人群筛查"和"医患共同决定的临床机会性筛查"

传统意义上的疾病筛查多指由政府有关部门、医疗服务机构发起，由政府、医疗机构及医疗费用支付方（如医疗保障系统）单独或联合出资开展的主动筛查项目。在这种模式下，筛查方案和目标人群的界定有明确而统一的标准，通常受检者只需承担很少的筛查费用甚至完全免费。这种筛查模式整体规划性好、标准化程度高、易进行严格的质量控制和效果评估，但需持续投入大量人力、物力资源，可推广性与可持续性并不理想。

随着社会经济的发展，大众人群健康体检意识、医疗服务可及性和服务质量不断提高，基于临床开展的机会性筛查逐渐引起关注。"机会性筛查"指对某种疾病的高危对象（如吸烟者、慢性乙肝病毒感染者、家族性腺瘤性息肉病患者等）因任何原因就诊时，在接诊医生咨询及建议下，医患双方根据风险评估结果、患者社会经济能力及意愿共同决定而进行的针对性筛查。机会性筛查的受检者对筛查有更强的主动性，有较高的应对"假阳性"结果的能力，又由于受检者皆为该疾病的"高危对象"，筛查阳性结果比例通常会明显高于大众人群筛查，因此可能更具成本效益。此外，机会性筛查的成本主要由受检者承担，使筛查工作化整为零，在很大程度上缓解了"大规模集中筛查"带来的社会经济学困境，从而有利于在更大范围内推广并可持续开展。

对于机会性筛查而言，如下几个关键点需要引起关注：①同大众全人群筛查相同，机会性筛查也必须基于证明"筛查有效"的高规格循证医学证据基础之上，确保筛查能够使早期患者获益。②准确可靠、简便易行的风险评估是机会性筛查实施的重要前提，从而实现门诊转诊的精准与集约，避免造成相关科室负担过重及医疗资源的浪费。从风险评估的角度而言，基于大样本构建的预测发病风险的统计模型及其相应的定量风险分级标准相对于简单地询问吸烟、饮酒、早期症状和家族史等定性判断，对提高机会性筛查准确度和保护效果更具价值。③联合基层医疗机构，针对特定筛查目标和病种，形成相关机构与临床科室的合作联盟及筛查工作网络，对各成员单位相关专业的门诊医师进行有针对性的机会性筛查培训与督导，提高其风险评估能力、实现筛查结果互认。这是机会性筛查在基层能够广泛推广的理想模式。

实际上，无论是"主动的社区人群筛查"还是"被动的临床机会性筛查"，其实施主体依然局限于政府、学术机构、临床医疗机构等外部力量，而不是被筛查者自身。也就是只要那些应该接受筛查的个体没有"主观动力"去参与或接受相应的筛查动员和建议，就依然不会被筛查工作所覆盖。因此，从受众的覆盖度而言，这两种主要的筛查方式只能覆盖全体目标人群的一部分，甚至只是一小部分。解决这一问题的关键在于，激发那些应该接受筛查的个体最大程度地主动寻求筛查服务，从而提高目标人群的覆盖比例。这也是实现一项疾病筛查工作能够真正获得人群保护力、整体降低疾病的终末期发病率及死亡专率的根本所在。依托移动互联网以及自媒体社交平台构建和推广"疾病风险预测工具"，使得大众可以极为便捷地进行疾病风险的自测自评，并依据后台的统计数据给出交互界面友好的图形化评估结果与筛查建议，是解决这一问题的重要路径。在大数据与移动互联时代，这一模式的出现势必会为疾病的精准筛查带来新的曙光。

（三）按照筛查方案与目标疾病构成的不同，可分为"针对单一疾病的单一方案筛查"和"针对多种疾病的多方案联合筛查"

采用单一方案针对单一疾病进行筛查是最常见的筛查方式，如便潜血筛查结直肠癌、结核菌素皮肤试验进行结核病筛查。出于卫生经济学考量，该模式通常可在某种疾病的高发地区和高危人群中开展。然而，随着生物学检测与临床医学检查技术的飞速发展，"同时将两个或多个筛检试验联合应用于筛查对象，从而进行多种疾病的同步筛查"已经变得越来越常见。例如 PLCO（Prostate，Lung，Colorectal，and Ovarian）筛查试验，在 1993 年 11 月至 2001 年 7 月期间同时对 15.5 万名参检者进行前列腺癌、肺癌、结直肠癌和卵巢癌的筛查。

多病种、多方法联合筛查是传统大规模筛查不断发展的必然结果。可以想象，如果某一个体或群体花费大量的时间和精力参加一个单独的筛检试验，那么同时提供其他疾病筛查可更为经济和高效。

不过疾病的联合筛查也需要符合一定的原则。首先是有效性原则，即所开展筛查项目均应具有高规格的有效性证据，这是开展所有筛查项目的共同前提。其次是可行性原则，即一次联合筛查应在检查流程、受检者安置等方面具有整体性与可行性。如果需要受检者消耗大量时间与精力参与联合筛查，那么联合筛查模式在组织动员、筛查成本等方面的优势则将被削弱。最后是伦理性原则，即患者在联合筛查中应有充足的知情同意，并有权在医学专业人员的指导下自主决定是否接受联合筛查的所有项目。

三、疾病筛查的应用条件与实施原则

早在 1968 年，世界卫生组织就针对疾病筛查的具体实施原则发布了详细的指南。其作者为来自欧洲的 JMG. Wilson 和 G Jungner，因此，该指南也通常被称为"Wilson 和 Jungner

标准"。几十年后的今天，该指南也仍然被广为接受和应用，其具体内容如下：

（一）所筛查的目标疾病应该是一个或一系列明确的健康问题且应具有较重的疾病负担

人群的疾病早期筛查需要大量的资源投入，若要符合卫生经济学原则，所筛查的目标疾病必须明确且具有较重的疾病负担。这样才能通过筛查减轻其负担，从而获得更理想的健康和卫生经济学收益。需要注意的是，虽然较高的疾病发病率及患病率（流行率）通常是筛查工作能否开展的重要指标，但这里所指的疾病负担不仅限于疾病的发病率与流行率，还应基于疾病结局的恶劣程度以及后期诊治的医疗资源的消耗进行综合评估。例如，恶性肿瘤在人群中的绝对患病率相对于常见的心脑血管疾病、代谢性疾病明显更低，但因其病死率高、诊疗费用高昂，因此，针对已经获得高规格循证医学证据支持的恶性肿瘤推荐开展早诊早治工作。所以，必须从个人和社会多重角度来考虑这一原则的重要性。其中，对个人及家庭会造成严重后果的疾病（如恶性肿瘤）可采取相对不那么经济的筛查措施，如影像学检查、内镜检查等；而对影响程度较轻但涉及的人群很广的疾病或某种状态，则应开展大规模筛查且需要注意筛查方法的经济性与侵入性，如人群水平的肥胖筛查与控制。

（二）对于发现的疾病早期阶段应有适宜且有效的临床处置策略

筛查仅是发现疾病的早期阶段，真正实现"保护效果"的是检出处于疾病早期阶段患者后对其所开展的早期临床治疗，因此，接受适宜的临床处置是所有筛查工作产生效果的最终落脚点。如果一项所谓的"筛查"并没有可立即实施并被证明有效的临床处置方案，那么这项筛查所带来的则仅是对未来患病的焦虑和检查成本的投入。例如，随着深度测序技术的不断发展，婴儿出生后即可通过全基因组测序对其多种疾病（尤其是单基因疾病）的易感基因状态进行报告，从而预测其未来相应疾病的发生风险。然而，这项筛查技术的应用目前存在巨大争议，主要原因就是即使筛查出疾病易感基因，受限于目前的技术与医学发展水平，绝大多数疾病尚没有可立即实施的临床处置措施，而筛查对象及其家庭则需要长期承受未来可能罹患某种疾病的心理压力。

（三）应具备进一步进行诊断试验和临床治疗的基本条件和设施

筛检试验不同于诊断试验，往往采用灵敏度很高的检查技术进行潜在病例的最大化识别，而对特异度则相对要求较为宽松，也即允许出现一定甚至较高比例的假阳性。其目的在于尽可能不遗漏病例，而对于筛检出的假阳性病例可通过后续特异度更高的诊断性试验予以排除。对于通过筛检试验与诊断试验确认的患病个体，及时、方便地接受诊断后的治疗干预则更是筛查工作的重点。因此，在一个地区或人群开展某种疾病的早期筛查应同时考虑后续诊断试验与临床治疗是否可行，当地的基本医疗卫生服务能力与设施是否满足相关要求。如果条件不足，则应该谨慎开展疾病筛查，或者专门建立转诊通道，确保所有（或几乎所有）筛查阳性病例（可能存在假阳性病例）后续的确诊和真阳性病例适宜的临床治疗。

（四）所筛查疾病应具有一个相对较长的潜伏期（疾病早期）

为了能在筛查中有效地发现处于早期阶段的疾病状态并施加干预，在疾病的自然史中必须有一段相对较长的无症状或轻症的早期阶段，作为开展筛查工作的"时间窗"。在此期间该疾病尚未显现出症状或者症状很轻，因此不会使患者自行就诊。事实上，大多数慢性非传染性疾病都有可识别的潜伏期，如恶性肿瘤的癌前病变或者早期癌阶段。然而，对于某些慢性疾病而言，虽然具备这样一个疾病阶段，但人们以现有手段尚不能对该阶段进行有效识别，如多发性硬化，虽然有前驱阶段，但该阶段尚无法通过特定技术被早期识别，因此无法进行有效筛查。

（五）应具有适宜的筛查技术

单纯从筛查技术的原理和功效角度而言，选择什么样的筛查技术进行疾病的筛查需要考虑两方面的内容：一是选择直接筛查技术还是间接筛查技术，二是如何平衡灵敏度和特异度等绩效指标。

在条件允许的情况下应尽可能选择直接筛查也就是能够直接对疾病状态进行判定的技术，如通过肠镜筛查结直肠癌、通过检测"两对半"指标（乙肝病毒表面抗原、乙肝病毒表面抗体、乙肝病毒 e 抗原、乙肝病毒 e 抗体、乙肝病毒核心抗体）筛查乙型肝炎。有时受限于筛查技术的发展和疾病状态的隐匿，亦可通过间接技术进行筛查，如低剂量螺旋 CT 筛查肺癌、通过血液中的血糖水平筛查糖尿病和通过眼压筛查青光眼等。直接筛查技术可直接获得疾病状态指标，而间接筛查技术虽然可在很大程度上提示疾病的存在，但仍要注意可能存在的假阳性和假阴性结果。

另一方面，因为漏诊将对个体和其家庭造成严重的不良后果，因此筛查工作通常要求极高的灵敏度，而由于后续可通过诊断试验进行确证，因此对假阳性率也就是特异度要求相对宽松。然而，如果一项筛查技术或筛查所采用的判别患病预后的阈值（cutoff）的特异度过低，尤其是恶性肿瘤等易导致巨大心理压力的恶性疾病，过多的假阳性也会造成不可忽视的不良作用。整体上应结合具体情况在两个角度间进行综合权衡。

此外，适宜的筛查技术通常还应该是廉价、快速、低侵入性的，以便于大范围实施和推广。

（六）疾病的筛查工作应该为大众所接受

一项疾病的早期筛查工作要长期大范围开展，必须要为大众所接受。这里的"可接受"主要包括疾病风险和筛查技术本身两方面因素。疾病风险决定了筛查工作的卫生经济学价值以及受众人群对筛查的认识程度和接受意愿。如在某种肿瘤高发区或人群开展该瘤种的早期筛查，则可能具有很好的接受程度。而筛查技术本身的侵入性、舒适性、便利度、耗时等也显著影响大众对该项筛查工作的接受程度。如由于女性使用自取样工具包在方便的时间和场所自行进行宫颈生物样本采集，并寄送至指定实验室进行 HPV 检测，具有较高的便利性和灵活性，人群的可接受程度优于到临床医疗机构进行采样并检测。

（七）应充分了解所筛查疾病的自然史

充分了解所筛查疾病的自然史是建立科学有效的筛查策略的前提条件之一。在清晰描绘疾病自然进程的各阶段特性及持续时长的基础上，学术及临床医学工作者可准确制定包括筛查起始年龄、性别、筛查和随访监测间隔等关键信息在内的整体筛查策略。这对提高筛查的保护效果、减少资源消耗具有重要意义。

（八）应明确"筛查阳性病例是否需要接受后续临床治疗"的标准

随着循证医学的不断发展，尤其是近年来精准医学发展进程的推进，各种临床诊疗指南不断推出和更新，不同疾病状态适宜的临床处置原则越来越清晰和标准化。因此，通常情况下，一个筛查阳性的病例在接受诊断试验明确疾病阶段之后，所应采取的临床处理原则应做到有据可循、有规可依。然而，现实生活中也会出现相对复杂的情况。例如一个被上消化道内镜筛查诊断为食管重度异型增生（无限接近食管癌的病变阶段，目前临床指南建议行"内镜下黏膜剥离术"对病变区域进行清除，以免发展至中晚期恶性阶段）的患者，在拿到诊断结果后并没有进行治疗，而是去咨询社区医疗机构的医生。该医生并没有参与该项筛查工作方案与标准的制定，同时也不是食管癌临床专家，因此对不同级别食管病变的诊治指南缺乏深入了解，因此给出了"没有太大问题，仅需观察"的咨询意见。为避免此种情况发生，可考虑在筛检后进行定向的治疗安置或构建转诊绿色通道，提高标准化治疗比例，确保筛查的保护效果。

（九）用于筛查的经济投入应与整个医疗支出在经济上相平衡

早期疾病筛查主要实现两个目标：一是通过改变疾病自然进程，实现挽救生命的目标，这属于医学范畴；另一个目标则是实现卫生经济学上的"收益大于支出"。这里所说的"筛查的经济投入应与整个医疗支出在经济上相平衡"即为筛查工作的经济学目标。

如前文所述，对于筛检的卫生经济学"收益"与"价值"应采用广义的概念对其进行解读和评估。早期筛查可能提前预支诊疗费用，但可能会减少未来晚期阶段的诊治总费用，无论二者幅度是否相抵，筛查的效果更体现在对于生命的挽救和生活质量的改善等方面。从卫生经济学角度，其医学效果同样可以转换成货币价值，也就是我们通常所说的"成本 - 效益分析"。因此，对于筛查的卫生经济学价值的评价是一项需要严格设计、规范实施、全面解读的系统性工作，应在整体上平衡筛查成本的投入和中长期收益。

（十）疾病的早期筛查应长期持续开展，而不能是一次性的"运动式"工作模式

由于疾病筛查工作的组织动员、技术标准、质量控制等方面均存在较高的难度，投入人力、物力资源总量庞大。因此，目前全球范围内各地区、各病种的筛查工作主要还是以政府、医疗机构、医保支付方等发起和推动。其结果就是一次性"运动式"的筛查工作模式更为常见。这一模式下，在资源充足的时间和空间，通过对尽可能多的人进行筛查追求更大的人群覆盖度。然而，疾病的人群筛查应是一个持续的过程：一是为了确保在总人群中获得更高的筛查比例，实现更接近理论值的保护效果；二是能够实现对初筛结果介于"患病"和"未患病"边缘状态的个体（通常具有高进展风险）开展有规划的随访监测，提高保护效果的同时降低单位成本投入。因此，重广度不重深度的"运动式"筛查并不是筛查工作的理想模式。此外，群体筛查工作通常需要事先构建严密而庞大的工作网络，采购、安装相应的设备及管理系统。启动阶段的一次性投入占全部筛查成本比重很大。而一旦建立起上述筛查工作平台，多筛查一个个体增加的仅为微量的边际成本。从经济学角度上看，长期持续地开展筛查工作将会明显摊薄启动阶段的人力、物力投入，降低单位筛查成本。

第二节 疾病筛查的效果与卫生经济学评价

一、筛查效果与卫生经济学评价的意义

前文重点阐述了疾病早期筛查实施的十项准则。然而，即使完全符合上述准则，是否就可以针对某一种疾病启动人群筛查工作？这时，一个更加严肃的问题摆在了人们面前。那就是"早诊联合早治"是否真的能够改变疾病发展的自然进程，减少甚至避免疾病晚期阶段和死亡的发生？即筛查是否真的"有效"。本质上，这个问题的产生主要源于筛查领域两个常见的偏倚，即领先时间偏倚（lead time bias）和病程长短偏倚（length time bias）。

图 9-1 展示了接受早期筛查和未接受筛查的两组患者。筛查组由于接受筛查而提前诊断了肿瘤并进行了临床治疗，而未筛查组患者则等到出现临床症状后自行就诊接受治疗。可以发现，即使早期诊断和治疗完全无效，也即两组患者同时发生肿瘤并同时死亡，人们依然可以观察到筛查组患者诊断（筛查）后的生存期长于未筛查组，或者定时点（如5年）生存率高于未筛查组，原因仅是筛查组患者被提前诊断而已。从筛查组接受筛查而被提前诊断的时点开始，到未筛查组出现症状后自行就诊的时点结束，这段时间就是"领先时间"。正是由于领先时间偏倚的存在，用定时点生存率这一指标来阐明筛查获益实际上是错误的。例如特别常见的"某种肿瘤晚期病例5年生存率仅为20%，若能早期发现，5年生存率可提高至90%以上，因此对这种肿瘤的筛查是有效的"，这种不准确的说法在专业领域应该避免。

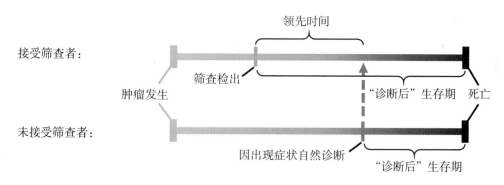

图 9-1 筛检试验中的领先时间偏倚

除了领先时间偏倚外，另一个重要的偏倚是病程长短偏倚。如图 9-2 所示，疾病可能存在人间异质性，尤其是心脑血管疾病、恶性肿瘤等慢性非传染性疾病更是如此。因此，疾病的侵袭程度与预后可能存在相当大的个体差异。一个横断面的筛查所能发现的处于临床前期的疾病患者更大概率会是那些疾病侵袭性弱、病程更长、预后更好的病例；反言之，病程更长、无症状潜伏期更长的患者，有更大的机会被筛查所"捕捉"到。而病程短、进展快、预后差的患病个体被筛查工作所"捕捉"到的概率较之更低。因此，如果存在这一偏倚，就会自然地观察到筛检出来的病例预后更好，死亡率更低，得出筛查和早期治疗有效的结论，即早诊早治并不能延长患者生命，从而对筛检效果产生了夸大的作用。

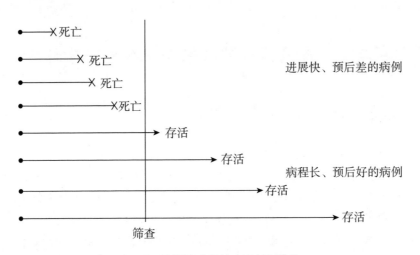

图 9-2　筛检试验中的病程长短偏倚

正是由于领先时间偏倚与病程长短偏倚的存在，使得人们实际上并不能通过观察性研究轻易而准确地得出"筛查有效"的结论。其中的本质原因（或者说"陷阱"）就是不能依靠观察和比较筛查病例与其他病例或者对照的晚期发病或生存情况证明筛查有效。最佳的确认筛查效果的研究设计是开展一步式的"大规模人群随机对照试验"（population-based randomized controlled trial），通过长期的前瞻性随访，整体观察筛查组全体人群（注意，一定不能是筛查病例）晚期疾病发病率及死因别死亡率是否低于随机对照组，从而为筛查是否有效提供最高等级的循证医学证据。尽管此类研究设计实施难度很大，但却是筛查策略最终能够写入指南并向公共卫生及临床医学领域推荐的必要条件。

现实生活中，政府、卫生执业机构、公益性或科研工作团队等不同发起方在倡导并实施一项人群疾病筛查工作的时候，实际情况往往十分复杂。即使是针对一项已经有足够证据证明"有效"的筛查策略，除了技术力量配备、设施平台构建和受众组织动员等实施层面的具体要素，另一个突出的问题就是投入是否和产出成正比，以及绝对成本是否在可接受范围内也就是通常所说的"卫生经济学评价"。卫生经济学评价回答的是疾病早期筛查的第二个关键问题，就是"是否值得筛查"。简言之，就是在既定的社会经济发展水平和资源配置条件下，在特定人群或地区按照特定的技术方案开展一项疾病早期筛查是否符合卫生经济原则而值得在目标地区或人群中推广。如果说第一个问题，也就是效果评价属于"理想层面"的话，那么卫生经济学评价则属于"现实层面"的证据。通常，在一项人群筛查策略的提出过程中，二者紧密联合、缺一不可。卫生经济学评估结果，更为政策制定机构科学配置有限的卫生资源、实现成本效益最大化提供直接的科学依据，具有重要的现实意义。

二、筛查效果与卫生经济学评价的方法

（一）效果评价

1. 筛查在疾病检出方面的准确度如何？

筛查准确度的评价指标主要包括可靠性和有效性两个维度。前者指筛查结果的可重复性，需要通过不同筛查工作之间的结果比较进行评估。后者即筛查结果和真实值的符合程

度，可通过如下指标进行评价，包括灵敏度（真实患病人群中被正确筛查为阳性的比例，sensitivity）、特异度（真实非患病人群中被正确筛查为阴性的比例，specificity）、阳性预测值（筛查阳性者中真实患病的概率，predict value of a positive test，PV+）和阴性预测值（筛查阴性者真实未患疾病的概率，predict value of a negative test，PV-）。表 9-1 综述了上述各指标的计算方法及意义。

表9-1　筛检试验有效性的评价指标

计算方法				实例（食管癌风险预测模型评价）			
筛查结果	真实结果（金标准）		总计	风险预测	真实结果（金标准）		总计
	阳性	阴性			食管癌	非食管癌	
阳性	a	b	$a+b$	高危	50	91	141
阴性	c	d	$c+d$	低危	5	211	216
总计	$a+c$	$b+d$	n	总计	55	302	357
指标	公式	结果		定义			
灵敏度	$a/(a+c)$	50/55 (90.9%)		在患病人群中筛检阳性者所占百分比			
特异度	$d/(b+d)$	211/302 (69.9%)		在非患病人群中筛检阴性者所占百分比			
阳性预测值 PV+	$a/(a+b)$	50/141 (35.5%)		筛检阳性者真实患病概率			
阴性预测值 PV-	$d/(c+d)$	211/216 (97.7%)		筛检阴性者未患病概率			

除了从定义出发，基于具体的筛检试验结果进行直接计算，阳性预测值还可以由公式 9-1、公式 9-2 计算得出：

$$\text{PV+} = \frac{p(D)（灵敏度）}{p(D)（灵敏度）+[1-p(D)]（1-特异度）} \qquad 公式 9-1$$

$$\text{PV+} = \frac{p(D)}{p(D)+\dfrac{1-p(D)}{\text{LR+}}} \qquad 公式 9-2$$

其中，$p(D)$ 是疾病在筛检目标人群中的患病率，LR+ 为阳性似然比，值为灵敏度 /（1- 特异度）。

与之相对应，阴性预测值计算公式如下：

$$\text{PV-} = \frac{1-p(D)}{1-p(D)+[p(D)\text{LR-}]} \qquad 公式 9-3$$

其中，LR– 为阴性似然比，值为（1– 灵敏度）/ 特异度。

由此可见，疾病的患病率直接影响预测值的数值和变化幅度，进而直接影响筛检试验的可行性。若要准确估计阳性、阴性预测值，必须满足下列两个条件至少其一：①研究样本的疾病患病率与总目标人群的真实流行率一致或接近。②总目标人群疾病流行率已知，当疾病比较罕见时，即使筛检试验的灵敏度和特异度都很高，其阳性预测值仍然可能很低。因为当患病率很低时，病例绝对人数很少，非病例占绝大部分。这导致任何小于100%的特异度都会导致相当数量的假阳性病例，从而使真实病例在筛检阳性者总数中的比例（阳性预测值）很低，最终导致该筛检试验判别阳性结果者是否为真实病例的能力很低。

表 9-2 所示为灵敏度和特异度均为97%的情况下，只有疾病的患病率在10%以上时，阳性预测值才大于0.5。当疾病的患病率为1‰或更小时，阳性预测值太低以至于筛检试验几乎没有临床与公共卫生的应用价值（除非发现一个真阳性的收益远远大于检出大量假阳性所带来的成本投入）。阴性预测值随着疾病患病率的下降而逐渐接近于1，其变异度比阳性预测值小得多。不过，要特别注意的是，如果被错判为假阴性的结果十分严重，那么阴性预测值很小的提升对于临床决策也是至关重要的。例如在恶性肿瘤筛检领域，人们通常会通过使用更高灵敏度的筛检技术，以最大可能避免肿瘤病例的漏诊情况发生。

表9-2　患病率和预测值的关系

患病率	阳性预测值	阴性预测值
0.1	0.782	0.997
0.01	0.246	0.9997
0.001	0.031	0.99997
0.0001	0.003	0.999997

关于筛查在疾病检出方面的准确度的评估使我们能够透彻了解一项筛查技术将有多大的能力对现况疾病状态进行识别或预测。然而，这仍然是不够的，因为不管筛查的结果是多么准确和有预测意义，只有当它联合后续的临床干预措施能够改变疾病自然进程、改善疾病预后、减少或避免疾病不良结局的发生，它才有实施的意义。也就是回答一个根本性的问题："筛查是否可以改变疾病自然进程从而减少疾病不良结局发生风险？"

2．筛查是否可以改变疾病自然进程、从而减少疾病不良结局发生风险？

进行筛检试验的根本目的是降低疾病发生的风险、延缓疾病的进展或减少相关恶劣结局事件的发生。因此，筛检试验的前提条件是：第一，筛查可以在疾病出现明显症状之前就发现它的存在（"早诊"的可行性）；第二，与不进行筛查（也就是出现明显的临床症状后才进行治疗或者根本不进行任何治疗）相比，筛查后联合早期治疗可明显改善疾病预后（"早治"的有效性）。

实际上，可采用多种流行病学设计回答筛查的效果问题，这其中包括观察性研究与实验性研究两大类，前者主要包括病例对照与前瞻性队列研究，后者包括非随机对照试验与随机对照试验研究。其主要设计要点与特性如下：

（1）病例对照研究：病例对照设计在进行病因学研究方面具有重要价值，而如果将是否接受筛查作为一种像吸烟、饮酒一样的"暴露因素"看待，理论上也可以进行筛检试验效果评价。通过病例对照研究设计进行筛查效果评价主要设计思路是比较病例组（患有特定疾病或死于某种特定疾病的人群）和对照组（未罹患该疾病但在其他方面同质可比的另一人群）既往接受该疾病筛查的"暴露水平"来评价疾病结局与是否接受过筛查之间的潜在关联。例如用病例对照研究设计进行乳腺癌筛检效果评估。"病例"是死于乳腺癌的患者，"对照"是在病例死于乳腺癌的同期未罹患乳腺癌，但和病例具有同等罹患乳腺癌风险的人群代表性样本。通过收集研究对象的医疗记录，比较两组人群在过去一定时间范围内接受乳腺癌筛查的比例，以明确二者是否存在关联，也即筛查是否有效。不过，受限于病例对照研究自身的特性，利用病例对照研究设计评价疾病早期筛查效果的实际应用较少。因为此类研究所要求的前提条件在现实生活中很难满足，这些条件包括：①要求病例人群样本量较大，且每个成员的疾病症状相关记录详实，且精细程度一致；②病例和对照人群接受筛查的比例不能太低且需要有一定的变异度；③要寻找到和病例组在除疾病状态之外各方面因素均同质可比的代表性样本作为对照难度非常大。

（2）非随机分组研究（前瞻性队列和非随机对照研究）：前瞻性队列研究和非随机对照研究虽然同属前瞻性研究，都可明确暴露在前、结局在后的时序问题，因果推断力度均较强；但在流行病学方法学体系中却有着明确的界限。前者归属于观察性研究范畴，即暴露与否并非由研究者人为决定并施加，而是研究对象的自然状态，如吸烟与肺癌因果关联的队列研究中吸烟与否是研究对象的自我选择和固有行为。后者则属于实验性研究的一种，暴露与否由研究者或者外界因素决定，只是受限于可行性无法实现随机分组。然而，本文将这两种研究设计合并讨论，主要因为对于疾病的早期筛查而言，有时无法明确受检者接受筛查是医生或公共卫生工作者建议使然，还是受检者本人的完全自然行为；而且二者在研究设计特性与常见偏倚方面具有高度共性。从与随机对照研究的区别角度而言，可把"队列研究"与"非随机对照研究"统称为"非随机分组研究"。

这类研究设计的基本思路就是通过被动数据收集或者主动影响（注意，无论哪种方法都不是随机分组）建立"筛查（暴露）组"与"非筛查（非暴露）组"，通过长期随访，比较两组间疾病结局发生概率从而明确筛查是否会导致疾病结局发生概率的下降，从而明确筛查效果。

尽管队列研究与非随机对照研究属于前瞻性研究设计，但由于其分组并非随机，因此可能导致某些与疾病结局相关的重要因素在组间分布不平衡，使研究人员得到歪曲甚至是相反的结果，这就是我们所熟悉的混杂偏倚。需要注意的是，即使在非随机研究过程中已经测量和考虑到了某些混杂因素的影响，我们也一直无法排除其他混杂因素的影响。许多肿瘤筛检效果的非随机分组研究也为这种设计类型固有的缺陷提供了佐证。这些研究受限于研究设计，往往不能很好地回答下列问题：①筛查组与未筛查组罹患目标肿瘤的基线风险是否存在差异以及差异程度如何，也即是否存在筛检之外的因素导致两组人群的肿瘤发病风险存在天然的不同；②受检者是否因为肿瘤的相关症状或征象促使他们主动寻求诊断试验而不是接受真正意义上的筛查，也就是所谓的指示性混杂（confounding by indication）。有时指示性混杂甚至可以创造暴露与结局的相关性，即便二者其实并无关联。

因此，尽管此类研究的结果通常也可以在一定程度上被用于判断筛查是否有效，但作为循证医学证据等级，其论证强度远不如随机试验的研究结果。

（3）随机对照研究：观察性研究以及非随机对照研究设计无法从根本上避免混杂偏倚、领先时间偏倚、病程长短偏倚等的影响，其固有局限性导致结论科学性与外推能力受限。与上述各研究设计类型不同，随机对照试验研究中，研究对象将被随机分为筛查组和非筛查组，通过前瞻性随访比较组间终点结局事件发生的概率差异以评估筛查效果。理想情况下，对筛查效果的所有评价都应基于随机分组，即患者分配到筛查组还是对照组是完全独立的随机事件，这样就确保了除干预因素外，其余所有潜在因素（包括已知和未知因素、可测量与不可测量因素）在组间分布都能达到理论均衡，从而从根本上打破混杂因素成立的三大必要条件之———与暴露因素必须相关，从而实现对混杂效应的完美控制。

正是由于随机化分组在混杂控制方面的强大效果，在筛检效果评估领域，随机对照试验的结论是最终该项筛检能否写入指南向临床和人群工作推广的必备证据。国际上，只有经大规模随机对照试验证实有效且具有相应卫生经济学价值的疾病筛查才可能被写入指南作为工作准则推荐临床与人群应用。2018 年美国肿瘤协会（ACS）向全球推荐的肿瘤早诊早治工作指南中，提出的宫颈癌、肺癌、结直肠癌及乳腺癌等癌种的筛检策略全部是基于至少一项或多项大型随机对照试验对临床效果及卫生经济学价值的严格评价而做出。与之对应，近年来，被临床医生普遍认为有效的筛查方法最终被大规模随机对照试验证明无效或不具卫生经济学价值而不再被推荐应用的例子屡见不鲜，如用常规 X 线胸片筛查肺癌，血清 CA-125 检测及阴道超声筛查卵巢癌以及前列腺特异抗原（PSA）检测筛检男性前列腺癌等，足以证明随机对照试验结果的重要性和对医疗决策的指导意义。

（二）卫生经济学评价

如前所述，大规模的疾病早期筛查需要持续投入大量的人力、物力成本。因此，即使被证明筛查有效，是否可以在一个特定人群或地区开展，还需要回答另外一个关键问题，也就是该筛查项目是否符合卫生经济学原则。随着"基于价值的医学"（value-based medicine）理念逐渐深入，为了尽可能将有限的卫生资源投入所产生的健康效果最大化，疾病早期筛查的卫生经济学评价越来越受到包括政策制定者在内各领域人士的密切关注。

卫生经济学评价（health economical evaluation）指应用技术经济分析与评价方法，对卫生干预措施的制定、实施或产生的结果，从投入和产出两个方面，进行科学的分析评估，以此为决策提供建议及相关科学证据。其中，投入主要包括卫生方案投入的直接成本、间接成本、无形成本 3 个部分，产出主要通过健康相关的效果、效益和效用等指标来衡量。

卫生经济学评价的设计主要包括前瞻性设计、回顾性设计和模型研究三大类。前瞻性设计是指基于现实正在进行的干预试验项目所包括的卫生经济学研究。前瞻性设计可实时收集所需数据，准确度、详实度高，但成本高、时间长，而且一次只能对有限的干预措施进行评价。回顾性设计利用的是已有的数据资料，成本低、时间短，但数据的完整性低、偏倚风险大，结果可靠性相对较低。模型研究是根据流行病学研究构建疾病的自然史模型，结合治疗疾病的成本和效果证据进行统计建模，模拟不同情况下某项干预措施在真实世界中的投入和产出从而实现类似"沙盘推演"的效果。

根据研究选取的效果指标，常用的卫生经济学评价方法可以分为四大类：最小成本分析法（minimum cost analysis，MCA）、成本 - 效果分析法（cost-effectiveness analysis，CEA）、成本 - 效用分析法（cost-utility analysis，CUA）和成本 - 效益分析法（cost-benefit analysis，CBA）。

最小成本分析法一般用于效果产出相同的几组干预方案，通过对各干预方案所需要投入的平均成本或总成本进行估计和比较，选择成本最小的策略为最佳方案。

成本 - 效果分析法是以特定的临床治疗目的（生理参数、功能状态、生命年等）为衡量指标，计算不同方案或疗法的每单位治疗效果所用的成本。成本 - 效果分析的结果不用货币单位来表示，而通常使用健康结果或临床治疗指标表示，如抢救患者数、治愈率、延长的生命年、血压降低值等指标的变化。成本 - 效果分析包括一般成本 - 效果分析和增量 - 成本效果分析。一般成本 - 效果分析计算的是某种方案干预后产生单位健康相关效果所需要投入的平均成本（公式 9-4），此方法通常难以直接比较不同干预方案的优劣。增量成本 - 效果分析法计算的是两种方案之间增量成本和增量效果的比值，该指标反映了某一策略相比于另一策略每多获得 1 单位效果需要额外投入的成本（公式 9-5），可以使决策者在多种方案之间综合考虑效果和支付能力两个方面，其中增量成本效果比值最小且低于支付意愿阈值（willingness to pay，WTP）的方案为最优。

$$方案 A 的成本效果比 = \frac{成本 A}{效果 A} \qquad 公式\ 9\text{-}4$$

$$方案 A 相对于方案 B 的增量成本效果比 = \frac{成本 A - 成本 B}{效果 A - 效果 B} \qquad 公式\ 9\text{-}5$$

成本 - 效用分析法的效果指标为质量调整生命年（quality adjusted life years，QALY）或伤残调整生命年（disability adjusted life years，DALY）等与患者生活质量相关的指标，需要在实际生命年的基础上根据不同的偏好和生活质量调整系数对生命年的绝对数值进行生活质量加权。与成本 - 效果分析类似，成本 - 效用分析法也包括一般成本 - 效用分析和增量成本 - 效用分析。实际上，广义的成本 - 效果分析也包括成本 - 效用分析。

成本 - 效益分析需要将干预效果进行货币化，如减少 1 例发病所获效益即为所节省的疾病相关的直接医疗费用加上可能的误工费和生产力的损失等。成本 - 效益分析直接将成本和获得的经济效益进行比较，一般认为比值小于 1 的方案具有正效益，为可选方案。不同经济发展水平地区以其可投入的最大成本并且成本 - 效益比值尽可能低的方案为优选方案。

如前所述，一项大规模人群筛查工作除了要获得有效性的证据，同样要具备经济性的相关依据，使得决策者能够更科学、更合理地进行经费预算、资源配置和效果、效用、效益评价。实际上，在肿瘤筛查领域，针对特定筛查方案的卫生经济学评估结果总是在其效果证据前后发布。从 20 世纪中叶至今，世界范围内陆续出现了许多针对肿瘤的筛查项目和试验，如美国著名的 NLST（National Lung Cancer Screening）、PLCO（the Prostate，Lung，Colorectal and Ovarian Cancer Screening Trial）、东亚地区针对上消化道肿瘤的一系列筛检项目、英国的 UKCTOCS（UK Collaborative Trial of Ovarian Cancer Screening）等。基于这些癌症筛查试验的卫生经济学评估研究结果为决策者们制定经济合理的干预措施提供了直接的证据和参考。

第三节 疾病的精准筛查

一、为什么要对疾病进行精准筛查

如果通过高规格设计的流行病学证据证明有效，那么疾病的早期筛查在多数情况下将是人们在无法确切掌握病因，或者即使知晓病因但不能有效去除病因，也就是一级预防无法达成的情况下，针对某种疾病所采取的最有效防控手段。然而，即使已被证明有效而且是经济的，专业人员就可以毫不犹豫地向大众人群推介一项疾病的筛查么？正如我们所熟知的，理论上可行的策略，在现实情况下往往需要考虑更多因素。

首先，疾病的早期筛查通常需要投入大量成本。虽然在生命价值不断被提升到新高度的今天，这一点往往被人们所忽略，但开展一项群体筛查甚至是个体水平的临床机会性筛查，都需要投入大量资源才能得以实现。请注意，这里的"成本"包含"狭义"和"广义"两个层面的涵义。狭义的成本指的是因为开展一项筛查工作所需要一次性或长期投入的直接经济成本，如设备费、耗材费、人员费、管理费等。而对于疾病筛查，人们往往不了解的是它广义"成本"概念中的一个重要组成部分，那就是"筛检所带来的附带伤害（harm）或者是风险（risk）"。这里的"伤害"和"风险"也包含两个方面，一是筛检本身可能带来的直接损害，如消化道内镜检查过程中虽然罕见但仍有一定概率发生的出血、穿孔、药物过敏甚至心脑血管意外等并发症。二是由于假阳性筛查结果给受检者带来的不必要的巨大心理压力，如极度的沮丧、焦虑、抑郁等。尤其是结局恶劣的疾病筛查，这一点尤为明显，如恶性肿瘤的假阳性筛查结果通常会在明确诊断试验结果的"假阳性"性质之前使受检者及其家庭承受相当大的压力，甚至严重影响其心身健康的整体水平。正如伦敦大学学院的 Nora Pashayan 博士所说："仅有一部分筛查项目是有益的，但事实上所有的筛查都会造成伤害"，关键是如何在获益与潜在危害之间寻找最佳的平衡。正因为对一种疾病的筛查会造成总体资源的投入甚至是对受检者的损害，如何使筛查更加精准、更加集约就变得极具卫生经济学及公共卫生意义。

其次，在真实世界中，筛查效果往往存在较大的人间异质性，也就是即使是采用同一种技术和标准针对同一种疾病进行筛查，不同个体之间的效果仍可能存在明显差异。换言之，同样的筛查，对一部分人可能保护效果很好，而对于另一亚组人群则效果不佳甚至无效。例如，某种肿瘤在进展到晚期阶段之前会经历一系列癌前病变阶段，早期筛查就是为了在癌前病变阶段及时介入并阻断病变进展，从而避免晚期肿瘤和死亡的发生。然而，由于肿瘤进展程度与速度往往存在巨大的个体差异，也就是一部分患者的癌前病变在很长的时间范围内都不会进展成为肿瘤，甚至终其一生他们都只停留在癌前病变阶段，那么这部分患者就较少甚至完全不能从早诊和后续的临床处置中获益。不过，读者可能会困惑，筛查的效果不是已经经过流行病学研究的评估并确认了么，为什么还会出现这种情况？从根本上说，这是流行病学研究的基本思想方法的局限所致。流行病学研究的思想本质是通过一个代表性样本基于概率论对总体进行统计推断，而受限于研究可行性，流行病学研究往往会在内、外部效度两个方面存在局限。样本量过小、抽样方法不科学导致样本代表性不佳，影响样本对总体的代表性和结果的外推能力，这属于外部效度层面。而如果未能发现样本内部亚组间效应的异质性，或者抽样未能涵盖所有亚组人群，那么就无法精准估计一项筛查对各亚组人群的效果，而仅能报告全部样本"平均化"后的混合效果，这可归属于内部效度层面的问题。实际上，这个平均化的效果并不能反映任何一个亚组的真实情况。换言之，由于流行病学旨在寻找"共性规律"，而当研究或分析的细分程度无法达到"最小共性尺度"，也就是能够达成"共性"的最小集合，那么该研究就无法揭示这种异质性，当然也就不能在应用结论的时候考虑到这种异质性。如果决策者依据这样一个"混合"或"平均化"之后的研究结果进行政策制定，那么宏观上的确可能会获得与之前研究结果相当的干预效应，但真实情况可能是其中一部分人高度获益，而另一部分人低度获益甚至完全无法获益。对于后者，筛查带给他们的则仅有损害。

最后，选择适宜的筛查方法以及适宜的筛查阈值同样是十分重要的。随着临床检查及实验室检测技术的不断发展，对于某些疾病通常会有多种筛查方式被推荐在临床应用，如便潜血和肠镜检查都可对结直肠癌进行筛查。而即使是同一种筛查方法，也可以应用不同的筛查阈值（也就是判别患病与否的标准界值）对患病与否做出判别，不同的筛查方法以及同种筛查方法的不同阈值选择都会对筛查效果产生直接影响。我们可从筛查效果评价的两个重要指标——灵敏度、特异度对这一问题进行理解。如前文所述，灵敏度指筛查能够发现"患病者"的能力，也就是患病者中被正确判为"患病状态"的比例，与之相对，特异度指能够正确甄别"非患病者"的能力，也就是非患病者中被正确判为"非患病状态"的比例。对于一项筛查技术而言，灵敏度和特异度是矛盾的两方面，通常是"此消彼长"的辩证关系。如果追求高灵敏度，从而尽最大可能避免漏诊（如针对恶性肿瘤等结局恶劣疾病的筛查），就必然把更多的非患病者误判成患病者，从而导致假阳性率的升高和特异度的下降。反之，如果需要尽可能避免假阳性，也就是追求高特异度，那么就需要在一定程度上"容忍"下调灵敏度所导致的"漏诊"的发生。不同筛查技术与判别阈值的存在之所以导致了人们对精准筛查的需求，主要原因就在于人们的患病状态并非简单的"健康"和"患病"，而绝大部分情况下是介于"完全健康"和"疾病终末期阶段"之间的中间状态。用数字简单表示，如果"0"表示绝对健康，"1"表示疾病的终末期阶段，那么人们的健康水平并不是"0"和"1"的二分变量那么简单，而通常是介于 0 ~ 1 之间的一个连续变量，我们可称其为"不健康指数"。正因如此，一项筛查技术与阈值的不同组合，具有不同的灵敏度和特异度，就会导致不同的筛查效果。例如既定的一项筛查，不健康指数大于 0.8 的情况才会被判为患病，而调整技术或判别阈值后，只要不健康指数大于 0.6 就会被判为患病。那么很显然，后者相对于前者灵敏度更高，也势必将检出更多的患病者，并对其进行后续诊断试验或治疗。然而，如前文所述，不同个体或亚人群对疾病状态的"容忍"程度不同，向疾病终末期不良结局转归的概率也存在异质性。换言之，对于某些个体，不健康指数不超过 0.8 就不会向疾病终末期转归；甚至也许该个体一生都会携带这种疾病状态，但不健康指数一直不超过 0.8，那么对其进行筛查并治疗就是完全无益甚至有害的。只有针对那些只要不健康指数超过 0.6 就会大概率并迅速向恶劣结局转归的个体，采用更灵敏的筛查方法，尽可能早期发现、早期治疗才有可能使其获益（当然，前提同样是这种筛查结合后续临床处置真的"有效"）。

综上所述，疾病筛查，尤其是具有一定侵入性和风险的筛查，需要投入大量有形和无形成本，同时，人群内部和筛查技术本身在筛查效果方面也可能存在强大的异质性。因此，未来疾病筛查甚至是整体慢性病防控领域的一个重要发展方向就是"精准化"与"个体化"。简言之，就是从大众人群中精准识别高获益个体或亚人群，仅对这一亚人群实施个体化筛查，最大程度排除低危、低效个体，减少不必要的无效筛查，从而在整体提高筛查效果的同时减少资源投入和附带损害，最终实现"降费增效"的总目标。

精准医学是 2015 年 1 月时任美国总统奥巴马提出的一项全球倡议，其目标是开创一个新的精准医学时代，通过研究人员、临床医学工作者和患者三方共同努力，在对个体化遗传、环境和生活方式差异的整体考虑下，实现疾病防、诊、治策略的精准制定。相对于传统的"全人群筛查"策略，精确筛查在可操作性层面的核心理念是"基于遗传、环境和生活方式及既往筛查经历等因素对个体发病风险的评估结果与其筛查获益程度密切相关"。基于这一思想，基于准确的风险评估和风险分层的个体化筛查方案将比现行粗放的筛查策略带来更多收益及更少的附带伤害。时任美国国家癌症研究所（NCI）主任的 Doug Lowy 曾表示，精确医学在癌症预防和筛查中占相当重要的位置，是未来肿瘤防控的发展方向，意义重大。

二、实现精准筛查的技术路径

精准筛查的理念其实由来已久，例如在进行侵入性的结肠镜筛查前先进行无创且廉价的便潜血检查以及肠癌家族史调查，二者有一项阳性者再接受后续肠镜检查；再如，医生往往会在推荐肺癌筛查之前先考察其年龄、性别、吸烟史等因素。因为便潜血阳性以及结直肠癌家族史被证明是结直肠癌发生的重要危险因素，而高年龄的男性吸烟者也被认为是肺癌的高发人群。

由此可知，精准筛查的基本目标就是寻找最有可能从筛查中获益的个体或亚人群，而基本技术路径主要包括"危险因素"评估和个体化的"风险预测及风险分层"。

（一）危险因素研究

疾病的危险因素是指在特定个体或人群中，可增加疾病或疾病不良结局事件发生风险的任何暴露因素。因此，疾病的危险因素可以有助于区分具有不同平均发病风险的个体或人群，从而使得筛查在一定程度上实现"精准"。

危险因素和危险因素研究具有如下特点：

首先，从定义上讲，疾病的危险因素本质上都应该是疾病或疾病结局事件发生的"因"。暴露于危险因素，将增大疾病发生风险，去除危险因素或降低其暴露水平，则疾病发生风险也随之下降。然而，虽然在疾病病因学研究领域中危险因素研究数量庞大，研究者也通常愿意从病因学角度把发现与疾病发生有统计学关联的因素解读成潜在的"病因"，但流行病学方法学体系中"因果推断"需要多方面的证据，更需要符合多项研究设计与实施准则。因此，从为精准筛查圈定高危人群的角度而言，利用既往研究提出的"危险因素"进行大众人群的风险分层和赋权需要特别谨慎。通常经过多项高规格设计的流行病学研究重复证实的因素才适宜作为候选。例如高血脂、高血压等对心脑血管疾病以及人乳头瘤病毒（HPV）感染对宫颈癌的风险提示作用等。

其次，从分类角度，疾病的危险因素可分为"可改变的危险因素"及"不可改变的危险因素"。前者通常为行为、环境等外部暴露因素，可通过健康干预、环境改善等措施加以消除或降低暴露剂量，如控烟、减重、饮食干预、疫苗注射、污染控制等。针对这些因素进行的调查、评估和高危人群筛选通常简便可行。筛查后甚至可直接开展针对上述因素的干预，从而起到一级预防的效果。与之相对，"不可改变的危险因素"则主要包括年龄、性别和某种疾病的遗传易感性等与生俱来的生物学特征。这些因素从理论上或目前的技术手段不能去除，只能通过调查及实验室检查加以识别和预警，作为识别高危人群的依据。

最后，疾病的危险因素能够在单一维度提示发病风险，可以在一定程度上实现对潜在高危个体和亚人群的识别与富集。由于危险因素科学证据积累充分、实际操作简单、易于被大众理解和推广，依据危险因素对大众人群进行发病风险分层是目前疾病筛查精准化进程中的重要模式。然而，由于危险因素研究的方法学核心强调的是该因素的"独立作用"，因此通常只能对不同危险因素进行"割裂评估"和"简单组合"，如前文提到的肺癌筛查前对年龄、性别和吸烟史的评估，而不能同时考虑多个因素的"联合作用"甚至是因素间复杂的"交互作用"。因此，基于危险因素的疾病风险分层仍然是粗糙和定性的。如何能够做到同时考虑多个因素的整体作用，实现个体水平的风险评价呢？风险预测研究为这一问题提供了理想的解决方案。

（二）风险预测研究

流行病学方法学体系中，所有的研究设计可宏观分为 3 个等级，即观察性研究、实验性研究和理论性研究。观察性研究，顾名思义，研究者仅对研究对象的暴露和结局进行观察而不实施干预，主要功能是提出假设（generating hypothesis）和检验假设（testing hypothesis）；实验性研究则提升到人为分组和施加干预，可实现确证假设（validating hypothesis）的高级目标；而本节所阐述的风险预测研究则属于第 3 个层级——理论性研究，旨在通过构建统计模型，基于历史数据推测未来事件的发生概率（predicting the future based on historical data）。

生物医学范畴内的"风险预测"指依据过往或现况数据，对未来某一事件发生的风险概率进行个体水平或亚人群水平的定量估计。风险预测研究由来已久，我们所熟悉的预测乳腺癌发病风险的 Gail 模型、预测乳腺癌患者远期复发和死亡风险的 Nottingham 模型、预测新生儿健康预后的 Apgar 评分和预测唐氏综合征的产前筛查都是由大样本风险预测研究所建立。

为什么要在疾病筛查领域开展风险预测研究？首先，从公共卫生角度来看，定量的风险预测可从大众人群中精准识别出高危亚人群和个体，从而进行有针对性的疾病筛查，使得筛查工作更具成本效益，并降低附带伤害；其次，从医生角度而言，可通过对患者提供精准的风险预测更科学、有效地进行临床决策，如机会性筛查的指导以及疾病的诊断和治疗等；最后，从人群角度，可使大众能够了解自己未来罹患某种疾病的风险，从而做出自己的"人生选择"，如基于风险预测的结果在适当的时候主动寻求某种疾病早期筛查，甚至预防性治疗等。

总之，对于恶性肿瘤、心脑血管疾病等多因单果的慢性非传染性疾病，病因网络十分复杂，人群异质性也往往更加明显。个体水平的综合风险预测是其防控工作走向精准化、集约化的重要抓手，也是未来精准医学和个体化医疗在疾病筛查领域的主要发展路径。

相对于前述危险因素研究，风险预测研究既有与其相通的一面，也有自身明确的特点，现将二者异同简要汇总为表 9-3。

表9-3　影响因素研究与风险预测研究的异同

	影响因素研究	风险预测研究
目的	寻找生物学病因（causal factor）	寻找预测因素/征象（predictor）
研究设计	病例对照研究常见，前瞻性队列研究最佳，不需验证	病例对照研究常见，前瞻性队列研究最佳，通常需要内、外部验证
模型中自变量的含义	有生物学合理性的致病因素 病因本质上都是预测因素，但独立贡献很弱的致病因素不一定进入最终的多因素模型	可为病因，亦可为结局发生过程中的早期征象或"过程事件" 最终留在模型中的预测因素不一定都是病因
统计方法	一般线性回归、logistic 回归、Cox 比例风险模型等多因素统计模型	一般线性回归、logistic 回归、Cox 比例风险模型等常用多因素统计模型，以及神经网络、支持向量机、深度学习等高维建模方法

续表

	影响因素研究	风险预测研究
统计目标	寻找有"独立作用"的危险因素，强调"单兵作战"能力	寻找对预测效果贡献最大的预测因素组合，强调"集体作战"能力
模型结构确定	依据各变量统计学意义（如 $P < 0.05$）进行变量筛选	联合效应值与 p 值整体取舍，利用赤池信息准则（AIC）（Akaike information criterion）等进行模型结构确定
统计指标	β、OR、RR、HR 等，关注某因素与结局独立关联强度	predicted risk score、AUC 等，关注模型整体预测能力
注意要点	通常会在生物学合理性范畴内进行穷举式挖掘，注意交互作用分析 变量筛选遵循"先专业筛选再统计筛选"的原则 样本量、变量编码方式和在样本中分布等因素可较大程度影响分析结果	预测变量选择可突破生物学合理性范畴，有预测价值即可满足候选条件，注意交互作用分析 "验证"是必要步骤，外部验证效度优于内部验证 高维建模方法多用于科研探索，常规建模的统计学方法更易被接受和应用

三、精准筛查研究实例——基于风险预测的食管癌精准筛查策略

前述章节详细阐述了筛查与精准筛查的有关理论，本节以食管癌精准筛查为例，展示如何在实际工作中基于个体水平的风险预测实现疾病的精准筛查和后续健康管理。

（一）背景信息

食管癌是发生于下咽到食管 - 胃结合部之间上皮来源恶性肿瘤，按其组织类型可主要分为鳞状细胞癌（简称"鳞癌"）及腺癌。中国是食管癌高发国，年新发病例数占全球的 55%，其在我国恶性肿瘤发病与死亡顺位中分列第三与第四，农村人群中的发病率与死亡率更是高居恶性肿瘤第二位。与欧美国家食管癌以腺癌为主不同，中国 90% 以上的食管癌为鳞状细胞癌（鳞癌）。食管鳞癌的发生、发展经历了正常食管黏膜、良性病变（慢性炎症、棘层增厚、基底细胞增生）、异型增生（轻、中、重度）、原位癌、鳞癌多个疾病阶段。中国北方河南、河北、山西交界的太行山区，尤其是河南安阳农村一带是著名的食管癌高发区之一，年发病率高达（50 ~ 100)/10 万，为全国平均水平的 2 ~ 5 倍。由于食管癌起病隐匿、早期筛查工作滞后且进展期食管癌缺乏有效治疗手段，临床自行诊断食管癌患者 5 年生存率低于 20%。

虽经几十年攻关，但食管癌的病因学研究尚无突破性进展，一级预防缺少干预靶标。同时，食管癌具备了开展人群筛查的若干必要条件：①发病率及死亡率高，疾病负担重；②临床诊断病例中晚期病例比例高，筛查病例中中期、早期比例高；③疾病发生与进展过程中具有可被检出的早期阶段，即癌前病变及早期癌，如轻、中、重度黏膜异型增生（mild, moderate and severe dysplasia）和原位癌（carcinoma in situ, CIS）；④已拥有灵敏度、特异度较好，相对可行且安全的筛查手段，如碘染色指示下的上消化道内镜检查；⑤检出的早期病例有完备的后续治疗方案，如内镜黏膜下剥离术（endoscopic submucosal dissection, ESD）。因此，二级预防——人群水平的早期筛查、早期治疗，逐渐受到重视，而成为当前食管癌防

控的主要手段。

多年来，受限于没有高质量的人群研究数据，我国的食管癌人群筛查整体上仍处于相对粗放阶段，筛查成本高，效果不确切。主要体现在：①采用适龄人群全员参检策略，筛查前无法精准圈定高获益人群；②筛查后无法实现高进展风险人群的准确识别，仅按照专家共识，单纯依据病理诊断对其进行内镜复查与管理。前者导致大量低危、低效的人群接受了过度的内镜筛查，耗费资源的同时提高了并发症发生风险；后者导致一部分潜在高进展风险的人群被遗漏，从而降低了筛查的保护效果。

因此，如能基于大规模真实人群筛查及长期纵向随访，构建"食管癌发病"与"食管病变进展"两大风险预测模型，通过内镜筛查前与筛查后的精准风险分级，实现仅针对高危人群进行筛查，同时针对不同进展风险的患者制定个体化的梯度内镜随访监测计划，则有望实现大量节约资源的同时提高筛检保护效果，减少并发症以及筛查的附带损害。

（二）研究设计

1．研究平台 — ESECC 研究

2012 年 1 月，研究者以河南省太行山区某县为研究现场，启动了国际范围内首个评价内镜筛检食管癌效果与卫生经济学价值的人群随机对照试验——"ESECC（Endoscopic Screening for Esophageal Cancer in China）"研究（Clinical trials：NCT 01688908）。

研究者在该县随机选取 668 个总人口介于 500 ~ 3 000 人的行政村，按目标村总人口数排序进行区组随机，以村为单位将其分为筛检组和对照组（334 个村 / 组）。筛检组接受标准化的碘染色后上消化道内镜筛查，对照组不进行内镜筛检。两组均接受统一的肿瘤发病和死亡事件主、被动随访。研究对象纳入排除标准为：①目标村在籍居民；② 45 ~ 69 岁；③入组前 5 年内无上消化道内镜检查史；④无肿瘤病史；⑤无精神障碍或其他内镜检查禁忌证；⑤ HBV、HCV、HIV 检测阴性；⑦知情并同意参与本研究。

截至 2016 年 9 月，该项随机对照研究已完成全部研究对象的基线入组、随机化及内镜筛查工作。最终，筛查组及对照组分别入组 17 151 及 16 797 人。

2．发病风险预测模型的构建

（1）研究对象：2012 年 1 月至 2015 年 9 月，ESECC 研究筛检组中的 15 073 名接受有效内镜检查的受检者。

（2）预测因素（X）与结局（Y）：收集食管癌发病风险的候选预测因素数据，包括年龄、性别、社会经济状况（教育水平、人均收入、工作类型）、吸烟状况、饮酒状况、食管癌家族史、常用燃料暴露、厨房油烟暴露、体重指数（BMI）、饮用水水源暴露、杀虫剂及农药暴露、饮食习惯和常见早期胃肠道症状等。

依据 ESECC 研究标准操作流程，受检者接受碘染指示下的上消化道内镜检查。将重度异型增生及以上病变（severe dysplasia and above，SDA；包括重度异型增生、原位癌、鳞癌）定义为本研究结局事件。

（3）模型构建：研究者采用两步法进行模型结构的确定。首先采用非条件单因素 logistic 回归分析对所有候选预测变量进行评价，$P < 0.05$ 或 $P < 0.5$ 且 OR > 1.3 的变量进入第二阶段多因素 logistic 回归模型。采用赤池信息准则（AIC）确定变量的最终编码形式与模型变量结构。回归模型构建与参数估计过程中考虑村庄整群抽样效应。在多因素模型中对交互作用进行穷举式评估。除全年龄模型外，研究者还建立了 45 ~ 60 岁和 61 ~ 69 岁的年龄分层

模型，此外还对"多变量模型"和"单纯年龄模型"的预测能力进行比较。

使用 ROC 曲线下面积（AUC）和 DeLong 检验评估模型预测能力。采用"弃一法"进行内部交叉验证。

3．进展风险预测模型的构建与验证

（1）研究对象：2012 年 1 月至 2016 年 9 月，ESECC 研究完成全部基线入组及筛查组筛查工作。本部分研究纳入了所有在基线内镜筛查中具备下列 2 个条件至少 1 项的研究对象：①内镜下检查碘染色区域发现异常而取活检者；②最终食管病理诊断为轻度或中度异型增生者。最终共纳入 1468 名 ESECC 研究对象作为本研究对象。

（2）预测因素（X）与结局（Y）：同前述研究设计中，年龄、性别、家族史等个体变量以及基线病理诊断结果为预测因素。同时，将基线内镜检查中碘染色异常区域从 6 个维度进行解构，包括：①不染区域直径是否 ≥ 0.5 cm；②不染区域是否 ≥ 食管周长的 1/4；③不染区域颜色是否均一；④不规则边缘是否 ≥ 不染区域周长的 1/2；⑤锐利边缘是否 ≥ 不染区域周长的 1/2；⑥深染边缘是否 ≥ 不染区域周长的 1/2。上述特征变量均做 1/0 编码（是 =1，否 =0）。通过计数上述 6 项指标中阳性记录数量，生成汇总的"染色异常指数"变量（取值范围 0 ~ 6），也作为预测因素纳入模型构建过程。

该研究的结局事件是初始基线筛检后食管 SDA 病变的检出。为此，所有对象在 2017 年 5 月至 2017 年 11 月间均被邀请接受上消化道内镜复查。最终，共有 788 名研究对象成功接受复查（复查队列），内镜复查中出现 SDA 诊断被定义为终点事件。其余 680 名研究对象没有接受内镜复查（未复查队列），其中年度随访中发现的临床自行诊断的食管恶性病变被定义为终点事件。复查队列作为训练集（training set）进行模型的构建，未复查队列作为验证集（validation set）进行模型的外部验证。

（3）模型构建：基线筛查病理诊断为轻度或中度异型增生的病变被归为"病理诊断阳性（Path+）组"，基线筛查内镜下存在碘不染色区域的病变被归为"不染色阳性（Unstain+）组"。因此，该研究中所有病变可分为 3 组：①染色良好，但被诊断为异型增生（Path+ & Unstain–）；②存在不染区域，但病理诊断为良性病变（Path– & Unstain+）；③存在不染区域且被诊断为轻度或中度异型增生（Path + & Unstain +）。

采用 Kaplan-Meier 法和 log-rank 检验比较各组进展率，采用 Cox 比例风险模型计算危险比（Hazard ratio，HR）及其 95% 置信区间。

针对"Path+ & Unstain+"及"Path– & Unstain+"两个亚组人群，分别在"复查队列"进行建模，在"未复查队列"中进行模型的外部验证。本部分同样采用两阶段建模方法。首先，在复查队列中，将碘染色异常特征、病理诊断及问卷调查和体检获得的暴露数据作为自变量构建单因素 Cox 比例风险模型；然后纳入 $P < 0.1$ 的变量构建多因素 Cox 模型，利用赤池信息准则确定最终的变量编码形式与模型结构。利用 Harrell C 指数（也即曲线下面积）对该模型的预测能力进行评价，进一步绘制列线图（nomogram）以实现基线内镜筛查后的进展风险的可视化评估。

（三）结果与解读

1．发病风险预测模型的构建与评价　研究者首先根据 AIC 准则构建了全年龄范围（45 ~ 69 岁）的多变量模型，并与单纯年龄模型（单变量模型）进行比较。分析显示"年龄"在预测食管高级别病变中起重要作用。纳入所有其他预测变量后预测能力虽有所提高

（AUC$_{\text{full model for SDA}}$=0.779 vs. AUC$_{\text{simple age model for SDA}}$=0.745，$P$=0.004；AUC$_{\text{full model for MDA}}$=0.765 vs. AUC$_{\text{Simple age model for MDA}}$=0.735，$P$=0.001），但在高灵敏度（0.8 ~ 1.0）区间，多变量模型并不明显优于单纯年龄模型。

　　进一步在年龄 ≤ 60 岁及年龄 > 60 岁组分别构建年龄分层的预测模型。结果显示，分层模型的预测能力理想，两组 AUC 分别达到 0.795（95% CI 为 0.736 ~ 0.854）与 0.681（95% CI 为 0.618 ~ 0.743），且在高灵敏度区间均明显优于单纯年龄模型（图 9-3）。

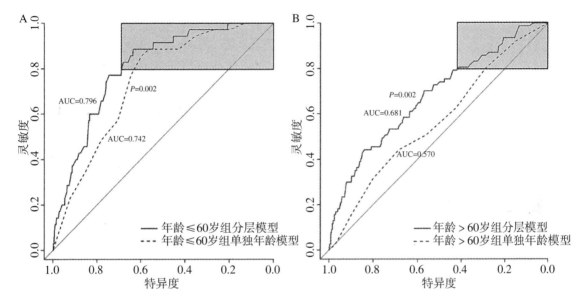

图 9-3　食管重度异型增生及以上病变（SDA）预测模型的判别能力评估
A：以 SDA 为结局：≤ 60 岁组全模型及单独年龄模型的 ROC 曲线。
B：以 SDA 为结局：> 60 岁组全模型及单独年龄模型的 ROC 曲线。

　　如表 9-4 所示，高低两个年龄组中，在确保灵敏度为 100%，即完全不漏诊的情况下，可分别避免高达 27% 和 9% 的内镜检查。而如果资源有限，可接受灵敏度界值适当下调，减少的筛检量及检出率可进一步大幅提高。例如，在灵敏度降低 20% 的情况下，两个年龄组中只有 30% 和 60% 的人群需要接受筛查。在 ESECC 研究中，这意味着可避免超过 9 000 例内镜检查，而 SDA 病变的总检出率则相比全人群筛查策略提高 2 倍以上。

　　2. 进展风险预测模型的构建与评价　共有 1 468 名 ESECC 研究参检者参加了这项研究，其中 53.7% 的受试者接受了内镜复查，其余未接受复查而仅接受标准化的年度肿瘤发病随访。对于复查队列而言，基线与复查两次内镜检查的中位时间间隔为 4.2 年。人口学变量、随访时长以及 "Path + & Unstain–"、"Path– & Unstain+" 及 "Path + & Unstain+" 亚组构成比例在复查队列及未复查队列中均衡一致。

　　截至 2017 年 11 月，复查队列的内镜复查共检出 28 例 SDA 病例，对于未复查队列，通过随访共确定了 12 例临床自行诊断的食管恶性病变的新发病例。在复查队列以及未复查队列中，高达 39.3%（11/28）和 50.0%（6/12）的进展为 SDA 病变的患者来自 "Path– & Unstain +" 亚组，而这部分人无疑将被现行的内镜随访监测策略所遗漏。

　　预测因素筛选分析中，研究者发现所有 6 种碘染色异常模式都显现出与进展风险存在正相关。最终的多因素预测模型中，食管病变进展风险的预测变量包括年龄、BMI、基

表9-4 食管重度异型增生及以上病变（SDA）预测模型在各种筛查策略下的灵敏度、特异度及绩效指标

定义为高危个体的比例（%）	≤ 60 岁（10 055 人，35 例 SDA）					> 60 岁（5 018 人，77 例 SDA）				
	预测概率界值	灵敏度（%）	特异度（%）	发现 1 例 SDA 需筛检人数 [a]	检出率比（95% 置信区间）[c]	预测概率界值	灵敏度（%）	特异度（%）	发现 1 例 SDA 需筛检人数 [b]	检出率比（95% 置信区间）[c]
100	0	100.00	0.00	287	1.00	0	100.00	0.00	65	1.00
91[d]	—	—	—	—	—	0.0049615	100.00	6.83	60	1.09 (0.79 ~ 1.52)
90	0.0003490	100.00	7.78	259	1.11 (0.68 ~ 1.83)	0.0055381	98.70	9.95	59	1.10 (0.79 ~ 1.53)
80	0.0006056	100.00	18.72	230	1.25 (0.76 ~ 2.06)	0.0071917	93.51	20.19	56	1.17 (0.84 ~ 1.64)
73[d]	0.0007531	100.00	27.15	209	1.38 (0.84 ~ 2.27)	—	—	—	—	—
70	0.0007726	97.14	27.71	207	1.39 (0.84 ~ 2.29)	0.0086793	85.71	30.04	53	1.22 (0.87 ~ 1.73)
60	0.0011494	97.14	40.01	177	1.62 (0.98 ~ 2.68)	0.0102338	80.52	40.20	49	1.34 (0.95 ~ 1.92)
50	0.0016772	91.43	49.67	157	1.82 (1.09 ~ 3.02)	0.0122084	74.03	50.05	44	1.48 (1.03 ~ 2.13)
40	0.0025419	88.57	60.08	130	2.21 (1.32 ~ 3.71)	0.0142125	64.94	59.68	40	1.62 (1.11 ~ 2.37)
30	0.0037069	80.00	69.54	108	2.67 (1.58 ~ 4.49)	0.0172003	53.25	70.18	37	1.78 (1.18 ~ 2.66)
20	0.0054708	57.14	79.10	101	2.86 (1.58 ~ 5.06)	0.0213719	45.45	80.38	29	2.27 (1.45 ~ 3.47)
10	0.0094578	34.29	89.19	84	3.43 (1.70 ~ 6.65)	0.0279123	29.87	90.27	22	2.99 (1.74 ~ 4.93)

a 计算公式如下：10 055 × 筛查人群百分比 / （结局数 N × 灵敏度）

b 计算公式如下：5 018 × 筛查人群百分比 / （结局数 N × 灵敏度）

c 由 灵敏度 / 筛检人群百分比 计算得出，95% 置信区间由 Fisher 精确概率法计算得出。

d 在保证 100% 灵敏度前提下的最低筛查比例。

线内镜筛查的病理诊断和染色异常指数。多因素预测模型的 AUC 为 0.868（95%CI 为 0.817 ~ 0.920），显著高于仅考虑病理诊断的简单模型（AUC = 0.700，95%CI 为 0.599 ~ 0.801，$P < 0.001$）。将该模型应用于外部验证集，也即未复查队列时，AUC 也高达 0.85（95% CI 为 0.748 ~ 0.952）。

根据训练集（复查队列）中风险得分的四分位数，研究者将高风险、中高风险、中等风险和低风险的区分界值依次设定为 12.1、6.8 和 4.0。按这一标准，训练集（复查队列）与验证集（未复查队列）中 100.0%（28/28）和 90.9%（10/11）的进展为 SDA 病例的受检者发生于高或中高风险组。此外，该模型对基线筛查病理诊断未达到异型增生的患者也显示出理想的预测能力。例如，训练集中没有异型增生的受检者分别有 71、116、138 和 148 人被分为高、中高、中、低风险组，其相应的 SDA 病变的发生率依次为 21.5、9.9、0.0 和 0.0 每 1 000 人年，呈明显下降趋势，且这一趋势在验证集中同样确切。

同时，依据此模型绘制的列线图（图 9-4）可让我们很容易地计算某受检者未来不同时点的食管恶性病变发生概率，这样就可精准估算该个体下次接受内镜复查的准确间隔，实现内镜复查监测策略的个体化制定。

（四）关于食管癌精准筛查的思考

该系列研究中，研究者基于真实的大规模人群筛检与跟踪随访工作，首次基于同一人群研究平台，系统构建了食管癌"发病"与"进展"两个风险预测模型，为我国食管癌的人群精准防控体系的构建提供了切实可用的科学工具。

该研究所建立的发病风险预测模型简便、实用，仅通过简单的问卷调查即可对当前食管病变风险进行有效评估，具有较强的推广价值。不同场景下，该模型可有不同的应用方法。

首先，当人群主动筛查的资源和工作能力有限时，能够检出更多患有早期恶性病变者是最优先考虑的事项，例如我国正在进行的国家级食管癌人群筛查计划，经费与筛查例数有限且固定，即属于这种情况。在这种情况下，可适当降低灵敏度要求，通过设定更高的风险得分界值以尽可能富集最高危人群，减少筛检量的同时大幅提高恶性病变检出率。分析显示，在年龄 ≤ 60 岁和年龄 > 60 岁组中，如分别选择 0.0037069 和 0.0102338 为高危判定界值，与全人群筛查相比，灵敏度降为 80%，但 SDA 病变检出率将提高 167% 和 34%。需要指出的是，采用更高风险界值、降低灵敏度以换取更高检出率的模式要特别关注伦理问题，不可在风险评估过程中直接将未达界值者简单判定为"非高危"甚至"低危"，因为这一人群中仍有一定概率存在特定比例的病变高风险患者。

此外，如果内镜筛查的资源足够充足，如临床或预算足够的科研项目，则可以选择相对低的风险界值以保证高灵敏度。本研究回代分析显示，在年龄 ≤ 60 岁组和年龄 > 60 岁组中，确保完全不漏诊即 100% 的灵敏度的前提下，分别可避免 27% 和 9% 的内镜检查。虽然高危人群富集的能力相对于前述场景有所下降，但很大程度上确保了筛查的灵敏度，同时考虑到筛查的庞大工作量以及较高的单位成本，这一工作量的缩减对应节约资源的绝对总量也是相当可观的。

进一步，研究人员利用基线筛查与阶段内镜复查以及人群随访数据，联合基线筛查中"内镜下碘染色异常特征"与"病理诊断"两大因素以及全面的流行病学调查数据，前瞻性建立了"食管病变进展风险预测模型"，定量评价了碘染色特征在食管病变进展风险预测中重要而独立的作用，同时实现进展风险评估的精准化与个体化，使得有针对性地制定筛检后

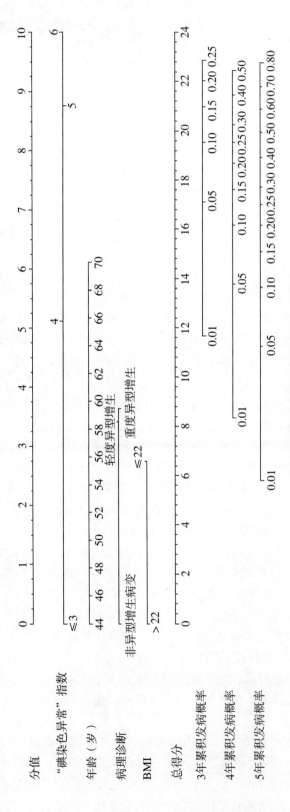

图 9-4　食管黏膜病变进展风险预测列线图

复查策略得以实现。

"碘染色指示下的上消化道内镜检查"是目前食管癌高发区开展食管恶性病变筛查的主要手段。其原理是，具有恶性病变潜能的上皮细胞早期出现糖代谢改变，而碘与糖发生反应，在食管黏膜形成黄色或棕色的染色。若糖代谢水平改变、细胞内糖原减少，则会形成不染区，从而起到在病变的早期显影与指示性作用。大量研究证实碘染色灵敏度高、成本与技术门槛低，因此广泛应用于高发区的人群筛查工作。鉴于病理诊断结果依赖于镜下病变区域识别、代表性活检、制片染色与病理判读等多个环节，理论上存在低估甚至漏报的可能；而内镜下碘染色特征有可能是进展风险预测的良好指标。多年来，这一假设在消化道内镜专业领域一直存在，但限于研究设计实施难度大，一直未被科学证实，而病理诊断作为肿瘤相关风险评估的唯一金标准也是业内多年以来的常规理念。该项研究第一次利用大规模人群筛检以及精准内镜复查证实，联合碘染色特征的指示变量可使食管病变进展风险预测准确率由现有的 70% 提升至 87%。在外部验证队列中，上述提升依然明确存在而且幅度不减。更重要的是，可以额外保护多达 40% 的进展期病例，避免他们在现行随访策略中被遗漏，从而大幅提高了内镜筛查的保护效果。

该研究改写了目前在临床实践中使用的仅依靠病理诊断制定内镜随访监测策略的"专家共识"，首次系统评价了内镜碘染色特征对食管病变进展风险的预警作用，大幅提高了食管癌筛查保护率，具有重要的公共卫生与临床价值。同时，本研究再次为临床医生及患者提供了一个简单、易用的个性化风险分层工具，以确保高危人群能够被正确识别并接受适宜的内镜复查监测。

综上所述，人群水平的肿瘤筛查非同小可，与临床诊断性检查存在明确的差异。即使是在高发区，极低的流行率、筛查的侵入性、医疗资源的稀缺性共同决定了"肿瘤筛查及癌前病变监测策略的精准化与个体化"是肿瘤防控领域重要发展方向。该系列研究所构建的两大风险预测模型实现了筛查前的人群精准浓缩和筛查后的个体化监测，对我国恶性肿瘤乃至其他重大慢性病的精准人群防控提供了良好范例，具有重要的指导意义。

本章小结

一项人群水平的筛查计划的实施需要投入海量资源，所涉及的受众也十分广泛。如前文所述，筛查技术自身的侵入性和保护效能的局限以及随之带来的其他负面影响都会对筛查计划的安全性、临床效果甚至是受检者的身心健康等多个方面产生巨大影响。因此，对待疾病的筛查要慎之又慎。其中，首先要强调的是，面向大众推荐对任何疾病的筛查建议都必须基于高规格的人群或临床流行病学证据。其中，随机对照试验目前仍然是不可逾越的设计类型。当然，并非完全需要获得随机对照研究证据之后才可推荐针对某种疾病的筛查，如果有很高质量的前瞻性观察研究，亦可做以专业提示，但推荐级别必须要相应降低，以避免筛查无效甚至有害的情况出现。此外，由于适用于筛查的疾病多数为长病程的慢性非传染性疾病，如肿瘤、心脑血管疾病、代谢性疾病等，其人群绝对患病率往往并不高，尤其是肿瘤等疾病更是如此；而筛查手段又多有侵入性；同时可用于这项工作的医疗卫生资源也具有相当的稀缺性。因此，"精准"是未来疾病筛查工作中的主要模式和发展方向。而解决这一问题，基于宏观、微观因素的风险预测研究是应对"复杂病因网络"和"强异质性"疾病的有效策略；是"精准医学"在重大疾病防治领域落地的主要抓手；更是发挥我国人群资源优势，在疾病的精准防控领域实现与国际接轨甚至超越的重要契机。既往此类研究工作的成果较少有能够落地转化的案例，但在我国各类重大专项基金支持下，总规模超百万级的大量人群和临床队列得以构建和拓展，而医学大数据时代的到来与高通量检测技术的飞速发展都为重大疾病的精准风险预测技术构建和评价工作提供了绝佳素材。可以预见，未来十年，将是我国以肿瘤为主要代表的重大慢性病风险预测与精准防治研究大发展的十年，科研工作者的不懈努力也必将为我国乃至全人类的疾病防治进程翻开新的一页。

思 考 题

1. 简述疾病筛查的定义、主要分类及应用条件。
2. 简述筛查效果评价的常用指标、计算方法及公共卫生意义。
3. 简述精准筛查的定义、意义以及实现精准疾病筛查的主要方法。
4. 系统比较"危险因素研究"与"风险预测研究"在疾病精准筛查中应用的异同点。

（何忠虎）

参考文献

[1] Prorok PC，Andriole GL，Bresalier RS，et al. Ovarian cancer screening trial project. Design of the Prostate, Lung, Colorectal and Ovarian（PLCO）Cancer Screening Trial [J]．Controlled Clin Trials，2000，21（Suppl 6）：S273-S309.

[2] Wilson JMG，Jungner G. Principles and Practice of Screening for Disease [M]．Geneva：World Health Organization，1968.

[3] Li F，Li X，Guo C，et al. Estimation of cost for endoscopic screening for esophageal cancer in a high-risk population in rural china：results from a population-level randomized controlled trial [J]．Pharmacoeconomics，2019，37（6）：819-827.

[4] Wei WQ，Chen ZF，He YT，et al. Long-term follow-up of a community assignment，one-time endoscopic screening study of esophageal cancer in China [J]．J Clin Oncol，2015，33（17）：1951-1957.

[5] PDQ Screening and Prevention Editorial Board，National Cancer Institute. Esophageal Cancer Screening（PDQ®）：Health Professional Version. 2002 [M]．Maryland：National Cancer Institute，2015.

[6] Yang S，Wu S，Huang Y，et al. Esophageal Cancer Screening（PDQ（R））：Health Professional Version [M]．PDQ Cancer Information Summaries. Maryland：Bethesda，2015.

[7] Yang S，Wu S，Huang Y，et al. Screening for oesophageal cancer [J]．Cochrane Database Syst Rev，2012：12CD007883.

[8] Lao-Sirieix P，Fitzgerald RC. Screening for oesophageal cancer [J]．Nat Rev Clin Oncol，2012，9（5）：278-287.

[9] Smith RA，Andrews K，Brooks D，et al. Cancer screening in the United States，2016：a review of current American Cancer Society guidelines and current issues in cancer screening [J]．CA Cancer J Clin，2016，66（2）：95-114.

［10］ Oken MM，Hocking WG，Kvale PA，et al. Screening by chest radiograph and lung cancer mortality：the Prostate，Lung，Colorectal，and Ovarian（PLCO）randomized trial［J］. JAMA，2011，306（17）：1865-1873.

［11］ Buys S S，Partridge E，Black A，et al. Effect of screening on ovarian cancer mortality：the Prostate，Lung，Colorectal and Ovarian（PLCO）Cancer Screening Randomized Controlled Trial［J］. JAMA，2011，305（22）：2295-2303.

［12］ Andriole GL，Crawford ED，Grubb RL，et al. Prostate cancer screening in the randomized Prostate，Lung，Colorectal，and Ovarian Cancer Screening Trial：mortality results after 13 years of follow-up［J］. J Natl Cancer Inst，2012，104（2）：125-132.

［13］ Krauth C. Health economic analysis of screening［J］. GMS Curr Top Otorhinolaryngol Head Neck Surg，2008，7（11）：240-244.

［14］ F. D M，Sculpher MJ，Torrance GWOB，et al. Methods for the Economic Evaluation of Health Care Programmes［M］. 4th ed. Oxford：Oxford University Press，2015.

［15］ Team NLSTR. The National Lung Screening Trial- Overview and Study Design［J］. Radiology，2010，258（95）：374-380.

［16］ Gohagan JK，Prorok PC，Greenwald P，et al. The PLCO cancer screening trial：background，goals，organization，operations，results［J］. Rev Recent Clin Trials，2015，10（3）：173-180.

［17］ Leja M，You W，Camargo MC，et al. Implementation of gastric cancer screening-the global experience［J］. Best Pract Res Clin Gastroenterol，2014，28（6）：1093-1106.

［18］ Jacobs IJ，Menon U，Ryan A，et al. Ovarian cancer screening and mortality in the UK Collaborative Trial of Ovarian Cancer Screening（UKCTOCS）：a randomised controlled trial［J］. Lancet，2016，387（10022）：945-956.

［19］ WHO. GLOBOCAN 2012，Estimated Cancer Incidence，Mortality and Prevalence Worldwide Online［EB/OL］2013-12-01.［2020-7-27］. http://globocan.iarc.fr/Pages/online.aspx.

［20］ Bray F，Ferlay J，Soerjomataram I，Siegel R L，Torre L A，Jemal A. Global cancer statistics 2018：GLOBOCAN estimates of incidence and mortality worldwide for 36 cancers in 185 countries［J］. CA Cancer J Clin，2018，68（6）：394-424.

［21］ Chen W，Zheng R，Baade PD，et al. Cancer statistics in China，2015［J］. CA Cancer J Clin，2016，66（2）：115-132.

［22］ Torre LA，Bray F，Siegel RL，et al. Global cancer statistics，2012［J］. CA Cancer J Clin，2015，65（2）：87-108.

［23］ Pennathur A，Gibson MK，Jobe BA，et al. Oesophageal carcinoma［J］. Lancet，2013，381（9864）：400-412.

［24］ Enzinger PC，Mayer RJ. Esophageal cancer［J］. N Engl J Med，2003，349（23）：2241-2252.

［25］ He Z，Liu Z，Liu M，et al. Efficacy of endoscopic screening for esophageal cancer in China（ESECC）：design and preliminary results of a population-based randomised controlled trial［J］. Gut，2019，68（2）：198-206.

［26］ Liu M，Liu Z，Cai H，et al. A Model To Identify Individuals at High Risk for Esophageal Squamous Cell Carcinoma and Precancerous Lesions in Regions of High Prevalence in China［J］. Clin Gastroenterol Hepatol，2017，15（10）：1538-1546.

［27］ Liu M，Liu Z，Liu F，et al. Absence of iodine staining associates with progression of esophageal lesions in a prospective endoscopic surveillance study in china［J］. Clin Gastroenterol Hepatol，2020，18（7）：1626-1635.

第三篇
精准健康干预

第十章　健康干预

第一节　健康干预的兴起与发展

一、健康干预在健康管理中的作用

在各类新发传染病层出不穷、传统传染病尚未得到完全控制、传染病防控形势依然严峻的当下，随着社会经济的快速发展、物质资源的极大丰富和人民生活水平的不断提高，自然环境、工作方式、饮食结构的明显改变和人口老龄化的日益加重等，世界范围内的疾病谱较之前发生了巨大变化。《中国国民健康与营养大数据报告》（下文简称《报告》）表明，以高血压（全国约 2.7 亿人）、高血脂（全国超过 1 亿患者，另外还有约 0.6 亿人有血脂异常）、恶性肿瘤（全国年发病率约为 270.59/10 万）、糖尿病（目前已确诊人数为 9 240 万，此外还有 1.4 亿人血糖偏高）、各类现代文明病（全国仅高尿酸血症患者有 1.5 亿～ 1.7 亿）、超重或肥胖（全国至少超过 2 亿人）、精神类疾病为代表的慢性非传染性疾病（non-communicable chronic diseases，NCDs，简称慢性病）的患病率已达 23%，致死人数占总死亡人数的 86%，已成为严重威胁人群健康的重大公共卫生问题，也是社会和家庭疾病负担日益加重的最主要原因之一。此外，我国尚有 45% 的人群处于亚健康状态，其中 76% 的中年知识分子和白领为亚健康人群。

健康管理是以"预防为主"思想为指导，结合现代健康观念，运用医学和管理学等相关学科的基本理论、技术和方法，对个人或人群的健康状况及其影响因素进行系统的、长期的、连续的监测、评估和干预等全面管理的新型医学服务过程。其宗旨是充分调动个人及群体的主观能动性，以期能够充分利用有限资源达到最大的健康效果。我国政府近年来推行的"大健康"建设，把提高全民健康管理水平放到了国家战略的高度，明确提出了群众健康将从医疗转向以预防为主和不断提高民众自我健康管理意识。国内外的大量研究证实，许多疾病特别是对人群健康威胁日益突出的慢性病，其发生和发展往往会经历从正常（稳定）期、疾病前（亚健康）期和疾病（临床）期 3 个阶段（图 10-1）。这不是"一蹴而就"的短期过程，而是一个从健康→低危发病状态→高危发病状态→早期病变→临床疾病的"长期"阶段，不同阶段间的变化多不易察觉。对于很多疾病尤其是慢性病来说，这个过程可以很长，往往需要几年到十几年，甚至几十年的时间，而且和人类的遗传因素、社会和自然环境因素、医疗条件以及个人的生活方式等因素都有高度的相关性。一般来说，正常期往往是一个包括慢性炎症或疾病尚处于可以控制在内的相对"健康"时期，而疾病前期则介于正常期和疾病期之间，此时如能给予合适的健康干预措施，尚可以恢复至正常期，但是如果未能得到及时的干预治疗，疾病将继续向前进展直至进入临床阶段，此时即使能够接受到一些比较有效的治疗措施亦非常难以完全恢复至正常或稳定期。目前的研究结果和临床实践均发现，许多疾病特别是慢性病的临床治疗非常棘手或缺乏有效的治疗手段，疗效亦难以尽如人意，但是可以通过系统检测和评估与疾病发生、发展密切相关的各类危险或保护因素，在疾病发生之前进行有针对性的健康干预，可以成功地阻断、延缓、甚至逆转疾病的发生和发展进程，实现维护健康的目的。因此，及时识别出处于疾病前期的人群并加强健康管理、提供适时的科学健康干预就显得尤为重要，不仅可以保护人群健康水平，亦可以大幅度的节约卫生资源。

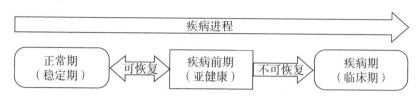

图 10-1　疾病发展进程

健康干预是健康管理的重要步骤和中心内容，是促进健康水平的关键环节和慢性病综合防制的重中之重，它可以根据健康评估出的已有疾病和潜在的疾病危险因素制定出科学有效的干预方案，通过多部门协作，有计划、有组织地开展一系列活动，以创造有利于健康的环境，改变被干预对象的行为和生活方式，降低健康危险因素，预防疾病，促进健康，提高生活质量。健康干预是变被动的疾病治疗为主动的健康管理，以达到节约医疗费用支出、维护健康和促进健康的目的。健康干预近年来日益扩展并越来越被认为是一项非常复杂的系统工程：首先，需要对干预有一个全面、明确、具体和适应时代需要的定义；其次，需要从系统论的角度界定干预措施的范围，需要明确哪些因素是属于干预范畴、哪些因素属于干预效果的影响因素、哪些因素不属于干预范畴等。健康干预的涉及范围极广，包含了从观察性研究到多中心随机化临床试验的许多方面。国内外的研究结果和临床实践经验均提示，通过健康教育、早发现、早诊断、早治疗等各类相关干预措施的实施，可以有效促进各类疾病特别是慢性病的预防控制工作。

二、国外早期的健康干预和现状

自 20 世纪以来，随着人们期望寿命的延长、社会老龄化进程加快和慢性病人群数量的快速增长，导致了美国卫生需求和卫生资源消耗的过度增长，其经济和社会发展面临着全新的挑战。与此同时，人们对健康的关注度越来越高，传统的以医疗为主的卫生服务已不能满足人们日益增长的健康需求，健康管理作为一种新兴的健康服务模式，开始逐步形成和快速发展起来。20 世纪 60 年代，美国医疗保险业的管理人员通过调查研究发现，绝大部分的医疗费用主要被用于少量患者，而只有极少量的卫生资源被应用到绝大部分的健康人群中，他们希望能够及时找到那些可能导致高费用的人群并采取合适的措施来降低保险的赔付费用，为此他们最先提出了健康管理的概念，并开始应用相关管理技术以早期筛选出所保疾病的高危人群，通过合适的健康干预措施以降低投保人的患病风险，既能提高投保人的信任度，又能减少其医疗成本支出。20 世纪 90 年代，美国的部分企业管理者发现，员工的健康状况与企业的效益密切相关。研究发现，员工的健康水平下降不仅会导致其劳动生产率明显下降，同时还会加大企业的医药开支。如能基于员工健康状态构建出有效的疾病预测模型，并开展以此为导向的医疗服务，对于维护或提高企业员工的健康水平、提高企业生产效率、促进经济快速健康发展都是非常有意义的。在此背景下，美国的疾病预测模型研究进入了一个快速发展的时期，疾病预测技术也被越来越多地应用到了健康管理服务中。实践证明，及时识别出疾病的危险因素，并通过科学的健康干预措施，确实可以有效改善人群的健康水平，并促进社会和经济的健康发展。1990年美国联邦政府专门制定了面向全国"健康人民"，旨在提高健康生活质量、延长健康寿命、消除健康差距和全面提升国民健康水平的健康管理计划，由美国联邦卫生和社会服务部负责予以实施，并一直持续至今。该计划的持续实施，使得美国的健康管理工作取得了显著的成就，并一直处于世界领先水平。目前，以美国为代表的西方发达国家，借助于先进的检测仪器，通过长期地、系统地和连续地收集个体健康信息，并科学地评估其健康状况、适时提供健康干预措施和构建以信息化为基础支撑的现代健康管理系统，已可以为绝大多数居民提供连续性、一体化的健康服务，不仅可以有效降低医疗费用、节约卫生资源，还可以高效合理的配置卫生资源。

三、健康干预在我国的兴起与发展

健康管理和健康干预目前在西方非常普遍，已成为医疗体系中非常重要的一环。我国于20世纪末开始引入健康干预的概念，但作为一门新兴的学科和行业，健康干预在我国出现的时间虽不长，但近年来的发展极其迅速。其主要原因是我们国家对健康管理和健康干预的需求日益迫切而且巨大。首先，我国尚处于社会主义初级阶段，经济尚不发达，但人口老龄化问题却非常突出，目前全国老年人口数量已达2.12亿，专家估计2050年将超过4.8亿。老年人对健康的需求、关注和迫切度均远高于其他年龄段人群，这也是健康产业飞速发展的一个重要原因。其次，我国慢性病患者人数庞大，目前慢性病的死亡已占到了全死因死亡率的85%，而慢性病的治疗多较为棘手且疗效欠佳，但是却可以通过有效的健康干预措施进行预防。最后，随着经济的快速发展和生活节奏的加快，各类环境有害因素和不良生活方式等对人群健康的影响日益严重，给社会和家庭均带来了沉重的医疗和经济负担。所有这些因素均迫切需要推动我国健康管理和健康干预行业的全面发展。

迄今为止，尽管健康管理和健康干预在我国的兴起时间尚短且其发展历程较为困难，但其理念却已逐步获得了全社会的认可，2005年国家开始推出健康管理师职业，希望借此推动我国健康管理和健康干预事业的健康发展。2003—2010年间我国共计召开了7届中国健康产业论坛与健康管理学术会议，就健康管理问题取得了基本共识，以健康管理为主题的各类全国性会议和论坛成功举办，相关科研论文数量逐年增加，中国健康管理和健康干预事业在探索中不断前行，基于信息化技术的数字化体检系统也先后在我国的各类健康体检中得到了应用，健康管理水平得以不断提高。2012年由中华人民共和国卫生部、中国疾病预防控制中心和中国保健协会发起的"中国全民健康干预工程万里行"是一项全国性的全民健康干预工程，并先后在上海、南通、沈阳和成都等多个大城市成功举办了大型宣传活动，有力地推进了健康干预在我国的蓬勃开展。党的第十八次全国代表大会以来，我国正式推出了旨在推进健康中国建设，提高人民健康水平的《"健康中国2030"规划纲要》，于2016年10月25日印发并在全国范围内正式实施，这将是推动我国健康管理和健康干预事业健康发展的里程碑式的事件。尽管如此，目前国内的健康管理水平和健康干预范围仍与国际先进水平存在较大的差距，各类专业人才仍十分匮乏，远远不能满足现实需要，具有中国特色的健康管理服务系统和运营模式都还有待发展。尽管如此，我国健康管理和健康干预的发展前景还是非常广阔的，各级政府开始逐渐在健康管理发展中发挥着积极的引导作用，国家卫生健康委员会（卫健委）已颁布了预防性诊疗服务规范，将健康相关的产业统一纳入了健康管理范畴，卫健委、银行保险监督管理委员会（保监会）及劳动和社会保障部联合出台政策，明确指出健康管理是医疗保险控制的有效策略等，所有这些都为我国健康管理和健康干预的行业发展指明了方向。

第二节　健康干预的主要内容

一、健康干预的基本概念

从字面上理解，健康干预可以被看成是为了实现健康目标而采取的各类针对性干预措施，最初由健康教育和健康促进演化而来。尽管健康教育的实质也是一种干预，但并不能说它就完全等同于健康干预，充其量只能算是健康干预的一种外在形式，而健康干预的终极目的是为了提升个体或人群的健康水平即健康促进而非健康教育，可以说健康干预与健康促进的联系较健康教育更为密切。但健康促进同样并不完全等同于健康干预，健康干预是一系列以促进健康水平为目的的针对性活动、手段和措施，健康促进是健康干预的方向，健康干预是健康促进的配套措施。

目前国内外学者对健康干预并无统一、规范的定义。Wikipedia（维基百科）中对健康干预的定义是试图改善人群身心健康的任何努力或政策，其内容涵盖了健康教育、高危人群筛选、疾病早期识别、疫苗接种、食品和饮用水安全、开展身体锻炼等体育活动、预防不良生活习惯，倡导健康生活方式等。我国学者严迪英认为，健康干预是有计划、有组织地开展一系列活动，以改善行为生活习惯为目的，综合各种有效手段和策略，降低各类危险水平以预防疾病和残疾的发生，创造出更加有利人类的生活环境和健康氛围，最终促进个体健康、提高生活质量。目前被普遍接受的健康干预的定义是应用临床医学、预防医学、行为医学、心理学、营养学和其他健康相关学科的理论和方法，针对健康人群、亚健康人群和（或）患者的各类健康危险因素（主要是各类不良行为、有害生活方式和生活习惯等），进行全面监测、分析、评估、预测、干预和维护的全过程，其宗旨是通过改变目标对象的行为生活方式、创造有益环境、促进健康水平。

二、健康干预的常见类型

国内外研究发现，人类的健康状况 40% 取决于遗传和客观条件，60% 由人们的生活方式和心理行为习惯决定。1992 年世界卫生组织（World Health Organization，WHO）报告，全球 50% 以上死亡与不良生活方式和行为有关。简单来说，行为（behavior）就是我们的所作所为，其具体定义是具有认知、思维能力、情感、意志等心理活动的人，在内外环境因素的刺激下，通过内心的判断而发生的一种相对固定的生理和心理变化的反应，是对环境的一种适应。在人类的众多行为中，有些是对健康不利的，可称为危害健康行为，如吸烟、酗酒等；而日常生活中一系列有益于健康的行为则被称为健康行为（health behavior），如合理营养、平衡膳食、积极锻炼、适量睡眠和积极休息等。

健康干预的主要任务是预防或避免危害健康行为、促进和保持健康行为，具体来说，常见的健康干预类型主要有：

1. 健康教育与健康咨询　提高居民健康水平不能仅仅依靠少数部门或人员，而是需要全社会的积极参与，为此需对广大民众积极开展健康教育活动和提供健康咨询服务。①健康教育是旨在帮助受众树立健康观念、提高健康意识、摒弃不健康行为、养成健康的行为方式和生活习惯，进而增进健康水平和提高其生活质量所采取的各类有计划、有组织、系统的相关教育活动。应重点围绕"知"（对相关知识的认识和理解）、"信"（正确的信念和积极的态度）、"行"（相关行动或具体行为）3 个中心环节，包括疾病防治及一般卫生知识的宣传教育、心理卫生教育和健康相关行为干预 3 个层次积极开展健康教育活动。②健康咨询主要是通过收集一系列求医者的各类健康信息进行综合评估，然后得出一个尽可能全面、详细的健康状况结论并告知求医者，同时劝告其改变已有的不良生活方式以降低危险因素、减少疾病发病风险等活动，属于临床预防服务中最重要的内容。通过科学、有效的健康教育和健康咨询活动，可以提供给广大民众必要的疾病预防知识，促使其树立起良好的健康意识和获得较强的自我保健能力、自觉地摒弃不健康的行为生活方式，养成科学、文明和健康的生活习惯，以消除或减轻影响健康的危险因素、预防疾病、促进健康和提高生活质量。

2. 疾病早期预警　健康与疾病的动态平衡关系以及疾病的发生发展历程是健康管理和健康干预的科学基础。一般来说，个体从健康到疾病需要经历一个完整的发生、发展过程。研究发现，许多疾病特别是慢性病的发生发展是一个经由低危险状态到高危险状态（正常期或稳定期）、发生早期改变（疾病前期或亚健康状态）和出现典型临床症状与体征（疾病期）的非线性动态过程，并非单纯某个细胞、基因或蛋白质的功能异常，而是病因网络上多种危险因素相互作用的结果，上述因素间的交互作用和动态变化会导致相关疾病预警信号的实时变化。在疾病前期或早期阶段虽难以观察到疾病的典型症状和体征，但其病理生理方面多已发生明显变化，如能及时开展疾病早期预警和早期识别并适时给予有针对性的健康干预措施，有可能成功地阻断、延缓、甚至逆转疾病的发生和发展进程，从而实现维护健康的目的；反之，则向疾病期转变且难以完全恢复。因此基于疾病生物信号变化，及时开展疾病的早期预警和早识别、早诊断、早处理工作，是有效预防、控制复杂疾病的关键环节，不仅可以显著延长患者的健康寿命，也可以大幅节约卫生资源。

3. 生活方式干预　20 世纪以来，国内外针对肥胖、高血压、冠心病、脑卒中等心脑血管疾病、糖尿病和恶性肿瘤等一些严重威胁人类生命与健康疾病的流行病学研究发现，这类重大疾病的共同特征与人们不良的生活方式密切相关。为了警示世人，科学家们提出了生活方式病的概念。狭义的生活方式是指个人及其家庭的日常活动方式和行为特征，包括了衣、食、住、行以及闲暇时间的利用等，而广义的生活方式是指人们一切生活活动的典型方式和特征的总和，包括劳动、消费、政治、文化、宗教等各类活动方式。生活方式病主要是指由于人们日常生活中的各类不良生活方式，以及社会、经济、精神、文化等各方面不良因素所导致的躯体或心理的慢性非传染性疾病。近几十年来，45% 的人类所患疾病与生活方式密切相关（图 10-2），我国 67% 的死亡缘于生活方式病，生活方式病早已取代传染病成为了人类健康的"头号杀手"。《报告》表明，生活方式病已成为严重威胁中国人群生命和健康的致命因素，截至 2017 年 8 月 30 日，与不良生活方式密切相关的各类慢性病患病率已达 23%，死亡人数占总死亡人数的 86.6%，其中仅心血管疾病就占了总死因构成的 40%。在 18 岁以上的成年人中，高血压患病率高达 25.2%，糖尿病患病率高达 9.7%；在 40 岁以上人群中，慢性阻塞性肺疾病的患病率为 9.9%。更为严重的是，这几类重大疾病的发病率和死亡率正处于快速上升期，且呈现出了越来越明显的年轻化趋势。

生活方式病是由长期不健康的生活方式积累形成的，其对人类的真正威胁并非疾病本身，而是在于人们对不良生活方式危害的认识严重不足、尚未形成健康生活方式的概念。据 WHO 的资料证实，在影响人类健康寿命的各类因素中，遗传因素占 15%，各类生活环境条件（7%）、社会因素（10%）和医疗条件（8%）占 25%，生活方式占 60%。健康的生活方式主要包括戒烟、限酒、合理膳食、适量运动、平衡心理和积极防治常见病等。预防生活方式病的根本措施为加强生活方式管理，积极养成良好的生活方式和改变不良习惯，这可以消除不良生活方式带来的负效应、预防和治疗某种现代文明病，从而提高身体素质、促进健康。

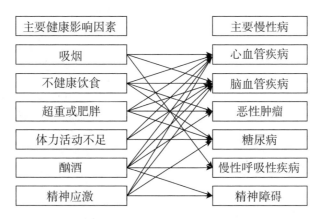

图 10-2　行为方式与主要慢性病间的关系

4. 营养运动干预　1992 年国际心脏保健会议的 *The Victoria Declaration*（《维多利亚宣言》）中提出的健康四大基石是合理膳食、适量运动、戒烟限酒和心理平衡，由此可见合理营养和适量运动对健康的重要性。合理膳食是指一日三餐所提供的营养素能够满足人体的生长、发育和各种生理、体力活动的需要。营养素是指食物中的营养成分，而合理营养则是指膳食中所含的营养素种类齐全、数量充足、配比适当、能够满足机体的需要。合理膳食是合理营养的核心和根本途径，而合理营养则是健康的物质基础。它可以维持人体的正常生理功能，促进健康和生长发育，提高机体的劳动能力、抵抗力和免疫力，有利于某些疾病的预防和治疗。营养不良或缺乏合理营养结构将不利于健康的维持，甚至于导致营养缺乏病（儿童佝偻病、骨质软化病、维生素 C 缺乏病、缺铁性贫血等）或营养过剩病（肥胖症和动脉粥样硬化等）。营养干预是指针对人们营养上存在的问题采取相应改进的对策，如指导个体计算每日所需热量、制定合理的膳食方案，以期接近或实现合理营养，进而改善或大幅度提升人群的健康水平。营养干预正日益成为一个全球性话题，近年来在美国、日本等发达国家开展得非常热烈，并取得了较好的效果。而我国的营养干预起步较晚，虽然逐步得到了有关部门的重视，但是与国际要求仍相差很远，还具备较大的提升空间。

《报告》表明，身体活动不足是以心脑血管疾病和恶性肿瘤为代表的各类慢性病最主要的危险因素之一。运动是一些疾病的"良医、良药"，还有重要的慢性病防治作用。美国卫生部门 1996 年的研究报告指出，规律的体力活动可有效改善心脏供血功能和血液循环，降低血脂含量，增强注意力、敏锐力和自信心，缓解紧张和焦虑情绪，有利于保持健康的骨骼、肌肉和关节功能，降低肥胖发生风险；可极大促进儿童身心健康与学业发展，使中年人不易过度疲劳，使老年人活动自如不易摔倒等，从而增进健康水平、降低过早死亡风险。运动干预的直接效果包括纠正不良生活方式、保持健康体重、增进机体功能和改善精神状态等，同时还利于协助营养干预和延缓衰老进程等。规律运动的益处在包括亚健康和慢性病患者在内的各类人群中都有体现，但须知过犹不及。运动干预应遵守以下几条原则：①应秉承因人而异、循序渐进和安全可靠的原则进行适当运动，强度过大的体力活动不仅达不到促进健康的效果，反而可能导致新的损伤或疾病。②运动干预不能采用"一刀切"这类简单粗暴的方式，应坚持专业性和普适性相结合。例如肥胖、高血压、高血脂、心脏病家族史或糖尿病等各类疾病的患者人群，运动干预前应该进行必要的健康评估，在医务人员的指导下，根据评估结果选择适宜的运动形式。例如以步行、慢跑、打太极拳、游泳、自行车等各类有氧运动为主，循序渐进、持之以恒地进行科学合理的身体运动。③在整个运动干预期间，组织者应加强运动管理，做好实时监测工作（如佩戴运动手环等）。这样既可以掌握到运动干预的执行情况，同时还可以及时关注受试者的身体状况，及时预测、发现和处理运动过程可能出现的各类不良事件。④及时开展运动干预的效果评价，这样可以结合运动干预的直接效果与改善整体健康的间接效果，适时、适当地调整其运动方式和运动量，对于最大程度发挥运动干预的效果很有意义。要充分认识到运动干预在维持人体健康方面的关键性和不可替代的作用，但不能将其与临床治疗相提并论，不能片面地因为其在降血压、降血糖、降血脂等方面效果不佳而予以全盘否定。

5．精神心理干预　《黄帝内经》中有："喜伤心、悲伤肝、思伤脾、忧伤肺、恐伤肾"的说法。现代科学也发现，人类的生理活动和心理活动是互相联系、互相影响和互相制约的。很多生理疾病与精神心理因素密切相关，不健康的心理状态不利于身体健康的维持。如果长期处于心理压力较大的状态，则可能会导致自主神经功能紊乱，进而影响其生理功能甚至导致疾病发生，如 A 型性格会增加冠心病发生风险，具备焦虑、愤怒等负面情绪者更易罹患原发性高血压，敏感多疑、固执己见者与偏头痛关系密切，癌症患者普遍存在焦虑、愤怒、忧愁、悲伤等长期不能得到合理疏泄的不良情绪；而积极健康的心理状态则可使机体的免疫力明显提高，大大有益于身体健康。目前的共识是身体健康是心理健康的基础和载体，心理健康则是身体健康的条件和保证，两者间存在密不可分的内在联系。与心理因素关系密切的疾病又被称为"心因性疾病"。20 世纪下半叶以来，全球死亡率最高的心脑血管疾病和癌症等均属于上述的心因性疾病，由此可见健康的心理状态对于维持个体的健康状态是何等的重要。

6．精神心理干预（psychological intervention）　是指在心理学原理的指导下，有计划、按步骤地对拟干预对象的心理活动、个性特征或心理问题施加影响，使之发生朝向预期目标变化的过程。具体内容包括心理健康促进、预防性干预、心理咨询、心理治疗、心理康复和心理危机干预等。近年来，精神心理干预已经普遍应用于社会各界、诸多领域以及临床医学的方方面面，也已取得了较好的效果。精神心理干预的对象也已涵盖了普通人群（含健康人）、有心理困扰、社会适应不良、生活发生重大变化以及具有各类心理问题者、精神科患者及与其相关的患者。其中健康促进主要面向普通人群，旨在通过保护抗应激损伤能力，增强自我控制，消除或减轻易感人格因素或环境因素（危险因素）的影响，保持或养成不易发生某种心理障碍的人格因素、行为方式或环境因素（保护因素），以提升个体或人群的整体心理健康水平，属于一级干预；预防性干预则主要面向高危人群，有针对性地采取相关措施（普遍性干预、选择性干预或指导性干预）以消除或减轻心理障碍危险因素及保持或养成保护因素的影响，旨在减少心理障碍的发生风险，属于二级干预；而心理咨询（受过专业训练的咨询者依据心理学理论和技术，通过与来访者建立良好关系，帮助其认识自我、克服心理困扰、充分发挥个人潜能、促进其成长的过程）、心理治疗（受过专业训练的治疗者，通过与患者的不断交流，按照相关流程运用心理治疗的有关理论和技术，使其产生心理、行为甚至生理的变化，促进人格的发展和成熟，消除或缓解其心身症状的过程）、心理康复和心理危机干预等均主要面向已经出现心理障碍的个体，旨在缓解其心理障碍症状，属于三级干预。

7. 健康风险管控　慢性病对人类健康的危害正在逐年加剧，据 2006 年国家疾病预防控制中心发布的《中国慢性病报告》显示，我国 18 岁以上的成年人中，各类慢性病的患病率已超过 20%，因慢性病死亡的人数占总死亡人数的比例已超过 80%，成为我国城乡居民的主要死因。慢性病的主要特征是危害性大、危险因素众多、患病率高、知晓率和控制率低、发病机制复杂、治疗棘手，但却是可以预防的。如能加强对各类危险因素的管控，及时开展早期识别、评估和干预，同时加强对疾病的早期预警、早诊断和早治疗等，对于有效预防和控制这类复杂疾病极具临床和社会意义，不仅可以延长患者的健康寿命，同时也可以大幅度节约有限的卫生资源。健康风险管控（health risk management）是针对人群不同健康状态的各种影响因素，以及各类重大疾病特别是慢性病进行风险评估及干预，以期维持或改善人群的健康水平，降低疾病的发生率、恶化率和相关并发症的发生率，并合理控制人群的医疗费用维持在适度范围。健康风险管控的快速兴起主要是基于市场的迫切需要，随着人口老龄化速度的急剧加快，各类慢性病问题变得日益突出并正在逐渐向年轻人蔓延，已达到了令人触目惊心的程度，由此造成的生命和健康损失以及医疗费用的大幅度持续上升，导致全球范围内控制医疗费用并保证个体健康利益的需求激增，有力地推动了健康管理行业的快速发展。与一般意义上的健康管理或疾病管理不同，健康风险管控主要针对疾病的各类危险因素进行管理和控制，更强调在疾病发生前或疾病的早期阶段采取必要的预防控制措施；而健康管理的范围更为广泛，可涉及处于不同健康状态的各类人群，可以涵盖人类的整个生命周期；疾病管理则主要侧重于在疾病临床确诊后所采取的必要治疗措施，其目的是缓解患者病情，改善其预后，避免相关并发症、残疾或死亡的发生。健康风险管控是健康管理的主要内容和重要组成部分，而疾病管理则可以看成是由健康风险管控发展而来的下一阶段。健康风险管控尽管是一门兴起时间较短的年轻学科，但是在有效预防控制各类疾病特别是严重威胁人类生命和健康的慢性病方面，取得了令人瞩目的成功，随着医学和社会人文的发展，过于关注特定疾病而忽视了其他因素的影响的传统健康风险管控模式，已越来越不能适应社会的需要，正在逐步进入一个以综合健康管理为主的崭新阶段，这种新型的健康风险管理模式注重通过一系列综合的手段管控健康风险，包括整合全体人群各种来源的健康数据、协调各种健康促进和生活方式的改善等，代表了当前国际上最新的健康服务理念方案，可以满足个体或人群的整体健康需求。但对于我国来说，健康风险管控尚属一个新事物，与国外相比还存在诸多不足之处，需要更多的有识之士一起来推动其健康、快速、稳定地发展，以便能在服务国民健康方面发挥其应有的作用。

8. 患者就医指导　早发现、早诊断、早治疗是二级预防的主要内容，而获得及时、有效的治疗措施也是缓解病情、改善预后、预防并发症、残疾和死亡的重要途径之一。医疗机构是人们求医的重要场所，然而近年来，多数医院特别是城市里的各级医院越造越大、科室越分越细，导致患者就医，特别是首次到一家医院就医时大有"刘姥姥进大观园"之感。如果能让患者在就医前做好充分准备、看病时能够得到及时有效的就医指导，将会明显改善患者心情、加快就医进程和提升就医质量。如患者求医时带上病历卡会有助于医生更好地了解患者既往史、更好更快地做出科学诊断、避免可能存在的过敏风险和制定切实有效的治疗方案等、避免挂号时挂错科室的现象，既有助于患者及时得到合适的检查和治疗，又可以避免浪费时间和延误及时检查、治疗的时机。国内目前正在努力推行的医院信息化建设，使得以往需要多次排队的挂号、看病、检查、划价、交费和取药问题得到了最大程度的简化。患者就医前可以通过网络、微信、电话等公共平台实行线上挂号和预约看病，通过微信和支付宝等在线支付工具缴纳相关费用等，有效地解决了"看病难""看病烦"的问题。这既体现了当下医疗卫生改革的重要思路，也是各级医院抢抓发展机遇、体现办院宗旨、实现社会效益和经济效益高度统一的重要途径。

三、健康干预的主要内容

1. 政策干预   健康干预是健康管理的重要步骤、中心内容和关键所在，是面向各类严重威胁人类生命和健康的慢性病进行综合防治的重中之重，涉及多个领域和行业。为了减少疾病的发生、促进各项健康干预措施的顺利实施，国家需要通过制定有针对性且强有力的政策与有关规章制度，来促进居民行为方式的改变，如公共场所禁烟、严禁酒后驾驶、强化健康管理等。政策干预具有非常明显的普惠性和强制性，可在全国范围内积极营造一个人人关心、支持健康干预的良好环境。在政府的指导或统一管理下，多部门的协作可促进健康管理持续、快速、稳定和协调发展。

2. 健康教育   健康教育是公民素质教育的重要组成部分，主要通过提供人们行为改变所必需的医学知识、鼓励人们主动接受相关健康服务（如免疫接种、定期体检等），使人类在面临促进健康和疾病防治等问题时，有能力做出科学抉择。其核心是教育人们树立健康意识、自觉采取健康的行为和生活方式、避免或减少暴露于影响健康的各类危险因素，从而达到预防疾病和提高生命质量的目标。健康教育的实质就是干预，目前已被认为是提高人类健康素质和预防控制疾病的重要环节，是维护和促进健康水平的最基本途径。

3. 医学干预   医学干预是指有目的、有计划地采取相关医疗手段或医学措施，预防疾病发生、改变疾病发展方向、延缓疾病发展速度或进程，从而避免或减轻不良后果或改善疾病预后的一种干预方式。如及时控制患者的血压、血糖水平，可以有效避免脑卒中、糖尿病视网膜病变等严重并发症的发生风险。医学干预通常是个人层面的预防性干预，属于三级预防范畴，主要着眼于预防严重并发症、残疾和死亡的发生，已被证实可有效延长患者寿命和维护健康水平。与此前常见的发生不良后果再处理的补救性干预相比，医学干预更为经济有效。

4. 心理干预   由于人类许多疾病的发生发展均与心理因素密切相关，因此可以在心理学理论指导下，有计划地对健康人群，存在心理困扰、社会适应不良、重大事件发生后生活发生明显改变人群，以及各类心理疾病患者等相关人群的心理活动、个性特征或心理问题，采取诸如心理治疗、心理咨询、心理康复和心理危机干预等干预措施，使心理发生朝向预期目标变化的过程。医学研究和临床实践均证实，适时有效的心理干预，可显著改善受试者的抑郁、焦虑、强迫症状和人际关系等，可稳定患者情绪，改善躯体症状，对其心理健康状况具有良好的促进作用。

5. 运动干预   适量运动作为健康的四大基石之一，已被证实可以明显提高心脏功能、改善血液循环、降低血脂含量、增强注意力和敏锐力、缓解紧张和焦虑情绪、增进健康，且降低过早死亡风险，是健康干预的重要途径和手段，也是重要的慢性病防治措施。我国早已实施多年的全民健身计划也被列入了国家的重要发展战略，通过政府主导、部门协同、全社会共同参与的组织架构，弘扬健康新理念，把身心健康作为个人全面发展和适应社会的重要能力，因时、因地、因需地开展全民健身运动、制定并实施"运动促进健康科技行动计划"，推广"运动是良医"等理念，加强运动干预与精神文明、社区服务、健康、科技、养老和助残等相关活动的协调发展。运动干预应该根据个体健康、体力以及心血管功能状况，合理规划运动种类、强度、时间及频率，指导个体有目的、有计划和科学地进行锻炼。

6. 其他干预　健康干预还包括环境干预、人际干预等相关内容。

四、健康干预的服务体系

作为健康管理重要组成部分的健康干预，应该是建立在健康档案基础上的综合性个体化精准干预，需要着眼于从疾病、社会、心理及身体等多个角度，对受众进行全方位的科学干预。因此，健康干预的服务体系中应该包含：①个体健康状况信息的系统采集；②电子健康档案的建立；③健康状况的评估与预测；④健康干预方案的设计；⑤健康干预措施的实施；⑥健康干预的效果评价等。

第三节　健康干预的主要方法

一、健康干预的常见模式

1. 社区干预　社区干预是针对社区内靶人群的主要公共卫生问题，依据各种疾病的重要程度、按计划开展维护其健康的所有工作，主要包括健康教育、人居健康文化环境的建设和完善等，其中最主要、最常用的模式是对疾病开展分级管理和干预。具体干预流程大致如下：①开展社区卫生诊断，基于采集患者的基本情况、体检结果、疾病史、危险因素、实验室检查和治疗史等建立健康档案，分析各种疾病的患病率、死亡率、病死率、危险因素、并发症、合并症等信息，最终获得该社区居民的疾病谱；②对疾病谱进行排序，开展分级管理和干预活动。社区干预理论上可以很好地将预防和治疗相结合，可以取得良好的短期效果，但这是一种医生为主导的被动管理方式，其长期效果尚待继续观察。

2. 家庭干预　家庭干预是一种新型的、以家庭为单位开展的疾病综合干预模式。众所周知，很多疾病特别是慢性病的发生发展都与人们的生活方式密切相关，而一个人的生活习惯在很大程度上会受到其他家庭成员的明显影响，为此，家庭干预应运而生。家庭干预模式可以很好地唤起家庭成员的责任感，让患者在亲人的监督下，合理饮食、适当锻炼、避免过劳、按时用药，还可以及时提醒其复诊等，对于缓解病情、延缓进程和避免严重并发症等方面起到了积极有效的作用；同时家庭干预可以显著增进家庭成员间的感情，改善每个成员的行为习惯，提升疾病的知晓率、治疗率和控制率。

3. 自我管理　自我管理模式是指在卫生专业人员的指导和协助下，通过患者主动改变其自身的行为方式，自我监控、管理所患疾病的临床特征变化和持之以恒地坚持疾病的规范治疗等方式，保持和增进自身健康、减少疾病对自身社会功能、情感和人际关系影响的一种健康干预模式。与社区干预模式比较，自我管理的干预模式是一种强调以"以患者为中心"的新型健康干预模式，能够充分发挥患者积极参与疾病预防治疗的主观能动性、由美国斯坦福大学的 Lorig 博士等首次提出，目前已在中国、美国、加拿大、澳大利亚及欧洲的多个国家得到了广泛的应用。结果证实，自我管理干预可明显纠正患者的不健康生活方式、促进疾病的规范化治疗、稳定患者情绪、提高患者的社会心理得分、增进患者的健康水平。但该模式对患者的健康意识和文化程度等要求较高，比较适合文化水平较高的中老年患者，是否适用于其他人群尚待确定。

4. 网络干预　21 世纪以来，互联网对人们日常生活的影响越来越突出，随着"互联网+"技术应用的日益广泛和深入，各类与人们健康关系密切的电子化、智能化产品正在快速走进人们的生活。生活中不仅出现了具有无线发送功能的健康手环、电子血压计等实时数据采集工具，也涌现了大量疾病管理手机软件（application，APP）等，这些都为开展基于互联网平台的网络干预奠定了坚实的物质基础。网络干预模式最早出现于美国心脏病协会于 2000 年开始的以医院为基础的改善心脑血管疾病医疗质量计划，医务人员可以通过网络平台及时了解患者的相关信息并做出评估。近年来，该模式在我国也逐渐得到了重视和发展。国内外的研究均发现，网络干预可以有效增强干预的时效性、缩短干预周期、获得良好的干预效果，并避免了"白大衣现象"且不受时空限制，是一种很有发展前途的新型健康干预模式。

5. 其他干预　传统的健康干预模式还包括通过如"癌友会""高血压患者俱乐部"等途径的集约式干预、社区护理干预模式、家庭医生服务模式、家庭保健员模式等。近年来随着微信用户数的剧增，通过微信及时推送相关疾病防治知识、指导和提醒患者及时用药等措施正成为一种深入人心的新型健康干预模式。

二、健康干预的主要方法

1. 健康教育　通过开展系统的健康教育活动，向受众传递各类相关疾病的预防控制知识、培养其自我保健意识和自我保健能力，促使其充分认识到健康的重要性及不良行为方式对健康的影响，产生改善行为生活方式的动机，养成健康的行为生活习惯。

2. 行为干预　行为干预是指主要针对不健康行为，以促进、维护或恢复个体生理、心理等方面健康水平为目的的各类干预措施，包括注重对不良健康行为的倾向因素、促进因素和强化因素等的研究，纠正不良生活方式，提供及时有效的卫生服务，提倡健康膳食与食品安全，公共场所禁烟，强制戒毒，强调安全性行为等。行为干预目前已在 AIDS、心脑血管疾病、糖尿病等一些重大疾病的预防控制方面取得了较为满意的效果。

3. 心理干预　随着社会的快速发展和人们生活压力的加重，心理健康问题正日益受到广泛关注，心理干预是指通过及时发现居民中存在的各类心理问题，由心理医生或心理理疗师提供科学的心理疏导服务，及时有效地消除或舒缓其诸如抑郁、焦虑和孤独等负面情绪，预防相关心理疾病的发生或延缓其进程，恢复、维持或提升人群心理健康水平的过程。实践证明，心理干预可有缓解精神疾病、恶性肿瘤、脑卒中、糖尿病等患者的精神心理压力，改善其心理健康状态。

4. 健康促进　按照事先制定的健康干预计划，运用行政或其他手段，广泛协调社会各相关部门以及社区、家庭和个人，有效地利用有限的卫生资源来满足健康需求，促使社会全体人员共同维护和促进健康水平。健康促进是健康教育发展的结果和公共卫生服务的精髓，是"Health for All"（人人享有卫生保健）全球战略的关键要素，其主要内涵为：①制定健康的公共政策，包括政策、法规、财政、税收和组织改变等；②创造一种安全、舒适、满意、愉悦的生活和工作环境；③通过具体和有效的社区行动，包括确定需优先解决的健康问题、做出决策、设计策略及其执行，以达到促进健康的目标；④通过提供信息、健康教育和提高生活技能，使群众能更有效地维护自身健康，并做出有利于健康的选择；⑤调整卫生服务方向，预防为主、防治结合。

5．其他　健康干预的方法还包括饮食干预、运动干预、用药指导、健康监测指导等。

三、健康干预的一般流程

健康干预可通过主动或被动地摒弃不健康行为方式，以消除或控制各类可变健康危险因素，如不合理饮食、缺乏运动、吸烟酗酒等不良生活方式，高血压、高血糖、高血脂等对健康的危害；实行预防为主、防治结合的策略，通过病因预防、疾病早诊早治和治疗疾病，预防残疾（治病防残）的方式，降低疾病风险发生率，促进已损失功能的恢复，避免或减少并发症的发生、发展，延长健康寿命，提高生存质量。可遵循以下干预流程，实现精准健康干预，最大程度地提高干预效果（图10-3）。

1．采集健康状况信息　通过组织健康体检、社区卫生诊断及使用终端智能检测设备开展健康监测等方式，充分采集包含人口学指标、疾病史、家族史、治疗史、职业史、生活方式、生活习惯、膳食结构、体格检查、实验室检测、影像学检测等各类数据，为后续的健康档案建立、数据分析和健康状况评估等奠定基础。

2．健康状况分析评估　系统评估个体的健康状况，确定其当前属于"健康""亚健康""高风险"或"患病"状态，同时预测其未来5年内罹患者各类相关慢性非传染性疾病的危险程度和发展趋势。对于处于"患病""高风险"和"亚健康"状态者，分析、推论或确定其相关危险因素。

3．建立电子健康档案　借助于相关健康管理系统，建立面向个体、信息齐全的电子健康档案，该档案至少应包含个人基本资料、职业史、疾病史、家族史、治疗史、生活方式、生活习惯、各项体格检查、实验室检测结果和当前的健康状况等。电子健康档案要终生保存，同时应注意对档案中的内容严格保密，注重对个人隐私的保护。

4．设计健康干预方案　根据个体的健康状况，有针对性地制定涵盖运动、饮食、心理等方面内容的个体化综合健康干预方案，并帮助其摒弃不良生活习惯，建立健康合理的生活方式。

5．实施健康干预指导　指导个体严格遵循结合其自身情况而制定个体化的健康干预方案，加强健康管理；积极提供科学合理的健康干预和健康状况随访等服务，必要时推荐权威专家予以诊治；积极推行健康教育和健康促进等系列活动，辅以不定期的上门咨询、营养评估和指导；还可通过微信、手机短信、电话等技术手段提醒、跟踪其健康干预计划的执行状况，及时提供最新的改善方案。

6．效果评价和干预方案的调整优化　定期开展健康干预的效果评价，并据此对健康干预方案进行一些必要的调整和优化，以提高工作效率。

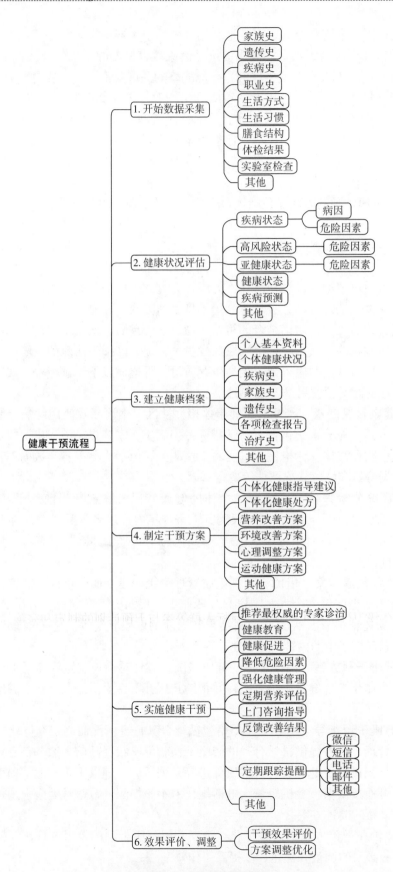

图 10-3　健康干预流程

四、健康干预计划的制定

一般来说，一项工作计划的制定多需研究者根据实际情况，通过严谨的科学预测，进而提出未来一定时期内所要达到的工作目标及实现该目标的方法和途径等。健康干预计划的制定同样应该遵循这一流程，加强健康管理，通过各种切实有效的干预措施，促进或帮助个体或人群采取健康教育和健康促进行动、摒弃各种不良生活习惯和纠正不健康的生活方式、控制各类健康危险因素，以最终实现提高人群健康水平的目标。一个完整的健康干预计划应该包括计划制定、干预实施及效果评价3个阶段，上述三个阶段是一个连续的过程，相互影响，缺一不可。具体流程详见图10-4。

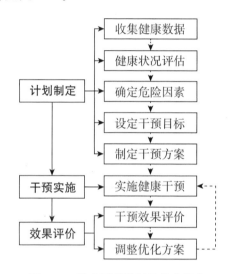

图 10-4　健康干预计划的基本程序

干预计划的制定须严格坚持以目标为导向，紧密围绕干预目标予以展开。坚持整体性、前瞻性、动态性、现实性和参与性的原则，实行计划、实施和评价密切结合，三者缺一不可；同时要考虑未来几年的发病趋势和健康管理需求。切实考虑干预实施期间个体或人群健康状况可能发生的各种变化并予以追踪随访，根据实际情况予以调整完善；充分借鉴前人的经验教训，做好各类周密细致的调查研究，务必使所制定的干预计划符合实践情况；积极鼓励基层卫生组织和各级卫生机构工作人员、目标人群等参与干预计划的制定和完善。

1. 干预计划按干预时间可分为长期健康干预计划和年度健康干预计划。

（1）长期健康干预计划：根据个体和群体健康评估结果，确定目标人群存在的主要健康问题及其相关健康危险因素和健康需求，确立干预的长期目标并制定长期健康干预计划，如采用健康教育、健康促进、营养、运动、行为、心理等综合性方案，全面提高目标人群的健康意识，加强其自我保健能力，最终实现提高人群健康水平的目标。

（2）年度健康干预计划：针对不同阶段需要优先进行干预的健康危险因素，确立短期干预目标，据此制定出年度干预计划，并在具体的实施过程中，结合干预效果和实际情况，不断地调整和优化年度干预计划。

2. 干预计划按干预对象可分为个体干预和群体干预。

（1）个体干预：①根据个体健康状况评估结果，针对其主要健康问题，结合存在的各种不良生活习惯、不健康生活方式，以及可能的有害环境暴露等，确定主要的健康危险因素；

②确立个体化的健康干预目标，制定个性化健康干预计划和方案；③加强知情同意，提高个体的干预依从性。

（2）群体干预：①依据目标人群的健康风险评估和环境评估结果，确立健康干预目标；②将目标人群按其健康状况，分为高、中、低危人群，按计划开展有针对性的群体干预措施；③加强知情同意，提高干预依从性；④及时进行干预效果评价，并据此对原定干预方案进行必要的调整和优化，进一步指导后续健康干预实践，以提高健康干预的针对性和科学性。

五、健康干预计划的实施

健康干预计划的实施须严格依据所制定的阶段性干预目标，分阶段实施针对各类健康危险因素的干预计划；并在整个方案的实施过程中，及时做好跟踪、随访、阶段性效果评价及干预计划的调整优化工作，具体如下：

1. 成立专家组　为确保健康干预的良好效果和科学性，需要组建一个由多位健康管理专家构成的专家小组，负责健康干预短期目标和长期目标的确立；制定健康干预过程中各岗位的职责及相关的工作制度；撰写健康干预现场实施方案、评价干预效果及调整和优化方案；进行健康干预工作的业务培训、指导和咨询；

2. 成立一线健康干预团队　由经过严格培训和考核合格的专业健康管理人员组成的一线健康干预小组，负责后续各项健康干预计划的具体实施；负责按计划对被干预对象进行及时的跟踪和随访，及时了解干预对象的健康状况；负责必要时的面对面健康指导；负责完成对干预对象家属的培训；加强对干预对象的健康管理，及时完成相关工作小结，并提交至专家组。

3. 个体健康干预　根据干预对象的实际情况，积极落实个体化健康教育和健康促进计划，并及时跟踪随访；积极矫正干预对象不健康的行为生活方式和不良生活习惯；加强对其他危险因素（肥胖、血压异常、血糖异常、血脂异常等）的积极控制；关注各种常见病、多发病的情况。

4. 群体健康干预　健康干预的终极目标是提高人群的整体健康水平，群体健康干预将是健康干预的主要形式之一。鉴于群体中存在大量处于"亚健康状态""疾病早期"和"疾病中晚期"等不同健康状态的个体以及高危人群，第一，应该找到各个阶段的共同点，将人群划分为几个不同健康层级，然后根据其实际情况，有针对性地实行包含健康教育、健康促进、健康监测、不良生活习惯和不健康生活方式矫正和危险因素控制等各类分级干预活动，并逐层推进。第二，紧紧依靠社区卫生诊断结果，以社区人群中所存在的主要健康问题为抓手，找准干预方向，及时开展干预效果评价，注重干预实效。第三，依托基层卫生机构和各类卫生服务人员，强化健康教育，全面增强人群的自我保健意识和依从性，提高其自我保健能力。第四，全面加强诸如疾病状态管理、亚临床状态管理、心理状态管理和行为生活方式管理等相关健康干预活动的管理。专家组要加强对健康干预实践的指导，定期开展对干预计划完成情况的督导，及时发现干预中存在的问题，并予以必要的修改完善。第五，积极寻求政府、社会和家庭等方面的支持，协调各方面的相关资源，积极营造一个全面支持健康干预的良好社会氛围。

六、健康干预效果的评价

健康干预效果评价是在健康干预过程中或干预结束后，对所干预个体、人群所接受干预项目的相关指标的变化情况进行系统的分析、评估，旨在发现干预过程中可能存在的问题，以及全面了解各项干预措施效果所进行的各项活动。及时开展健康干预的效果评价，有利于使干预计划或方案更为科学、合理，进一步提高健康干预的可行性和干预效果，对全面提高人群整体健康水平，具有极为重要的现实意义。研究者可以通过干预对象干预前后的自身比较，以及干预组与对照组（未接受干预的另一个同质人群）相关指标的比较，来评估干预的效果。

1．健康干预效果评价按照干预时效一般可分为近期效果评价和远期效果评价。

（1）近期效果评价：众所周知，任何一项干预措施均需要一个为期不短的过程方能发挥其应有的作用。因此干预措施的近期效果评价并不能侧重于相关疾病发病率或患病率的变化方面，而是应该重点关注以下几个方面：①干预对象是否能够主动参与各项健康教育和健康促进活动中来；②被干预家庭成员是否主动参与相关健康助理培训活动；③干预对象接受各类健康干预措施的积极性和依从性是否有了明显的提高；④干预对象是否都能够按照方案要求得到及时的随访观察；⑤干预对象的自我保健意识是否都得到了显著的提高；⑥干预对象的健康知识知晓率、健康信念和健康行为持有率是否有了显著的提高；⑦干预对象的不良生活习惯和不健康生活方式是否得到了显著的矫正和改善；⑧全社会对健康干预的认识、关心和支持力度是否有了明显的改善；⑨干预对象的满意程度。

（2）远期效果评价：与近期效果评价相比，远期效果评价则应该重点关注几个方面。①各类常见危险因素如体重、血压、血糖、糖化血红蛋白、总胆固醇、甘油三酯、低密度脂蛋白胆固醇等的控制或改善情况；②各种常见病、多发病患病风险的下降程度；③慢性非传染性疾病的患病率是否有了明显的下降；④各类常见心理问题的发生率是否有了明显的下降；⑤健康教育、健康促进计划和健康监测方案的落实情况；⑥群体中各种不健康的生活方式和行为是否得到了有效的矫正；⑦群体健康水平是否有了明显提高；⑧干预对象的满意度是否有了明显的提高。

2．健康干预效果评价按照评价主体内容则可分为健康状态评价和卫生经济学评价。

（1）健康状态评价：主要通过对被干预个体的生活方式、生活习惯、疾病史、家族史、临床体检、实验室检查结果等与健康有关的主要因素（特别是危险因素）进行系统深入的综合分析，实现全面了解干预对象的真实健康状况（量化健康状态）、超早期发现健康问题、预测疾病的发生发展趋势、将疾病防控的关口前移和精准防控等目标。其主要内容一般会包含上述近期效果评价和远期效果评价。

（2）卫生经济学评价：健康干预的目的是通过降低疾病的危险因素，实现"不生病、少生病、晚生病和无重病"的目标，通过前期的少量健康投资，降低后期的健康成本，及时开展卫生经济学的成本、效果、效用和效益分析，可以为有效提高健康干预的科学性、合理性和性价比提供依据。

3．健康干预效果评价按照时间顺序则又可分为过程评价和结束评价。

（1）过程评价：是指在健康干预期间（已开始但并未结束）所采取的一系列评价活动，旨在对前期所开展的健康干预进行全面回顾、及时反映干预进展、发现干预过程中可能存在的问题、了解健康干预的主要进展、初步评估干预措施的短期效果等，并据此提出对后期工作的安排或建议，及时调整、优化干预方案等。过程评价应及时完成，并视干预周期长短进行一次或多次评价。过程评价的次数及多次评价的间隔原则上应事先确定，多次过程评价间保持前后连贯，但在健康干预的中后期，可视干预的进展情况适当调整评价间隔。过程评价的主要内容应包括已经完成了哪些工作，遇到了哪些问题，这些问题是如何解决的，还存在什么问题，应该如何解决。

（2）结束评价：是指在干预结束后，对整个干预工作进行全面、系统、深入的评估，旨在全面反映所采取干预措施的科学性、必要性和有效性等。主要内容包括健康干预的近期效果和（或）远期效果以及卫生经济学收益、干预对象的接受程度、干预中存在的各类问题及解决办法、本次健康干预的经验教训等。

第四节　健康干预的实施原则与策略

一、健康干预的主要原则

由于健康危险因素的复杂性和干预对象可能罹患疾病的多样性，因此在实施健康干预的过程中，应该秉承以下主要原则：

1. 预防为主的原则　健康干预的目标是预防疾病的发生，全面提高人群健康水平。

2. 早期干预的原则　争取在疾病的早期阶段实施干预，以获得更好的干预效果。

3. 与日常生活相结合的原则　旨在养成各种良好的生活习惯，摒弃不健康的生活方式，降低疾病的发病风险。

4. 循序渐进、逐步改善的原则　不能因为短期干预的效果不明显而半途而废。

5. 点滴做起、持之以恒的原则　要让干预对象明白健康干预是一个长期的过程，要从点滴做起，不能半途而废。

6. 定期随访、及时评估的原则　注重干预前后的效果评估，使得干预方案更为科学、合理。

7. 及时提醒、指导督促的原则　通过及时的提醒和督促，保障健康干预的连续性。

8. 倡导干预方案的个性化　应根据干预对象的实际情况，有针对性地实施健康干预。

9. 知情同意的原则　使干预对象理解健康干预的意义，提高其主动接受健康干预的依从性。

二、健康干预的基本策略

1. 综合干预策略　由于健康危险因素的规范性、复杂性与聚集性，必须采取综合性干预的策略和措施，单一的健康干预措施往往难以获得满意的干预效果。

2. 社区干预策略　应该根据社区卫生诊断的结果和综合防治规划的要求，在社区内针对不同的目标人群，有计划、有组织地实行一系列健康促进活动，以创造有利于健康的社会氛围、改变人们的生活方式与行为、促进人群的健康水平。

3. 可行性策略　实施健康干预时，应根据实际情况，尽量选择一些具有可行性和接受度较好的干预措施。

4．效益优先策略　应在众多可供选择的干预措施中，尽量选择那些干预效益好的因素进行干预，以保证干预措施的可行性和有效性。

三、群体干预的基本策略

1．树立群体榜样　以那些态度明确、立场坚定、健康知识技能掌握较快的人作为典型，充分发挥榜样的示范作用，带动群体中其余人员一起积极参与到健康干预活动中来。

2．制定群体规范　在充分知情同意的基础上，制定出所有人员都必须遵守的一些规则（如公共场所全面禁烟等），用以规范人们的日常行为；对违反或危害他人健康的行为及时运用群体压力加以纠正或给予惩罚。

3．增强群体意识　要加强集体决策，经大家讨论后确立健康干预的共同目标，提高人群的集体参与意识。

4．提倡互帮互学　加强群体内部成员间的交流和团结协作，互相指出不足，共同进步，进而促进群体健康行为的养成与巩固。

5．使用激励手段　在对群体或个体实施健康干预期间，要及时进行总结、评比，以口头表扬或物质奖励等激励手段，对表现良好的佼佼者和已得到矫正的行为方式给予支持和强化。

四、个体干预的基本策略

1．基于前期的健康评估结果，准确了解干预对象的健康状态，结合其个人意愿，确定其干预目标。

2．熟悉被干预对象的日常生活行为方式，有针对性地采取相应干预策略。

3．确定干预策略时要充分坚持个性化、具体化和人性化的原则。

4．根据被干预对象的实际情况，将其健康干预实践合理的划分成若干个阶段，每阶段重点针对一个主要问题。

5．要让干预对象充分认识到健康干预是一个长期的、持续的和渐近的过程，健康的生活方式需要终生培养并长期保持。

第五节　健康干预的伦理问题

一、健康道德与医学伦理学

1．健康道德的定义　广义上来说，健康道德是指与人类健康问题相关的各种道德要求，是社会意识的一种表现形式。它是需要依靠社会舆论、个人的内心信念和传统的习惯力量，来协调社会经济发展与健康环境间关系的各类行为规范总和；是调整人与人之间以及人与自然、环境和社会之间关系，使之适应人类健康需要的行为准则和道德规范的总和；是人们在保护与增进健康的实践过程中所形成的一种特殊的社会文化现象和观念形态；是对社会发展状况的一种反映。其形成和发展历程同人类自身发展史一样久远。狭义的健康道德是指人们预防和控制疾病的发生发展、保持自身心身健康和良好社会适应能力的各类行为规范总和。具体来说，健康道德是指与增强人类对环境的适应能力，挖掘人对环境的适应潜力，消除人类在生理、心理和环境方面各类危险因素，预防和控制疾病发生和发展，改善人类健康水平有关的各种道德理论、情感和意识。简单来说，健康道德主要包含了健康道德意识与健康道德行为规范两个方面的内容，前者要求人们能够充分重视健康的价值，树立正确的健康观念，对自己和他人的健康负责；后者则强调人们要合理调节自身以及他人与环境、生态、社会关系中有关健康问题的相关准则。健康道德的实质是医学道德向社会道德的扩展和向社会公德的升华。

2．健康道德的发展　健康道德的形成与发展历时久远，大致可分为原始阶段的健康道德、医学发展阶段的健康道德和社会发展阶段的健康道德3个历史时期。我国的健康道德研究与实践始于20世纪70年代末，近年来已取得了长足的发展，主要表现为：①医学道德的理论与实践得到了应有的重视，为健康道德的全面发展奠定了基础；②健康道德已成为我国学术研究的重要课题和指导医学实践的重要准则，也是我国卫生立法的重要依据。

3．健康道德的基本准则　包括：①维护人类健康。WHO的《世界卫生组织组织法》明确指出，健康是人类的基本权利，各国政府应对其人民的健康负责，应无条件地从道德和法律层面，全面保护和不断提高公民的健康水平。②优化生存环境。随着社会历史的发展，目前人类的健康状况正受到生存环境不断恶化（如恐怖活动、局部战争、生态环境的破坏、人类对自然的过度开发利用、资源日益贫乏、粮食危机、食品安全问题、人口爆炸、生活工作压力的不断增大和高新技术的潜在不良影响等）的威胁，因此有必要努力消除或限制威胁人类健康的自然和社会因素，优化人类生存环境。③全社会支持。健康问题已日益成为社会关心的突出问题。科学研究发现，影响个体健康状态的因素绝不只是一些自然因素或生物因素，而是涉及全部社会领域及人类的一切行为活动，个人的健康状态是由包括生理、心理、社会等多种因素长期以来共同作用的结果。因此，维持公民良好的健康状态涉及医疗卫生和国家及基层发展的多个方面，特别是农业、食品、工业、教育、住宅、交通及其他部门，需要全社会的密切协作和共同努力，个人也有义务努力维护和增进自己与他人的健康水平。

4．医学伦理学概述　医学伦理学是运用伦理学的理论、方法研究医疗卫生实践和医学发展过程中人与人、人与社会、人与自然关系的道德问题和医学道德现象，是医学与伦理学的交叉学科，也分别是医学和伦理学的分支和重要组成部分，其主要任务是评价人类医疗行为和医学研究是否符合社会道德。医学伦理学最早起源于公元前4世纪的《希波克拉底誓言》，其要旨是医生应全力采取有利于患者的措施，保持患者的秘密。公元1世纪古印度的《吠陀经》、公元7世纪希伯来的《阿萨夫誓言》和中国唐代孙思邈的《大医精诚》中也有类似的要求。1940年的 *Nuremberg Code*（《纽伦堡法典》）更是首次提出了知情同意的观点。此后不久，世界医学联合会分别于1948和1949年通过了 *Declaration of Geneva*（《日内瓦宣言》）和 *Code of Medical Ethics*（《医学伦理学法典》）。这些重要文件的出台，有力地推动了医学伦理学这一交叉学科的蓬勃发展，目前至少形成了情态伦理学派、传统伦理学派和青年道德学派或分析学派，具体表现为：①美德论，医生应具有仁爱、同情、耐心、细心、谦虚、谨慎、无私、无畏、诚实、正派等美德。②义务论，应重点关注医务人员应该做什么和不能做什么。③公益论，应重点考虑个人的收益和负担分配以及分配是否公正，尤其是卫生资源的公正分配和尽可能利用这些资源使最多数人得到最佳医疗服务等涉及卫生政策、体制和发展战略问题。④至上论，医学伦理学的相关规范或价值应该无条件地适用于一切情况。⑤道义论，"隐瞒真相"无论如何都是不应该的，医生应把病情严重的真相告诉临终患者，而不用考虑其可能引起的后果。医疗卫生是福利事业，不应成为商品而进入市场机制。⑥后果论，医生行为的合适与否完全取决于其后果而非性质，应最大限度地增加患者的利益，而把代价和危机减少到最小程度。例如不应把病情严重的真相告诉临终患者，因为这会引起消极的后果。

与其他学科比较，医学伦理学最显著的特征是实践性、继承性、时代性，其主要研究内容包括：医学伦理的基本原则、规范、作用及发展规律，医患关系，医务人员之间的关系，以及卫生部门与社会之间的关系。医学伦理学涉及的主要问题包含以下几个方面：①健康和疾病的概念；②医疗卫生资源分配和卫生政策；③医患关系；④生育控制；⑤生殖技术；⑥遗传和优生；⑦死亡和安乐死。不论涉及哪方面的问题，医学伦理学实践中均应该始终坚持 3 个最基本的伦理学原则：患者利益至上、尊重患者、公正。

二、健康伦理学的基本概念

健康伦理学是关于健康的伦理学研究，旨在研究与健康相关的所有伦理问题以及解决这些问题所应奉行的伦理原则和道德规范。健康伦理学的研究范围涉及了健康与自然、社会的道德关系，旨在通过加强经济、政治、文化、生态环境等方面的伦理建设。当前，公众对健康的关注度日益提高，我国政府提出的《"健康中国 2030"规划纲要》，把提高国民健康水平置于民族昌盛和国家富强的重要地位，并为人民群众提供全方位的健康服务。这种以大健康观为基础的健康中国战略的实施，把此前以医疗卫生行业为主的卫生事业扩展到国家、全社会和每个社会成员。现行的以研究行业伦理为主的医学伦理学、生命伦理学和公共健康伦理学已难以适应当前的形势，留下了巨大的道德空间和道德空白，必须尽快建立健康伦理学这样具有广阔空间的综合学科来打开道德空间、增设道德概念和体系，充分认识公共健康研究与伦理学的关系，识别公共健康领域的伦理问题与冲突，发挥公共卫生在个人健康中的关键作用和政府对全民健康所负有的重要责任，批判性地反思个人与社会关于公共健康的价值观与责任，强调个人在促进人们健康的积极作用，理解相关重要决策过程。通过强制实施相关政策，促使人人关注健康问题，并负担起对健康的责任，才能为健康中国提供伦理支持、增加精神动力，进而更好地促进人群健康水平的整体提高。

三、健康伦理学的基本原则

健康伦理学的原则是指从事各项健康活动中必须始终坚持的伦理框架，既可以用来评价某一行动的合理性，同时也规定了干预者和干预对象的权利。健康伦理学的基本原则，可以具体归纳为以下 4 个方面：

1. 有利原则　干预者首先应该使干预对象的现有利益不受破坏、不被减损，并在此基础上实现利益的最大化。有利原则充分反映了干预者具有维护或增进干预对象利益的义务，是美国国家委员会 *The Belmont Report*（《贝尔蒙特报告》）针对以人为受试者的生物医学研究中，保护受试者利益的三原则（有利、尊重人、公正）之一，美国 *Principles of Biomedical Ethics*（《生物医学伦理学原则》）一书中还曾将其分解为有利原则与无伤原则。有利原则在很多情况下只是方向性的价值指导，尚不能提供具体的行为指南。实践工作中往往需要干预者与干预对象间的充分沟通与协商，方能抉择出最佳的健康干预方案。

2．无伤害原则　干预者在实施健康干预的过程中，尽力避免可预见的伤害，尽量将可预见但不可避免的伤害控制在最低限度。无伤原则充分反映了干预者保护干预对象现有利益的义务，它提供了一种最基本的伦理底线，被认为是应用伦理学的核心原则。由于受到价值观体系和文化因素的影响，不同个体对"伤害"会有明显不同的理解。例如有些治疗方案在医生看来十分有害，但患者却很可能认为是有益和必要的；而在医生看来十分有益的治疗，患者则可能认为是有害的和不必要的。此外，如关于那些生命质量极低而又无药可治的临终患者是否需要继续全力抢救的问题，患者本人和其家属之间的意见可能也会存在极大的分歧。这种现象在临床实践中是较为常见的，也将大大增加无伤害原则的实际操作难度。此时不仅需要坚持相关伦理学原则，同时也应该加强医患间的沟通与交流。

3．尊重原则　干预者应该充分肯定干预对象拥有完整的人格与尊严和获得别人尊重的权利，在未得到对方许可的情况下，不得对其利益加以干涉。尊重原则充分反映了干预者应尊重干预对象、重视其个人利益的义务。尊重原则是人际间平等交往的基本原则，应作为医患双方交流沟通的首要原则，充分体现了"以人为本"的思想。要想真正的体现尊重原则，一是应处理好尊重干预对象自主决定与干预者的特殊干涉权之间的冲突。二是正确理解尊重干预对象自主决定与干预者在医患关系中的主导地位之间的关系、当两者间出现不可协调的冲突时，干预者应选择尊重干预对象的自主决定，干预者的特殊干涉权只在干预对象缺乏正常人的行为能力时发生效力。但这并不意味着干预者必须完全听命于干预对象，事实上尊重干预者的自主决定与干预者的主动性之间并无不可调和的矛盾，干预者应该积极主动地提供如明确的疾病诊断、清晰的治疗预案和通俗易懂的病情解释等各种能被患者理解、有利于其做出正确选择的详细信息。这些往往是干预对象做出自主决定的重要依据，也是尊重性原则的具体体现。

4．公正原则　干预者应指根据干预对象的义务或应得而给予公平、平等和恰当的对待。每一名干预对象都应该被公平对待，绝不能因为其性别、年龄、肤色、种族、身体状况、经济状况或地位高低等受到区别对待，甚至是歧视。卫生资源的分配关系到全社会个体生存权和健康权的实现，应兼顾个人、集体、社会和后世子孙的利益。公正原则充分反映了干预者平等分配权利与义务，是现代社会有序、有效率发展的道德保证，可以激发人们的劳动热情和创造能力，成为推动社会前进的杠杆。与其他原则类似，公正性原则的体现同样也较为复杂，对同样的人予以同等对待，只是一种形式上的公正，而按其实际需要提供给干预对象恰如其分的区别对待则是实质上的公正，但这绝不是干预者违反公正原则的理由和借口。

四、健康干预中的伦理责任

健康干预是一项涉及多领域、多部门、干预对象个人和整个社会各个方面的系统工程，需要全社会的参与，因此政府、医疗卫生部门和社会成员均应承担起各自的健康伦理责任。

1．国家或政府的健康伦理责任　包括开展国际间的广泛合作，健全国际组织、制定国际通行的规则；遵守合约、规则，共担责任与义务；帮贫扶弱、济难救危；履行国际承诺、参与全球合作、交流互惠、共享成果；确立正确的健康价值观；确立有利于人民健康的执政理念，制定有利于健康的政治、经济和文化制度；制定促进人民健康的医疗卫生制度，主导医疗卫生改革；向公民进行健康和健康伦理学知识的普及教育。

2．医疗卫生部门的健康伦理责任　包括积极开展健康指导和管理；扩大城乡医疗卫生服务；加强对健康服务工作的领导，强化对政府各部门人、财、物等各类资源的协调、组织和管理；积极参与各类健康服务活动，推进健康教育、健康促进和健康管理工作的顺利实施和效果评价；加强对公共健康危机应对、重点疾病预防控制，以及公共健康风险管理方面的指导、实施和管理；以家庭为单位，推进公共卫生服务、健康教育和健康促进工作的顺利开展，积极引导、推行健康家庭的建立。

3．社会成员的健康伦理责任　主动学习健康知识，自觉养成良好的生活习惯和健康的生活行为方式，树立科学的健康观念；积极参与各项健康教育和健康促进活动，传播健康知识、倡导健康行为；充分发挥个人的专业、岗位、文化等各方面优势，积极维护、促进和提高自己与他人的健康水平；自觉遵守相关卫生法规，主动同危害健康水平的各类言行做斗争，制止各类危害健康的行为的发生和蔓延。

第六节　精准健康干预的现状与展望

一、精准健康干预的基本概念

随着社会的快速发展和人民生活水平的日益提高，人们对健康的重视程度正在不断的快速上升，大健康观念也已经逐步进入人们的视野同时，健康产业发生了巨大的历史变革，正在从传统的"以治疗疾病为中心"的 1.0 时代转向成熟的"以健康管理为中心"的 2.0 时代。作为健康管理和各类健康服务业核心组成部分之一的健康干预，正在成为推动国家经济发展的重要新动能，精准健康干预也将在全面提高人群健康水平的历史进程中发挥着越来越不可替代的重要作用。

众所周知，当代医学模式正由传统的疾病医学向现代健康医学转化，医学发展的终极目标和最高阶段已转变为强调疾病的预测性、预防性和个体化防治。大量研究和临床实践表明，对疾病进行有效预防远比后期康复治疗更有意义，预防工作的重要性也越来越受到了全社会的高度重视和一致认可。预防工作的基本原则包括"未病先防、将病先防、既病防变和病后防复"。由于个体差异的存在，加上环境、饮食、活动、是否存在易感基因等影响因素的不同，每名个体对相关致病因素的反应、发病风险、疾病进展和预后等方面均有很大的不同。因此，有必要针对个体的实际情况，实行"个体化"的精准预防，而精准健康干预则是精准预防的重要组成部分，也是体现精准预防的重要环节。

精准健康干预是指在全方位地收集和记录干预对象人口学特征、生活习惯、生活方式、职业史、疾病史、家族史、治疗史、临床特征、实验室检测（必要时含影像学检查）结果、功能检测结果、生活质量测评结果、健康状态、遗传因素、体能和生活轨迹等各方面的信息，利用人工智能数据分析技术平台，实现生命信息、体能和生活轨迹等信息的全面数字化后，开展疾病预测和预后研究，筛选出相关危险因素或病因，再根据生命体征、行为生活方式及个人偏好等其实际情况，制定出个性化的健康处方和智能健康干预方案，并据此进行"个体化"健康干预的过程。

由于疾病及其危险因素或病因的多样性和复杂性，传统的"粗放式""千人一方"式的健康干预很难实现有针对性的干预和收到满意的干预效果。精准健康干预旨在充分利用干预对象的健康大数据（与其健康状态密切相关的全方位信息），以精准化干预为导向，探索与整合各类健康大数据（包含基因组学、转录组学、蛋白质组学、代谢组学等相关生命组学数据）及现代医学、统计学、计算机科学、人工智能等学科的相关先进技术，深入解析疾病的发生、发展机制，全面筛选出与其健康状态显著相关的各类影响因素，以及可用于疾病早期预警、早期识别、精准诊断和精准定位其所处健康状态等的生物标志物，针对每名干预对象的个体特征，有的放矢地实施"个体化"的综合干预措施，从而达到精准干预的目的，促进干预效果的大幅度提升。精准健康干预的基础和外在表现形式是"个体化"，核心在于"精准"，目标是实现精准的个体化健康干预。

二、国内外精准健康干预现状

精准健康干预属于精准医学的范畴，是精准健康管理的重要组成部分和核心内容。精准医学的概念由美国医学界在 2011 年首次提出，自 2015 年 1 月 20 日时任美国总统的奥巴马正式推出"精准医学"计划后，引发了世界各国的密切关注与迅速跟进。"个性化医疗计划"得到了全球范围内广大科研人员和医务工作者的一致拥护，目前已成为全球关注的焦点，这也有力地推动了传统的健康管理进入"精准健康管理"的新高度。近年来，精准健康管理和精准健康干预在美、欧、日等西方发达国家得到了快速的发展，已成为其国内各类疾病发病率快速下降的重要原因之一。例如自 2015 年以来，美国女性乳腺癌的发病率下降了 70%，而直肠癌的发病率更是下降了 90%。

我国的精准健康管理领域目前虽然尚处初始阶段，精准健康干预工作也才刚刚起步，但是随着我国政府提出了《"健康中国 2030"规划纲要》，在健康中国已上升至国家战略和当前消费升级刺激的大环境下，越来越多的人员和行业已将目光瞄准了精准健康管理领域，专注于探索和创新精准健康管理、健康产品消费升级和精准健康干预，通过人工智能、现代医学、生命科学、计算机科学和现代统计学等学科领域的高新技术，不断加强在健康管理应用层面的研究及实践，为大众提供精准健康管理、健康产品及健康干预服务。2018 年 7 月 12 日，国家卫生健康委员会和国家中医药管理局联合发布了《关于深入开展"互联网 + 医疗健康"便民惠民活动的通知》，文中多次提及"精准健康教育""精准健康干预"和"精准健康管理"等词语，标志着我国精准健康管理和精准健康干预的时代已经正式来临。当前国内已先后成立了多家专业的数字化健康管理研究机构，大力助推基于人工智能技术的大健康产业的全面发展，并通过建立开放性平台与社会各界展开合作。目前已围绕健康意识和健康行为两大领域逐步展开精准健康干预，在心脑血管疾病、糖尿病、恶性肿瘤、生殖健康、妇幼卫生等多个方面开始了全面的布局，并且已有了实质性的进展。相信在不久的将来，精准健康干预将在我国全面开花，在全面提高国人整体健康水平方面，发挥着越来越大的作用。

三、精准健康干预的未来展望

随着人们对健康重视程度的迅速提高，基于人工智能技术的精准管理和精准健康干预，不仅在实现"个性化"的精准干预方面具有重大的医学实践价值，同时也有着巨大的商业价值。越来越多的专业化商业机构不断进入这一领域，开始面向全社会提供诸如健康状况动态监测、智能健康评估、智能健康方案制定、精准健康干预（含智能营养膳食管理、智能运动调节、智能生活方式调整、智能心理干预等）、精准健康指导、智能信息反馈、智能方案调整等多种精准健康管理服务。目前我国已在儿童成长分析监测、不同人群营养膳食调整和管理、重大慢性非传染性疾病防控、生殖健康、妇幼卫生保健等方面实现了数字化精准管理和个体化的精准健康干预，有力地促进了人类早日进入健康新纪元。

通过大力推行"互联网+"精准健康干预，可以大力促进大健康产业的全面发展，从而通过以下几个方面造福全体国民：①整合个体的遗传信息、体格检查、实验室检测、行为生活方式和遗传因素等各方面的数据，筛选出最合理的膳食营养方案，实现个性化的膳食营养指导。②综合分析各类健康检查结果，结合实际情况，有针对性地帮助干预对象选择最精准、最有效的干预方式和健康产品。③通过整合各类健康大数据，可以了解个体在不同疾病方面的发生风险，筛选出各种疾病相关的主要危险因素，据此实施"个性化"精准健康干预，降低发病风险、延缓疾病进程和改善其预后，以提高其健康水平。④基于上述各类健康大数据，使用合适的统计分析方法，筛选出可用于高血压、糖尿病、恶性肿瘤等重大慢性病早期预警和早期识别的生物标志物体系。这不仅可以实现疾病的早期诊断和精准干预治疗、康复护理和精准健康管理等，同时还可有效地延长养老服务的产业链，实现精准养老和延年益寿。⑤基于健康大数据的分析结果，可以指导商业保险公司准确判断个体的发病风险而进行精准定价，进而实现精准投保和有效的管控风险。⑥全面分析干预对象的个体健康状态，结合其家族史等方面的信息，可以有效地预测疾病发生、发展趋势，以此达到"未病先防、将病早防、既病防变和病后防复"等防患于未然的健康干预目标。⑦通过对上述健康大数据的深入分析，可以有效地指导干预对象精准用药，实现靶向治疗，并提升其健康干预的满意程度。提高其干预依从性，同时还可以有针对性地推销其他健康产品和服务。⑧基于上述健康大数据的分析结果，可以有效地预测新生儿的出生缺陷风险，有利于实现优生优育、改善人口质量的目标。⑨合理调整儿童饮食习惯、控制体重等，来保障儿童健康成长。

全球范围内的精准健康干预事业尚处于起步阶段，虽然其未来的发展前景非常广阔，但目前却面临着专业人才严重短缺的现实困难。由于精准健康管理和精准健康干预是一项复杂的系统工程，涉及健康教育、信息采集、风险评估、方案制定、组织实施、效果评价、方案优化和健康服务等无数个工作岗位，急需全社会通力合作来尽快培养出一大批合格的专业人员。当前虽然社会上已有部分面向健康管理人员的培训单位，但普遍存在培训课程太笼统、培训内容太落伍、评价方式太落后、就业目标不明确等缺陷。为了克服合格专业人员严重不足的这一发展瓶颈，需要相关政府职能部门、行业学会、教育机构和相关企业的各类从业人员上下一心、审时度势、与时俱进，对精准健康干预等相关岗位进行精准定位，精心准备培训课程、实行人员精准培训，并积极探索与国际接轨的人才测评机制，实现人才的精准测评并保障其精准就业。

总之，精准健康干预是打开健康服务产业的一把"金钥匙"，尽管目前还存在一些暂时的困难，但其发展前景却是无限光明的。它也必将在全面提高人群整体健康水平、促进大健康事业的繁荣发展这一伟大事业中，发挥出无可替代的巨大作用。让我们拭目以待。

本章小结

　　本章在参考了大量文献的基础上，以较大的篇幅对健康干预的发展简史、主要内容和可能采取的主要方法、实施健康干预时应该遵守的原则与策略、健康干预过程中需要注意的伦理学问题以及国内外精准健康干预的现状与未来展望进行了简要的介绍，旨在让读者通过学习，掌握健康干预的一些关键知识点和核心要素、深入理解健康干预在精准健康管理中的作用和地位，同时也可以解精准健康干预的未来发展趋势，以便更好地服务于各类疾病的预防控制和临床实践。

思 考 题

1. 健康干预的定义、主要内容和常见类型是什么？
2. 健康干预在健康管理中的地位和作用是什么？
3. 健康干预的常见模式、主要方法和一般流程是什么？
4. 如何合理地设计、实施和评估健康干预？
5. 健康干预的主要原则和基本策略是什么？
6. 精准健康干预的意义以及健康干预的伦理责任是什么？

（毛广运　王　涛）

参考文献

[1] 广东省营养学会—汤臣倍健营养与健康研究中心. 汤臣倍健国民健康报告——我国 22 省市部分居民肥胖、骨质疏松、动脉硬化状况. 2011-01-01 [2020-07-21]. http://www. by-health. com/about-healthreport.

[2] Venegas JG，Winkler T，Musch G，et al. Self-organized patchiness in asthma as a prelude to catastrophic shifts. Nature，2005，434（7034）：777-782.

[3] Paek SH，Chung HT，Jeong SS，et al. Hearing preservation after gamma knife stereotactic radiosurgery of vestibular schwannoma. Cancer，2005，104（3）：580-590.

[4] McSharry PE，Smith LA，Tarassenko L. Prediction of epileptic seizures：are nonlinear methods relevant? Nat Med，2003，9（3）：241-242.

[5] Pastor-Barriuso R，Guallar E，Coresh J. Transition models for change-point estimation in logistic regression. Stat Med，2003，22（7）：1141-1162.

[6] Liu R，Wang X，Aihara K，et al. Early diagnosis of complex diseases by molecular biomarkers，network biomarkers，and dynamical network biomarkers. Med Res Rev，2014，34（3）：455-478.

[7] Minary L，Alla F，Cambon L，et al. Addressing complexity in population health intervention research：the context/intervention interface. J Epidemiol Community Health，2018，72（4）：319-323.

[8] Tanuseputro P，Arnason T，Hennessy D，et al. Simulation modeling to enhance population health intervention research for chronic disease prevention. Can J Public Health，2019，110（1）：52-57.

[9] 黄建始. 美国的健康管理：源自无法遏制的医疗费用增长. 中华医学杂志，2006，86（15）：1011-1013.

[10] 王伟刚，王毅盟，胡安梅，等. 健康管理模式的国内外发展概况. 中国医药导报，2013，10（1）：27-29.

[11] McCarver P. Success of a diabetes health management program in employer-based health care centers. AAOHN J, 2011, 59 (12): 513-518.

[12] Howard, Karen. Good health is good business. J Occup Environ Med, 2006, 48 (5): 533-537.

[13] Sallis JF. Measuring physical activity: practical approaches for program evaluation in native American communities. J Public Health Manag Pract, 2010, 16 (5): 404-410.

[14] Chen L, Liu R, Liu ZP, et al. Detecting early-warning signals for sudden deterioration of complex diseases by dynamical network biomarkers. Sci Rep, 2012, 5 (2): 342.

[15] Schadt EE. Molecular networks as sensors and drivers of common human diseases. Nature, 2009, 461 (7261): 218-223.

[16] Barabasi AL, Gulbahce N, Loscalzo J. Network medicine: a network-based approach to human disease. Nat Rev Genet, 2011, 12 (1): 56-68.

[17] 杨亚明, 顾月, 胡静, 等. 慢性病常见干预模式的研究进展. 上海预防医学, 2013, 25 (8): 477-480.

[18] 方杭燕, 沈毅. 我国高血压人群常见社区干预模式的研究进展. 中国预防医学杂志, 2014, 15 (4): 372-375.

[19] Powell LH, Calvin JE, Jr Richardson D, et al. Self-management counseling in patients with heart failure: the heart failure adherence and retention randomized behavioral trial. JAMA, 2010, 304 (12): 1331-1338.

[20] Swerissen H, Belfrage J, Weeks A, et al. A randomised control trial of a self-management program for people with a chronic illness from Vietnamese, Chinese, Italian and Greek backgrounds. Patient Educ Couns, 2006, 64 (1-3): 360-368.

[21] Lorig KR, Sobel DS, Stewart AL, et al. Evidence suggesting that a chronic disease self-management program can improve health status while reducing hospitalization: a randomized trial. Med Care, 1999, 37 (1): 5-14.

[22] 郭清, 孙鹂, 许亮文, 唐继志. 健康管理学概论. 北京: 人民卫生出版社, 2011.

[23] 李小芳. 公益论是健康道德的基本原则. 河南预防医学杂志, 1999, 10 (5): 318-319.

[24] 邱仁宗. 医学伦理学. 北京: 中国大百科全书出版社, 1993.

第十一章　健康教育与健康促进

健康教育与健康促进的理论及实践与健康管理之间的联系最为密切。两者在分析问题、解决问题的思路上基本一致，都是以健康信息收集和需求评估—健康干预实施—效果评价为主线。精准健康管理引入了遗传学信息和表型信息的健康风险评估方法和管理学的理念后，更有利于健康问题的精准预测、早期精准预防以及精准干预管理。健康教育与健康促进是随着一些国际机构的传染病、妇幼卫生的援助项目在中国的开展而发展起来的学科，因此具有较浓厚的公益项目色彩，是以人群教育、干预为主。而精准健康管理是随着慢性病患病率的不断上升而兴起的，以个体健康教育、干预和管理为主，同时其运作也具有较浓重的商业模式。但是，健康教育与健康促进可以作为精准健康管理干预实施过程中的主要手段之一。因此，学习健康教育与健康促进的理论与方法对理解、丰富精准健康管理的理论和实践大有帮助。

第一节　概　述

国内外大量实践证明，健康教育在促进人们养成有益于健康的行为习惯和生活方式方面、在改善疾病防治效果和促进卫生服务利用方面均发挥着重要作用。自 20 世纪 70 年代以来，健康教育在全球迅速发展，完整的学科体系已逐步形成。尤其是近 20 年来，由于全球性健康促进活动的兴起，健康教育与健康促进在卫生保健总体战略中的地位得到了全世界的关注，健康教育与健康促进的内涵、特征、研究领域等诸多问题正处于不断地发展和完善之中。

一、健康教育

（一）健康教育定义

健康教育（health education）是有计划地应用循证的教学原理与技术，为学习者提供获取科学的健康知识、树立健康观念、掌握健康技能的机会，帮助人们做出有益健康的决定和有效且成功地执行有益健康的行为与生活方式的过程。其目的是消除或减轻影响健康的危险因素、预防疾病、促进健康和提高生活质量。从医学角度看，健康教育是对人们进行健康知识、技能和行为教育，从而解决健康问题，保护和促进健康的过程。从教育的角度看，健康教育是人类教育的一部分，其实质是把人类有关医学和健康科学的知识和技术转化为人们的健康素养和有益于健康的行为的过程，也是医学和健康科学通过教育活动进行社会化的过程。

健康教育过程包括 5 个环节：①教学者，可以是学校里的健康教育教师、医学或卫生专业人员、社会工作者等。②健康相关信息，包括人一生中的生长发育、养生保健、疾病和伤害预防、健康筛查、疾病治疗、管理和康复等健康相关主题。科学地选择健康相关信息的原则首先必须确保信息的正确性以及它对提升人们的健康是有益的；其次是证据充分，要选择有循证结论的健康相关信息；最后是要适合学习者的需求。③教学活动，主要包括个体咨询、指导，人际和小组活动，课堂讲授、培训、训练，各种媒体的传播等。从广义上看，一切有目的、有计划地健康知识传播、健康技能传授或健康相关行为干预活动都属于健康教育范畴。④学习者，可以是个人和一个团体，或没有确定边界的人群。健康教育强调教学者和学习者之间的沟通和活动，且通过健康教育让目标人群养成为了自身健康而能终身学习的习惯。⑤效果，健康教育的目的是通过开展教育活动，提高健康素养，增强人们自身的健康决策能力、做出有益于健康的理智选择，从而让人们养成有益于健康的生活方式，激发他们对社区健康议题的重视和参与改善健康的社区行动，以维持、促进和改善个人和社区的健康。

（二）卫生宣教

健康教育的实质是有计划、有组织、有评价的教育活动和过程，这就与传统意义上的卫生宣教有着较大的差别。卫生宣教通常是指卫生知识的单向传播，其特点是宣传对象比较泛化、不注重反馈信息和行为改变效果、主要实际效果侧重于改变人们的知识结构和态度。而健康教育具有对象明确、双向传播为主、注重反馈和行为改变效果等特点，是卫生宣教在内容上的深化、范围上的拓展和功能上的扩充。当前卫生宣教多作为健康教育的一种重要手段。

（三）健康素养

健康素养（health literacy）是在进行与医疗服务、疾病预防和健康促进有关的日常活动时，获取、理解、评价和应用健康信息来做出健康相关决定以维持或提高生活质量的知识、动机和能力。健康素养是可以通过后天培养训练和实践而获得的，包含听、说、读、写和计算等一系列对人维持健康产生影响的能力。健康教育是提高健康素养的主要手段。

二、健康促进

（一）健康促进定义

世界各国的健康教育实践经验表明，行为改变是长期的、复杂的过程，许多不良行为生活方式仅凭个人的主观愿望仍无法改变，要改变行为必须依赖于支持性的健康政策、环境、卫生服务等相关因素。单纯的健康教育理论在许多方面是无能为力的，已经满足不了社会进步与健康发展的新需要。在这种情况下，健康促进开始迅速发展。

世界卫生组织（WHO）的健康促进（health promotion）定义为："健康促进是促进人们维护和提高他们自身健康的过程，是协调人类与他们环境之间的战略，规定了个人与社会对健康各自所负的责任"。美国健康教育学家 Lawrence·W·Green（格林）指出："健康促进是指一切能促使行为和生活条件向有益于健康改变的教育与环境支持的综合体。"其中环境包括社会的、政治的、经济的和自然的环境，而支持指政策、立法、财政、组织、社会开发等各个系统。1995 年 WHO 西太平洋地区（西太区）办事处发表的 *New Horizons in Health*（《健康新视野》）指出："健康促进是指个人与其家庭、社区和国家一起采取措施，来鼓励健康的行为，增强人们改进和处理自身健康问题的能力。"健康促进的基本内涵包含了个人和群体行为改变，以及政府行为（社会环境）改变两个方面，并重视发挥个人、家庭、社会的健康潜能。

（二）健康促进的行动策略

1986 年在首届国际健康促进大会通过的 *Ottawa Charter*（《渥太华宪章》）中明确指出，健康促进涉及五大行动领域：

1. 建立促进健康的公共政策　公共政策是指由政府负责制定且影响公众利益的政策。健康促进的含义已超出卫生保健的范畴，它强调了政府决策对健康问题的影响，重申政府在促进公众健康中的责任，要求不同层面和各个部门，尤其是非卫生部门的决策者，以"大健康和大卫生"为指导，把健康列入自己部门的议事日程，将健康融入所有政策。在制定公共政策时要确保该政策应有益于公众的健康，至少不得对公众的健康有害。健康公共政策包括在不同层面上制定的法令、规章和规范。健康公共政策的实施将有助于保护社区、家庭和个人远离危险因素，实现资源的平等分配，以实现健康的公平性，使人们便于做出最利于健康的选择。

2. 创造健康支持环境　创造健康支持环境是指在促进人群健康的过程中，必须使物质环境、社会经济和政治环境都有利于健康，保证环境与人类的协调和可持续发展。健康促进为人们创造了安全的、满意的和愉快的生活和工作条件，人们在这样的环境下培养良好的行为生活方式；同时健康促进系统地评估快速变化的环境对健康的影响，以保证社会和自然环境有利于健康的发展。

3. 加强社区行动　通过具体和有效的社区行动，如确立优先问题、做出决策、设计策略及实施和评价策略，达到更健康的目的。加强社区行动的核心是社区增权，它是指通过人们的集体决策和行动，更大地影响和控制他们所在社区决定健康与生活质量的因素。社区增权通过动员群众参与解决健康问题的决策过程，保证决策的有效性、消除社区成员的无助感和失落感，从而促进社区乃至社会的进步。此外，社区增权的重要性还在于人的行为受社会力量的支配，因此，要改变个人的行为，必须要改变其社会条件，使个人通过参与集体行动和制定有效策略使行为得到强化，从而提高个人有关健康的权利和责任的意识，加强个人保健、发展个人能力和使其养成健康的行为生活方式，而不是简单地把个人行为生活方式归咎并责怪于该行为本人。

4. 发展个人技能　健康促进通过健康教育，提升人们的健康素养、提高生活技能和参与创建支持性环境，来支持个人和社会的发展。发展个人技能也就是个体层面的增权。这不仅是让个人学习一种健康的生活技能，更能使大众更有效地维护自身的健康和生存环境，并自主地做出有利于健康的选择，从而影响人们对生活方式的选择。此外，健康素养的提高和增权还能使人们终身学习、了解人生中各个阶段的健康特点，掌握处理慢性病和伤害的方法，做出符合自身的健康选择，塑造自主自律的健康行为，最终促进健康。学校、家庭、工作单位和社区都要帮助人们做到这一点。

5. 调整卫生服务方向　卫生部门是健康促进的关键倡导者，卫生服务是健康社会决定因素之一。调整卫生服务方向的目的是更为合理地解决资源配置问题，改进服务质量和服务内容，提高人们的健康水平。卫生系统和卫生服务方向的重新调整，就是要使之满足健康促进和疾病预防的需求，从以供给为导向的片断化模式转变为以人群的社区为中心的卫生服务，加强社区卫生服务、疾病预防和健康促进的服务和体系建设，让最广大的人群受益。同时，需要调整政府部门内部和政府部门间的工作关系，以实现全民健康覆盖体系中的健康改善和公平性的最优化。健康促进中的卫生服务责任由个人、社会团体、卫生专业人员、卫生部门、工商机构和政府等共同分担。他们必须共同努力，建立一个有助于健康的卫生保健系统。

（三）健康促进的基本策略

上述健康促进的五大行动中，主要采取如下 4 项基本策略：

1. 倡导 是指提出有益的观点和主张，并尽力争取其他人给予支持的一种社会活动。包括政治和文化在内的社会因素、自然环境因素、行为和生物因素等都有可能对健康产生有益或有害的影响。健康促进通过倡导、游说来制定健康的公共政策，动员社会共同关心健康和参与有益健康的活动，促使人们做出共同努力、主动控制和改变上述影响因素，实现健康共治，使社会朝着有利于健康的方向发展。

2. 增强能力 是指增强人们控制健康决定因素的能力，与上面介绍的增权意义相近，包括健康素养的提高以及在健康方面做出正确选择和决定的能力。人们通过增强控制健康决定因素的能力，能够平等地得到获取资源和健康的机会，才能在保护和促进健康方面提升责任感、归属感、获得感和自主自律意识，最终采取有益于健康的决定和行动。

3. 协调 仅靠卫生部门不能完全控制健康的影响因素，需要协调利益相关方，建立伙伴关系，共同努力，才能实现健康的愿望。政府机构、卫生部门和其他社会经济部门、非政府组织和志愿者组织、地方权威机构、企业和媒体等都是利益相关方，个人、家庭和社区成员都应该参与进来。为了促进健康，专业人员、社会机构和卫生服务人员应承担社会协调的责任。在进行社会协调时，要使健康促进的策略和项目符合本地区的实际需要，并应考虑不同的社会、文化和经济部门对这些策略和项目的接受程度。

4. 健康共治 健康共治属于治理的范畴。治理与统治和管制不同，它是使相互冲突或不同的利益得以调和并且采取联合行动的持续的过程，是一种由共同的目标支持的活动。这些管理活动的主体可以不是政府，也不一定必须依靠国家的强制力量来实现。根据治理的原理，健康共治是指各级政府及其相关部门以整个政府和全社会的方式引导社会组织、企业和公众为了健康和福祉共同采取的行动。健康共治是健康公共政策和健康融入所有政策的进一步扩展。在健康促进的发展进程中，最早是强调"部门联合行动"，然后到《渥太华宪章》提出的"健康的公共政策"，再演变到第八届全球健康促进大会的 *World Medical Association Declaration of Helsinki*（《世界医学协会赫尔辛基宣言》）提出的"健康融入所有政策"。在第九届全球健康促进大会上，《2030 可持续发展中的健康促进上海宣言》提出了"健康共治"，强调应该以整个政府和全社会的路径来应对当今社会所面临的健康问题和挑战，突出全球、国家、地方和社会事务的共治，并为此构建多元主体共同参与的平台，完善多元主体平等协商的机制，激发社会活力，从而实现全体人民的健康和福祉的最终目的。

（四）健康教育与健康促进的关系

健康促进包括了健康教育，是健康教育发展到一定阶段的产物，而健康教育是健康促进策略中最活跃的一部分。健康促进实质上是政治和社会运动，通过健康共治，制定和实施健康的公共政策和动员全社会的参与，来营造健康的支持性环境，使"健康选择成为每个人既方便又实惠的选择"。而健康教育是帮助个体和群体掌握健康知识和技能，提高健康素养等内化的作用，促进增权，做出"健康的选择"，提高自我保健能力，养成有益于健康的行为生活方式的过程。健康教育是健康促进的重要策略和方法之一，是其重要的基础和先导，融合在健康促进的各个环节之中。一方面健康教育在促进行为改变中起重要作用，另一方面健康教育对激发领导者拓展健康教育的政治意愿、促进群众的积极参与、促成健康促进的氛围的行为有着重要的作用。因此，离开了健康教育，健康促进就成为无源之水、无本之木。同时，政府的承诺、政策、法律、组织等社会支持条件和社会、自然环境的改善对健康教育是强有力的支撑；而健康教育若不向健康促进发展，其作用就会受到极大限制。

三、健康教育与精准健康管理的关系

（一）健康教育与精准健康管理的区别与联系

从健康教育和健康管理的内涵和基本操作步骤来看，两者都运用了基线资料收集、计划、实施、评价的管理过程，在制定计划前的研究和评估中，都会采用定量的问卷调查和一些定性的方法寻找问题的原因和可能的解决问题的办法。只不过健康教育主要侧重在知识、态度、信念、行为方面，而精准健康管理还重视从体格检查的资料获得遗传因素等健康相关信息、强调对行为生活方式的长期和连续的管理。在制定计划时，健康教育更加重视目标人群的知识、态度和行为的改变，而精准健康管理的计划要在精准风险评估的基础上，提出针对个人的个性化的措施。在实施的过程中，健康教育通常运用教育、传播乃至政策的策略，针对目标人群进行教育和干预；而精准健康管理通常为对个体进行行为生活方式的干预和健康、疾病、遗传易感性等的咨询和指导。在评价方面，健康教育会进一步细分为过程评价、效应评价和结局评价；精准健康管理也类似，只是内容更侧重于行为的监测和健康指标的改善以及健康风险的变化。

（二）健康教育在精准健康管理中的作用

精准健康管理是把健康监测和维护、健康相关行为以及治疗和康复都纳入管理并实施干预，干预手段主要是非临床的方法，即教育和管理。因此，健康教育无论是针对个体的健康管理，还是针对群体的健康管理，都是一种非常基本和重要的方法和策略。

1．在个体健康管理中的作用　针对个体的健康信息收集所用问卷的设计原理与健康教育常用的问卷相似，内容所包含的行为和生活方式相关问题以及健康教育需求问题在健康教育的问卷中也经常被问及。在对个体进行健康干预时，要应用健康教育中常用的人际传播和行为干预策略，因此，熟悉和掌握健康教育的理论和实践技能是实现有效的个体健康管理的基础。

2．在群体健康管理中的作用　在健康管理领域，健康管理工作者除了要做个体化的健康管理外，还面临着进行社区、企事业单位、学校等以人群为基础的群体健康干预。健康教育和健康促进是群体健康管理工作的重要工具、方法和策略。健康教育计划设计、实施和评价的基本步骤与健康管理的信息收集、健康风险评估、健康干预、效果评价基本一致。与个体健康信息收集相类似，群体健康信息收集的问卷内容也与健康教育常用的问卷相近。在群体健康干预中，健康管理工作者要运用到比针对个体健康干预更加全方位、多样化的手段，创造有利于人群健康的社会环境或社区环境以及工作环境和家庭氛围，包括健康促进的社会动员策略、群体行为干预的理论与方法、大众传播和人际沟通的技巧与方法。

第二节　健康传播

健康传播是健康教育与健康促进、健康管理重要的干预手段之一。要成功地达到预防疾病、促进健康的目标，必须依赖于个体和社会的有效参与，因此需要广泛深入地开展健康传播活动。

一、传播的基本概念、分类与模式

（一）传播的基本概念

传播（communication）一词的本意为"共同分享"，它通常是指人与人之间通过一定的符号进行的信息交流与分享，是人类普遍存在的一种社会行为。传播是一种社会性传递信息的行为，是个人之间、集体之间以及集体与个人之间交换、传递新闻、事实、意见的信息过程。

健康传播（health communication）研究兴起于20世纪70年代的美国。关于健康传播的释义有多种，最为著名的是美国传播学者 Everett Rogers（埃弗里特·罗杰斯）于1994年给出的定义："健康传播是一种将医学研究成果转化为大众的健康知识，并通过态度和行为的改变，以减少疾病的患病率和死亡率，有效提高一个社区或国家生活质量和健康水准为目的的行为"。1996年，罗杰斯又将健康传播的定义简化为："凡是人类传播的类型涉及健康的内容，就是健康传播"。我国健康教育学者对健康传播的定义为：指通过各种传播媒介渠道，运用各种传播媒体和方法，为维护和促进人类健康而收集、制作、传递、分享健康信息的过程。健康传播是一般传播行为在医学领域的具体和深化，并有其独自的特点和规律。

（二）传播过程模式与传播要素

传播过程模式是指为了研究了解传播现象，采用简化而具体的图解模式对复杂的传播现象进行描述，以解释传播的本质，揭示传播结构内各因素之间的相互关系。以下介绍两个最基本的传播模式：

1. 拉斯韦尔五因素传播模式　美国著名社会学家、政治学家 H.D.Lasswell（哈罗德·拉斯韦尔）在1948年提出了一个被誉为传播学研究经典的传播过程的文字模式，即"一个描述传播行为的简便方法，就是回答下列5个问题：①谁（who）？②说了什么（says what）？③通过什么渠道（through what channel）？④对谁（to whom）？⑤取得什么效果（with what effect）？"。这就是拉斯韦尔五因素传播模式（又称5W模式，图11-1）。拉斯韦尔五因素传播模式在传播学史上第一次把繁杂的传播现象用5个部分高度概括，它虽然不能解释和说明

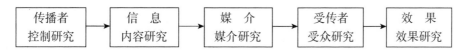

图 11-1　拉斯韦尔五因素传播模式

传播的全部内涵，但抓住了问题的主要方面。该模式不但提出了一个完整的传播结构，还进而提出了 5 部分的研究范围和内容，从而形成了传播学研究的五大领域，为传播学研究奠定了基础。

根据拉斯维尔五因素传播模式，一个基本的传播模式主要由以下 5 个要素构成：

（1）传播者（communicator）：是传播行为的主动发起者和媒介的控制者。在信息传播过程中，传播者可以是"传"的一端的个人（如有关领导、专家、医生、讲演者、节目主持人、教师等）或团体（如报社、电台、电视台等）。在生活中，我们每个人都在扮演着传播者的角色。

（2）信息（information）：信息泛指情报、消息、数据、信号等有关周围环境的知识，是传播者所要传播的、受传者所要接受的内容。健康信息（health information）泛指一切有关人的健康的知识、技术、技能、观念和行为模式，即健康的"知、信、行"，如戒烟限酒、限盐、控制体重、合理膳食、有氧运动、心理平衡等预防慢性病的健康信息。

（3）传播媒体（media）：又称传播渠道，是信息的载体、传递信息符号的方式和渠道。在人类社会传播活动中，可以采纳的传播媒体是多种多样的。通常传播媒体可以分为以下几类：①口头传播（如报告、座谈、演讲、咨询等）；②文字传播（如传单、报纸、杂志、书籍等）；③形象化传播（如照片、图画、模型、实物等）；④电子媒体传播（如电影、电视、广播、互联网等）。

（4）受传者（audience）：是指信息的接受者和反应者，传播者的作用对象，是在传播过程中"受"的一端的个体或团体的谈话者、听众、观众的总称。受传者一般被视为信息传播中的被动者，但其却拥有接受或不接受和怎样接受传播的主动选择权。不同的人对同样的信息也会有不同的理解，究其原因一是信息本身的意义会随时代的发展而变化，二是受传者有着不同的社会背景。个人或个别团体的受传者称为受者、受方，若为多数则简称为受众。

（5）传播效果（effect）：指传播活动对受传者所产生的一切影响和作用。具体来说，指受传者接受信息后，在知识、情感、态度、行为等方面发生的变化，通常体现传播活动在多大程度上实现了传播者的意图或目的。

传播活动是否成功，效果如何，主要体现在受传者知识、行为的改变。因此，按照改变的难易程度，传播效果由低到高可以分为 4 个层次：

1）知晓健康信息：该层次传播效果主要取决于传播信息的强度、对比度、重复率和新鲜度等信息的结构性因素。

2）健康信念认同：受传者接受所传播的健康信息，并认同信息中倡导的健康信念，有利于受传者的态度、行为的转变以及对健康环境的追求与选择。

3）态度转变：先有态度的改变，才会有行为的改变，态度是受传者行为改变的先导。态度一旦形成就具有固定性，成为一种心理定势，一般不会轻易改变。

4）采纳健康的行为：是传播效果的最高层次。只有实现这一层的传播效果，才能彻底改变人类的健康状况，实现人人享有健康的目标。

2. 施拉姆双向传播模式　1954 年，被誉为传播学之父的美国传播学者 Wilbur Schramm（威尔伯·施拉姆）提出了双向传播模式，将传播过程描述为一种有反馈的信息交流过程。在此模式中，传播双方都是传播行为的主体，受传双方的角色并不是固定不变的，相互可以转换。受传者在反馈信息时可以转变为传播者，而传播者在接受反馈信息时又在扮演接受者的角色，但他们并不是处于完全对等或者平等的（图 11-2）。该模式强调了传播的互动性。

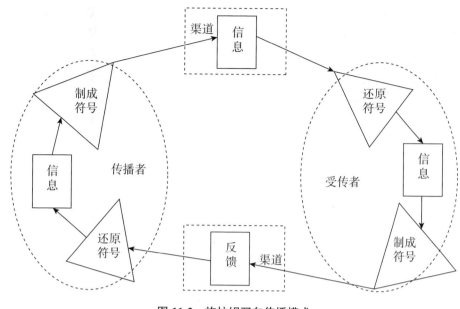

图 11-2　施拉姆双向传播模式

在施拉姆双向传播模式中，有两个重要的传播要素：

（1）传播符号：是人们在进行传播时，将自己的意思转换成语言、动作、文字、图画或其他形式的感知觉符号。人们进行信息传播的过程，实质上是符号往来的过程：作为传播者，需要编码、制作和传递符号；作为受传者，需要接收和还原符号，并做出自己的理解和解释。传播者和受传者的相互沟通必须以对信息符号含义的共通理解为基础。

（2）反馈：指受传者在接收传播者的信息后引起的心理和行为反应。反馈是体现信息交流的重要机制，其速度和质量依据传播媒体不同而不同。反馈的存在体现了传播过程的双向性和互动性，是一个完整的传播过程不可或缺的要素。

（三）传播活动分类

人类的传播活动纷繁复杂，形式多样。按照传播符号，传播可分为语言传播和非语言传播；按照传播媒体，传播可分为口头传播、文字传播和电子传播；按传播模式和传受双方的关系，传播可分为 5 种类型。

1. 自我传播（intra-personnel communication）　又称人内传播，指个人接受外界信息后，在头脑内进行信息加工处理的心理过程，如独立思考，自言自语、批评和自我批评等。自我传播是人最基本的传播活动，是一切社会传播活动的前提和生物学基础。

2. 人际传播（inter-personnel communication）　又称亲身传播，是指个人与个人之间直接的信息交流。人际传播是社会生活中最常见、最直观的传播活动，是人际关系得以建立的基础，也是人与人社会关系的直接体现。两个人之间的面对面谈话、网上聊天、打电话等都是人际传播。人际传播可以分成个人与个人之间、个人与群体之间、群体与群体之间 3 种形式。

3. 群体传播（group communication）　又称小组传播。每一个人都生活在一定的群体中，群体是将个人与社会相连接的桥梁和纽带。群体传播是指一小群人面对面或以互联网为基础的参与交流互动的过程，他们有着共同的目标和概念，并通过相互信息交流达到目标。群体传播有固定式群体传播和临时性群体传播两种形式，同伴教育就是典型的群体传播活动。

4．组织传播（organizational communication） 又称团体传播，是指组织之间或组织成员之间的信息交流行为。组织是人类社会协作的群体形态之一，是按照一定的宗旨和目标建立起来的集体，如工厂、机关、学校、医院，各级政府部门，各个层次的经济实体，各个党派和政治团体等。组织传播是以组织为主体的信息传播活动。在现代社会中，组织传播已发展成为一个独立的研究领域，即公共关系。

5．大众传播（mass communication） 指职业性传播机构通过报刊、广播、电视、书籍、电影等大众传播媒介向范围广泛、为数众多的社会大众传播社会信息的过程。自 20 世纪以来，随着广播、电视等电子媒体的出现和发展，大众传播已成为普遍的社会现象。在信息社会中，社会的核心资源是信息，通过大众传播向人们迅速地、大量地提供信息，倡导健康的生活观念，促使人们形成健康的行为生活方式。因此大众传播推动了社会环境和文化环境的变化，人们的生活越来越与大众传播密不可分。

下文主要介绍人际传播、群体传播、组织传播和大众传播的特点及在健康教育与健康促进中的应用。

二、人际传播

（一）人际传播的特点

1．个性化 人际传播以个体化信息为主，情感信息的交流在人际传播中占了很大部分。

2．全息性 人际传播是全息传播，人与人之间的信息交流比较完整、全面、接近事实，人们可以通过身体语言、情感表达来传递和接受用文字和语言等传达不出的信息。

3．全身心性 人际传播是全身心的传播，人需要用多种感官来传递和接受人与人之间的信息。因此，人际传播又被称为真正的"多媒体传播"。

4．互动性 人际传播中信息的交流充分，并通过互动及时反馈。在此过程中，交流双方互为传播者和受传者，可及时了解对方对信息的理解和接受程度，从而根据对方的反馈及时调整交流内容和方式。

5．多元化 新媒体环境下的人际传播形式呈现多元化，信息内容更加丰富生动。新媒体提供了一个相对自由、平等的交流空间。

相对大众传播而言，人际传播的信息量比较少，覆盖的范围比较小，传播的速度也比较慢。在一定时限内，人际传播的信息覆盖的人群远不及大众传播。此外，在人际传播活动中，特别是在多级的人际传播活动中，信息容易走样。这是因为接受者的理解能力、知识背景、接受习惯，以及记忆力等原因造成的。因此，在开展健康教育的人际传播活动时要特别注意对传播者的培训，使其理解、记忆和掌握信息的内容，并在传播活动的实际开展过程中注意对信息质量的监测。

（二）健康教育中常用的人际传播形式

1．健康咨询 是一种个别指导方式，是近年来随着人们对健康关注程度增加而兴起的一项寻求有关疾病、健康、保健、医药、康复等有关信息和专业知识的服务项目。健康咨询是为满足人们对健康的需求而提供的一种健康服务的形式，可归类于健康教育的范畴。健康咨询的目标与任务是向服务对象提供所需要的科学信息和专业技术帮助，使服务对象能够自己选择有利于健康的信念、价值观和行为，了解和学习有关保健技能。从传播的角度讲，面对面的咨询活动是一种典型的人际交流。从宏观角度来看，个别指导效率较低，因为其需要大量的人力和时间；但是从个体角度来看，个别指导可以带来良好效果。因此健康咨询成为健康管理过程中的重要组成部分。

2．个别劝导　是健康教育工作者在健康教育活动中针对受教育者的具体情况，通过传授健康知识、发展其健康技能，说服其改变不健康的行为习惯。

3．讲座　属于公众传播范畴，是开展健康教育工作常用的一种传播方式，是个体或多数人传播信息的行为。它是传播者根据受众的某种需要针对某一专题有组织、有准备地面对目标人群进行的健康教育活动。其优点为受众面积大，信息传递直接、迅速，通过口头传播，影响人们的观念、激发人们的思想，从而形成一种严格的思维。此外，由于是有目的、有组织、有计划、经过认真准备而进行的传播，因此论证严密、条理清楚，且具有较强的说服力。但是，此方法传播的受传者常较为被动，传播过程中缺乏充分反馈，因此传播内容不易留存。

4．培训　健康教育人员运用教育的手段针对干预对象的需求进行保健技能的培训。这种培训是培训者和受训者面对面进行的，交流充分、反馈及时，培训者可以运用讲解、演示等方法逐步使受训者理解和掌握需要掌握的健康保健技能。这种培训不同于一般的知识培训，具有针对性强、目标明确、现学现用的特点。这种方式在健康教育活动中是不可缺少的，也是促进受训对象建立健康行为的重要环节。

三、群体传播

（一）群体传播的特点

群体可以是社会生活中自然存在的形式，如家庭、居民小组、学生班集体等，也可以是为了某一特定目标组织起来成为一个活动群体，如慢性病自我管理小组、糖尿病门诊患者学习小组、新婚夫妇学习班等。群体传播介于人际传播和大众传播之间，群体内的成员具有较强的自主性，每一位成员都具有相对平等的地位，可以分享公共的传播资源。群体传播是现代传播技术高速发展的社会信息高频交流的必然趋势。群体传播将个人与社会联系起来，有效地将信息进行扩散，又可产生很好的互动。群体传播具有以下特点：

1．群体传播与群体意识相互作用　对于一个群体组织，群体意识的强弱对群体的凝聚力直接产生影响，甚至会间接影响群体目标的实现程度。群体传播对群体意识的形成具有重要的促进作用，而群体意识在群体传播中会对群体成员的观念、态度和行为产生制约作用。群体的归属感越强，群体意识就越强。

2．群体规范产生重要作用　群体规范是指群体成员共同遵守的行为方式的总和。在一个群体中，群体成员（如同学、同事）有着共同的信念、思维方式、价值观、行为和某种社会身份。群体规范是群体意识的核心内容，群体在群体意识的支配下活动，同时遵守相应的群体规范。群体规范一旦形成就会对群体成员产生作用、约束群体成员的行为、维护群体的生存和发展。

3．群体中的"意见领袖"具有引导作用　意见领袖是指群体中具有影响力的人，具有丰富的社会经验、社会威望高，且善于人际交往。意见领袖具有很大的影响力，更容易促成群体意识的形成。意见领袖对群体成员的认知和行为具有很强的引导作用。

4．群体压力导致从众行为　群体压力是借助群体规范的作用对群体成员形成一种心理上的强迫力量，以达到约束群体行为的作用。群体活动的基本准则是个人服从集体，少数服从多数。群体压力使群体成员更多地保持趋同心理。为维持群体的稳定性，群体成员一般都会采取服从的态度，从而产生从众的行为。

（二）群体传播在健康教育与健康促进中的应用

1．收集信息　通过组织目标人群中的代表，召集专题小组讨论，深入收集所需的信息。这种社会市场学定性研究方法，广泛运用于社区健康需求评估和健康传播材料制作的领域中。

2．传播健康信息　以小组形式开展健康教育活动，传播健康保健知识和技能。在活动中，强调小组成员间的合作与互助，通过交流经验、互帮互学，调动每个成员的积极性，如同伴教育、自我导向学习小组等群体教育形式。

3．促进态度和行为的改变　利用群体的力量来帮助人们改变健康相关行为，是行为干预的一种有效策略。实践证明，对于改变个人不良饮食习惯、戒烟、坚持身体锻炼等态度和行为，仅依靠个人努力是难以实现的。但在群体中，有家人、同伴和朋友的帮助、督促和支持，往往较容易实现。作为积极的强化因素，语言鼓励、行为示范、群体规范和群体压力以及群体凝聚力，为促进个人改变不良行为习惯、采纳和保持新的健康行为提供良好的社会心理环境。

四、组织传播

（一）组织传播的特点

与一般群体不同，组织是在一定的组织目标下建立起来的结构严密、管理严格的社会结合体。政党、机构、军队、社团等都属于组织的范畴。组织传播主要具有以下特点：

1．组织传播是沿着组织结构而进行的，包括下行传播（如下发"红头文件"）、上行传播（如工作汇报）、平行传播（如开展公关活动）。

2．具有明确的目的性，其内容都是与组织有关的。

3．组织传播的反馈是强制性的。因为组织传播行为有明确的目的，要求必须产生效果，因此受传者必须对传播做出反应。

（二）组织传播在健康教育与健康促进中的应用

开展健康教育和健康促进工作的过程，涉及组织内传播和组织外传播，这两个层次的传播都属于组织传播。组织内传播是指健康教育机构内部的传播，组织外传播是指健康教育机构与政府、医疗卫生机构、大众媒体之间的传播。要想取得良好的健康教育与健康促进效果，首先必须做好组织内传播。为了推进健康教育与健康促进工作，国家从中央到地方设置了相应的机构：中央机构有中国疾病预防控制中心、中国健康教育中心、中国健康教育促进会等，地方机构有各级疾病预防控制中心及各级健康教育所等，这些机构都是健康教育和健康促进工作最直接的参与主体。健康教育机构需要及时与相关机构沟通，获取最新健康信息、健康政策和疾病预防控制手段。此外，各级健康教育机构之间也需做好交流工作，做好组织传播工作，将最新的健康信息传递给公众。

组织的公关活动是主要的组织外传播形式。公关是公共关系的简称，是社会组织与周围环境中其他组织、机构、团体和公众的关系与联系。公关活动在健康教育与健康促进工作中发挥了积极的作用。常见的公关活动形式包括：举行形式多样的大型公关活动，如重大卫生宣传日的大型义诊和咨询活动等，以引起大众媒体的关注和参与；主办新闻发布会等为新闻媒体提供报道材料，这些都是现代公关活动的重要手段。公益广告是组织外传播的另一种公关活动形式。公益广告是不以盈利为目的、通过大众传媒所进行的、涉及公众利益及问题的广告宣传活动。公益广告的目的是宣传健康理念、唤起公众意识、倡导健康行为。

五、大众传播

（一）大众传播的特点

在现代社会，大众传播对人们的行为和社会实践有着极为重要的影响，在人们的日常生活、工作中表现出重要的作用，大众传播主要具有以下特点：

1. 大众传播的传播者是职业性的传播机构和人员，控制着传播的过程和内容。大众传播是有组织的传播活动，是在组织的目标和方针指导下的传播活动。

2. 大众传播是制度性传播 大众传播具有强大的社会影响力，很多国家将大众传播纳入了社会制度和政策体系。每个国家的大众传播都有各自的传播制度和政策体系，这些制度和政策都在维护特定社会制度上发挥作用。

3. 运用先进的传播技术和产业化的手段进行的信息生产和传播活动 大众传播媒体的发展离不开印刷术和电子传播技术的发展，广播、电视成为了当今社会主要的传播媒体，而激光印刷、通信卫星、网络技术等科技的发展，使大众传播在规模、效率上都有了突飞猛进的发展。

4. 大众传播的信息具有文化属性和商品属性 大众传播的信息是社会文化产品，人们对信息的消费是精神上的消费，因此信息具有文化属性。而阅读报纸、观看电视是需要支付一定的费用的，因此信息又具有普遍的商品属性。

5. 受众是一般大众，为数众多 大众传播的信息是公开的、公共的，只要能接收到大众传播信息的人都是大众传播的对象。这说明大众传播是以满足社会上一般大众的信息需要为目的，信息的生产与传播不分阶层和群体。因此，大众传播的受众巨大。

大众传播具有信息扩散距离远、覆盖区域广泛、速度非常快的优点。但大众传播是单向的，很难互换传受角色，因此其信息反馈速度缓慢而且缺乏自发性。然而，大众传播中"热线"形式的开通与流行，部分弥补了传受双方信息反馈的不足。利用大众传播渠道开展健康教育，可以使健康信息在短时间内迅速传及千家万户，提高人们的健康意识。加强对大众传播的特点和客观规律的研究，将有助于改变健康传播的质量、提高健康传播的效果。

（二）大众传播在健康教育与健康促进中的应用

大众传播媒体是人们日常接触最多的传播形式，可以有效地传播健康知识。公众健康是社会发展的目标，大众传播媒体需要帮助公众知晓各种疾病的情况。因此，可以建立大众媒体与健康机构的互动机制，充分发挥大众媒体与健康教育各自优势，从而更加有效地传播健康知识。例如国家卫生健康委员会新闻发言人针对重大传染病召开新闻发布会，通过各大传播媒体公开、及时、准确地将疫情流行情况和防治对策宣传出去，就是大众传播在健康传播领域的应用典范。传统的大众传播媒体包括书籍、报纸、杂志、广播、电视、电影等，而新的传播方式不断出现，如电子邮件、博客、微博、MSN、QQ、微信等新媒体也得到了广泛应用。此外，如健康教育中经常使用并广泛散发的卫生标语、卫生传单，以及置于闹市等公共场所的卫生宣传画廊等，也都属于大众传播媒体的范畴。这些媒体在传播方式、对象等方面各有自己的特点，因此在选择大众媒体时应遵循如下原则：

1. 保证效果原则 根据预期达到的健康传播目标和信息内容选择传播媒体。注意媒体对信息内容表达的适应性及效果。例如传染病流行期间，宜选用大众媒体的健康新闻发布或公益广告传播；如"O157肠致病性大肠埃希菌污染食物发病死亡人数在日本急剧增加！""H5N1禽流感病毒夺命香港，引起全球关注！"以达到"广而告之"的目的。

2. 针对性原则 针对目标人群状况，选择传播媒体。针对性是指所选择媒体对目标人群的适用情况，如对幼儿采用卡通视图与儿歌等视听电子媒体就比文字印刷媒体有针对性。

3. 速度快原则 力求将健康信息以最快、最通畅的渠道传递给目标人群。一般来讲，电视、广播、QQ、微信是新闻传递最快的渠道。

4. 可及性原则 根据媒体在当地的覆盖情况，受众对媒体的拥有情况和使用习惯来选择传播媒体。

5. 经济性原则 从经济实用的角度考虑媒体的选择，如有无足够经费和技术能力制作、发放材料或使用某种媒体。在健康教育实际工作中，这一原则可能具有决定性作用。

6. 综合性原则 采用多种传播媒体渠道的组合策略。在健康传播活动中，充分利用传播媒体资源、注意传播媒体渠道的选择与综合运用、使用两种或两种以上的传播媒体，使之优势互补、保证传播目标的实现，从而减少投入、扩大产出的效果。

六、传播材料制作与预试验

健康传播材料是在健康教育传播活动中健康信息的载体。健康传播材料一般可分为3类：第一类为文字印刷材料，包括宣传单、折页、小册子、宣传画、海报、画册、杂志、书籍等；第二类是音像视听材料，包括电视、广播、电影、电子幻灯片、视频、音频、电子显示屏、手机短信、网络、移动电视等；第三类是各种实物材料。在制定健康传播计划时首先应考虑在现有的传播材料中选择可利用的材料，使用这些材料可以节约时间和资源。但是，在现有的信息或材料不充足时，需要制作新的传播材料。健康传播材料制作程序如下：

1. 分析需求和确定信息 在制定传播材料之前，首先需要以查阅文献、受众调查等方法对有关政策、组织机构能力、媒介资源等目标人群所处的外部环境，受众特征，如文化背景、生活习俗、宗教信念，以及其健康需求等进行调查分析，为初步确定符合目标人群的需求的健康传播材料提供依据，以初步确定健康传播材料的信息内容。

2. 制定计划 在需求分析基础之上，根据信息内容和制作技术、资源条件等，制定出详细材料制作计划。计划应包括目标人群、材料种类、材料数量、材料使用范围、材料发放渠道、材料使用方法、预试验与评价方案、经费预算、时间进度等。

3. 形成初稿 初稿的设计过程就是信息的研究与形成过程。要根据确定的信息内容和制作计划，设计出材料初稿。印刷材料的初稿包括文字稿和画稿，录像带的初稿应有文字稿和重点画面，录音带的初稿也应有文字稿。专业的健康教育人员在初稿形成过程中要把好信息关，并根据目标人群的文化程度和接受能力决定信息复杂程度和信息量的大小。

4. 传播材料预试验 是指在材料最终定稿和投入生产之前，健康教育传播材料设计人员一定要在一定数量的目标人群的典型代表中进行试验性使用，从而系统收集目标人群对该信息的反应，并根据反馈意见对材料进行反复修改的过程。了解目标人群是否理解材料传播的信息内容，是否喜欢材料的表现形式和视觉舒适度，以及信息的易读性、实用性、可接受性、趣味性等，以便为修订、完善和确定健康材料提供反馈意见，从而保证材料制作的质量和传播效果。预试验的次数需根据初稿的质量、预试验对象的意见、修改稿的质量等情况来确定，一般需要 2 ～ 3 次。大多数预试验可以为在目标人群的典型代表中进行的小范围的问卷调查。预试验的方法主要采用定性研究的快速评估方法，包括重点人群专题小组讨论、中心场所阻截式调查、可读性测试、个人访谈、把关人调查、音像资料观摩法等。根据传播材料的性质不同，需采用不同的预试验方法。一般来讲，凡是适用于群体教育的材料，都可以用专题小组访谈的形式；如宣传画、画册、歌曲、广播稿、电视录像片、幻灯片、戏剧及其他形式的文艺节目等。用于文化层次较高的文字材料，可以先发给大家单独阅读，再组织小组讨论，这是由于有文化素养的人常常更加自信，不易受到小组中其他成员的影响。而用于文盲、半文盲人群的印刷性材料，折页，则应个别地进行预试验。

5. 材料的生产发放与使用 预试验结束后，将材料终稿交付有关负责人员审阅、批准后，按照计划安排制作和生产。确定和落实材料的发放渠道，以保证将足够的材料发放到目标人群手中，同时对材料的使用人员（社区积极分子、专兼职健康教育人员）进行必要的培训，使他们懂得如何有效地使用这些材料。

6. 监测与评价 一个完整的材料制作程序应该包括监测与评价。在材料使用过程中，认真监测材料和发放和使用情况，在实际条件下对材料的制作过程、制作质量、发放与使用状况、传播效果等做出评价，以便总结经验、发现不足，用于指导其他的传播材料制作活动和计划。如此循环往复，形成健康传播材料制作的不断循环发展的过程。参与评价的工作人员最好不是直接的材料制作者和相关人员，以利于评价结果的公正性。

第三节 健康相关行为改变的理论

一、概述

健康教育和健康管理都非常关注行为与生活方式，包括终止危害健康的行为、采取有利于健康的行为以及强化已有的健康行为。实际工作中并不是所有的健康教育干预活动都能取得成功，因为行为是一种复杂的活动，生活方式更是已经形成的、定型的行为。行为与生活方式的改变是一个相当复杂、艰苦的过程，只有对目标行为及其影响因素有了明确的认识，健康教育活动才有可能达到预期的目的。因此，我们需要研究人们的健康相关行为与生活方式形成、发展和改变的规律，为采取有针对性的健康教育干预措施提供理论指导。

理论是一系列概念、定义和命题的有机结合，它通过确定变量间的关系来表达对事物或现象的系统的认识，并以此来解释和预测事物或现象。概念是构成理论的要素，是理论的主要组成部分。模式一般是指建立在多种理论的基础上，用以帮助理解在特定时空条件下的特定问题的学说。但理论和模式常无明确区分。

近几十年来行为科学理论发展迅速，涉及健康相关行为发生、发展的动力和过程，以及内外影响因素的作用机制等方面的理论，对解释和预测健康相关行为并指导健康教育计划、实施和评价起着重要作用。目前在国内外应用于健康教育与健康促进的健康相关行为理论可分为3个层次。

1．应用于个体水平的理论　主要针对个体对象在行为改变中的心理活动来解释、预测健康相关行为，并指导健康教育干预活动，如知信行模式、健康信念模式、阶段变化理论、理性行为理论和计划行为理论等。

2．应用于人际水平的理论　如社会认知理论、社会网络与社会支持、紧张和应对互动模式等。

3．应用于社区和群体水平的理论　如创新扩散理论、社区组织和社区建设理论等。

健康相关行为改变理论可以帮助健康管理工作者充分地解释行为，找到改变行为的可能途径，有些行为干预理论也可以直接用来指导行为的干预。在实际工作中，任何一种理论都不可能适用于所有情况。因此，健康管理工作者应针对不同的健康问题、不同的目标人群、不同的行为危险因素、不同的背景条件，创造性地综合运用理论来指导实际工作，使健康干预活动取得最佳效果。下面分别介绍知信行模式、健康信念模式、阶段变化理论、社会认知理论和创新扩散理论。

二、知信行模式

知信行是知识、信念和行为的简称，知信行（knowledge，attitude，belief，and practice，KABP 或 KAP）模式的基础是认知理论和动机理论等。该模式很直观地将人的行为改变分为获取知识、产生信念及形成行为 3 个连续过程，可用知→信→行表示。此过程可进一步细化为图 11-3。

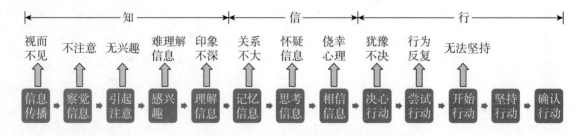

图 11-3　知→信→行转变的心理过程

知信行模式认为卫生保健知识和信息是建立积极、正确的信念与态度，进而改变健康相关行为的基础，而信念和态度则是行为改变的动力。只有当人们了解了有关的健康知识，建立起积极、正确的信念与态度，才有可能主动地形成有益于健康的行为、改变危害健康的行为。该理论认为行为的改变有两个关键步骤：确立信念和改变态度。以戒烟为例，吸烟作为个体的一种危害健康的行为已存在多年，并形成了一定的行为定式。要改变吸烟行为、使吸烟者戒烟，首先需要使吸烟者了解吸烟对健康的危害、戒烟的益处，以及如何戒烟的知识，这是使吸烟者戒烟的基础。具备了知识，吸烟者通过思考加强了对保护自己和他人健康的责任感，才会进一步形成吸烟有害健康的信念、对戒烟持积极态度，并相信自己有能力戒烟，这标志着吸烟者已有动力去采取行动。

但是，从接受知识到改变行为仍然是一个漫长而复杂的过程，有很多因素可能影响知识到行为的顺利转化，任何一个因素都有可能导致行为形成或改变的失败。知、信、行三者间的联系并不一定导致必然的行为反应。知识是行为改变的必要条件，但不是充分条件。只有对知识进行积极的思考，才有可能将其逐步上升为信念，产生行为动机。在健康教育促使人们形成健康行为或改变危害健康行为的实践中，常常遇到"知而不信""信而不行"的情况。"知而不信"的可能原因在于所传播信息的可信性、权威性受到质疑，感染力不强，不足以激发人们的信念；"信而不行"的可能原因在于人们在建立行为或改变行为中存在一些不易克服的障碍或者需要付出较大的代价，这些障碍和代价抵消了行为的益处，因此不产生行动。例如很多人明知吸烟有害健康且明确表示不希望自己的孩子吸烟，但自己仍难以戒烟。

知信行模式直观明了、应用广泛。该模式假定向干预对象传播健康信息，可以改变其信念和态度，并进而改变其行为。但在知信行模式的假定中缺少对干预对象的行为及其影响因素的深入分析。所以知信行模式指导健康教育和健康管理实际工作的作用比较有限。只有全面掌握知、信、行转变的复杂过程，才能及时、有效地消除或减弱不利影响，促进有利环境的形成，进而达到改变行为的目的。

三、健康信念模式

健康信念模式（health belief model，HBM）是运用社会心理学方法解释健康相关行为的理论模式。该模式的核心概念是感知（perception），指对相关疾病的威胁和行为后果的感知，即健康信念。前者依赖于对疾病易感性和疾病严重性的感知，后者包括对行为改变的有效性及实施行为遇到的障碍的感知。该理论认为信念是人们采纳有益于健康行为的基础，人们如果具有与疾病、健康相关的信念，他们就会采纳健康行为、改变危害健康的行为。人们在决定是否采纳某健康行为时，首先要对疾病的威胁进行判断，然后对预防疾病的价值、采纳健康行为对改善健康状况的期望和克服行动障碍的能力做出判断，最后才会做出是否采纳健康行为的决定。

在健康信念模式中，是否采纳有益于健康的行为与下列因素有关：

1. 感知到威胁（perceived threat）　即对疾病威胁的感知，由对疾病易感性的感知和对疾病严重性的感知构成。对疾病易感性和严重性的感知程度高，即对疾病威胁的感知程度高，是促使人们产生行为动机的直接原因。

（1）感知到易感性（perceived susceptibility）：指个体对自身患某种疾病或出现某种健康问题的可能性的判断，其尺度取决于个人对健康和疾病的主观感觉。例如某些疾病发病率高、流行范围广，对其易感性的感知就强。人们往往对遥远的、可能性不大的危害不予关注。例如吸烟与肺癌、冠心病、脑卒中、慢性阻塞性肺疾病等慢性病有关，而年轻的吸烟者认为肺癌要到老年才发生，对易感性的感知度低而不采取戒烟行为。人们越是感到自己患某疾病的可能性大，越有可能采取行动避免疾病的发生。所以如何使人们结合实际对疾病或危险因素的易感性做出正确判断、形成易感性的信念是健康教育成败的关键点之一。

（2）感知到严重性（perceived severity）：指个体对自己罹患某种疾病、暴露于某种健康危险因素或对已患疾病不进行控制与治疗可导致后果的感知。一方面是对疾病引起躯体健康不良影响的判断，如疼痛、伤残和死亡；另一方面是对疾病引起的心理和社会后果的判断，如形象、经济负担（失业）、工作烦恼（失业）、人际关系（夫妻不和谐）、社会舆论与歧视等严重性的感知。个体因此产生害怕的情绪。如果个体认识到某种疾病后果严重，就会采取积极的行动、改变不健康的行为和生活方式、建立有益于健康的行为模式、防止严重健康问题的发生。

人们对容易发生的、症状严重的、病死率高的疾病往往更加重视，如 AIDS、严重急性呼吸综合征（SARS）；而对高血压、血脂异常、高尿酸血症的威胁感知度很低。

2. 行为评价 行为评价（behavioral evaluation）是指对采纳某种健康行为益处和障碍的感知，也就是对采纳或放弃某种行为能带来的益处和障碍的主观判断。

（1）感知到益处（perceived benefits）：也称有效性，是指个体对采纳某种健康行为或放弃某种危害行为能否有效降低罹患某种疾病的危害性或减轻疾病后果的判断，包括改善疾病、减轻病痛及减少疾病产生的社会影响等。一般而言，人们认识到采纳健康行为的益处，或认为益处很多，会更有可能采纳该行为，并有坚持的努力和目标。

（2）感知到障碍（perceived barriers）：指个体在采纳健康行为过程中对困难和阻力的感知，包括克服这些困难与阻力的有形成本与心理成本。这是一种价值的判断，如花费大、痛苦多、个人爱好难以割舍、与日常生活习惯有冲突等。个体对这些障碍都应有清醒的认识，心理准备与应对方式的思考对行为改变有益处。研究表明，对行为改变过程中存在的困难有足够的认识，才能在思想上和应对策略上做好准备，这样健康行为的养成才有把握成功。但感觉到障碍过多，会阻碍个体对健康行为的采纳。例如在减重漫长的进程中，会遭遇意志力不足、控制力不足、美食诱惑及社交性应酬等问题。在健康教育过程中对这些问题都应明确指出，有助于个体克服它们。

上述 4 个主要变量（易感性、严重程度、益处和障碍）组成了健康信念模式的原始模式。该模式认为个体仅认识到疾病的危害和严重性还不够，只有意识到自己在放弃危险行为上所付出的代价确实能取得预防效果，个体才会有意愿，并有明确的行为方式和路线，这时个体才有采纳健康行为的可能性。

3. 提示因素 提示因素（cues to action）也称行动线索或行动诱因，是指激发或唤起个体采取行动的"导火线"或"扳机"，是诱发健康行为发生的因素，也是健康行为发生的决定因素。在健康信念原始模式中，提示因素既可以是内在诱因，也可以是外在诱因。内在诱因为身体疼痛、生理的不适症状等，外在诱因为大众传媒的健康宣传教育、医生建议采纳健康行为、家人和团体的帮助和鼓励、家人或朋友患有此种疾病等。一般来讲，提示因素可以是事件、人或事，这些都有可能诱发个体采纳健康行为。如对于乳腺癌筛查行为来讲，健康日的相关宣传单、亲友和同事的筛查经验、医院悬挂的宣传条幅、街头发放的宣传册、电子展屏等，都有可能成为女性接受乳腺癌筛查行为的提示因素。提示因素越多，权威性越大，个体采纳健康行为的可能性越大。

4. 自我效能 自我效能（self-efficacy）是用来描述个人相信自己在某种行为问题上执行能力的术语，1988 年被补充到健康信念模式中。该模式中是指个体对自己成功实施或放弃某种行为能力的自信，也就是个体对自己控制内、外因素而成功采纳健康行为能力的正确评价和判断，并取得期望的结果。自我效能高的人，更有可能采纳并坚持所建议的有益于健康的行为。

5．社会人口学因素　社会人口学因素包括年龄、性别、民族、个体特征、社会阶层、同伴影响，以及个体所具有的疾病与健康知识。具有卫生保健知识的人更容易采纳健康行为。对不同类型的健康行为而言，不同年龄、性别、个性特征的个体采纳行为的可能性相异。

根据 HBM 的理论假设，个体是否采纳或放弃某种健康行为取决于其是否具有以下条件：①认识到自己面临某个负面健康结果风险较高，这一负面结果是对自己的健康和利益（经济、家庭、社会地位、形象等）威胁严重，而且这种威胁确实存在；②产生一个正面的积极期望，即希望能够避免负性健康结果发生的信念；③相信如果采纳专业机构或人员推荐的某种行为，将能避免发生负性健康结果；④具有较高自我效能，相信自己能够克服困难，坚持采纳所推荐的健康行为就能获得成功。这 4 个要素构成了健康信念模式的基本框架（图 11-4）。

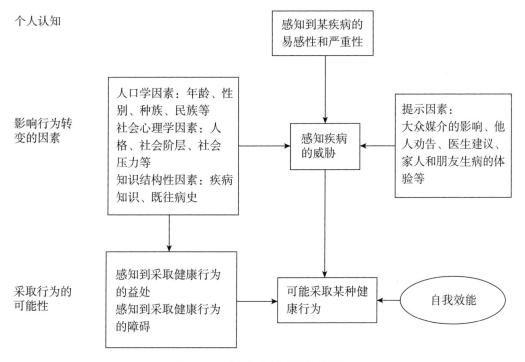

图 11-4　健康信念模式的基本框架

HBM 模式广泛应用于预测各种与健康有关的行为，在帮助设计健康教育调查研究、问题分析及指导行为干预方面也具有很好的应用价值。该模式具有如下优点：①在过去几十年里，HBM 因其结构简单，模型容易实施、应用和检验，为调查健康行为提供了一个实用的理论框架；②模式结构更清晰，充分考虑了社会心理因素对行为的影响；③一般情况下，模型的所有构成要素可以被看成健康行为的独立预测指标，即通过态度和信念能较好地解释和预测健康相关行为；④随着模式不断发展与完善，模型涉及的影响因素不断细化，越来越适用于健康教育发展的实践需要；⑤实践中可根据个体的健康信念高低来选择教育内容和教育计划，避免了对所有个体采取千篇一律的健康教育方式；⑥通过对促进因素和制约因素的评估，选择有效的教育方式、提高健康教育质量，从而取得个体的配合，使个体自觉、自愿地参与其中。

作为个体水平的行为改变理论，HBM 也具有其局限性：①模型没有明确地指出各变量之间的关系，对变量的组合无明确的规划。然而，该局限也可以被看作优势，因为缺乏严格的规划为变量的组合提供了灵活性，使得 HBM 具有较强的适应性。②健康行为干预的研究和应用发现该理论模式的各变量预测能力较低（平均低于 21%）。③由于涉及因素较多，模式的效度和信度检验较困难。④ HBM 强调患者对疾病易感性的认知、对疾病严重性程度的认知等，这有可能违反保密原则，造成或加重患者不必要的心理紧张；⑤该模式是运用社会心理学方法解释健康相关行为的理论模式，但是未考虑其他可能影响行为的因素，如社会道德准则因素。此外，近年来研究者对 HBM 理论存在较多争论：①对疾病严重性的感知与 HBM 理论假设存在矛盾，如 AIDS 的筛查，个体对其严重性感知程度越高越不愿意接受 HIV 抗体检测；② HBM 理论假设所有个体具有自主选择特定行为的机会，但在某种情况下并不适用，如安全套的使用，由于多方面因素，并非所有女性都能自主选择安全性行为。

四、阶段变化理论

1982 年，美国心理学家 Prochaska 和 DiClemente 首次提出阶段变化理论（Transtheoretical Model and Stage of Change，TTM），描述和解释了吸烟者在戒烟过程中行为变化的各个阶段以及在每个阶段主要的变化过程。该理论的主要依据是人的行为变化是一个过程而不是一个事件，而且每个改变行为的人都有不同的需要和动机，只有针对其需要提供不同的干预帮助，才能促使教育对象向下一阶段转变，最终采纳有益于健康的行为。

阶段变化理论把行为转变分为 5 个阶段。对于成瘾行为来说，还有第 6 个阶段，即终止阶段：

1. 无打算阶段（precontemplation） 指在最近 6 个月内，没有考虑改变自己的行为，或者有意坚持不改变。个体处于此阶段的原因在于无法预知自己行为的结果或者对结果较麻木，甚至有诸多理由为自身的行为辩解。原因可能是从未被告知该行为会有不良后果；或是曾经多次尝试变化却一再失败而泄气，甚至对自己的能力感到失望，甚至避免去思考、谈论或关注与该行为相关的任何信息。在传统的行为治疗或健康干预中，他们属于动机缺乏群体，会对行为干预产生抵触，或不愿意接受治疗及参加健康管理与健康促进项目。

2. 打算阶段（contemplation） 指在最近 6 个月内有改变行为的意向阶段。处于此阶段的个体，已经开始意识到问题的存在及其严重性，意识到改变行为可能带来的益处，但对于行为改变可能遇到的困难仍有强烈感受，知道改变行为需要代价。因此在益处和代价之间权衡，处于犹豫不决的矛盾中。

3. 准备阶段（preparation） 指在最近 30 天内打算或已经采取某些行为变化。为了改变行为，这些人可能采取的行动包括参加健康教育课程、请教专业人员或医生、购买书籍进行阅读，或已经采取自我改变的策略，如向亲属、朋友宣布自己要改变某种行为，制定行为改变时间表等。

4. 行动阶段（action） 指已采取行动且在行为上呈现变化，但持续时间尚未超过 6 个月的阶段。处在行动阶段的个体在过去 6 个月内已经开始采取行动，但是由于许多人的行动没有计划性，没有设定具体目标、实施步骤，没有社会网络和环境的支持，最终行动以失败告终。

5. 维持阶段（maintenance） 指改变原来行为、采取新行为状态已经超过 6 个月。处于维持阶段的个体已经取得行为转变的成果并对它加以巩固，防止复发。许多人在取得了行为改变的初步成功后，由于自身的松懈、经不起外界的诱惑等原因造成复发。

6. 终止阶段（termination） 在某些行为，特别是成瘾性行为中可能有这个阶段。在此阶段中，人们不再受到诱惑，对行为改变的维持有高度的自信心。个体可能有过沮丧、无聊、孤独、愤怒的情绪，但能坚持、确保不再回到过去的行为习惯上去。研究表明，一般20%的个体可达到这个阶段。经过这个阶段便不会再复发。

处在不同阶段的人，以及从前一个阶段过渡到下一个阶段时，会发生不同的心理变化过程。从无打算到打算阶段，主要经历重新认识原有危害健康行为，产生焦虑、恐惧的情绪，对周围提倡的健康行为有了新认识，然后意识到应该改变自己的危害健康行为；从打算阶段到准备阶段，主要经历自我再评价，意识到自己应该抛弃危害健康的行为；从准备阶段到付诸行动，要经历自我解放，从认识上升到改变行为的信念，并做出改变的承诺；人们一旦开始行动，需要有许多支持条件来促使行动进行下去，如建立社会支持网络、改变社会风气、消除促使危害健康行为复发的事件、采取激励机制等。

行为的干预首先要确定目标人群所处的阶段，然后有针对性地采取干预措施，才能取得预期的效果。表 11-1 中以戒烟为例，提出了针对不同阶段使用的干预策略。

表11-1 戒烟干预在不同阶段使用的干预策略

变化阶段	干预策略
无打算阶段	普及吸烟对健康危害的知识，让人们对吸烟行为感到恐惧、焦虑、担心等，意识到在自己的周围环境中，吸烟已经成为一种危害健康的行为
打算阶段	刺激人们尽快行动，让他们充分认识吸烟的坏处、应该改变这种行为
准备阶段	要求人们做出承诺，使他们的行动得到监督
行动阶段	让人们了解戒烟有哪些困难和阻碍，如何克服
维持阶段	建立社会支持网络，取得家庭成员、同事和朋友的支持；对家庭、工作场所的戒烟行为给予奖励；或举办戒烟竞赛，形成一种以不吸烟为荣的社会风气
终止阶段	进行较长期的随访，当戒烟者遇到其他生活问题时给予他们支持、帮助，防止反复

行为变化往往并不是一步到位的，阶段变化理论应该是螺旋模式，而不是线性模式。大多数人是由无打算阶段转变为打算阶段，再由打算阶段进入准备阶段，从准备阶段之后再转为行动阶段和维持阶段。有一部分人会出现复原的现象。例如观察戒烟行为发现，约有15%的吸烟者会由打算阶段、准备阶段或行动阶段，退回到无打算阶段（不考虑戒烟）；但大部分吸烟者会从失败中学习，在下次戒烟时改用其他策略。

阶段变化理论是一个强调个人行为的理论，其基础是心理治疗的诸多理论。该理论存在如下局限性：①变化阶段划分不清，Albert Bandusa 等学者对该理论的概念提出质疑，认为人类行为是多变的，具有多面性，其改变程度难以明确地分成多个不同的阶段。改变的前两个阶段，如无打算阶段和打算阶段，实际上只是行为意向在程度上的差异而已，并无法断然地分成两个阶段；再如行动阶段和维持阶段，是采取行动的持续的时间，以特定的期间（3个月、6个月等）作为分隔的依据，其适当性也需要进一步讨论。②对整体行为的改变过程探究过少，将行为改变阶段的概念应用于比较复杂的行为时，有本质性上的限制。以体力活动为例，其涵盖范围较广，包括交通过程中的体力活动、工作和劳动时的体力活动、做家务的体力活动、休闲活动的体力活动、运动竞技的体力活动等。当研究者想探讨体力活动的好处和坏处，或者分析自我效能的影响时，研究对象针对前述各类体力活动的感受不一样，当要针对整体体力活动回答目前所处的改变阶段时，就会很难准确回答。此外，区分行为改变阶段所采用的规则，还需要考虑效度与信度。由于行为改变阶段的区分并无金标准，因此难以验证其测量上的效度。各个阶段采用的干预策略短期效果已得到证实，但是缺乏长期效果的证据。③缺乏大样本的前瞻性研究证据。

五、社会认知理论

社会认知理论（social cognitive theory，SCT）源于社会学习理论（social learning theory，SLT）。社会认知理论将重点放在个体信念上，主要包括个体对自己能力的信心以及在成就中对背景因素知觉的信心。该理论的主要观点为：个体在特定的社会情境中，并不是简单地接受刺激，而是把外界刺激组织成简要的、有意义的形式，并把已有的经验运用于要加以解释的对象，在此基础上决定行为方式。例如个体在遇到他人时，首先要确定是在什么场合，对方的职业、地位、性格等，对方在做什么，其意图、动机及对自己的期望是什么，才能确定做出何种反应。

（一）社会认知理论的主要概念

1. 知识 知识是行为改变的前提条件和重要基础，但知识对产生行为改变的影响是不够的。这一观点与知信行模式对知识与行为的阐述基本一致。社会认知理论对知识做了进一步分类，包括内容型知识和程序型知识。前者包括关于某项健康行为有哪些好处或者不利之处等知识，主要用于提高健康相关行为的意识，有警示作用，属于较低层面的知识；后者包括如何去建立并形成某种健康相关行为的知识，这是更高层面的知识类型，对行为改变更关键。

2. 自我效能 给予知识之后，健康干预就需要考虑如何帮助人们建立和形成对某健康相关行为的信心，即自我效能。

自我效能是由社会认知理论创始人 Bandura 最早提出并做了系统研究，后被广泛应用在其他研究领域，也被称为自我效能理论。感知自我效能（perceived self-efficacy）是指个体对自己执行某项行为的评估，是个体对执行某项行为从而带来预期结果的信心程度。自我效能为常被用来预测人们是否执行某项行为的最重要的因素之一。Bandura 提出了群体效能的概念，即个体需要对自己在群体中执行某项行为进行评估，它与个体自我效能可能存在差异。例如某人戒酒行为的自我效能在家里比较高，而在聚餐时很可能会非常低（群体效能）。如何帮助个体在群体中或社会中保持较高水平的自我效能是行为干预措施的重要任务。自我效能不等同于行为能力，后者是指一个人要完成某项行为，他必须知道要做什么和怎么做，即需要执行某项行为的实际能力。

社会认知理论认为可通过提高自我效能从而有效地进行健康行为干预。自我效能可以通过以下 4 种途径产生和提高：①自己成功完成过某行为，一次成功能帮助人们增加其对熟练掌握某一行为的期望值，是表明自己有能力执行该行为的最有力的证据；②他人间接的经验，看到别人成功完成了某行为并且结果良好，会增强自己通过努力和坚持也可以完成该行为的自信心；③口头劝说，在别人的劝说和成功经历的介绍后，对自己执行某行为的自信增加；④调整身心状态，焦虑、紧张、情绪低落等不良情绪会影响人们对自己能力的判断，因此，可通过一些手段消除不良情绪、激发积极的情感，从而提高人们对自己能力的自信心。

3. 结果期望　结果期望（outcome expectations）是指个体对执行某项行为之后可能产生的结果所形成的一种感知。也就是人们对于执行某项行为可能产生的所有结果进行评估，并推测执行该项行为后"可能得到的益处"或"必须付出的代价"比例，以此作为决定是否执行该行为的依据。个体对特定行为的结果期望越正向，也就是评估执行该行为之后"可能得到的益处"远高于"必须付出的代价"，想要执行该行为的动机就越强。反之，负向的结果期望会减少个体执行该行为的愿望。如果个体对执行某行为的结果期望与其兴趣相近，或者符合其希望得到的结果，则采取行为的可能性会增加。

4. 目标形成　根据社会认知理论的原则，行为改变最好的方法是把目标分解成阶段性目标，逐步去实现，这个过程就是目标形成（goal formation）。为了达到最终的健康相关行为改变的目标，必须设定具体的、明确的、描述清晰的、可行的阶段性目标。在目标形成与实现的过程中，个体所感知的自我效能会不断提高，同时个体也在不断体验正向的行为结果（获得结果预期）。这会让其努力继续执行该行为，直到实现最终目标。

5. 自我调控　自我调控（self-regulation）是指个体将自己的现有行为与预期目标行为相比较，然后对自己的行为进行调节的过程。该过程包括自我监测、自我判断和自我反应三部分。完成个体内在因素对其行为的调控，可细化为 6 个方面：①自我监测，个体有目标、有计划地定期检视自己的行为；②目标设定，个体为自己确立希望达成的目标；③反馈，执行目标行为的过程中，将监测到的信息作为修订自己行为的依据；④自我奖励，当自己的行为达成预期的成效时，给予实质性的奖励；⑤自我教育，在执行某行为过程中，随时与自己对话、反省，即自学；⑥寻求社会支持，在行为改变的过程中，争取家人及朋友对自己的支持。通过以上 6 个途径，个体健康相关行为可以不断矫正和改变，直到达到行为目标。

6. 社会结构性因素　社会结构性因素（social structure factor）是指在个体能力控制之外能够影响行动或行为的多个因素的集合，分为物质因素和智能因素。物质因素包括居住地、设施、经济等因素，智能因素包括知识、教育、政策、文化、社会习俗等因素。这就上升到健康促进的"社会 - 政治 - 文化"的生态层面。

（二）三元交互决定论

三元交互决定论是社会认知理论的核心思想，认为个体的行为既不是单由内部因素驱动，也不是单由外部刺激控制，而是行为、个人的认知和其他内部因素、环境三者之间交互作用所决定的。

1. 环境与行为的交互作用　环境对行为的作用和行为对环境的作用常常是联动的。社会认知理论认为，人们的行为会影响环境，同时环境反过来也会影响人们的行为生活方式，这是行为与环境交互作用的本质。例如，很多城市制定了与环境相关的禁烟法规，但是吸烟人群和烟草生产商往往极力反对禁烟法规，而由于广大群众的支持，这些法规最终得以实施与执行。这是人们的行为如何影响法律、法规的制定，并以此改善城市环境的典范。在这里，群体效能起了关键作用。由于人们有足够的集体自我效能去申诉和倡导，促使禁烟法规在很多城市得以实施，从而使吸烟行为的整体流行趋势减弱。

2. 环境与个人的交互作用　"个人"代表个人感知特征的总和，包括知识、自我效能、结果期望及结果预期等。环境能影响个人的感知。不同的环境（主要是社会环境）对个体健康相关行为的自我效能可能有促进作用，也可能有阻碍作用。环境也可以对结果期望有很大影响。例如针对饮食因素不当导致肥胖的问题，结果期望在男性与女性群体可能不同。肥胖对于男性来说也许并不重要，而对于女性来说是很严重的问题，这与社会对性别的不同定义有很大关系。个人对环境的作用，体现在个人是作为一个群体对环境产生影响，而非个体。一个社区或社会的集体意识与认知水平将成为社区或社会文化的一部分。例如，某社区群体认为患有 AIDS 是如同糖尿病一样可以被医治的普通疾病，那么这种意识和认知就成为该社区对 AIDS 的社会文化环境。这种环境将会影响社区人群对 AIDS 的结果预期。在这种环境下，AIDS 患者就不会感到那么恐惧无助，就会像糖尿病患者一样去积极地就医诊治。

3. 个人与行为的交互作用　个体的认知会支配和控制其行为，行为也会影响个人的感知。例如，某人为了减肥而开始低脂饮食，在开始阶段，可能由于生理基础代谢减慢等原因，尽管他严格地执行低脂饮食，但减肥效果并不明显。这可能对改变他对"低脂饮食能减肥"的结果期望。这便是行为结果改变了个人感知，即行为对个人产生了影响。

4. 三元交互的整体性　社会认知理论认为个人、行为与环境是一个整体，在健康管理与健康促进实践时应考虑三者间的交互作用。例如，想要减肥的个体，要为其创造减肥行为的支持性环境，该个体不仅有健康食物的选择，可获得对减肥行为的结果期望，也存在鼓励等外在强化，该个体就有条件坚持减肥行为。社会认知理论虽然认可环境对行为的塑造作用，但它更强调人们有能力改变或创造环境。该能力可以使个体及其组织一起成功改造环境，使其有利于整个群体健康及其健康相关行为。

（三）社会认知理论的三层级实施模式

Bandura 于 2004 年将自我效能和结果期望结合为心理准备程度或层级，作为个体行为的动机水平，并针对如何提高个体心理准备程度，提出了三层级实施模式。该模式主要针对如何改变个人认知因素中的心理决定因素，对自我效能和结果期望同时进行评估和干预。

1. 高层级　处于心理准备高层级的个体拥有较高水平的自我效能和结果期望，即其动机水平很高。处于该层级的个体只需要很少的，甚至不需要任何干预措施就可以执行该行为。一般情况下，给予一些信息和知识的提示就可以让他们行动起来。但是若想其长期维持该行为，还需要有执行该行为的支持环境。但是，自我效能和结果期望都具有特异性，所以，心理准备程度也需要考虑其所针对的特定行为。例如个体在"低盐饮食控制高血压""增加运动防止心血管疾病""低糖饮食预防糖尿病"3 种行为的心理准备程度很可能不同。因此，行为干预措施常需要对个体情况进行评估，有针对性地干预某项特定的健康相关行为。

2. 中层级　处于此层级的个体拥有较低水平的自我效能和结果期望，个体通常对自己的行为改变能力有所怀疑、不确定，同时结果期望也不强烈。此时，个体很可能需要多种干预措施才能使其心理准备程度提高到高层级，之后才能开始行为调整和改变的过程。具体干预设计与措施的总原则是在个人方面，需要提高个体的知识与技能，提高其自我效能水平，增强结果期望；同时，需要帮助个体形成合理有效的目标，协助其调控自身的行为改变过程。在环境方面，需要创造支持该项行为的条件，即为行为改变提供各种条件；也需要注意增加外在强化以提高人们的结果期望，让行为改变的效果更容易被感知，成为维持其行为改变的强烈动机。

3. 低层级　处于心理准备低层级的个体行为控制信心完全丧失，他们普遍认为自己没有能力去改变自己的行为。此时，个体需要强烈的干预措施才能将他们的心理准备程度提升到中层级，之后再提升到高层级。此时行为干预的目的是如何提高他们的个人能力。个人能力包括某项健康相关行为的能力、学习能力、沟通能力，也包括自尊、自信等方面的需求。处于此层级的个体，在提高自我效能和结果期望之前，有必要适度地建立个人能力，然后再按照社会认知理论的概念和原则进行相应的干预措施。

（四）社会认识理论的优点与局限性

社会认知理论的主要贡献是在行为主义和认知理论之间建立了联系。相比以往偏向生理 - 心理模式下的行为改变理论，社会认知理论更有认知心理学的视角，更强调人本主义，对后来的学习、教育、行为理论的发展有很大贡献，也对健康教育与健康促进实践提供了很好的理论框架和干预工具。但是，该理论也有其局限性。该理论对更复杂的学习过程、人类理性思维及复杂心理特征等方面的研究比较薄弱。此外，社会认知理论结构较为分散、概念之间联系不是十分紧密，且缺乏统一的理论框架。由于社会认知理论本身是从社会学习理论经过不断扩展完善后转变而来的，因此该理论体系过于庞大，给后来的学习者带来了很大的挑战。在实际应用中的确存在只列举几个概念构建的现象，比较缺乏系统地综合应用。

六、创新扩散理论

创新扩散（diffusion of innovation，DI）是指一项创新（新观念、新事物或新实践）经由一定的传播渠道，通过一段时间，在一个社会系统中扩散，并逐渐为社会系统成员所了解和采纳的过程。该理论由 Rogers E. M. 于 1960 年提出。有效的扩散不仅涉及创新在个体水平上的扩散，还涉及在不同场所中实施不同的策略、应用多种正式或非正式的媒体和扩散渠道。

（一）创新扩散的过程

创新扩散的过程包括创新形成和创新决策过程。

1. 创新形成　是指创新从产生、发展到成形的全部活动和过程。创新可以是新观念、新政策、新实践或新产品，这种"新"是采纳这项创新的个人或群体感觉到具有新颖性。

2. 创新决策过程　是指个体（或其他决策单位）从知道一项创新，到对这一创新形成一种态度，到决定采纳还是拒绝该创新，到实施使用该项创新，并且确认自己决定的过程，包括认知、劝说、决策、实施和确认 5 个连续阶段。创新决策过程中各阶段模式如图 11-5 所示。

（1）认知阶段：人们开始意识到创新的存在或进一步了解到创新的目的及功能，并产生了自己的看法。一般情况下，教育程度和社会经济地位较高者、接触较多大众媒体或有较多社会参与机会者，更容易接触到或意识到创新的存在。获得相关信息是采纳创新的前提和基础，目标人群对信息的寻求集中在认知阶段，但也可能发生在劝说和决策阶段。

（2）劝说阶段：目标人群最终决定采纳创新，很重要的一点就是在此阶段让其对创新形成坚定而积极的态度。人们根据其接触到的不同形式的信息来评估采纳创新后的可能结果，如感知到相对优势和成本代价，然后对创新形成相应的态度。通常创新经过专业的设计与包装，加上有效的媒体传播，更容易打动人心、产生说服效果。通过口口相传成功采纳者对创新的满意度有说服其他人采纳的效果。

（3）决策阶段：经过劝说后，人们接着需要做决定是采纳还是拒绝该创新。若有舆论领袖的支持，个体通常有较高的意愿去采纳。而且，如果能够提供体验的机会则更有利于人们做出采纳或拒绝的决定。

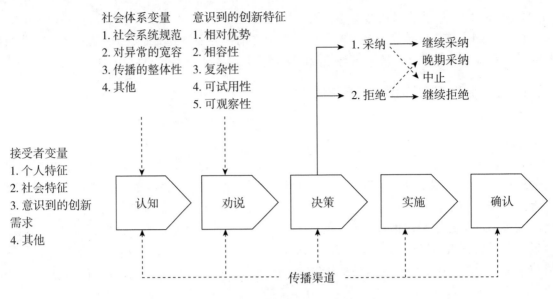

图 11-5   创新决策过程中各阶段的模式

（4）实施阶段：初步采纳或尝试创新的阶段。本阶段的关键是提高人群的自我效能和技巧，积极推行试点。基层工作人员在人员培训、解决发现的问题、保证实施过程顺利进行等方面，具有重要的作用。

（5）确认阶段：是指人们做出是否能够长期使用该创新的决定，即创新是否得以持续地实际应用或实施。该阶段的关键是强化，为采纳者提供支持性的信息，从而使采纳者维持创新的使用。

中止是在已经采纳了创新后，又决定拒绝这项创新。晚期采纳者比早期采纳者更容易中止创新。健康教育与健康促进工作者和健康管理工作者的任务就是要采取相应对策，保证干预计划能持续进行，使其融入采纳者的生活。

创新决策是一个复杂的过程，涉及诸多变量，采纳者的个人特征、社会特征、意识到的创新需求等会制约采纳者对创新的接受程度，而社会系统规范、对异常的宽容、传播的整体性以及采纳者所意识到的创新特征等也会影响创新被采纳的程度；此外，大众传媒在信息获知阶段更为重要，而人际传播在劝说阶段更为有力，因此大众传播与人际传播相结合更有利于创新的传播和人们接受创新。在这一过程中，往往需要社会营销等方法来设计项目、分析受众、优化创新。创新决策过程应注意如下问题：目标人群的需求，他们当前的态度和价值观；他们对创新可能做出的反应，能够促使其采纳创新的因素、阻碍其采纳创新的障碍以及克服这些障碍的方法等。

（二）面对创新呈现的反应类型

根据面对创新时接受创新事物的早晚将人群分为 5 种类型：先驱者、早期接受者、相对较早的大多数接受者、相对较晚的大多数接受者、迟缓者。

1. 先驱者   是采纳创新的先锋，是人群中最先接受创新者，约占 2.5%。

2. 早期接受者   是其后接纳创新的 13.5% 的人，他们较容易接受新观念，但有一定的慎重态度，常具有领导能力，对后续接纳者有着决定性的影响。

3. 相对较早的大多数接受者 为其后的 34% 的人，其特征为慎重、深思熟虑。

4. 相对较晚的大多数接受者 为再其后的 34% 的人，他们倾向于对创新事物持怀疑态度，等到其他多数人接受并认同该创新时，他们才会接纳创新。

5. 迟缓者 是最后的 16% 的人，主要特征是观念比较保守、坚持已经习惯的事物、不到万不得已不愿意改变旧事物去接受创新。

这五类人对创新事物之所以有不同接受行为，与他们对新事物的态度有关。对于早期接受者，重点是提高其认识；对于相对较早的大多数接受者，重点应放在通过典型示范等活动激发其动机；对于相对较晚的大多数接受者，重点在帮助他们克服其接受新事物所遇到的心理障碍和客观障碍。

这些人群的特点和数量将会影响新事物扩散的速度和范围。通常，当一种创新刚开始在人群中扩散时，人们对其接受程度比较低，因此一开始扩散过程比较缓慢。而接受者所占比例一旦达到某个临界值时，扩散过程就会加快，出现起飞，使人群的大部分人都在这一阶段接受该创新。然后，扩散过程再次减慢，对创新的接受逐渐达到饱和点。创新采纳者分布和"S"形扩散曲线见图 11-6。

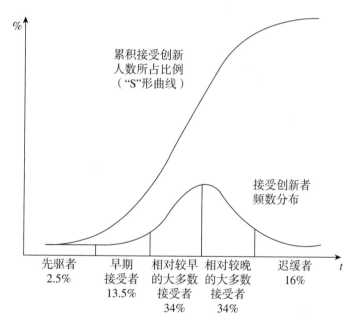

图 11-6 创新扩散采纳者分布与扩散过程"S"形曲线

（三）影响创新扩散过程的因素

1. 创新特性 有很多因素会影响创新扩散的速度。一项创新在尝试阶段成功，却不一定会一路顺利；不同的创新在同一人群中或同一创新事物在不同人群中，其扩散速度会很不相同。从人群角度看，一项创新能否被接受取决于其特性（表 11-2）。

创新扩散理论认为，创新的扩散速度主要取决于相对优势、相容性、可试用性、复杂性和可观察性。一般来讲，当目标人群认为一项创新具备以下特性时，该项创新的推广速度会比较快：①在接受前可以试用；②可以预见采纳创新的结果；③与其他现有同类事物相比，该创新相对先进；④使用不太复杂；⑤与现有系统兼容。

2. 目标人群的特点 创新采纳者的社会属性影响了决策过程，采纳者对创新越熟悉，越容易接受创新。创新采纳者所处的政治、经济和文化状况影响了采纳创新的成本和收益，他们在社会网络中的位置影响了接受到创新信息的早晚和受其他人决策影响的程度。

3. 传播策略、渠道和方法 当潜在的采纳者的数量很大，而创新又不复杂，创新目标是唤起人们意识到这项创新时，大众媒体可以发挥很好的作用。人际传播在劝说采纳者根据自身需求做出采纳决策时起重要作用。因此，两者的结合则是创新和说服人们利用这些创新的最有效的途径。例如在社区中开展血胆固醇水平筛查，可采取不同方式向社区群众传播消息：其一是由公共卫生服务机构发出正式通知和宣传，其二是由接受血胆固醇水平筛查的少数群众向其他群众分享交流。此外，还可以通过互联网作为信息传播渠道促进创新的扩散。此外，舆论领袖对他人的创新观念可产生重要影响，舆论领袖采纳某项创新后把创新推荐给其他人，采纳该项创新的速度会迅速增加。

表11-2　创新的关键特性

特性	关键问题
应用于采纳前的特性	
相容性	创新是否适宜于目标人群
对社会的影响	创新对社会环境是否有不利后果
相对优势	创新是否比将被取代的事物具有优势
可传播性	创新能否被容易和清楚地理解
可逆性	创新是否可容易地被停止使用并恢复原状
风险和不确定性	能否有效采纳创新而面对的风险和不确定性很小
可试用性	在决定是否接受创新前能试用它
应用于采纳过程中的特性	
复杂性	创新是否易于使用
时间	创新能否仅花很短的时间就可使用
应用于采纳后的特性	
承诺	能否有效使用创新而只需要适度的投入
可更改性	创新能否随时间推移而更新或改良
可观察性	采纳创新的结果是否可以被观察到

可见，一项创新在人群中的扩散主要取决于3方面：创新本身的特性，目标人群的特点和传播策略、渠道和方法。所以，想要促使一项创新在人群中传播并被接受、采纳，必须做到：①该创新具有先进性并适合于目标人群和当地情况；②对目标人群和当地实际情况进行仔细分析，找出其特点，发现"先驱者"和潜在的"早期接受者"，并通过基层工作人员与之密切合作；③根据实际情况选择正确的传播策略、渠道和方法，并注意向目标人群示范创新的先进性，使用方便、易学，所付出的代价很小或在适当范围内等。

（四）创新扩散理论的优缺点

1. 优点 ①大众传播与人际传播相结合；②针对不同类型的人群采取不同的扩散策略。该理论为人们认识信息传播规律提供了实际指导。

2. 缺点 ①自上而下，缺乏互动；②影响因素考虑不全面。

第四节　健康教育与健康促进在精准健康管理中的应用

精准健康管理是指将精准健康监测、风险评估与维护、健康相关行为以及疾病治疗的依从性和康复都纳入管理并实施干预，干预手段主要是非临床的方法，即教育与管理。因此，健康教育与健康促进无论是在针对个体的健康管理还是在针对群体的健康管理中，都是一种非常基本和重要的方法和策略。

一、精准健康管理前的健康教育与动员

由于精准健康管理作为我国个体和群体健康保健途径仍处在起步阶段，在人们的健康素养水平普遍较低且缺乏保健意识的情况下，较新的精准健康管理理念及服务需要通过健康教育来实现。精准健康管理前的教育与动员相当于公关与服务营销，可以提高人群的健康管理率及被管理者的依从性。只有动员被管理者主动积极参与、提高他们的主观能动性，精准健康管理才能更有效。因此，对个体和群体精准健康管理前的健康教育很重要。例如，有学者调查发现健康素养水平可能会影响糖尿病患者健康管理的相关行为，具备基本健康素养的患者接受健康教育、进行免费体检、接受生活方式指导、自我监测血糖、遵照医嘱使用降糖药的概率高于低健康素养的患者。其可能原因一方面是低健康素养的患者缺乏足够的技能，难以完成自我健康管理行为，如血糖监测和胰岛素的注射；另一方面，健康素养不足的患者在获取和理解糖尿病相关信息时存在更大的困难。这会使患者在接受健康教育和生活方式指导时缺乏正向激励。此外，低健康素养的患者更倾向于对卫生保健服务的提供者采取不信任的态度，这也可能会阻碍糖尿病患者接受提供方主导的健康管理。因此，可通过开展更多有针对性的健康教育活动，并加强对低健康素养者糖尿病管理的技能培训，来提高患者健康素养水平，进而提高健康管理率。

二、健康信息收集过程中的教育与指导

作为健康管理的第一步，健康信息收集是指全面、客观、真实地采集服务对象的健康信息，找出危险因素，从而为下一步进行健康风险评估、制定健康管理计划、实施有效的健康维护做准备。健康管理相关信息主要来源于各类卫生服务记录，主要包括卫生服务过程中的各种服务记录、定期或不定期的健康体检记录和专题健康或疾病调查记录。健康信息收集方法主要有问卷调查、体检（包括常规体检和基因检测等）和访谈。无医学常识的普通居民对于体检及相关健康信息收集可能不甚了解，有的居民会消极应付，甚至抵触。健康管理作为医学服务的一种，应该尽量体现其服务性质。所以，在问卷调查、体检和访谈过程中给予健康教育和指导，对于建立完整的健康档案、提高服务质量、建立融洽的服务关系很有必要。问卷调查、体检和访谈过程中的健康教育体现在以下几个环节：

1. 做好健康管理对象的宣传动员工作，耐心介绍填写生活方式及相关信息问卷的重要性，争取调查对象的积极配合。

2. 做好调查员的选拔和培训工作，严格遵照设计方案的要求，统一认识，掌握信息收集的技巧。培训内容主要是专业知识和技能的培训，包括有关健康信息、调查目的和调查问

卷的解读、资料收集方法的介绍和演练等。培训方法多采用参与式教学方法，通过问答、讨论、角色扮演、模拟练习、现场实习等方式，使调查员能够及时发现和解决问题，共享知识和经验，理解和掌握培训的内容方法。

3．体检前注意事项的告知是检前流程中不可或缺的重要组成部分，是确保体检质量，减少体检失误必不可少的环节，应给予高度重视。告知的注意事项主要包括：受检者需告知是否空腹、是否憋尿、是否按时服用药物、是否做胃肠道准备，告知受检者颈胸不要有影响X线检查的饰物、女性经期及妊娠期不能做妇科常规检查、自采自带标本（尿、便）的注意事项等。对有严重疾病的受检者，可要求受检者或陪检人在告知书上签字，表示理解和认可告知书中的所有内容。在此过程中，用到的健康教育技能有沟通、咨询、说服等，换言之，所有与服务对象解释的内容都要按照健康教育专业的要求去加工处理，达到"科学合理、通俗易懂、简便易行、有趣乐听"的水平。

三、健康评估及协商健康管理方案过程中的教育与指导

根据体检和问卷信息进行健康评估的结果包括两方面内容：一是现存的健康问题，包括不良的行为与生活方式；二是未来的健康风险。前者一般人能理解也好接受，后者一般人不易理解也不易相信，这就需要健康管理工作者做一些科普解释。健康风险是人的常见风险之一，是指在人的生命过程中，个体自身的内部因素与其所在的自然环境和社会环境等外部因素共同威胁或损害其健康的各种可能性。健康风险评估的数学模型原理对于普通居民来讲更加难懂，需要运用风险沟通的方法给他们提供更多的信息，帮助人们对自身健康做出明智的决策。

健康行为与生活方式的管理是精准健康管理中非常重要的内容，开展行为危险因素分析是为了掌握与健康状况密切关联的行为因素及其影响因素，确定应该优先干预的行为与生活方式因素以及干预的入手点。第一要区分引起疾病或健康风险的行为与非行为因素：以高血压为例，酗酒、高钠盐饮食、运动/体力活动不足是行为因素，而遗传倾向（家族史、易感基因）、年龄为非行为因素。第二要区别重要行为与不重要行为：导致疾病或健康问题的行为危险因素较多，特别是慢性病，往往是多因单果，重要行为危险因素的改变，对疾病预防和健康问题的改善会产生更重要的贡献，在资源有限的情况下，对重点行为与生活方式进行干预，可以产生事半功倍的效果。例如高血压管理，对于一个高盐饮食、少量饮酒的患者来说，相比而言，限盐的行为就显得更重要。第三要区别高可变性行为与低可变性行为：可变性是指通过健康教育干预，行为发生定向改变的难易程度。通常而言，已经行为定型者不容易改变，刚刚或正处在发展时期的行为较容易改变；与文化传统高度相关的行为不容易改变，反之则容易改变。

大体而言，慢性病的危险因素中可改变的行为危险因素包括吸烟、过量饮酒、不健康膳食、体力活动不足、长期心理/精神紧张、心情抑郁。健康管理就是要重点干预可改变的行为危险因素，认识不可改变的危险因素（如易感基因、家族史、性别、年龄等），管理中间危险因素（如肥胖、高血压、血脂异常等），以便开展疾病管理、提高患者对治疗方案的依从性、管理患者的健康相关行为以配合治疗。

进行风险沟通后，健康管理工作者需要运用健康咨询的5A模式（评估、劝告、达成共识、协助和安排随访）与管理对象协商，共同建立精准健康管理方案。

四、精准健康管理方案实施过程中的指导和干预

根据每个人健康风险评估结果，提供个性化的指导和干预。行为管理是个长期、逐渐深入的多阶段过程，往往不是一两次的健康教育能解决的，这个过程中需要多次的劝说、监督、鼓励。在确定了重点干预的行为后，需要进一步分析影响这些行为的影响因素。行为的影响因素很多，一部分来源于个体，如个人的心理行为特性，包括认知、价值观、技能等。还有个体所处的环境，如亲属、朋友、老师、同事、所处组织的态度与评价等；以及社会和物质环境，如宗教文化、法律法规、地理气候、社会服务等。为了使干预更加有的放矢，最好应用一些行为学理论来进行行为影响因素的分析。

目前，精准健康管理中对服务对象进行教育干预时，如果是个体通常采用健康咨询的形式，如果是群体则普遍采用健康信息传播措施，如讲座、发材料、宣传画、网络等。事实上，如果教育干预旨在改变服务对象的行为和生活方式，单靠这些手段可能效果甚微。因此，需要行为理论做指导。在对个体进行健康教育干预时，要应用健康教育中常用的人际传播和行为干预策略。因此，熟悉和掌握健康教育的理论和实践技能是实现有效的个体精准健康管理的基础。例如，应用健康信念模式发现，在对糖尿病患者进行饮食控制时，患者普遍觉得计算食物的量很复杂（感知到行为障碍），那么在干预中就可以通过食物模型的样品、食物手模型设计等方式来降低这种障碍。有学者应用阶段变化理论对社区高血压患者进行行为干预。无打算阶段和打算阶段主要以讲座的形式让患者认识到高血压及存在不良生活方式的危害，协助患者分析不良生活方式的优点和缺点，让其权衡行为改变利弊、确立改变的动机、将行为改变的益处与自己的生活目标相联系、提供支持和信息，并鼓励研究对象许诺从某天开始改变行为。同时，学者还使患者意识到改变生活方式的简易性、可操作性和治疗高血压的有效性，以及治疗高血压的同时还可以调节多种心血管危险因素如血脂、肥胖、血糖，从而降低心血管疾病的发病风险。对处于准备阶段的患者，社区护士和患者要进行面对面的交流，根据患者目前的情况提供改变不良生活方式的各种措施，以供患者选择，与其一起制定计划，并确定明确的短期目标。对处于行动阶段和维持阶段的患者，主要是通过随访解决改变不良生活方式过程中遇到的问题，适时给予患者鼓励和肯定，强化他们的行为。经过为期 6 个月的干预后，学者发现以阶段变化理论为指导对社区高血压患者进行干预是可行并有效的。

在社区、企事业单位、学校等以场所、人群为基础的群体健康干预中，健康管理工作者要运用到健康促进的社会动员策略、群体行为干预的理论与方法、大众传播和人际沟通的技巧与方法。例如，上海慢性病自我管理项目利用参与式研究方法，以社会认知理论为基础，即"个人因素""行为表现""环境因素"三者之间存在的交互影响来进行干预。慢性病患者的行为生活方式管理、社会角色管理和情绪管理 3 类自我管理行为与其自身的知识、信念、价值观和自我效能有关，同时也与其周围的物质和社会环境有关。知识是改变行为的基础，因此每次慢性病自我管理活动都以小班讲课形式介绍慢性病的相关知识，如慢性病的危险因素、烟草知识、如何锻炼等。慢性病自我管理活动以小组形式开展，因此患者可以通过相互学习提高自我效能；一系列的情绪管理技巧不但可以改善患者的情绪管理行为，而且可以提高自我效能；应用"自我交谈"的技巧对患者进行说服；通过循序渐进的目标设定，让患者体验成功达到目标的成就感。上述活动从内容和形式设计上可全面提高患者的自我效能。以小组形式组织活动可以使患者之间相互帮助、相互支持，同时小组活动也教会患者如何利用

社区已有的资源。在自我管理行为方面，慢性病自我管理项目主要通过"周行动计划"来完成目标设定、自我监测，并在小组活动时反馈计划的执行情况。在小组活动过程中患者的结果预期和自我效能提高后，就会积极而自信地进行"周行动计划"，并且在执行过程中获得社会支持，而社会支持的增加又会促进自我效能的提高和行动的执行力，进而实现彼此间相互促进。上海的"慢性病自我管理项目"以社会认知理论为基础，找到解决患者自我管理的关键要素，从而促进积极的自我管理行为的建立，改善慢性病控制效果、提高生活质量。

本章小结

　　本章主要分4个小节阐述健康教育与健康促进的理论及实践。第一节首先提出了健康教育与健康促进的定义以及健康促进行动策略与基本策略，然后总结了健康教育、健康促进与精准健康管理的关系。第二节介绍健康教育与健康促进、健康管理重要的干预手段之一——健康传播，并介绍了健康传播的基本概念、拉斯韦尔五因素传播模式与施拉姆双向传播模式，重点阐述并分析人际传播、群体传播、组织传播、大众传播的特点及其在健康教育与健康促进中的应用、传播材料制作程序。第三节介绍了健康相关行为改变的几个主要理论：知信行模式、健康信念模式、阶段变化理论、社会认知理论和创新扩散理论。第四节从精准健康管理前的健康教育与动员、健康信息收集过程中的教育与指导、健康评估及协商健康管理方案过程中的教育与指导、精准健康管理方案实施过程中的指导和干预4个方面总结了健康教育与健康促进在精准健康管理中的应用。总之，本章的学习有助于读者理解健康教育与健康促进的理论与方法，对丰富精准健康管理的理论和实践也有一定帮助。

思 考 题

　　1. 简述健康教育、健康促进与精准健康管理的关系。

　　2. 简述拉斯韦尔五因素传播模式与施拉姆双向传播模式的区别与联系。

　　3. 请总结知信行模式、健康信念模式、阶段变化理论、社会认知理论和创新扩散理论的基本框架，并说明上述健康相关行为改变理论模式的优点及局限性。

　　4. 举例说明健康教育与健康促进在精准健康管理中的应用。

（刘宝花）

参考文献

[1] 傅华. 健康教育学. 3 版. 北京：人民卫生出版社，2018.

[2] 马晓. 健康教育学. 2 版. 北京：人民卫生出版社，2012.

[3] 黄敬亨，邢育健. 健康教育学. 5 版. 上海：复旦大学出版社，2011.

[4] 田向阳，程玉兰. 健康教育与健康促进基本理论与实践. 北京：人民卫生出版社，2018.

[5] 郭姣. 健康管理学. 北京：人民卫生出版社，2017.

第十二章　健康咨询

第一节　概　述

一、健康咨询的基本概念

健康咨询是健康教育中常用的一种人际传播形式，也是健康体检后最常用的一种后续服务方式。健康咨询是健康教育者或医务工作者运用预防、医学和保健等相关知识，对服务对象所提出的健康问题提供帮助的过程。通过健康咨询，可以使服务对象对自己的总体健康状况、所患疾病种类及其原因、存在的疾病危险因素、如何应对自己的疾病和健康风险等有一个全面、深入、准确的了解，以达到改善和维护其健康的目的。健康咨询的方式多种多样，当前最主要的有面对面咨询、电话咨询、短信咨询和网络咨询等。

二、健康咨询理论背景

（一）疾病自然史与健康风险

1. 疾病自然史　疾病自然史是指不给任何治疗或干预措施的情况下，疾病从发生、发展到结局的整个过程。根据疾病的自然史大致可将疾病分为易感期、临床前期、临床期和结局4个阶段（图12-1）。疾病的预防，尤其是慢性病的预防，是根据目前对疾病病因的认识、机体的调节功能和代偿状况以及对疾病自然史的了解进行的。健康咨询是防治疾病尤其是慢性病的重要手段。因此，健康咨询可根据疾病自然史的不同阶段，制定不同的计划，采取不同的措施，来阻止疾病的发生、发展或恶化。第一阶段针对的是疾病的易感期，起到健康促进和健康保护作用；第二阶段是针对疾病潜伏期，通过"三早"来防止或延缓疾病的发展；第三阶段是发病后所采取的措施，改善患者症状，防止并发症的发生。

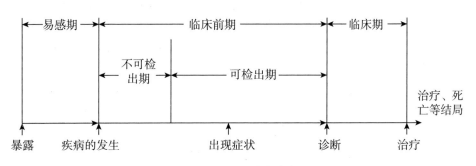

图 12-1　疾病的自然史

2. 健康风险　健康风险因素是在机体内外环境中存在的与慢性病发生、发展及死亡有关的诱发因素。健康风险因素可以从多个角度进行分类：综合健康医学模式将健康危险因素分为环境危险因素、行为危险因素、生物遗传危险因素和医疗服务危险因素四大类。环境危险因素包括自然环境危险因素（如生物、物理和化学危险因素）和社会环境危险因素。行为危险因素是个体所选择的生活方式所带来的危险因素，这些因素与心脏病、脑血管病、肿瘤、糖尿病的患病和死亡密切相关。生活方式是个体的选择，但实际上是一种集体的行为：如吸烟、饮酒缺乏体育锻炼、静坐生活方式、饮食不合理等，实际上是某个体所归属的社会群体所认可所支持的行为。这些行为习惯一旦形成，便难以改变。生物遗传危险因素是一些传统的危险因素，包括病原微生物作用、遗传、生长发育、衰老等。医疗服务危险因素是指医疗卫生服务系统中存在各种不利于维持并增进健康的因素，例如不合理用药等都是直接危害健康的因素。从危险因素暴露水平情况来看，健康危险因素可分为个体健康危险因素和群体健康危险因素。另外，从健康促进活动干预的效果可以将健康危险因素分为两种：一种是可以干预的（如潜在的病原体水平），即可改变的健康危险因素；另外一种是不可干预的（如年龄因素），即不可变的健康危险因素。但由于干预能力的变化，有些目前认为不可改变的危险因素将来也有可能被归为可改变的健康危险因素。

（二）生活方式与健康

1. 生活方式　现代的生物 - 社会 - 心理医学模式不仅强调了生物遗传因素对健康的影响，而且也强调了社会因素对健康和疾病的影响。多数疾病如高血压、糖尿病、部分肿瘤等则是遗传因素与环境因素、行为生活方式综合作用的结果。生活方式是个人或群体在长期的社会化进程中形成的一种行为倾向或行为模式，这种行为模式受个体特征和社会关系所制约，是在一定的社会经济条件和环境等多种因素之间的相互作用下形成的。健康相关行为指的是人类个体和群体与健康和疾病有关的行为，按照行为对行为者自身和他人健康状况的影响，健康相关行为可分为促进健康行为和危害健康行为两大类。前者指个人或群体表现出的、客观上有利于自身和他人健康的行为；后者指偏离个人、他人和社会健康期望、不利于健康的行为，人们的这种危害健康行为给个人、群体乃至社会的健康会带来直接或间接的危害，它对机体具有潜在的伤害、累积性和广泛影响的特点。不良行为生活方式包括吸烟、酗酒、不合理饮食、缺少体力运动、精神紧张、滥用药物等。

2. 生活方式与慢性病风险　2002 年世界卫生组织（WHO）提出了全球影响人类健康的10 大危险因素：①低出生体重；②不安全的性行为；③高血压；④吸烟；⑤过量饮酒；⑥不安全的饮用水、不安全的卫生设施和卫生习惯；⑧室内烟雾；⑨高胆固醇；⑩超重与肥胖。10 大危险因素导致的死亡占全球死亡的 1/3 以上。发达国家和工业化程度高的国家的疾病负担至少有 1/3 归因于吸烟、过度饮酒、高血压、高胆固醇和肥胖。全球第 1 位死因——心血管疾病有 3/4 以上归因于吸烟、高血压或高胆固醇，有的则是 3 种因素并存。各种危险因素多与行为生活方式密切相关，都可以通过改变行为与生活方式来降低和消除。改变或调整行为生活方式能有效地降低生活方式相关疾病的发病率。

慢性病的发生与不健康的行为生活方式密切相关。心脑血管疾病、肿瘤、糖尿病及慢性呼吸系统疾病等常见慢性病的发生都与吸烟、不健康饮食（饱和脂肪、糖、盐摄入过多，水果蔬菜摄入不足）、饮酒、静坐生活方式等几种共同的行为生活方式危险因素有关。世界卫生组织估计，每年至少有 490 万人死于吸烟，260 万人死于超重或肥胖，440 万人死于高胆固醇，710万人死于高血压。慢性病各种危险因素之间及与慢性病之间的内在关系已基本明确，往往是"一因多果、一果多因、多因多果、互为因果"（图12-2）。

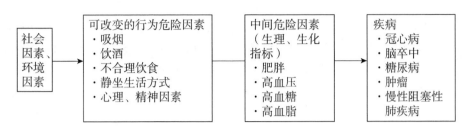

图12-2　常见慢性病与行为生活方式之间的关系

（三）遗传易感性与健康

遗传易感性是指由于遗传因素的影响或由于某种遗传缺陷使其后代的生理代谢具有容易发生某些疾病的特性。不同人群、不同个体由于遗传结构不同，在外界环境影响的条件下呈现出易患某种疾病的倾向不同。例如我们常见的一些恶性肿瘤在人群中由于不同个体的遗传易感性不同，同样暴露于特定致癌物的人群有些人发生肿瘤，而另一些人则不发生肿瘤。相反，处于不同环境的同一群体内部，患癌症的风险也会有所不同。例如生活在日本的日本人与生活在夏威夷或洛杉矶的日本人相比，患胃癌的风险增加了2倍。由于乙肝病毒（HBV）感染会提高肝癌的发生率（大约提高100倍），而感染HBV的人群大部分集中在亚洲和非洲，因此该地区肝癌的发生率较高。同样，北美和东欧人群的结肠癌患病率高于亚洲和非洲等地区人群。

遗传易感性在影响疾病发生、发展的同时，环境因素和个人生活习惯同样会影响疾病的发生、发展。一切能改变细胞周期的基因的表达、细胞凋亡和DNA损伤修复的环境因素都是肿瘤诱发的危险因素，其中包括食物、自然和人工辐射、化学物质和病毒等。因此我们在日常生活中减少与这些环境因素的接触，改变不良的生活习惯同样可以达到促进健康、减少相关疾病的目的，从而减轻遗传易感性对机体的影响。

三、健康咨询内容

（一）生活方式

1. 营养　人体生长发育和维持正常的生理功能必须从食物摄取足够的营养素，主要包括蛋白质、脂肪、碳水化合物、维生素和矿物质，前三类营养素可以提供能量，又称能量营养素。近年来，水和膳食纤维常被称为第六大营养素和第七大营养素。平衡膳食、合理营养是健康饮食的核心。完善而合理的营养可以保证人体正常的生理功能，促进健康和生长发育，提高机体的抵抗力和免疫力，有利于某些疾病的预防和治疗。合理营养要求膳食能供给机体所需的全部营养素，而不发生缺乏或过量的情况。

2. 运动　运动是一种有计划、有组织、重复性的身体活动，如日常生活中的步行、骑自行车、园艺劳动、打扫房间、上下楼梯，以及跳舞、游泳、太极拳、秧歌、健身操、球类运动等。有益健康的身体活动应该适度（形式、频度、时间、强度），要注意有关的注意事项。针对不同人群、不同生理和病理状态，适度运动又有不同的内涵。因此不同的人群在运动的强度上有不同的需求，健康咨询主要是通过对个体或群体身体状态的评估进而制定相应的运动计划，从而促进健康，减缓疾病的发生。

3. 心理健康 现代医学模式强调健康包括身体健康和心理健康两方面，两者具有同样重要的地位，也就是说人们不仅要注意饮食卫生、环境卫生以及生理卫生以保证身体健康，同时还要注重心理卫生以确保身心健康，这样才能使人们更高效地从事工作、学习和健康的生活。心理健康是指以积极有效的心理活动、平稳正常的心理状态对当前和发展着的社会环境保持良好的适应。在众多心理因素中，情绪与健康的关系最为密切，情绪的波动会引发身体的多个系统发生变化，如自主神经系统、内分泌系统、呼吸系统、消化系统等，因此学会保持心理健康尤其是学会情绪管理在健康咨询中起着占有十分重要的地位。

4. 吸烟、饮酒 吸烟、酗酒是常见的危害人类健康的行为方式，如何改变、控制乃至消除这类行为是健康咨询中的重要问题。全球约有 12 亿吸烟人口，其中每年死于与吸烟相关的疾病的人数约为 490 万。长期大量吸烟可引发肺癌、支气管炎、肺气肿、缺血性心脏病、胃和十二指肠溃疡等。中国是全球最大的烟草生产和消费国，也是世界上受烟草流行影响最严重、损失最大的国家。目前我国有 63% 的成年男性和 4% 的女性吸烟，总人数超过 3.5 亿，消费全球香烟产量的 1/3，中国的被动吸烟也相当严重，有 54% 的成年不吸烟者每周至少有 1 天被动吸烟。每年全球每 4 个与烟草有关的死亡中，就有 1 个发生在中国。如果目前的状况持续下去，到 2050 年，每天将有 800 人死于吸烟，每年将达 300 万。控制吸烟已成为我国重要的公共卫生问题。长期、过多饮酒是高血压、冠心病和慢性肝病发生的主要危险因素之一，也是脑卒中发生的一个危险因素。长期大量饮酒可使人体细胞中与代谢有密切关系的线粒体数目显著减少，致其所含酶类活性下降、细胞的氧化磷酸化代谢过程受阻、能量物质——三磷酸腺苷合成减少，从而影响细胞正常生理功能。酒精（乙醇）及其代谢产物乙醛作用于肝细胞和心肌细胞的线粒体，使心肌、肝细胞线粒体功能受损，从而引起心脏和肝结构与功能的全面损害。但在实际生活中，人们在戒烟、戒酒问题上存在很多困难，因此给公众提供更加切实有效的戒烟戒酒的方法和指导是目前十分必要的工作之一。

5. 医疗保健 医疗保健与健康的关系密不可分，而在医疗保健中健康体检是很重要的一个环节，各级、各类的健康管理机构都是从体检开始健康管理，健康体检是健康管理的基石。体检是采集受检者健康信息的主要途径，也是受检者最为关注自身健康的时期，同时也是进行健康咨询的最佳时期。几乎所有参检人员都有健康咨询的需求。健康咨询可以使受检者对自己的总体健康状况、所患疾病种类及其原因、存在的疾病危险因素以及如何应对自己的疾病和健康风险等有一个全面深入准确的了解，以达到改善和维护其健康的目的。健康咨询的方式多种多样，当前最主要的有面对面咨询、电话咨询、短信咨询和网络咨询等。

6. 口腔健康 口腔健康与全身健康紧密相关，与全民健康也有着紧密的联系。《"健康中国 2030"规划纲要》中明确要求开展健康体重、健康口腔、健康骨骼等专项行动。研究表明，口腔感染不仅会造成牙龈红肿、牙龈出血、牙齿脱落，还会导致和加剧许多系统性疾病，常见的有以下几种：①心脏病。口腔疾病是导致心脏病的原因之一，有研究者在冠状动脉粥样硬化患者的血液中发现了口腔链球菌和引起牙周病的病原体。牙周病导致牙槽骨吸收者，发生冠心病的概率是牙周正常者的 14 倍，发生脑卒中的概率是牙周正常者的 2 倍。②胃溃疡。幽门螺杆菌是引起胃溃疡的重要原因之一，若牙菌斑上有难以清除的幽门螺杆菌，可引起胃溃疡反复发作。③老年性肺炎。在老年性肺炎患者中，吸入性肺炎患者的比例很高，其中，80%的患者是由于吸入口腔中含有的细菌的分泌物。因此，对于预防肺炎，高质量的口腔卫生管理非常重要，特别是对于重度精神障碍、功能障碍的老年人来说。④胎儿发育异常。有重度牙周病的孕妇早产和娩出低出生体重儿的概率为牙周正常孕妇的7.5倍。牙周病对早产的影响大于吸烟、饮酒。此外，孕妇牙周感染可通过血液感染胎儿，可能使新生儿患先天性心脏病，并影响其大脑发育。⑤牙源性头痛。牙髓炎、阻生牙、先天性咬合不良、义齿不适、夜间磨牙等均可能引起顽固性偏头痛和持续性耳鸣。⑥糖尿病。引起亚洲人糖尿病发病的原因第一位是慢性感染，口腔感染就是其中一种。⑦肿瘤。美国的研究发现，胰腺癌患者组织中出现牙菌斑内的相关细菌，正常人体组织中却没有。此外，有牙周病的女性比没有牙周病的女性患乳腺癌的概率高14%。还有研究表明，食管癌发生的主要原因之一是口腔细菌。综上所述，口腔健康管理对于预防疾病，尤其是一些慢性病来说十分重要，而目前我国大众对于口腔健康的重视程度不能满足防治相关疾病的需求，因此在此方面我们仍需加大力度开展相关工作。

（二）遗传风险管理

遗传咨询（genetic counseling）是通过咨询医生与咨询者共同商讨咨询者提出的各种有关遗传学问题，并在医生指导和帮助下合理解决这些问题的全过程。在这一过程中，需要解答遗传病患者或其亲属提出的有关遗传病病因、遗传方式诊断、预防、治疗、预后等问题，估计亲属或再生育时该病的患病风险或再发风险，提出可以选择的各种处理方案，供咨询者做决策参考。

优生服务中的遗传咨询者是有遗传病家族史或本人是遗传病患者或生育过有遗传病后代的人，其咨询目的是了解遗传病的生育风险，希望得到相关的医学指导来生育一个健康的后代。因此，遗传咨询是针对遗传病的生育风险进行的咨询，它是在一个家庭范围内预防遗传病患儿出生的最有效的方法和程序。广泛开展遗传咨询、配合有效的产前诊断措施，能够降低遗传病的发生率，从而减轻家庭和社会的负担，提高人口素质。在优生服务中的遗传咨询应该遵循以下基本伦理原则，这是提供优质的遗传咨询服务和遗传咨询成功的前提。

遗传咨询的具体步骤是：①对所询问的疾病做出正确诊断，以确定是单基因病还是多基因病。遗传病的确定方法以家系调查和系谱分析为主，并结合临床特征，再借助于基因诊断、染色体、性染色体分析和生化分析等检查结果，共同做出正确诊断。如确定为遗传病，还须进一步分析致病基因是新突变产生还是由双亲遗传下来的，这对预测遗传风险有重要意义。人类遗传病大致可分单基因遗传病、多基因遗传病和染色体病三大类。②推算疾病发病风险率。按风险程度，可将人类遗传病分为3类：第一类属一般风险，指主要是由环境因素引起的疾病。第二类属轻度风险，指多基因遗传病，它是由遗传因素和环境因素共同作用引起的。第三类属高风险，所有单基因病和双亲之一为染色体平衡易位携带者，其发病风险较大。③向患者或家属提出对策和建议，如停止生育、终止妊娠或进行产前诊断后再决定终止妊娠或进行治疗等。

四、精准健康咨询展望

随着人类基因组学、蛋白质组学、代谢组学和肠道菌群等现代生物技术和信息技术的融合发展，人们对健康管理的认知也发生了根本变化。尤其是靶向药物的发明，使精准医学深入人心，同时，人们对健康管理如何融入精准医学，也提出了更高的要求。精准健康管理要求我们在传统健康管理的基础上，认真借鉴现代系统生物学的研究成果，尤其是通过健康医疗大数据，暴露组学、基因组学、蛋白质组学等多组学技术预测复杂疾病的风险，从而实现预防为主、可预测、个体化的精准健康管理。

第二节 健康咨询的理论、程序和类型

一、健康咨询的理论

健康教育和健康管理都非常关注行为和生活方式，行为是一种复杂的活动，生活方式更是已经形成的行为的定型。行为和生活方式的改变是一个相当复杂过程，是说起来容易、做起来艰难且痛苦的事。目前的健康教育之所以未能改变大多数人的行为和生活方式，其主要原因在于健康教育偏重于"知识"的传递。通过进行健康教育就能改变自身行为的所谓"意志坚强"的人约占20%，另有20%的人无论给予多出色的健康指导仍无法改变其个人行为，剩下的约60%的人的行为改变则取决于健康指导内容及健康管理师的指导技巧（图12-3）。一些常用的行为理论可以帮助健康管理师充分的解释行为，找到改变行为的可能途径，有些行为干预理论也可以直接用来指导行为的干预。下面介绍几个比成熟的理论模式——知信行模式、健康信念模式、自我效能理论、行为改变的阶段理论、群体动力论。

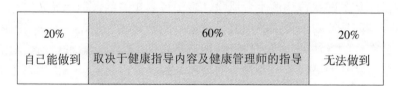

20%	60%	20%
自己能做到	取决于健康指导内容及健康管理师的指导	无法做到

图 12-3　健康指导效果在人群中的分布

（一）知信行模式

知信行是知识、信念和行为的简称，健康教育的"知 - 信 - 行"（knowledge，attitude，belief practice，KABP 或 KAP）模式实质上是认知理论在健康教育中的应用。知信行模式认为卫生保健知识和信息是建立积极、正确的信念与态度，进而改变健康相关行为的基础，而信念和态度则是行为改变的动力。只有人们了解了有关的健康知识，建立起积极、正确的信念与态度，才有可能主动地形成有益于健康的行为，改变危害健康的行为。

知信行模式可以简单地表示为图12-4。

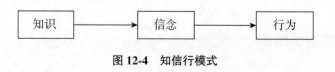

$$知识 \longrightarrow 信念 \longrightarrow 行为$$

图 12-4　知信行模式

（二）健康信念模式

健康信念模式（Health Belief Model，HBM）理论强调感知在决策中的重要性，是运用社会心理学方法解释健康相关行为的理论模式。该理论认为信念是人们采纳有利于健康的行为的基础，人们如果具有与疾病、健康相关的信念，他们就会采纳健康行为、改变危险行为。人们在决定是否采纳某健康行为时，首先要对疾病的威胁进行判断，然后对预防疾病的价值、采纳健康行为对改善健康状况的期望和克服行动障碍的能力做出判断，最后才会做出是否采纳健康行为的决定。在健康信念模式中，是否采纳有利于健康的行为与感知疾病的威胁、感知健康行为的益处和采纳行为的障碍、自我效能、提示因素以及社会人口学因素有关。

（三）自我效能理论

自我效能是美国心理学家 Albert Bandura（阿尔伯特·班杜拉）在 1977 年提出来的，指个体对自己组织、执行某特定行为并达到预期结果的能力的主观判断。即个体对自己有能力控制内、外因素而成功采纳健康行为并取得期望结果的自信心、自我控制能力。自我效能可以通过自己成功完成过某行为、他人间接的经验、口头劝说以及情感激发 4 种途径产生和提高。

（四）行为变化的阶段理论

阶段变化理论（stage of Change Theory，SCT）又称为跨理论模型，由美国罗德岛大学心理学教授 James Prochaska 提出的。最初用于戒烟行为研究，后来拓展至体育锻炼行为、体重控制行为等健康行为领域研究。

1. 阶段变化理论的内涵　阶段变化理论是指通过变化的阶段分析，从干预理论中整合出行为改变的过程和其中的一些主要规则，其理论依据是人的行为变化是一个过程而不是一个事件，而且每个改变行为的人都有不同的需要和动机。该理论认为人的行为变化不是一次性的事件，而是一个渐进的和连续的过程。在改变的过程中，人们在不同的阶段间反复往返。因此，必须对不同的个体采取不同的认知和策略行为，针对不同的行为变化阶段应用不同的方法进行干预；且要进行持续地干预，否则大多数人会停留在早期的行为改变阶段，不会获得良好的干预效果。阶段变化理论最突出的特点是强调了根据个人和群体的需求来确定健康管理与促进策略的必要性。

2. 阶段变化理论的内容　包括变化阶段、变化程序、决策均衡和自我效能。

（1）变化阶段：变化阶段是行为阶段变化理论最核心的构念，反映了人们在何时产生行为改变。行为阶段变化理论认为行为的改变需要按顺序经过前意向、意向、计划、行动、维持和终止 6 个阶段。其中一些成瘾性行为可能有终止阶段，且经过这个阶段就再不会反复（图 12-5）。

（2）变化程序：变化程序指个体从一个行为阶段过渡到下一个行为阶段的认知、情绪、行为上的反应，体现了人们的行为改变过程，即人们的行为是怎样改变的。以体育锻炼为例，研究者发现的变化程序包括意识唤起（收集关于锻炼行为的信息）、强化管理（对锻炼行为的变化获取自我和他人奖励）、自我解放（自我承诺改变并成为一个规律性锻炼者）、社会性解放（利用政策、习俗等社会资源增进锻炼行为）、反条件化（用锻炼替代静止性活动）

等（图 12-5）。

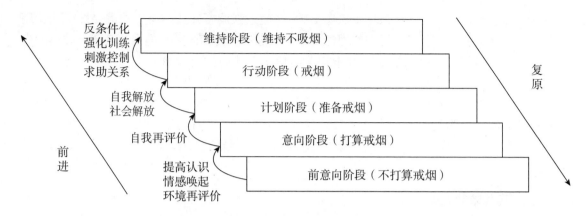

图 12-5　阶段变化理论示意图

（3）决策均衡：决策均衡指对行为改变的益处（自觉利益）和弊端（自觉障碍）的权衡。个体在权衡利弊的基础上，决定是否从行为的一个阶段发展到下一个阶段（图 12-6）。

（4）自我效能：自我效能指对自己能否完成特定任务的信心。成功的经验、榜样、言语劝说、情感和生理唤醒会对自我效能产生影响。

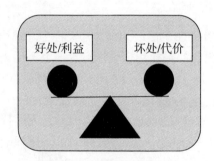

图 12-6　决策均衡示意图

（五）群体动力论

群体动力论借用了力学原理来解释群体对群体中个体的影响，进而揭示群体行为的特点。群体动力论中的要素包括群体规范、群体凝聚力、群体士气及群体压力。

在针对以学校、企事业单位、社区为基础的行为干预中，可以充分运用群体动力论。例如，在开展社区居民的运动、控烟干预时，如果对个体分散实施干预，个体的积极性不高且缺乏他人的监督和鼓励，往往难于坚持下去，最终半途而废、不了了之；但若将同一社区的几十名年龄及健康问题相似的个体组织起来，结成一个小组，开展群体干预，其效果比个体分散干预好得多。一方面，由于群体所确立的目标是全体成员的行为指向，因此绝大多数成员会积极支持和参与团体的目标行为，并成为自己的自觉行为。群体成员之间往往具有亲密的关系，每个成员有群体归属感和集体荣誉感。在这样的群体环境下，率先改变行为的个体可能成为群体中的骨干，起到示范与带动他人共同行动的作用。另一方面，由于归属感和集体荣誉感的存在，群体成员会受到群体规范的制约，形成群体压力。这种支持与压力的联合作用能有效地促使群体中的个体形成健康行为，改变危险行为。在群体间可以引入竞争与评价机制，利用群体凝聚力，激发群体的强大力量，促使群体成员健康行为的形成与巩固。评价可以总结成功的经验、发现存在的问题、激励行为干预取得良好效果的成员、督促还存在差距的个体，最终达到集体增进健康的目的。

二、健康咨询的程序

（一）健康咨询的程序

1. 健康信息收集　健康信息收集是全面、客观、真实地采集参与者的健康信息，找出危险因素，从而为下一步进行健康风险评估、制定健康管理计划、实施有效的健康维护做准备。运用的基本手段有问卷调查、体检和访谈。基于健康管理的个人信息收集应从生理信息、心理信息和社会适应性信息 3 个方面入手。生理信息主要包括身高、体重、腰围、血压、血脂、血糖等信息，主要通过医疗机构、体检机构，以及医院信息系统（HIS）、实验室信息管理系统（LIS）、实验室信息管理系统（PACS）等系统获取；心理信息指人的基本心理活动的过程，包括认识、情感、意志、行为、人格等因素；社会适应性信息主要包括饮食结构、工作、睡眠、运动、文化娱乐、社会交往等诸多因素。心理信息和社会适应性信息可通过定期问卷的方式收集。此外，伴随着多组学（基因组学、转录组学，表观组学、蛋白质组学、代谢组学）、暴露组学和表型组学的产生以及生物信息数据挖掘与机器学习分析工具等技术的发展和驱动，健康信息收集以健康医疗大数据、多组学、暴露组学和表型组学大数据为依托，收集相关信息，为精准的健康风险评估提供数据支持。

2. 健康状况评估　根据所收集的健康信息，对个人的健康状况及未来患病和（或）死亡风险的量化评估，通过将个人健康信息输入计算机软件，进行分析、建模、评估，预测个人在以后一段时间内发生某种疾病或存在健康危险的可能性。采用机器学习、人工智能和生物信息挖掘等技术，在分析大量的个人健康信息的基础上，建立包括生活方式、环境、遗传等危险因素与健康状态之间的量化关系，客观地明确目标人群的主要健康问题，并最终确定优先干预的健康问题，实现精准健康评估，从而制定精准的健康干预方案，真正指导目标人群的日常行为。在这个过程中，需要了解个体或群体存在哪些健康问题，权衡健康问题的严重性，了解健康问题对人群的生活质量、家庭和社会经济等方面的影响，明确它们是否可以通过健康管理方法有效预防控制等，最终确定一个或一组问题为重点干预的健康问题。

3. 确定健康干预目标　人群或个体的健康干预通常可以产生如下后果，如健康状况改善、行为生活方式的变化，以及健康知识、自我保健技能等的增加。为此，健康干预的具体目标一般可以分为健康目标、行为目标和教育目标（实现行为改变所必须具备的知识、技能等）。

（1）健康目标：从执行健康管理计划到目标人群健康状况的变化，需要的时间不同。如实行健康管理后几个月就能发现体重和血压得到控制，但是需要若干年才能出现人群高血压患病率的变化。因此，不同的健康管理项目要根据干预的健康问题、项目周期确定健康目标。

（2）行为目标：行为目标反映的是健康管理实施后，人群或个体行为生活方式的改善，如减少盐的摄入、做到规律运动、每月测量 1 次血压、遵从医嘱服用降压药等。

（3）教育目标：教育目标主要阐述通过健康管理，目标人群或个体在健康知识、技能方面的变化。众所周知，人们健康相关行为生活方式的改变，有赖于目标人群、个体对健康信息的了解、理解，以及其技能，具备了这些，他们才有可能真正采纳健康行为。由此可见，教育目标是健康管理的一个中间产出。

设定目标时，应注意效果较大的方法和容易执行的方法并不总是一致。譬如，对饮酒者来说，改变饮酒习惯对几乎所有的生活方式病有效，但实行起来极为困难。在设定目标时，考虑到效果的同时也需要其容易实施。即使有再好的效果，如果不实行也不会产生效果，反而会失去自信。因此改善目标应从效果不多但容易实行的项目中选取。如果努力会有效果就会有自信，接下来就能专心致力于效果更大的项目。

一般来说，"减少"这样的行动对参与人员来说是痛苦的，很难实行。相比之下，在不改变现在的生活习惯大框架下，"替换""选择"更容易实行。

4. 制定健康相关行为生活方式改善指导计划   根据健康信息制定相应生活方式改善策略，并对参与者进行指导。在第一次咨询时选择 2 项干预目标，此后咨询时追加 1 ～ 2 项，该比例最好。行为生活方式的改变需要一定的时间，如进行"减盐"项目时，在第一次咨询时应对全部参与者进行积极指导，而关于减盐以外的项目，可根据指导计划适当开展，一边观察"减盐"的干预经过及效果，一边讨论该项目的继续指导计划和下一个新项目的追加。

5. 制定指导计划的注意要点   通常指导前的生活习惯调查中获得的可改善的项目较多，但应尽量避免将过多的项目加入指导计划。第一次咨询指导时，应避免说"你摄取了过多的盐分""平时蔬菜、水果摄入过少""运动不足，体重过重"等，这样易导致参与者不再有信心参加。关于限酒，通常不是从第一次指导开始，多数情况下在第二次咨询之后才能顺利进行，因为在与参与者充分沟通之后才更容易对他进行指导。

6. 健康相关行为生活方式改善咨询要点   个人咨询指导是健康相关行为生活方式改善计划的基础，其优点是能够根据每个人的行为问题进行有效的指导，但指导效果很大程度上也取决于指导人员的技能。为进行更有效的咨询，应注意以下要点，见表 12-1。

7. 健康咨询指导检查列表见表 12-2。

表12-1   健康相关行为生活方式改善咨询要点

a．初次见面的第一印象很重要。面带微笑并礼貌接待，注意服装，自我介绍也很重要。

b．尽量在会话中使用参与者的名字。

c．尽量不要使用专业术语，要配合参考与，讲话通俗易懂。

d．与其说是教育和指导，不如说是与参与者的协商，为其自主解决问题提供支持。

e．不是对参与者进行评价或批判，而是对其的立场和感情有共鸣。最好不说"但是"，而用"是啊"这样肯定的语气附和。

f．不是把想传达的东西全部讲出来，而是在配合参与者的基础上，加进去。

g．不要用"这点常识"等语句来省略话题。一般人的智慧是片段的，会存在许多误解。

h．当不能断定血压高是否与参与者不健康的行为生活方式、压力等其他诸多因素有关时，以一种"改变生活方式就会有血压下降的余地"的态度来对待。

i．不要认为只要花费时间热心说话就会得到对方的理解。重要的是弄清参与者在行为变化的哪个阶段。

j．离题时要巧妙地回到原来的话题如，"那太有趣了。但是，关于 XXX，请再让我听一下"等。

表12-2　健康咨询指导检查列表

A．指导开始前的准备工作

1．客观地把握问题点了吗？

2．提出改善生活习惯的目标了吗？

B．初次咨询

1．是否做了自我介绍，谈话中是否让参与者说了自己的名字？

2．是否用浅显易懂的语言慢慢地说明？

3．问了参与者问题吗（是否是单方面的讲话）？

4．是否通俗易懂地说明代谢综合征会使心血管疾病发生风险增加？

5．是否简明地介绍了与参与者代谢综合征有关的生活习惯问题？

6．是否提出了具体的改善生活习惯的目标？

7．提出的目标是否能够用来具体地进行自我评价？

8．提出的目标是否可行？

9．提出的目标是否有改善的效果？

10．参与者是按照自己的意愿设定的目标吗？

11．设定的目标数目是否过多（是否设定了优先顺序）？

12．是否选择了合适的指导计划书，说明了计划书的使用方法？

13．是否进行了关于下次咨询的说明？

C．第二次咨询

1．确认设定目标的达成状况了吗？

2．一起分析记录的指导计划书了吗？

3．在达成目标的情况下，为了让参与者明白自己的理由，表扬对方。

4．如果没有达成目标，不要批判，而是提醒参与者注意。

5．没有达成目标的理由和参与者一起考虑了吗？

6．参与者是否有共鸣？

7．是否根据需要重新提供了生活方式病预防的正确知识？

8．是否适当地提出了到下次咨询前的新的设定目标？

9．参与者是否按照自己的意志设定了新的目标？

10．设定的目标数目是否过多（是否设定了优先顺序）？

11．是否选了合适的指导计划书，并把指导计划书的使用方法简单易懂地进行了说明？

12．是否进行了关于下次咨询的说明？

13．对非参与者是否采取了对应措施？

（二）健康咨询案例

某男士，42岁，汉族，已婚，大学文化，某企业高管，月收入1万元。妻子为某银行职员，女儿高中在读。家庭经济条件较好，居住环境好，社区有健身中心。该男士既往健康，无遗传病、慢性病、传染病史，对青霉素过敏，有医疗保险。其母亲在年轻时患过结核病，已治愈，父亲患有糖尿病。该男士不吸烟，极少饮酒，偏爱肉食，吃蔬菜少，但每天吃水果；每天早餐饮用一袋牛奶，吃一个鸡蛋和一片面包；在家吃饭时经常承担最后"打扫战场"的任务；每日饮水量约为1 400 ml；此外，由于职业关系其参加应酬较多。该男士每周运动量较少，每2～3周游泳一次，平时开车上班。其在写字楼工作，办公条件好，但经常需要出差。该男士事业成功，得到同事的一致认可，人际关系好，心理成熟、稳定。

体检结果：身高 178 cm，体重 86 kg，心率 69 次 / 分钟，血压 130/85 mmHg，总胆固醇 8.30 mmol/L、甘油三酯 4.12 mol/L，空腹血糖 5.2 mmol/L。血、尿、便常规正常，心肺功能正常。B 超显示有轻度脂肪肝。该男士本人已经意识到了血脂高的问题，愿意改变现状。

将上述资料信息分析整理，可以确定对于上述男士，当前的主要健康问题为超重（BMI = 27.14）、高脂血症和脂肪肝，主要原因包括偏好肉食、有时过量饮食、缺乏运动，这些需要改变。由于有糖尿病家族史，他未来的健康风险主要为缺血性心血管病和糖尿病。

1．确定健康干预目标根据上述健康评估结果，可以确定个体的健康干预目标，包括以下几点：

（1）在半年内，使体重减轻到 80 kg 以下，BMI 降低到 25 以下；在 1 年内，体重达到 76 kg 以下。

（2）通过半年的努力，使高血脂的情况有所改善，1 年内，使血脂指标达到正常范围。

（3）在 1 年内消除脂肪肝。

（4）形成均衡膳食、控制摄入量、保持运动的良好行为习惯。

2．健康干预指导　为了实现上述健康干预目标，需要从合理膳食、增加运动入手，然而，指导者不能简单地告诉参与者要合理膳食、增加运动，而是要根据参与者特点，对其饮食、运动行为提出明确、具体、可操作的指导。

（1）合理膳食

1）通过对参与者 1 周的膳食调查，计算出该参与者每日的热量摄入情况。

2）确定参与者理想的每日热量摄入。

3）依据理想热量摄入量确定每日膳食组合，给出组合的实例、数量。在指导个体掌握合理膳食技能时，可以用食物模型，帮助参与者以实物的形态明确自己每日可以摄入的各类食物分别是多少、蛋白质类食物之间如何替换、谷物类食物之间如何替换等，增加参与者对合理膳食的感性认识，并掌握合理膳食的方法。

4）教给参与者在外就餐应酬时如何控制热量的摄入量，如先食用素菜，后食用肉菜，来控制肉类、油炸食品的摄入以及控制食物摄入总量等。

5）指导参与者树立健康信念，不能为了省事而把多余的饭菜"打扫掉"，要让参与者充分认识到"打扫"多余饭菜的危害。

6）为参与者提供膳食记录表，建议参与者至少坚持做 2 周的膳食记录。

（2）增加运动

1）增加日常工作中锻炼的机会，如尽量选步行上楼而不是下楼，以减少对膝关节的损伤；午餐后不要直接回办公室开始工作，而是在休息 15 min 后，在公司楼下走 15 min。

2）早晨到公司后（为了避免早高峰堵车，经常早于工作时间到达办公室），在办公楼下快步行走 30 min，让身体微微出汗。

3）在居住小区健身中心办家庭健身卡，周末尽可能与家人一起安排游泳、打羽毛球等自己喜好的运动，每次不少于 1 h。

4）晚上睡前躺在床上，双脚并拢，缓慢抬起，直至与躯干成 90°角，再缓慢放下。10 次为一组，每天做 2 ~ 3 组。

5）为参与者提供运动记录表，建议参与者至少坚持做 2 周的运动记录。

3．随访与评估健康行为研究发现，人们行为生活方式的改变是一个不断认识决策的过程，而且在改变的早期需要更多的信息、技术以及心理支持，一旦行为形成并且逐步转化为一种生活方式、习惯，则行为更有可能保持下去。为此，在行为干预开始后，定期的跟踪、随访，及时发现参与者行为改变中的偏差、遇到的困难，要及时纠正偏差，帮助参与者克服困，调整干预活动。

一般而言，早期随访应该更加频繁，如每1～2周进行一次随访。如果随访发现参与者能够较好地按照行为指导去做，并且产生了预期的效果，则可以减少随访密度，之后可以延至每月随访1次，维持3个月左右，以后可以每2～3个月随访一次。当然，在进行行为干预期间，还需要给参与者留下指导医生的联系方式，如电子邮寄地址、电话等，便于参与者有问题时随时向指导医生求助。

针对上述案例，需要进行的随访与评估包括以下几点：

（1）干预开始的第1周、第2周，主动与参与者联系，查看膳食、运动记录，测量体重，评估参与者膳食、运动改善情况，以及相应的体重变化，记录测量体重的时间、数值，并计算BMI；然后根据评估结果给予参与者进一步的建议，必要时对膳食、运动干预措施进行适当调整。

（2）接下来每2周随访一次，连续3次，同时测量体重。这时，参与者已经进入了干预的第2个月，行为习惯初步形成。这时，要给予参与者心理、情感的肯定与支持，还要发动参与者的家庭成员对其行为改变给予支持和鼓励。另一方面，要关注其生活工作是否有变动，干预策略和活动是否需要进一步调整。

（3）在以后的干预过程中，可以每月随访一次，询问参与者合理膳食和运动的执行情况、是否遇到阻碍，帮助参与者克服。通过测量体重，计算BMI，让参与者看到自身体重的变化，这也是激励参与者坚持健康行为生活方式的有效手段。

（4）半年后将体检结果与最初的结果进行比较，确定BMI、血脂、脂肪肝的变化情况，评价是否达到预期目标。

随访的方式可以根据指导者和参与者的情况自行约定，最为理想的方法是约参与者到健康管理机构或社区卫生服务机构，以便于健康管理专业人员、社区医务人员利用本机构的设施、条件，对参与者进行指导、测量相关指标，当然也可以由指导者入户进行随访。如果参与者工作忙，也可以通过邮件、电话等方式进行随访。

三、健康咨询的不同类型与特征

健康相关行为生活习惯改善的指导形式可以分为初次咨询或随访咨询，1对1咨询或1对多咨询，可根据参与者的立场、指导者的立场、效果的评价、隐私保障等的不同，选择合适的指导形式，见表12-3。

表12-3 健康咨询的不同类型及其特征

	咨询类型			
	初次咨询		随访咨询	
	1对1咨询	1对多咨询	1对1咨询	1对多咨询
参与者人数	少	极多	极少	少至中等
参加的难易程度	◎	◎	○	○
实施地点	◎	△	◎	○
工作人员数	少	少至中等	少至中等	多
指导内容的多样性	△	×	○	◎
个别的具体指导	◎	×	◎	○
效果评价	×	×	○	○
适当的指导计划内容	○	○	△	△
参与者的把握	○	×	○	○
与指导人员的交流	○	×	○	◎
参与者自主成组	×	×	×	◎
参与者间的效果比较	×	×	×	◎
隐私保障	◎	○	◎	×
区域效果	×	◎	×	○
举例说明	保健指导 健康咨询	演讲会	保健指导 健康促进室	健康教室

◎，非常适合；○，适合；△，带条件的适合；×，不适合。

第三节 健康咨询的基本内容

一、营养咨询

1. 营养指导概论 平衡膳食、合理营养是健康饮食的核心。完善而合理的营养可以保证人体正常的生理功能，促进健康和生长发育，提高机体的抵抗力和免疫力，有利于某些疾病的预防和治疗。合理营养要求膳食能供给机体所需的全部营养素，而不发生缺乏或过量的情况。平衡膳食则主要从膳食方面保证营养素的需要，以达到合理营养。它不仅需要考虑食物中含有营养素的种类和数量，还必须考虑食物合理的加工方法、烹饪过程中如何提高消化率和减少营养素的损失等问题。营养指导的原则可以简化为"一多三少"，即摄食种类多、量少、盐少、油少。摄食种类多是营养平衡的最大原则。各种食物所含的营养成分不同，适当、有意地增加摄食品种，粗细粮搭配，主副食结合，平衡食用各种肉蛋奶、海产品和蔬菜水果，才能营养互补、饮食合理。不论食品营养有多么丰富或是多么健康，如果每天吃、每餐吃，都会引起营养不平衡的问题。

2．基础食品 基础食品主要包括 6 类：①肉类，包括畜禽肉类、鱼虾类等；②乳类，包括牛乳、乳制品等；③黄绿色蔬菜，包括胡萝卜、菠菜等深色蔬菜；④淡色果蔬，包括萝卜、土豆等浅色蔬菜及各种水果；⑤碳水化合物，包括各种谷物等；⑥脂类，包括各种动物及植物油脂。

3．膳食指南及膳食宝塔

（1）中国营养学会在 2007 年公布的《中国居民膳食指南》中的一般人群膳食指南包括：

1）食物多样，谷类为主，粗细搭配。

2）多吃蔬菜水果和薯类。

3）每天吃奶类、大豆或其制品。

4）常吃适量的鱼、禽、蛋和瘦肉。

5）减少烹调油用量，吃清淡少盐膳食。

6）食不过量，天天运动，保持健康体重。

7）三餐分配要合理，零食要适当。

8）每天足量饮水，合理选择饮料。

9）饮酒应限量。

10）吃新鲜、卫生的食物。

（2）中国居民平衡膳食宝塔：中国居民平衡膳食宝塔是根据《中国居民膳食指南》结合中国居民的膳食结构特点设计的，它把平衡膳食的原则转化成各类食物的重量，并以直观的宝塔形式表现出来，便于公众理解和在日常生活中实行（图 12-7）。

4．特殊人群的膳食指南 在一般人群膳食指南的基础之上，针对特殊人群又对此膳食指南加以补充：

（1）备孕妇女膳食指南：健康的身体状况、合理膳食、均衡营养是孕育新生命必需的物质基础。备孕妇女膳食指南在一般人群膳食指南基础上特别补充 3 条关键推荐：

1）调整孕前体重到适宜水平。肥胖或低体重的育龄妇女是发生不良妊娠结局的高危人群，备孕妇女应该通过平衡膳食和适量运动来调整体重，使体重指数（BMI）达到 $18.5 \sim 23.9 kg/m^2$ 的范围。

2）常吃含铁丰富的食物，选用碘盐，孕前 3 个月开始补充叶酸。

3）禁烟酒，保持健康生活方式。

（2）孕期妇女膳食指南：孕期是生命早期 1 000 天机遇的起始阶段，营养作为最重要的环境因素，对母亲和胎儿双方近期和远期健康都将产生至关重要的影响。孕期妇女膳食指南要在一般人群膳食指南基础上特别补充 5 条关键推荐：

1）补充叶酸，常吃含铁丰富的食物，选用碘盐。

2）孕吐严重者，可少量多餐，保证摄入含必要量碳水化合物的食物。

3）孕晚期适量增加奶、鱼、禽、蛋、瘦肉的摄入。

4）适量身体活动，维持孕期适宜增重。

5）禁烟酒，愉快孕育新生命，积极准备母乳喂养。

（3）哺乳期妇女膳食指南：哺乳期妇女的营养状况是泌乳的基础，如果哺乳期营养不足，将会减少乳汁分泌量，降低乳汁质量，并影响母亲健康。另外，产后情绪、心理、睡眠等也会影响乳汁分泌。鉴于此，哺乳期妇女膳食指南在一般人群膳食指南基础上增加 5 条关键推荐：

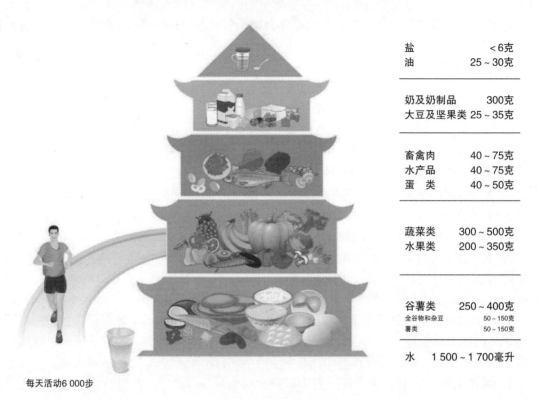

图 12-7   中国居民平衡膳食宝塔

引自：中国营养学会. 中国居民膳食指南（2016）北京：人民卫生出版社，2016.

1）增加富含优质蛋白质及维生素 A 的动物性食品和海产品的摄入，选用碘盐。

2）产褥期食物多样不过量，重视整个哺乳期营养。

3）愉悦心情，充足睡眠，促进乳汁分泌。

4）坚持哺乳，适度运动，逐步恢复适宜体重。

5）忌烟酒，避免浓茶和咖啡。

（4）6 月龄内婴幼儿喂养指南：6 月龄内是一生中生长发育的第一个高峰期，对于能量和营养素的需要高于其他任何时期。基于目前已有的科学证据，同时参考世界卫生组织（WHO）、联合国儿童基金会（UNICEF）和其他国际组织的相关建议，中国营养学会提出了6 月龄内婴幼儿母乳喂养指南。核心推荐为如下 6 条：

1）产后尽早开奶，坚持新生儿第一口食物是母乳。

2）坚持 6 月龄内纯母乳喂养。

3）顺应喂养，建立良好生活规律。

4）生后数日开始补充维生素 D，不需补钙。

5）婴幼儿配方奶是不能纯母乳喂养时的无奈选择。

6）监测体格指标，保持健康生长。

（5）7 ～ 24 月龄婴幼儿喂养指南：7 ～ 24 月龄婴幼儿处于 1 000 日机遇窗口期的第 3 个

阶段，适宜的营养和喂养不仅关系到婴幼儿近期的生长发育，还关系到他长期的健康。基于目前已有证据，同时参考 WHO 等相关建议，中国营养学会提出了 7 ~ 24 月龄婴幼儿喂养指南。推荐以下 6 条：

1）继续母乳喂养，满 6 月龄起添加辅食。

2）从富含铁的泥糊状食物开始，逐步添加辅食达到食物多样。

3）提倡顺应喂养，鼓励但不强迫进食。

4）辅食不加调味品，尽量减少糖和盐的摄入。

5）注重饮食卫生和进食安全。

6）定期监测体格指标，追求健康成长。

（6）学龄前儿童膳食指南：学龄前儿童是指 2 ~ 5 岁的儿童，这个时期是培养儿童良好饮食习惯的关键时期，也是生长发育的关键时期。基于 2 ~ 5 岁儿童生理和营养特点，中国营养学会在一般人群膳食指南基础上增加以下 5 条关键推荐：

1）规律就餐，自主进食不挑食，培养良好的饮食习惯。

2）每天饮奶，足量饮水，正确选择零食。

3）食物应合理烹调，易于消化，少调料、少油炸。

4）参与食物选择和制作，增进对食物的认知和喜爱。

5）经常户外运动，保障健康生长。

（7）学龄儿童膳食指南：学龄儿童是指从 6 岁至 12 岁的未成年人，学龄儿童期是学习营养健康知识、养成健康生活方式、提高营养健康素养的关键时期。中国营养学会在一般人群膳食指南的基础上，增加如下 5 条推荐：

1）认识食物，学会烹饪，提高营养科学素养。

2）三餐合理，规律就餐，培养健康饮食行为。

3）合理选择零食，足量饮水，不喝含糖饮料。

4）不偏食节食，不暴饮暴食，保持适宜体重增长。

5）保证每天至少活动 60 分钟，增加户外活动时间。

（8）老年人膳食指南：老年人和高龄老人分别指 65 岁和 80 岁以上的老年人。由于年龄增加，老年人的器官功能出现不同程度的衰退，这会明显影响老年人摄取、消化、吸收食物的能力，使老年人容易出现营养不良、贫血、骨质疏松、体重异常和肌肉减少等问题，也极大地增加了患慢性病的风险。因此，老年人在膳食及运动方面更需要特别关注。中国营养学会在一般人群膳食指南的基础上，增加了以下 4 条关键推荐：

1）少量多餐细软，预防营养缺乏。

2）主动足量饮水，积极户外运动。

3）延缓肌肉减少，维持适宜体重。

4）摄入充足食物，鼓励陪伴就餐。

二、运动咨询

1. 运动指导概论　有益健康的身体活动应该适度（包括运动的形式、频度、时间、强度），还应注意有关的注意事项。针对不同人群、不同生理和病理状态，适度运动又有不同的内涵。其中基本的考虑是：①平常缺乏身体活动的人，如果能够经常（如每周 3 次以上）

参加中等强度的身体活动，健康状况和生活质量可以得到改善；②通过身体活动获得健康促进效益不必从事很剧烈的运动锻炼，强度较小的身体活动也有促进健康的作用，但产生的效益相对有限；③适度增加身体活动量（时间、频度、强度）可以获得更大的健康促进效益；④不同的身体活动形式、频度、时间和强度促进健康的作用有所不同，心肺耐力运动、力量练习运动和柔韧性运动可以获得更全面的健康促进效益。

2. 运动指导的目标 运动指导的目标为改变不利于健康的久坐少动的生活方式，减少缺乏运动和运动不足人群的比例，指导合理运动，避免运动伤害，预防和辅助治疗疾病，降低医疗费用，提高生命质量。

3. 各个年龄段人群的运动指导

（1）老年人运动指导

1）目标：老年人身体活动的目标包括改善心肺功能，提高摄取和利用氧的能力，保持肌肉力量、延缓肌肉减少和骨丢失的速度，减少身体脂肪的蓄积和控制体重增加，降低跌倒的危险，调节心理平衡、减慢认知能力的退化、提高生活自理能力和生活质量，防治慢性病。

2）内容：老年人的运动方式应多样化，如有氧耐力运动、肌力训练、灵活性和协调性运动，并将这些运动有机地结合起来。运动锻炼的内容包括：①氧耐力运动，根据年龄、性别和兴趣的差异，选择步行、慢跑、跳舞、骑车、游泳和太极拳等；②抗阻运动，如辅助哑铃、沙袋、弹力橡皮带和拉力器等进行锻炼，也可徒手进行；③灵活性和协调性运动，上肢、下肢、肩、臀和躯干部关节屈伸练习，如广播操、韵律和专门编排的关节活动操等。各种家务劳动、舞蹈、太极拳等也包含关节灵活性和动作协调性等运动外的成分，灵活性和协调性运动可作为准备运动的一部分，也可以在步行中配合四肢和躯干的体操动作。

3）活动量：老年人健身运动不追求运动强度，而是靠运动的积累作用和长期坚持产生的综合效应。①强度，老年人身体健康状况和运动能力的个体差异较大，身体活动强调量力而行，老年人的运动强度推荐以心率计算，应小于70%最大心率。对于保持心脏代谢健康的运动强度，可低于最大心率的50%。②时间，根据个人情况，每周运动3～5天，根据各人情况每天运动的时间可为10～60分钟不等，也可采用间歇运动，分几次完成，每天积累活动的时间应达到30～60分钟。③频度，老年人的运动频度与一般人的推荐一致，即鼓励每天都进行一些身体活动，并根据个人身体情况、天气条件和环境等调整活动的内容。

4）注意的问题：对于不同年龄组的老年人，鼓励他们持之以恒地参加健身运动，并应注意以下问题：①老年人参加运动期间，应定期做医学检查和随访。②老年人感觉和记忆力下降，应反复实践、掌握动作的要领，老年人宜参加个人熟悉和有兴趣的运动项目。③老年人应学会识别过度运动的症状。运动指导者应保证老年人在健身运动中的安全，避免伤害的发生。④老年人体能低、适应能力较慢，运动进展速度要缓慢，延长准备和整理活动的时间。⑤老年人常合并有骨质疏松症和下肢骨关节病，不宜做高冲击的活动，如跳绳、跳高等运动。⑥老年人在服用某些药物时，不能用心率来测定运动强度，可采用自觉运动强度分级表来判断运动强度。老年人健身运动一般不应超过"感觉稍累"这一强度。

（2）成年人运动指导

1）目标：增强体质、预防慢性病、保持肌肉力量、延缓身体衰退、改善心肺功能、改善能量平衡。

2）内容：①耐力运动，步行、慢跑、骑车、游泳、登山、舞蹈等；②肌力运动，保持或增加腹肌、腰背肌和四肢肌肉的肌力，可通过器械抗阻运动进行练习；③与生活方式有关的身体活动，通过生活中各种身体活动增加总身体活动水平，如爬楼梯、家务劳动、与职业和交通出行有关的身体活动等。

3）活动量：耐力运动一般选择中等强度的运动，运动心率＞60%的最大心率，逐渐增加，每周3～7次。肌力运动一般采用个人最大负荷的30%～50%的运动强度进行训练，将不同肌群分组练习。开始每组动作少、每个动作重复次数少、每组之间休息的时间长，待到适应后，动作数、重复次数逐渐增加。每周练习2～3次，每次20～30分钟。

4）注意事项：注意运动强度和时间，避免运动过度造成的损伤。

（3）青年人运动指导

1）目标：以提高身体素质、学习运动技能、培养运动兴趣为目的。

2）内容：①耐力运动，如跑步、骑车、游泳、登山、划船、滑冰、滑雪、舞蹈、体操、球类等运动；②肌力运动，增加胸肌、腹肌、腰背肌和四肢等肌肉的力量和体积；③运动技能的学习，结合运动锻炼进行，如球类、体操、田径、舞蹈、游泳等。

3）活动量：耐力运动一般选择中等以上运动强度，运动心率为最大心率的60%～85%，每天运动40～60分钟，每周5～7次。肌力运动一般采用个人最大负荷的40%～70%的运动强度进行训练，各肌群分组练习，每周练习2～4次，每次30～60分钟。

4）注意事项：注意运动强度和时间，避免运动过度造成的损伤。

（4）儿童运动指导

1）目标：学习基本的运动项目，培养运动兴趣。

2）内容：儿童期可以学习骑自行车、跑步、游泳、体操、各种球类等运动。

3）活动量：有氧运动的运动强度一般采用个人最大负荷的60%左右，一周活动2～3次，1周活动时间保持在200分钟左右。

三、心理咨询

1．心理指导概论　心理咨询是心理学专业工作者通过一次或多次专门的咨询技术，改变来访者的认知评价，调节其情绪状态，以缓解或改善来访者的心理困境。心理咨询是一项非常有效的方法，一般需要经过专门训练、有一定经验的人员担任。心理咨询的次数一般依据来访者心理问题的程度、个性特征和社会环境等因素确定。心理咨询的方法最常见的有精神分析疗法、来访者中心疗法、认知疗法、格式塔疗法及现实疗法等。所有这些疗法可大抵分为两大类：一类是认知领悟疗法，旨在通过改变提高人的认知方式来缓解其心理困惑和障碍；另一类是行为矫正（behavioral modification）疗法，旨在以建立新的条件反射来矫正人的不良行为方式。

2．心理指导方针　心理咨询在心身疾病的治疗中主要致力于与患者共同探索疾病发生发展的规律及心理机制，改变患者的不合理信念，改善患者的不良心境，帮助患者树立信心，与患者共同构建健康的生活方式。

四、睡眠咨询

1．睡眠指导概论　受失眠和睡眠不足困扰的人越来越多，其根本原因是现代人生活方式的变化。人也是动物的一员，我们的身体受到脑的生物钟控制，睡眠也须服从生物节律。

按照生物钟的有节律的生活方式是随日出起床、白天活动、傍晚休息。如果按这样的节律生活，晚上就能自然入睡。但是现代人破坏了这一节律，不仅是成年人，就连儿童每天都很忙碌。每当工作繁忙时，就只能减少睡眠时间。现代人生活方式的特征就是睡眠前一直处于紧张状态。在受到电视、电脑、书籍等视觉刺激时，脑会一直处于觉醒状态。因为视觉刺激导致的兴奋状态很不容易平静下来，所以也就很难入睡。

2. 睡眠指导方针　一般来讲，理想的睡眠需要 6.5 ~ 8.5 小时（成年人）。睡眠通常分非快速眼动睡眠和快速眼动睡眠两种，这两种睡眠一起为一个周期，这种周期循环往复，构成我们的睡眠。每个周期大约 90 分钟，周期快结束时处于快速眼动睡眠状态。若睡眠时间足够，且符合睡眠周期，我们就能收获好的睡眠。睡眠时间从上床到入睡如果按 30 分钟计算，假设睡 4 个周期就是 6.5 个小时（30 分钟 + 4×90 分钟 =6.5 小时）。也就是说，睡眠时间除了时长外，醒来的时机也很重要。如能在睡眠周期快结束时醒来，就会有睡得很好的感觉。

养成好的睡眠习惯的具体方法：①睡前 1 个小时，换好睡衣，刷牙漱口；②睡眠和体温关系密切，体温下降时就会出现困意，睡前泡澡和泡脚非常有助于睡眠；③舒缓的音乐和植物精油可使大脑放松，睡前准备一些自己喜欢的精油和音乐也有助于入睡。

五、合理用药咨询

1. 合理用药指导概论　除了通过饮食和运动等改善生活习惯外，有时也需要服用药物。药物治疗不仅能改善体检指标，也是预防心肌梗死和脑卒中的有效手段之一。慢性病的药物治疗通常需要长期，但不能忘记饮食和运动等生活习惯改善是慢性病健康管理的基础。改善生活习惯，不仅能减少药物使用量，也为长期安全用药提供保障。对于需要药物治疗的患者，了解药物的作用机制对坚持药物治疗也会有帮助。

2. 合理用药指导方针　高血压、糖尿病、高脂血症等慢性病需要长期服药治疗。下面以高血压为例简述一下合理用药的指导方针。首先要了解常用药物的作用机制。血管阻力和心输出量（体液量和心率）是影响血压的主要因素，所以降压药也主要通过减少血管阻力和心输出量来发挥作用。减少血管阻力的主要药物包括钙离子拮抗剂、血管紧张素Ⅱ受体阻断药、血管紧张素转换酶抑制剂等，减少体液的药物有噻嗪类利尿剂和减低心肌收缩力和心率的β受体阻断药等。其次推荐家庭自测血压。日常生活中血压时时刻刻都在变化。现在家庭血压监测已经普及，所以不应仅仅在健康体检和就诊时测量血压，也推荐并教会患者每天在家里自测血压。这不可以帮助我们了解个体血压的变化规律，也对区别白大衣高血压（家庭血压正常、诊室血压升高）、勺型高血压（夜间血压降低）和反勺型高血压（夜间血压升高）和药物降压过度或不足等情况有帮助。最后降压药物治疗需要个体化。降压药的使用基本原则是从 1 日服用一次的长效型、低剂量、单一药物开始。单一药物达不到降压目标时，可以增加剂量或与其他不同作用机制的药物并用。两种药物仍然达不到预期效果的话，可少量使用利尿剂提高降压效果。尽管一般来说降压药需要终身服用，但通过改善生活习惯，减少药物用量和种类是有可能的。

六、遗传咨询

1. 遗传咨询指导概论　遗传咨询主要利用人类遗传病学、基因诊断技术和数据，对不孕不育、单基因病、多基因病患者服务，提供产前诊断、结婚、妊娠、生产和婴儿保健的指导、亲子鉴定，告知近亲婚姻的危险性等。遗传病有三大类上千种，有单基因病、多基因病、染色体病。遗传咨询中询问者所提的问题大致有以下几方面：①双亲中一方或家属有遗传病或先天畸形，所生育的孩子患病的概率有多少？②已生育过一个遗传病患儿，如再生育，新生儿是否会患同种病，其概率是多少？③双亲正常，为何生出有遗传病的婴儿？如何治疗和预后？④孕期妇女接触过射线或某些化学物质，会影响胎儿的健康发育吗？⑤有遗传病的人能否结婚，其生育的子女是否一定患病？⑥可否近亲结婚？⑦某些畸形可否遗传？⑧遗传病的预防和治疗方法等。

2. 遗传咨询指导方针　根据《卫生部关于印发〈产前诊断技术管理办法〉相关配套文件的通知》，常见的遗传咨询对象有如下 9 种：①不能自理、自主的不明原因智力低下、精神分裂症或先天畸形儿的父母；②有不明原因的反复流产或死胎、死产等情况的夫妇；③婚后多年不育的夫妇；④ 35 岁以上的高龄孕妇；⑤长期接触不良环境因素的育龄青年男女；⑥孕期接触不良环境因素的孕妇；⑦患有某些慢性病的孕妇；⑧常规检查发现异常者；⑨常见遗传病筛查发现异常者。一般的遗传咨询要经过如下程序：现症分析信息包括现症分析、主诉、体格检查、临床经验、医疗史、生育史（流产史、死胎史、早产史）、婚姻史（婚龄、配偶健康状况）、环境因素、特殊化学物接触情况和特殊反应情况，年龄、居住地区、民族。确定遗传病要根据采集到的信息，做出相应的实验室检查，如染色体分析、基因诊断等。产前诊断根据现症分析、临床经验，采取适当的产前诊断方法。临床应用的主要采集标本方法有绒毛膜穿刺、羊膜腔穿刺、脐静脉穿刺等。产前诊断方法有超声诊断、生化免疫学诊断、细胞遗传诊断、分子遗传学诊断等。

3. 个体基因检测咨询　个体基因检测目前主要用于两个方面：①肿瘤个体化基因检测，根据不同抗肿瘤药物相对应的特定靶标进行分子生物学水平的检测，从而发现肿瘤患者对该药物的敏感度和不良作用的差异，帮助临床医生对患者在合适的时机选用合适的药物和剂量。②疾病易感基因检测，是指我们通过分子生物学手段破译人体携带的基因密码，从而预测个体将来患某种或某些疾病的概率。简单地说所谓基因检测，就是取检测对象的一滴血、口腔黏膜或其他组织细胞，经提取和扩增其基因信息后，通过特定设备对检测对象细胞中的DNA 分子等基因信息进行检测，分析他所含有的各种疾病易感基因的情况，从而使人们能及时了解自己的基因信息，预测身体患疾病的风险，并采取可能的措施加以预防。目前有1 000 多种遗传性疾病可以通过基因检测技术做出诊断。同时需要注意的是基因检测不等同于疾病诊断，检测结果若提示有高的患病风险，不等于已经患病，或者将来一定会患病。它是用来帮助我们调整诱导疾病发生的环境因素，从而达到延缓或者避免疾病发生的目的。因为有很多疾病即使易感基因因素已经存在，但是没有外因的诱导，没有外界环境和遗传背景的相互作用，疾病也不会马上发生。随着医学技术的发展和人工智能在医学领域中的应用，基因检测技术将会更加完善。目前已经被发掘的基因相关信息也只能达到人类全部基因的3%，未来新的技术手段的开发将大大提高人类对我们自身遗传信息的认识，也能更好地理解基因与疾病、健康之间的关系，在健康和亚健康时期主动预防疾病，做好健康管理；同时基因检测可以指导用药，避免不当用药对人体造成重大损伤，提高生命质量。

本章小结

　　本章重点介绍了健康咨询的基本概念以及其产生的理论背景，系统地描述了健康咨询的理论、程序及不同类型咨询的特征，并从营养、运动、心理、睡眠、合理用药以及遗传等方面具体介绍了健康咨询的基本内容，进而对健康咨询工作提供理论支持及技术指导。

思 考 题

　　1. 简述健康咨询的基本概念，并列举常见的咨询内容。
　　2. 简述疾病自然史与健康咨询的关系。
　　3. 简述阶段变化理论的 6 个阶段。
　　4. 简述健康咨询的一般流程。
　　5. 简述健康咨询的常见类型及其特征。

（刘英丽　田庆宝）

参考文献

[1] 王培玉. 健康管理学. 北京：北京大学医学出版社，2012.
[2] 中国保健协会，国家卫生计生委卫生发展研究中心. 健康管理与促进理论及实践. 北京：人民卫生出版社，2017.
[3] 傅华. 健康教育学. 北京：人民卫生出版社，2018.

第十三章　营养干预

第一节　精准营养概述

精准医学（precision medicine）是一种将个体基因、环境与生活习惯差异考虑在内的疾病预防与处置的新兴医学手段，它集合了疾病预防、疾病病因病理过程的认知、基于新科技的诊断分析手段及疾病治疗，为患者提供尽可能有效、安全和经济的医疗方案。基因测序等现代生物医学分析技术的进步、大数据分析工具的出现及各种组学技术的发展，极大地推动了精准医学时代的到来。作为现代医学重要分支的营养学，在精准医学时代，亦诞生了精准营养学。精准营养作为精准医学在预防医学领域的重要分支，由于其着重疾病预防和有广泛的目标人群，日益受到人们的关注。

传统营养学主要研究膳食与机体的相互作用及其对健康的营养、作用机制以及据此提出预防疾病、保护和促进健康的措施、政策和法规等。精准营养学与精准医学类似，是通过对个体的遗传特征、肠道微生态、代谢特征、生理状态、生活方式以及临床指标等相关因素对营养需求和干预效果进行分析，以此指导和实现安全高效的个体化营养干预，维持机体健康。国际营养遗传学/营养基因组学学会在阐释精准营养学时，把营养学的目标人群总结为三种层次的分类：第一种为传统营养学分类，按照年龄、性别及社会特征进行分层；第二种为按照有关机体营养状态的表型信息进行分层，如人体测量指标、生化代谢分析、体力活动情况等；第三种为按照罕见或常见的基因变异对人群分层。实际上这三种层次分类也在一定程度上代表营养学的发展。随着精准营养发展，更广泛的人群分层还将包括基于基因组学、代谢组学、蛋白质组学、微生物组学、表型组学、暴露组学、转录组学、表观遗传组学等因素的细分。

传统的基于人群的膳食营养干预主要是以各种膳食指南的形式呈现。由于个体受其遗传背景及肠道微生态等因素的影响，对营养素的需求存在个性化差异；而且不同疾病状态下的患者对特定营养素的需求和实际干预的效果也有所差异。如何针对不同个体基本特征、特定生理状态以及有差异的营养素需求，进行精准化营养干预，达到预防和控制疾病目标，是精准营养学需要解决的重要问题。

精准营养干预主要针对特定的个体，提供科学合理的精细化营养干预方式，对人体潜在疾病进行预防和控制，达到促进健康目的，因此，具有重要的科学意义和应用价值。伴随着基因组学、代谢组学、蛋白质组学、微生物组学、表型组学、表观遗传组学等组学及大数据分析技术的发展，基于个体特征的精准营养干预将成为营养干预措施发展的重要方向。那么如何实现精准营养干预？精准营养干预中很多新领域尚刚刚起步，未知部分有待营养学家们进一步不断探索。本章将针对基于肠道菌群和基于遗传学的精准营养管理进行讨论分析，并结合其他有较好临床实践基础的精准营养管理方向，进行具体论述。

第二节　基于肠道菌群的精准营养管理

精准营养管理是通过收集个体的遗传特征、肠道微生态、代谢特征、生理状态、生活方式以及临床指标等相关因素，指导和实现个体化营养状态的管理，以维持和促进人体健康。精准营养管理的发展与各种组学技术的发展密切相关，包括基因组学、代谢组学、蛋白质组学、微生物组学、表型组学等。其中，肠道微生物作为人体"第二基因组"，与许多疾病的发生发展有着密切联系，如炎症性肠病、肥胖、2 型糖尿病、动脉粥样硬化、帕金森病、抑郁障碍等。肠道微生物还可编码多种酶调控代谢系统，进而影响膳食成分和药物的代谢反应。

随着研究的不断深入，人们发现尽管外部环境因素只能解释菌群变异的很小一部分，但合理的营养干预仍可以通过调控肠道菌群的多样性及结构组成，使其向着对人体健康更有利的方向发展。为了能更精准地调控肠道菌群，科学家基于肠道微生物组提出"肠型"的概念，将不同的肠道微生物群落组成类型定义为肠型，可以更好地了解和监测人体的健康 / 疾病状态，个性化开展肠道微生物调节干预。基于肠道菌群的精准营养管理需要对人体整个系统及全生命周期的变化都有精确的了解，并对肠道菌群干预将产生的效果进行准确的预测。未来随着组学技术的发展和大数据分析方法的进步，研究者可以更明确地知道哪些具体的营养素或膳食模式可以影响哪种菌群的生长，进而可以开展具有明确靶向的治疗方案。同时，结合个人微生物组和遗传特征，可以更好地预测个人的药物反应，并且可以通过调节肠道微生物组改善个体的药物疗效。因此，通过精准营养管理来个性化调节肠道菌群将会有很大的发展潜力。

一、肠道微环境与营养因素

（一）肠道微生态

肠道微生态由 4 个组成部分组成：胃肠道分泌物、上皮细胞、营养物质以及微生物群。肠道微生态环境是动态的，它随地理、饮食和微生态学的动态改变而变化。其中肠道微生物群是寄生于胃肠道的微生物的集合，多达 1 000 种不同的细菌种类和超过 7 000 种不同的菌株生活在肠道中。正常成年人肠道内的微生物总重量有 1 ~ 2 kg，它是肠道微环境的主要构成部分。专性厌氧菌是健康胃肠道微生物群的主要组成部分（如拟杆菌和硬壁菌），数量超过需氧菌和兼性厌氧菌。同时，宿主和环境因素（如饮食、生活方式、抗生素治疗、益生菌等）共同影响着肠道微生物的组成和结构。

肠道菌群是一个庞大而复杂的微生态系统，主要作用是维护胃肠道的正常功能，帮助消化和吸收营养物质，从而支持宿主和自身的生长、增殖。同时，维生素的合成和各种矿物质的吸收（如钙、镁、铁等）也需要肠道菌群辅助完成。肠道菌群能够产生多种黏附在消化道黏膜表面的有益化合物，阻挡病原微生物入侵，还可以影响肠上皮细胞的增殖和分化，从而发挥调节肠道免疫功能的作用。在人体物质代谢、免疫调节、抑肿瘤、抗衰老及神经发育等方面，肠道微生态系统都发挥着多样化的功能，是人体重要的"微生物器官"。

（二）肠道菌群建立历程——从婴幼儿到成年

婴儿出生时从一个微生物共生环境转入另一个微生物共生环境，从母亲的微生物群过渡进入其自身的微生物群。胎儿在羊水中处于无菌状态发育，只有当羊膜破裂和胎儿通过产道时才发生微生物定植。出生后不久，新生儿的肠道就迅速开启了微生物定植历程。婴幼儿出生早期，肠道生态环境中占据主导地位的是兼性需氧微生物和需氧微生物。这些微生物将会使肠道的含氧量下降，从而促进随后以厌氧菌为主的复杂菌群的增殖。

尽管在生命早期微生物在肠道定植的过程遵循上述普遍模式，但新生儿的肠道菌群还是显示出很大的个体差异，并随着时间更加多变，比成年人肠道菌群的差异程度要显著。然而，这种反映物种群落之间差异的 β 多样性指数会在 12 个月内不断降低；同时反应菌群物种多样性的 α 多样性指数不断升高，提示新生儿菌群随着时间变得更加复杂。在此期间个体差异日渐降低到成年人的典型水平。成年人的肠道菌群稳定结构形成的确切年龄尚不明确，但一般发生在 2.5 ~ 3 岁。在此年龄段，大多数细菌群落已经达到成年人微生物群的稳定状态，其余部分微生物群组可能仍然需要更多的时间来达到这样的稳定状态。事实上，有些差异似乎持续到青春期前期。

研究调查表明婴儿 1 岁时肠道微生物群分布与母乳喂养时间有关。研究采用 Illumina miseq 平台，从 52 名 1 岁的健康澳大利亚儿童粪便样本中制备细菌 16S rRNA 基因的 v3/v4 区扩增子。研究发现 1 岁时仍坚持母乳喂养的儿童粪便微生物群与早期断奶的儿童粪便微生物群有显著差异，且这一差异与辅食引入的年龄无关。在仍母乳喂养的儿童中，韦荣球菌属的丰度较高；不再母乳喂养的儿童具有更"成熟"的微生物群，硬壁菌门丰度显著增加。儿童的微生物群在不同分娩方式或不同抗生素暴露中无明显差异。基于儿童喂养模式的进一步分析发现，母乳喂养并伴有辅食添加的儿童与混合喂养并伴有辅食添加的儿童相比，微生物群特征明显不同。这项研究证明，即使是在后期婴儿已经有辅食添加的情况下，母乳喂养仍会持续影响肠道微生物群落；该年龄段内，分娩方式或抗生素暴露对这些健康儿童的微生物群落特征没有明显的影响。

（三）影响肠道微环境的营养因素

人类肠道微生物群的组成是由多种因素决定的。最新研究指出对人类肠道微生物群组成的影响中，环境因素比宿主遗传学背景起到更大作用。Eran Segal 等从 1046 名源自德国、北非、也门和中东后裔的以色列成年人，以及以色列塞法迪成年人中收集了血液和粪便样本，比较了宿主基因图谱和微生物组数据，发现祖先源自哪里与微生物组成没有显著相关性。这证明肠道微生物群与遗传祖先没有显著的关联，宿主遗传学在确定微生物群组成方面起着次要作用。超过 20% 的微生物群变异是与饮食、药物和人体测量相关的因素有关。

Flemish 肠道菌群项目对 1 106 名受试者进行了问卷调查，并通过 16S rRNA 测序检测了他们粪便样本的肠道菌群。在所有影响肠道菌群的元数据类别中，共识别出 69 个协变量。将其合并到更广泛的预先确定的类别中，发现健康状态、膳食资料、血液学指标、生活方式、人体测量数据和排便习惯是影响肠道菌群的重要因素。其中，归属于膳食因素的协变量数量占所有因素类别的第二位。来自荷兰人群队列的 1 135 名受试者的肠道微生物群深度测序显示，微生物群与 126 个外源性和内源性宿主因子之间有密切的关系，其中包括 31 个内因子、12 种疾病、19 个药物组、4 个吸烟类别和 60 个饮食因子。另有动物实验研究也发现了膳食因素对于塑造肠道菌群的重要性。由此可见，以膳食因素为代表的环境因素在驱动微生物群体方面的作用远远超过遗传学，表明膳食因素在通过调整肠道菌群进而影响疾病发作和疾病进展方面可能有着更重要的地位。

越来越多的证据表明肠道微生物群在宿主代谢和健康中起着关键作用，这揭示了肠道细菌与人类疾病之间存在因果关联的可能性。其中报道的部分功能性作用可归因于宿主膳食中特定的营养素或是宿主的特定膳食模式（如膳食纤维等）。膳食纤维是人类饮食中微生物群可获取碳水化合物的主要来源，膳食纤维摄入不足可以引发人体肠道微生物多样性水平和有益代谢产物的大幅度降低。膳食蛋白质的组成和质量是影响动物生长发育和健康状况的主要因素。胃肠道中的膳食蛋白质不仅能被宿主利用，还可以以任何形式（氨基酸、肽和完整蛋白质）用作肠道微生物生长的底物。在脂肪和膳食纤维含量相同的条件下，高蛋白食物可使类杆菌和梭状芽孢杆菌的数量显著增加，同时降低青春双歧杆菌的数量。肉碱在短链脂肪酸的内源性代谢中起着重要作用，同时它还能影响结肠微生物群的高纤维发酵能力。结肠微生物群可以使用肉碱作为碳、氮或电子受体的来源。此外，肉碱可被肠道微生物群用作抵御不同应激源的保护性溶质。

不仅单一营养素可以对宿主肠道菌群产生影响，由不同营养素构成的特定膳食模式也会影响肠道菌群。有研究发现高膳食纤维、低血糖指数的膳食模式能有效改善2型糖尿病患者肠道菌群失调状况和降低血糖水平，降低血清炎症反应，促进2型糖尿病患者康复。而研究显示摄入4周高蛋白质、低碳水化合物和低膳食纤维的膳食模式会改变肠道菌群结构，减少粪便中对癌症有抑制作用的代谢物的浓度，增加有害代谢物浓度。长期坚持这种饮食可能会增加患结肠疾病的风险。另外，严格素食或素食的饮食模式也会导致微生物群的显著变化。

二、肠道菌群与疾病

随着近年来对肠道菌群的深入研究，已发现肠道菌群与许多疾病的发生发展都有着密切的联系。研究人员利用最新的 Twins UK 队列分析方法对 2 737 名受访者进行了分组并通过检测其 RNA 分析了受访者的肠道菌群构成。研究人员就最常见的疾病，包括高胆固醇血症、过敏性呼吸系统疾病、焦虑障碍、骨关节炎和高血压病；罕见的疾病，包括乳糜泻、癫痫和炎症性肠病（inflammatory bowel disease，IBD）进行了相关分组，并着重研究这些疾病与肠道菌群的相关性。结果发现有 17 种疾病与至少一种肠道菌群存在相关性。最重要的是，研究者发现食物过敏、胆石症、尿失禁、痤疮和骨关节炎与相对应的 1 种或几种肠道菌群存在强相关性。

（一）代谢性疾病与肠道菌群

在全球范围内，肥胖及代谢性疾病有迅速流行的趋势，已成为一个严重的公共卫生问题。肠道菌群在人体的代谢活动（尤其是脂肪代谢）中扮演着重要的角色，人体代谢所需的酶 35% 以上由肠道菌群合成，因此肠道微生态失调与多种脂肪代谢障碍相关疾病（如肥胖、糖尿病、高脂血症等）有关。作为人体代谢系统的组成部分，调节肠道微生态有助于维持宿主正常的功能。肠道菌群可能是在膳食结构变化等环境因素与遗传基因的相互作用下导致各种代谢性疾病发生的一个重要环节。

与疾病相关的肠道微生物群组成的变化被称为菌群失调，与诸如动脉粥样硬化、高血压病、心力衰竭、慢性肾病、肥胖和 2 型糖尿病等疾病的病理学有关。除了肠道微生物群组成的改变外，肠道微生物群的代谢潜能也被认为是影响疾病发展的一个因素。实际上，肠道微生物群的功能类似于内分泌器官，产生生物活性代谢物，这都会影响宿主的生理学变化。最新研究发现，肠道微生物产生的丁酸，能改善人体的胰岛素响应；而另一种产物丙酸的异常，则会提高 2 型糖尿病的发病风险。微生物群通过多种途径与宿主相互作用，包括三甲胺（TMA）/ 三甲胺 N- 氧化物（TMAO）途径、短链脂肪酸途径和初级胆汁酸和次级胆汁酸代谢途径。除这些"代谢依赖性"途径外，代谢独立过程也可能影响心血管疾病的发病机制。例如，心衰相关的内脏循环充血、肠壁水肿和肠屏障功能受损被认为会导致细菌移位、循环系统中出现细菌产物和炎症状态加剧。这些也被认为会加剧心力衰竭和动脉粥样硬化的进一步发展。

肠道功能失调可能是 1 型糖尿病发病机制的基础，在非肥胖型糖尿病（non-obesity diabetes，NOD）小鼠中，疾病的一些主要特征的明显程度与血液和粪便中微生物代谢产物乙酸盐和丁酸盐的浓度呈负相关。研究人员给 NOD 小鼠喂食专门的饮食，促使这些食物在经结肠细菌发酵后释放大量的乙酸或丁酸盐。研究结果发现，即使在免疫耐受性下降的情况下，该类饮食都能很好地预防糖尿病。研究人员进一步发现，肠道中的微生物能够通过发酵膳食纤维而产生短链脂肪酸，如果在膳食中加大短链脂肪酸的含量，则糖尿病的发生率会进一步下降。摄入更多短链脂肪酸的实验小鼠会产生更少的特异性攻击胰岛 β 细胞的 T 细胞，B 细胞的增殖也明显减弱；相反，起到抑制过免疫反应的调节型 T 细胞（Treg）的数量却显著上升。除此之外，研究还发现，摄入更多的短链脂肪酸会改善肠道功能，使肠道的肠壁结构更紧实，入侵外周血的细菌量更低，降低血清中致糖尿病的细胞因子（如 IL-21）的浓度，并且使葡萄糖的吸收量以及脂肪的储存量都下降。

二甲双胍是治疗 2 型糖尿病患者最常用的药物，最近被发现其可以通过增加嗜黏蛋白 -艾克曼菌以及一些产短链脂肪酸的微生物群来改变肠道微生物群组成。服用二甲双胍的受试者的肠道微生物群发生了改变，增加了产生丁酸盐和丙酸盐的能力，而丁酸盐和丙酸盐正是参与葡萄糖稳态的物质。因此，二甲双胍可能会影响微生物群，而同时个体的二甲双胍耐受性或不耐受性可能会受到其微生物群的影响。

绝经妇女骨质疏松症（post-menopausal Osteoporosis，PMO）是一种常见的代谢性骨病，以骨丢失和结构破坏为特征，患者有较高的骨折风险。由于 PMO 的发病率高、并发症严重，其防治策略一直是人们关注的重点。最近的研究表明，PMO 骨丢失与宿主免疫密切相关，而宿主免疫受肠道微生物群影响。益生菌对代谢性骨病的疗效也已得到证实。肠道微生物群对骨代谢的影响提示了未来 PMO 治疗的前景。

（二）神经系统疾病与肠道菌群

研究证据表明肠道菌群和大脑可以通过脑 - 肠轴双向调控，肠道菌群可以通过脑 - 肠轴改变脑的功能，并影响神经系统疾病的发生、发展。脑 - 肠轴是神经 - 内分泌 - 免疫网络的一部分，在此网络里脑 - 肠轴发挥了重要的作用，如调节胃肠运动功能、调节机体免疫和应激反应等。

1. 儿童认知功能与肠道菌群　啮齿动物中的大量研究已经证明了肠道微生物可影响神经发育，尤其是干预肠道微生物群会影响动物的探索性、交流行为以及认知能力。人类出生的第一年，是肠道微生物定植的关键时期。婴儿从母亲产道或经剖宫产出生后，兼性厌氧的肠杆菌就成功定植在婴儿的肠道中，成为婴儿肠道中的主导菌群。与此同时，1～2岁也是儿童脑部发育最具活力和最关键的时期。为了探究在婴儿期不断动态发展的肠道菌群和认知功能之间的关系，Carlson跟踪调查了89名健康婴儿，采集了他们在1岁时的粪便样本；之后利用结构性磁共振成像（structural magnetic resonance imaging，MRI）评估了这些婴儿在1岁及2岁时的大脑结构；Carlson还利用马伦早期学习量表（Mullen Scales of Early Learning），从大动作、精细动作、视觉感知、语言表达和语言接受能力5个方面，评估了这些婴儿在1岁及2岁时的认知能力。首先，研究人员对这些婴儿的粪便样本进行了测序分析，将这些婴儿分成3组：C1组有相对较多的普拉梭菌（Faecalibacterium），C2组有相对较多的拟杆菌（Bacteroides），C3组有相对较多的瘤胃球菌（Ruminococcaceae）。这3组中，C1组的微生物种类最多，C3组次之，C2组最少。之后，研究人员对婴儿脑部的sMRI图像进行了分析。他们发现，婴儿在1岁时，与视觉感知有关的脑部区域体积在3个组别中是有差别的，其中C2组婴儿的最大；2岁时与运动有关的脑部区域体积也有差别，C2组婴儿的最小；其他脑区并无差别。接下来，研究人员又对这3组婴儿的认知测试结果进行了分析。他们发现1岁时的婴儿认知与肠道微生物群之间并没有相关性。这可能跟此时婴儿认知发育的速度有关；也可能是由于此时的测试高度依赖婴儿父母，导致出现了偏差。但2岁时的婴儿认知却表现出很大的不同：C2组的婴儿，认知得分最高（92分）；C1组的婴儿，认知得分最低（72分）。当然，这些婴儿的认知测试结果均在正常范围之内。研究人员又采用宏基因组学的方法，对这3组的微生物的代谢功能进行了预测分析。C2组的肠道微生物中，与叶酸、生物素代谢有关的基因增加了，而与细菌致病性（如细菌的趋化性、细菌的运动）有关的基因减少了。这就解释了为何C2组婴儿的认知能力更高，因为叶酸是神经发育中重要的代谢物，而肠道微生物的致病性降低对神经系统的发育也是有好处的。该研究是首次证明人类婴儿肠道微生物群与认知之间的关系的研究。因此，它是将动物数据转化为临床数据的重要第一步。

2. 帕金森病与肠道菌群　肠道微生物群影响神经发育、可以调节行为或是导致神经紊乱。已有研究发现帕金森病（Parkinson's disease，PD）患者的肠道菌群存在失调，肠道菌群通过产生短链脂肪酸（short-chain fatty acids，SCFAs），促进小胶质细胞的充分成熟，进而促进炎症发生，引起运动障碍和神经变性。研究证实了肠道菌群可以对帕金森的病理过程进行修饰，在疾病进程中扮演着重要的角色。此外，菌群移植的实验结果已经表明细菌是导致疾病的罪魁祸首。这一研究成果提示临床医生或许可以通过调控肠道菌群及其代谢产物来治疗帕金森病。

有研究发现肠道菌群可产生氢气，氢气具有抗氧化、抗凋亡、抗炎症、细胞保护等作用。肠道菌群产生的氢气减少，可能在帕金森病发病中起作用，补充氢气可能是治疗帕金森病的有效疗法。肠道菌群通过氧化丙酮酸、甲酸盐，或还原二核苷酸，来生成氢气。人体内可产生氢气的菌株大多属于产甲烷菌、产乙酸菌、硫酸盐还原菌。帕金森病伴随的肠道菌群失调不仅仅是细菌的不平衡，它可能通过许多细菌代谢产物和介质（包括生物活性氢气）介导肠-脑的交流。帕金森病中可能出现的氢气含量下降可能被视为该疾病的一个新标志，而胃肠道（和外部）中恢复氢气平衡可能具有良好的治疗潜力。可以使用从生物到纳米技术的各种方法检测药物。

肠道菌群不仅会影响宿主健康状态，更会影响药物的治疗效果。研究PD患者粪便菌群和实验动物模型会发现肠道细菌产生的酪氨酸脱羧酶能够将左旋多巴转化为多巴胺，影响小肠近端的左旋多巴吸收，从而影响左旋多巴联合卡比多巴治疗帕金森病的疗效。该结果对研究药物 - 菌群互作、提高帕金森病药物治疗效果具有参考价值。

（三）婴幼儿湿疹与肠道菌群

湿疹通常是婴儿出现的第一个过敏症状，其发病率在世界上许多国家呈现上升趋势。添加特定寡糖的部分水解蛋白婴儿配方奶粉喂养的婴儿与标准婴儿配方奶粉喂养的婴儿相比，第 4 ～ 26 周龄表现出双歧杆菌属细菌的丰度增加，而梭菌属和毛螺菌科的一个细菌属的细菌丰度明显降低。其粪便 pH 值降低，乳酸水平增加，丙酸、丁酸、异丁酸、异戊酸水平降低。出现湿疹症状的婴儿出生 26 周表现出明显的肠道菌群发育异常：4 周龄时副拟杆菌属和肠杆菌科的细菌相对丰度降低；26 周龄时能利用乳酸产生丁酸的真杆菌属和厌氧棒状菌属细菌显著减少，使得粪便中乳酸水平增加，而丁酸水平减低。母乳喂养的婴儿粪便 pH 值较低，结肠中乙酸和乳酸的水平增加而丙酸和丁酸的水平降低，这与肠道中产乙酸和乳酸的双歧杆菌属细菌占优势相一致。综上所述，早期营养对于婴儿肠道菌群的建立具有很大的影响，而肠道菌群的活动与湿疹发生之间存在潜在联系。

三、肠道菌群与普通人群

肠道菌群在普通人群体内具有能量调节和免疫调节等生理作用。肠道菌群能够帮助分解和发酵人类自身无法消化的营养物质，还能够合成包括维生素 B 在内的几种必需维生素。肠道菌群还可以防止外源性病原体定植，部分菌群的代谢产物还可以作为免疫系统的信号分子发挥作用，预防炎症的发生。同时有很多证据表明肠道菌群还参与了肠道神经和脑神经的发育及功能表达。人类生命早期体内的微生态平衡较为脆弱，容易发生异常的免疫应答而出现过敏反应，使用益生菌改变微生物组成可能有益于预防过敏的发生。成年后人体内的肠道菌群总体来说能长期保持一个稳定的状态，但是个体的生活习惯仍旧会在不同程度上影响着肠道菌群的构成。老年人的健康状况也被认为与肠道菌群的多样性显著相关。在此基础上，精准营养可以通过改变个人的饮食行为或者使用膳食补充剂来改变肠道菌群的构成，提高个体的健康水平。目前，肠道菌群在精准营养中的使用仍旧在起步阶段，其发展依赖于检测技术和数据分析方法的进步，且还需要更多有关肠道菌群大数据的深入研究。

四、以肠道菌群为靶点的精准营养干预

在过去的 10 年里，许多研究已经揭示了肠道微生物群在疾病发展和治疗中的重要性。除宿主自身遗传学因素之外，肠道微生物群也能显著影响宿主表型、疾病的进展，以及治疗手段的疗效。因此，肠道菌群已成为了预防治疗疾病的有效靶点，目前迫切需要基于肠道菌群来推进更为精准的营养干预手段的研发，并推广、普及微生物群个性化调整的科学理念。

（一）膳食补充剂

1. 益生菌　益生菌（probiotics）是适当条件下可以给宿主带来健康益处的活的微生物。在益生菌研究和商业益生菌开发中使用的大多数益生菌都来自有限的属种，主要包括乳酸杆菌属和双歧杆菌属。乳酸杆菌和双歧杆菌被公认具有许多有益作用。目前市场上可获得的其

他益生菌包括酵母菌、芽孢杆菌属、大肠杆菌、肠球菌和魏氏梭菌属。

虽然一些疾病的病理学改变与肠道菌群之间的因果关系尚未确定，但食用特定益生菌可能是重新建立肠道平衡和促进肠道健康的有力工具。一项包含 27 个随机对照试验的 meta 分析发现益生菌在治疗慢性的炎症性肠病（包括溃疡性结肠炎和克罗恩病）方面具有良好的效果。一项 meta 回归分析的系统回顾还发现，在住院的成年人患者中，使用适当剂量的益生菌可将艰难梭菌感染的风险降低 50% 以上。

益生菌具有免疫调节特性，通常直接作用于增加巨噬细胞或自然杀伤细胞的活性，调节免疫球蛋白或细胞因子的分泌，或间接作用于增强肠上皮屏障来改变黏液分泌，以及竞争性排斥其他细胞和致病菌。另外，益生菌还可以通过恢复肠道微生物群结构和改善肠道内毒素血症来延缓非酒精性脂肪肝的进展。

2．益生元 益生元（prebiotics）是刺激微生物生长的物质。它们通常是合成物质，但也可能是食物中不能够被消化的部分，益生元通过选择性地刺激肠道中一种或有限数量的细菌生长或活动，对宿主产生显著影响，从而改善宿主的健康。

常见的益生元物质有菊粉类果聚糖、低聚半乳糖和乳果糖等。菊粉和低聚果糖是刺激双球菌生长的主要物质。低聚半乳糖在人乳、牛乳和酸奶中浓度较低，但它们可以促进双歧杆菌的生长。乳果糖常用于治疗便秘和肝性脑病。

在婴儿营养中，益生元效应包括肠道微生物群组成的显著变化，特别是粪便中双歧杆菌浓度的增加，这同时改善了粪便性状（pH、短链脂肪酸含量、排便频率和粪便稠度），降低了患胃肠炎和感染的风险，改善了整体健康反应，降低了过敏反应（如特应性湿疹）的发生率。在临床试验中，益生元影响了肠炎患者肠道微生物群的组成（尤其是双歧杆菌浓度的增加），证明了益生元有希望提高此类疾病患者的临床活动水平和健康状况。许多实验研究报告，食用具有益生元效应的特定食品，可使肿瘤的发病率降低，可增加青少年及绝经后妇女钙的吸收、骨钙的积累和骨矿物质密度。此外，研究还证明益生元对糖尿病和肥胖等代谢性疾病的微生态菌群具有积极的作用。

3．多酚 多酚（polyphenols）是一类天然存在于植物中的化学物质，现今已发现超过 500 种多酚物质，它可进一步分类为黄酮类、酚酸类、二苯乙烯类、木脂素类等。在我们的饮食中，多酚物质常见于茶、咖啡、葡萄酒、水果、蔬菜和巧克力等食物中。膳食多酚已被发现具有多种生物学特性，如抗炎、抗氧化、抗衰老、保护心血管和神经以及降低肠道疾病风险的作用。近年来，人们发现膳食多酚与肠道菌群之间的作用是双向的。肠道微生物群组成的差异可能影响多酚及其代谢物的生物利用度和生物效率，同时多酚对微生物群又具有益生元样活性作用。一项随机交叉对照试验发现连续 4 周每日饮用红酒多酚可显著增加肠球菌、普氏菌、拟杆菌、双歧杆菌、单形拟杆菌、迟缓埃格特菌和布劳特（Blautia）球菌、直肠真杆菌属的数量，可通过调节肠道菌群促进宿主健康。

（二）微生物群移植

粪便微生物群移植（fecal microbiota transplantation，FMT）是将健康人肠道中的益生菌菌群，移植到患者胃肠道内，重建新的肠道菌群微生态平衡，实现肠道及肠道外疾病的治疗。FMT 可应用于多种疾病，包括艰难梭菌感染、炎症性肠病、糖尿病、癌症、肝硬化和其他相关疾病等，近年来已成为生物医学和临床医学的研究热点。

炎症性肠病（inflammatory bowel disease，IBD）是一种病因及发病机制尚未明确的，与消化道慢性炎症有关的胃肠道疾病。IBD 包括溃疡性结肠炎和克罗恩病，目前尚没有证据表明 IBD 是由一种特定病原体的过度生长引起的。相反，这种疾病可能是由宿主基因、免疫系统和肠道微生物群的复杂相互作用引起的。克罗恩病和溃疡性结肠炎的特点是肠道微生物群多样性降低、类杆菌和厚壁菌门相对丰度较低、变形菌门比例较高。在克罗恩病和溃疡性结肠炎中，已观察到产丁酸盐的细菌，特别是粪杆菌数量明显减少。1989 年，一名患有难治性溃疡性结肠炎的男性患者在用健康的供体粪便进行保留灌肠后获得 6 个月的临床缓解，发表了第一份菌群移植治疗 IBD 的成功病例报告。随后，涌现了大量的 FMT 对治疗炎症性肠病临床结局、缓解率和疗效时长等方面的相关研究。肠易激综合征（irritable bowel syndrome，IBS）是一种常见的功能性肠道疾病综合征，以腹痛、腹胀、排便习惯改变、大便性状异常以及黏液便等为主要临床表现。肠易激综合征的病因多种多样，涉及宿主和环境因素的相互作用。最近的研究认为粪便微生物群的变化和多样性降低与 IBS 的发展之间有密切的联系，且系统回顾研究已发现有 58% 的患者在接受 FMT 治疗后病情有了明显的改善。

　　不过目前关于 FMT 还有许多值得探讨的问题，例如是否真的存在某些粪菌捐献者的粪菌相比于其他贡献者产生更显著的疗效，以及如何识别这些"超级供体"。随着研究的深入，人们发现标准化供者粪便库支持的"一体适用"治疗方法在临床上可能并不是适合所有患者的，应考虑从粪便移植转向优化的针对特定个人精准化的治疗方案。近年来，微生物学和临床医学研究人员对部分替代选择性微生物群移植（selective microbiota transplantation，SMT）的重视程度超过 FMT。SMT 可在消化道、生殖道、鼻腔、皮肤等部位移植选择性微生物群。有研究通过直肠拭子进行配方粪便微生物群移植（mini-FMT）治疗感染性直肠炎的患者，这项新的手术为全结肠切除术后复发性艰难梭菌感染提供了一种治疗选择。临床研究发现胃肠道使用 SMT 的治疗适应证范围超过了 FMT，但其对严重疾病的疗效可能低于 FMT。SMT 是基于 FMT 的新技术，是各国微生物治疗技术研究和新药研发的竞争高地。不过，用于肠道给入的 SMT，是对 FMT 的模拟，只是部分替代 FMT，未来两者将会长期共存。

　　FMT 和 mini-FMT 虽然已被证实是针对特定疾病的基于微生物群开展的治疗中最具潜力的尝试，但其目前仍处在非标准化的治疗阶段，有待明确的精准和标准化的实施方案出现来推广应用。这就要求 FMT 方案应针对每一个单独的适应证进行优化和标准化，同时还需要进一步确定 FMT 的长期安全性。粪便库需要促进安全的 FMT 治疗并提供质量保障，做好结果数据的中心登记，以确定可能的未知不良反应。未来 FMT 治疗需要遵循血库模式进行集中协调和统一立法，以便这种有前景的治疗策略进一步发展。

第三节　基于遗传学的精准营养管理

　　传统的营养管理一般是以营养指南为基础，目标为全人群。营养指南（如美国国家医学院食品营养学会建议的膳食限量和安全上限）提出的建议是基于群体的，而非针对特定的个体。传统营养管理中也有将人群分类的指南，例如将人群按照年龄、性别和一些社会因素进行分组，并对每一个分组提出不同的建议。但是由于遗传变异的影响，同一分组内的个体对于饮食调节的干预也会出现不同的反应。基于遗传学的精准营养管理能够针对具有特定基因型的个人，其给出的饮食建议会比一般饮食建议在预防或治疗遗传病、慢性病，以及提高健康水平方面更加有效。

精准营养是一种安全高效的个性化营养干预方式，能够有效维持机体健康和预防疾病。精准营养可以综合个体多方面的信息给出独特的膳食建议，其涵盖的信息包括个体生活方式特征、生理状态、代谢指征、肠道微生物特征、遗传背景等多个方面。随着组学技术的发展和大数据分析方法的进步，个性化营养已经逐步进入人们的生活中。目前，市面上一些基因检测公司已经可以基于个体的基因型制定属于个人的膳食建议，其在传统的膳食建议的基础上除了增加个体基因型信息外，有些还增加了针对个体当前营养状况的建议。个体当前营养状况涉及的信息包括人体测量学信息、生化和代谢分析、身体活动信息等多个方面。此外，基于基因型的营养干预还会添加针对罕见或常见的遗传变异的建议。由于基于遗传学的精准营养干预在实际实施中会涉及个人的基因信息，目前这种干预在实际的应用中仍存在伦理和法律方面的问题需要解决。但是不可否认的是，精准营养干预有望成为提高个体健康水平最有效的方式之一。

一、精准营养需求的衡量指标

传统营养干预一般使用营养调查来掌握居民的营养状况，营养调查包括膳食调查、生化检验、临床检查及人体测量等方法。膳食调查是指通过膳食问卷等方式了解调查对象通过膳食所摄取的能量和各类营养素的数量和质量。生化检验主要是指检测人体内各种营养素并使用现有的检测参考指标和临界值来判断个体对于特定营养素的需求。临床检查则依赖于营养缺乏会出现的特殊体征来判断个体的营养状况，如维生素 A 缺乏会导致头发干枯，维生素 C 缺乏会导致牙龈出血等。人体测量则常使用包括体重、身高、皮褶厚度等在内的人体测量学指标反应个体的营养状况。目前，中国研究者进行传统营养干预时常用的膳食指南为《中国居民膳食营养素参考摄入量》（https：//www.cnsoc.org/policys），该指南可以对中国居民群体或个体进行膳食营养评价和计划，也可为政策的管理者制定国家食物营养发展规划和营养相关标准提供科学依据。此外，该指南对营养食品的研发和评价也具有重要的参考价值。但随着研究的深入，研究者已经认识到影响营养干预效果的因素很多，还包括个体的遗传背景及其表观修饰、肠道微生物、环境暴露等多个方面，且这些影响因素之间还可能存在着复杂的相互作用。在此基础上，精准营养增加了遗传背景、肠道微生物等方面的评价指标，能够帮助研究者更好地进行营养干预。

精准营养所遵循的基本原理是特定食物或营养素的数量能够或多或少地改变疾病风险，改变的多少则取决于个体对该种食物或营养素的反应。精准营养的膳食干预策略需要衡量个体对营养素的需求和对食物中营养素的利用能力，以建立科学合理的营养方案。伴随着高通量技术的发展，现在的精准营养还可以通过使用遗传信息预测某人是否会对特定的营养模式做出反应并制定建议，从而帮助减少疾病的发生或预防疾病。而在评价指标方面，除了传统营养所使用的评价指标，精准营养领域增加了部分新的评价指标。例如，相对于传统的膳食调查，精准营养还会对其他内外环境暴露进行调查，包括个体的生活习惯、外环境暴露以及肠道微生物组等。同时，精准营养领域中有更多的临床表型可以被用来分析、评估个体的营养状况及其对营养干预的反应。另外，虽然与传统营养一样会使用营养素指标作为干预的基础，但是精准营养还会着重于评价个体对于营养素的吸收与代谢能力，而这一部分对于营养干预同样重要。例如，日常摄入的食物中的维生素 B_{12} 需要通过胃酸消化而释放，而一些人分泌胃酸的能力较弱，针对这样的人还需要考虑更多的因素来进行精准营养干预。因此，精准营养除了包括传统营养的营养素生化水平测量外，还会对包括代谢组、基因组、表观遗传组、转录组和蛋白质组等指标进行检测来评估人体营养代谢和吸收能力。

二、精准营养与出生缺陷

出生缺陷通常是指婴儿出生前发生的身体结构、功能或代谢异常。这些异常可能由染色体畸变、基因突变等遗传因素、环境因素，或两种因素交互作用引起，包括先天畸形（如先天性心脏病、唇腭裂、神经管缺陷）、染色体异常、遗传代谢性疾病、功能异常（如盲、耳聋和智力障碍）等。在广义的环境因素中，营养素缺乏是常见的一种环境致畸因素。

妊娠期内，妇女体内胎儿不断生长，所需的营养物质均来自母体。因此妇女在该时期，甚至在备孕期便应该加强营养补充。一方面是为提供胎儿所需的各种营养素，另一方面，妇女也需要为分娩和分娩后分泌乳汁储备一定的营养。一般认为，孕妇需要补充的营养物质要超过一般人群，但是一些营养素的过度摄入也会对其健康造成损害。例如足量的维生素 A 摄入可以维持母亲健康并保证胎儿的正常生长；过量的维生素 A 则可能引起孕妇中毒，还有导致先天畸形的可能。孕期维生素 D 的补充与胎儿的骨骼发育和新生儿的低钙血症有关，但是过量补充维生素 D 也会引起中毒。因此孕妇需要针对个人的精准营养干预，以保证各类营养素和营养物质的摄入水平在合理范围内。

叶酸是饮食中所必需的一种水溶性 B 族维生素，主要存在于水果和蔬菜中。天然膳食中的叶酸主要包括 5- 甲基四氢叶酸和 10- 甲酰基四氢叶酸的多谷氨酸形式。机体对叶酸的吸收、代谢能力存在个体差异，叶酸代谢相关基因多态性与叶酸的个体化补充间关系的研究逐年增多。根据基因检测结果估算叶酸代谢能力，并调整叶酸补充剂量，对于部分有神经管缺陷、先天性心脏病和唇腭裂等出生缺陷家族史的孕期妇女具有重要意义。神经管缺陷（neural tube defects，NTDs）是中枢神经系统的一种常见的复杂性先天畸形，其病因是胚胎发育过程中神经管闭合失败。NTDs 病因复杂，受遗传因素、生活方式和环境因素共同影响。染色体异常与 NTDs 相关，但是只有 2% ~ 16% 的疾病是由其单独引起的。早在 40 年前，母亲的叶酸水平就被认为与 NTDs 有关，母亲进行叶酸补充可以显著减少 NTDs 的发生。研究认为亚甲基四氢叶酸还原酶（MTHFR）的不耐热变异干扰了叶酸和再甲基化途径。这一变异是由于 677C > T 多态性（rs1801133）引起的，并被 Van der Put 等最先发现与 NTD 风险相关。*MTHFR* 677 TT 纯合突变和血液叶酸浓度低与血液同型半胱氨酸浓度升高有关，而高同型半胱氨酸血症增加 NTDs 等多种不良妊娠结局的风险。研究发现，对于患有高同型半胱氨酸血症并同时携带 *MTHFR* 677 TT 纯合突变的妇女，孕前及孕早期叶酸增补剂量每日可以高达 15 mg。另外还有一些变异可能与叶酸的吸收、代谢能力相关，如 *MTHFR* rs1801131、亚甲基四氢叶酸脱氢酶 1 基因（*MTHFD1*）rs2236225 等。基于这些遗传学证据，精准营养可以根据母亲的基因型研究其所需的叶酸水平，以最合适的剂量为母亲补充营养，以防止过度补充可能带来的损害。

中国妇幼保健协会出生缺陷防治与分子遗传分会于 2017 年制定的《围受孕期增补叶酸预防神经管缺陷指南》，是神经管缺陷预防领域的精准营养管理一个良好范例。它提出，针对每名备孕期或孕早期妇女，应采集夫妻双方的疾病史、生育史、家族史、饮食情况、药物服用情况、行为习惯等信息，并进行必要的体格检查和实验室检查。根据具体情况，该指南除提出了妇女增补叶酸的 7 条核心推荐，还总结了 5 种个性化增补建议，妇女在这些不同情况下（包括 *MTHFR* 677 位点 TT 基因型携带情况），可酌情增加补充剂量或延长孕前增补时间。详见此章第四节。

三、罕见遗传疾病的精准营养干预

罕见病是指那些发病率极低的疾病，其具体的定义在不同国家或地区不同，也称孤儿病。根据世界卫生组织的定义，罕见病是指患病人数占总人口 0.65‰～ 1‰的疾病。罕见病中有约 80% 是由于基因缺陷导致的，具有遗传性，且又以单基因遗传病为主。由于单基因遗传病在遗传学上符合孟德尔遗传规律，因此又称为孟德尔病。在线人类孟德尔遗传数据库（Online Mendelian Inheritance in Man，OMIM）和欧洲孤儿药物与疾病资料库（Orphanet）中可以查到的罕见遗传病种类已经达到了 7 000 种，还有更多的疾病需要进一步的仔细鉴定。在已知的罕见病中，致病基因明确的有 3 500 余种。虽然罕见病发病率较低，但是由于其种类很多、影响范围很广，且其中的很多疾病对患者的生命质量和寿命有极大影响，其对人类的健康危害仍旧很大。

罕见病的治疗依赖于疾病的精确诊断，明确诊断遗传病可以避免一些不必要的治疗及其伴随的副作用，并减少患者的经济负担。随着分子检测技术的发展，人们已经认识到遗传病的发展是可防可控的，明确罕见病的致病基因是防控罕见病的重要的一环。以往发现罕见病的致病基因的方法主要依靠家系连锁分析确定基因的大致定位区域，然后运用传统的 Sanger 测序技术对该区域逐一测序。新一代高通量测序技术的出现和发展则进一步加快了罕见病致病基因的发现速度。同时，罕见病致病基因的发现也帮助人们了解疾病发生的分子学机制，并开发新的治疗方法。例如，研究发现 *SLC18A2* 基因突变与某种大脑多巴胺囊泡转运机制异常的疾病有关，该基因可以编码负责转运多巴胺等神经递质的囊泡单胺转运蛋白，对运动、情绪及自主神经功能起重要作用。了解了这种疾病的机制，采用多巴胺受体激动剂治疗可以显著改善患者的症状。

精准营养在遗传病的治疗策略中属于一种相对低成本、低风险的方法，在一些疾病中可以完全预防疾病为患者带来健康收益。目前，对于罕见病的治疗主要有以下几种治疗策略：① DNA 替代治疗；②基因缺陷产物替代治疗；③改变基因表达；④调控蛋白质特征；⑤对症治疗。精准营养属于对症治疗中的一种方法，其成本相比其他治疗要低许多。例如新生儿脂蛋白代谢异常患者已经有了欧盟批准的治疗药物，但其价格较高；而通过饮食干预可以影响脂蛋白水平，对于该病的治疗不仅安全而且经济有效。因为很多遗传病是由于营养代谢通路的基因变异引起的，对于这些患有导致营养代谢通路改变的遗传病的个体，在其日常饮食中进行精准营养干预可以有效地改善其健康水平。

（一）苯丙酮尿症

苯丙酮尿症（phenylketonuria，PKU）是一种常见的常染色体隐性遗传的氨基酸代谢病。苯丙氨酸是人体必需的氨基酸之一，正常人每日需要的摄入量为 200～ 500 mg，其中 1/3 直接供合成蛋白质使用，剩余的 2/3 经由肝细胞中的苯丙氨酸羟化酶转化为酪氨酸，以合成甲状腺素、肾上腺素和黑色素等。苯丙氨酸转化为酪氨酸的过程中，除需苯丙氨酸羟化酶外，还必须有四氢生物蝶呤作为辅酶参与。苯丙酮尿症的患者因为存在基因突变，相关酶的活性存在异常，苯丙氨酸不能转变成为酪氨酸，进而导致苯丙氨酸及其酮酸蓄积，并从尿中大量排出。临床表现主要包括生长发育障碍、精神神经症状、湿疹、皮肤抓痕征、色素脱失和鼠气味，同时还会呈现脑电图异常。

苯丙酮尿症的食疗是精准营养在罕见遗传病治疗中最具有代表性的例子。患者在婴儿期即开始使用特制的低苯丙氨酸奶粉，幼儿期添加辅食时以淀粉类、蔬菜、水果等低蛋白食物为主，以控制血液中的苯丙氨酸含量，同时保证生长过程中其他氨基酸的摄入。饮食控制至少需持续到青春期以后。如果患者能得到早期诊断和早期治疗，则患者可不表现出临床症状，智力正常，脑电图异常也可得到恢复。

（二）半乳糖血症

半乳糖血症为常染色体隐性遗传的遗传代谢性疾病，为血浆中半乳糖增高的中毒性临床代谢综合征。人体半乳糖代谢过程中主要有 3 种酶：尿苷酰转移酶、半乳糖激酶和半乳糖表异构酶。3 种相关酶中的任何一种酶先天缺陷均可致半乳糖血症。经典型半乳糖血症发生于半乳糖代谢的第二步，即尿苷酰转移酶缺乏导致其前体 1- 磷酸半乳糖堆积，主要累及肝、肾、晶体及脑组织等器官。常见的临床症状有腹水、肝功能衰竭、出血等。

患儿的预后取决于能否得到早期诊断和治疗。未经正确治疗者大都在新生儿期死亡，平均寿命约为 6 周，即使没有死亡，患儿也会有智力障碍等后遗症。治疗经典型半乳糖血症的唯一方法是减少乳糖与半乳糖的摄入，在早期诊断明确后可将富含半乳糖的母乳、牛乳和普通奶粉等替换为豆浆、米粉等进行喂养，并适当补充钙剂和维生素。获得早期确诊的患儿生长发育大多正常，但多数在成年后可有学习障碍、语言困难或行为异常等问题，女性患儿在成年后几乎都有性腺功能低下。

（三）葡萄糖 -6- 磷酸脱氢酶缺乏症

葡萄糖 -6- 磷酸脱氢酶缺乏症是世界上最多见的红细胞酶的病变，为 X 连锁不完全显性遗传。患者体内调控葡萄糖 -6- 磷酸脱氢酶的基因突变，红细胞葡萄糖磷酸戊糖旁路代谢受到损害。当机体摄入伯氨喹型药物等氧化物时，体内会生成过多的过氧化氢，引起血红蛋白和膜蛋白发生损伤，最终引发溶血。患者在其他方面表现正常，如果不受药物、蚕豆或感染等刺激，不会表现出任何症状。在饮食方面，患者可以通过避免摄入有氧化作用的药物、蚕豆及其制品，从而避免出现溶血和黄疸等症状。

（四）抗维生素 D 佝偻病

抗维生素 D 佝偻病是一种肾小管遗传缺陷的疾病，分为低血磷性佝偻病和低血钙性佝偻病。前者又称为家族性低磷血症或肾性低血磷性佝偻病，为 X 连锁显性遗传，也有一部分患者为获得性。家族性低磷血症性佝偻病患者 X 染色体上的 *PHEX* 基因显出现突变，引起磷的重吸收减少，且肠对钙、磷吸收减少，进而导致血磷降低和骨质不易钙化。患儿症状多发生在 1 周岁以后，最初仅出现"O"型腿或"X"型腿，其他体征较轻。严重者可出现进行性骨折和多发性骨折，伴有骨痛，严重者甚至不能行走。

抗维生素 D 佝偻病的治疗原则是在防止骨畸形的同时维持血磷水平。患者通过日常补充 1,25- 二羟维生素 D 和磷酸盐，来保证骨骼正常发育，避免疾病带来的损伤。

四、慢性病的精准营养干预

慢性病也称慢性非传染性疾病（noncommunicable chronic disease，NCD），是指长期的、不能自愈的、也几乎不能完全治愈的疾病，包括一系列特定疾病，如心脑血管疾病、肿瘤、糖尿病、慢性骨关节病和出生缺陷等。慢性病负担在近30年迅速增长，2002年世界卫生组织发表的世界卫生报告就已经指出，在绝大多数国家中NCD患病人数占全部患病人口的大部分，是疾病的主要负担。目前，世界范围内人类的最主要死因仍是NCD，死亡人数占总死亡人数的63%。

慢性病不仅仅是医疗领域的热点话题，也是一个重大的社会及公共卫生问题。慢性病的病程漫长，往往需要长期的治疗，使患者需要承受巨大的经济负担；与此同时还会严重削弱患者的劳动能力，甚至导致劳动能力完全丧失，这也增加了社会的负担。因此，慢性病的综合干预与治疗是一个迫切需要解决的问题。随着基因测序技术的发展，基于遗传学的精准医疗的发展将为医疗卫生人员提供强有力的工具，精准营养在其中也扮演着重要的角色。

现代基因研究发现的诱发慢性病的因素中，最主要的是遗传变异，其次还包括个人自身特征、生活行为习惯以及环境因素，另外慢性病的发生还和人的心理因素有关。除了个人不可控的遗传变异因素外，人群的生活方式，包括不健康的饮食特征和久坐行为，是慢性病流行的主要原因。例如，研究发现高能量和过于精细的碳水化合物摄入与肥胖和2型糖尿病相关。此外，有很多研究表明，基因的变异在疾病的发生、发展和治疗转归中起着重要的作用。例如，在疾病的治疗过程中，同一疾病的不同患者往往表现出不同的临床表型，疾病进展、对药物的反应和预后等方面也不尽相同。从群体角度来看，不同种族间疾病的发病率也往往存在差异。因此，很多慢性病需要根据患者的自身特点给予个性化的干预。

WHO在2008年指出非传染性疾病的预防战略是全球的优先事项，并提出采用健康的生活方式（包括改善饮食和增加体力活动）是降低非传染性疾病风险的主要预防策略，这种策略可以预防高达80%的冠心病和脑血管疾病。有研究指出食物成分和组蛋白修饰、DNA甲基化、非编码RNA表达和染色质重塑因子之间的复杂相互作用会影响个体的炎症表型，并通过这种方式保护个体或使个体易患许多与年龄相关的疾病。但是慢性病的精准营养干预并不容易，多数慢性病和肥胖的危险因素是基因和环境的复合作用，不容易建立合适的干预方案，且现有的理论框架转化为临床实际应用的过程还需要进一步的深入研究（包括大样本量的临床试验）。同时，慢性病的营养干预的过程长、营养干预手段复杂、患者依从性较差也是精准营养干预失败的主要原因。

目前，对于慢性病的基于遗传学的精准营养干预往往是对特定人群进行普通干预方式基础上的精准化。精准营养通过为个人推荐特定的膳食策略改善个人健康。例如，地中海饮食（the Mediterranean diet，Med Diet）作为一种良好的饮食策略，其特征为糖和饱和脂肪酸的低摄入和水果蔬菜的高摄入。保持地中海饮食能够改善人群的健康水平，包括降低慢性病和肥胖的发病率。已有随机对照试验表明，高地中海饮食得分能够降低心血管疾病的发病率近30%。但是仍需注意的是，这种饮食策略在实际使用时仍旧需要注意使用的人群范围，例如，果糖不耐受的患者如果摄入过多蔬菜和水果，会因身体无法代谢果糖导致其肝功能受到影响。因此，人们应该认识到精准营养干预所提倡的"个性化"在改善公共卫生福利中的作用。

（一）精准营养与肥胖

肥胖是一种常见的营养障碍导致的疾病。伴随着现代社会生产力的提高，人们日常生活中摄入的能量也随之增加，加上长期静坐的生活习惯，肥胖在人群的患病率也呈现出逐渐增高的趋势。美国卫生部在 2009—2010 年的调查显示，60% 的美国成年人属于肥胖范围，在儿童和青少年中也有 17% 的人属于超重或肥胖。研究发现肥胖与高血压、糖尿病、心脑血管病等慢性病的发病率相关。因此，在针对慢性病的干预措施中，肥胖的发病机制和其预防、治疗措施也是关注的热点领域。

肥胖的原因可能是能量摄入与支出之间的不平衡导致的。脂肪的分解低于其合成的时候人体就会变得肥胖，这一过程与许多人体营养吸收与代谢途径相关。许多与能量稳态相关的细胞功能受基因表达和环境相互作用的调节，因此个体之间代谢的差异可能受遗传变异和营养摄入的影响。同时，营养结果也可以通过基因介导的生化途径来确定，这些途径调节营养吸收、分布、代谢和排泄以及其他与细胞能量相关的过程。实际上，营养素和遗传变异之间的相互作用可能是影响肥胖发生和发展的关键因素。

25% ~ 70% 的体重变异被认为是通过调节核转录因子、信号分子及受体的功能，脂肪形成和脂肪沉积、产热过程，下丘脑网络和其他相关细胞的功能来影响能量稳态的基因控制。早在 1950 年，科学家们发现不肥胖的小鼠也能产下肥胖的后代，证明肥胖后代携带了来自亲代的突变基因，这种基因后来被命名为 OB。1990 年，OB 在染色体的位置被精准定位，鉴定出其编码产物为瘦素。目前，普遍认为肥胖受多基因控制，目前已有超过 50 个基因与肥胖表型有关，并且已经在动物和人类研究中鉴定出肥胖性状。例如，单基因肥胖往往归因于一些效果巨大的特定等位基因的突变，包括瘦素、瘦素受体、阿黑皮素原、前蛋白转化酶 kexin 1 型、促黑素 -4 受体和转录因子蛋白 SIM1。目前研究最多的肥胖相关基因为 *FTO* 基因（fat mass-and obesity associate gene），其有一个编号为 rs9939609 的单核苷酸多态性（SNP）位点，可以将基因型分为 *FTO*-AA、*FTO*-AT 和 *FTO*-TT 3 种类型。2007 年 *science* 期刊报道的一篇包括 13 个队列、超过 3 万名参与者的研究，发现 *FTO*-AA 基因型与 *FTO*-TT 基因型相比，引起肥胖的概率是其 1.67 倍。有 *FTO*-AA 基因型的人的饱腹感更低，对食物的享受性也更高，因此其肥胖的可能性也更大。

事实上，单基因变异引起的肥胖并不常见，多基因肥胖的研究支持着这样一种观点，即肥胖在现代的流行是由于不利的生活方式与特定的基因变异或 SNP 的相互作用而产生的。易于过度增重的个体可能携带多种与肥胖相关的基因，这些基因可能影响的因素包括个体食欲控制（*CNR1*、*NPY*、*POMC*、*MC4R* 等）、细胞核和细胞质调节机制（*FTO*、*TFAPB2*、*TCF7L2*、*SCAP*、*DRD2* 等）、脂肪生成和脂质代谢（*ADRB3*、*PPAR*、*APOs*、*PLIN* 等）、能量消耗（*UCPs*）、胰岛素信号传导（*ISR-2*、*INSIG2*、*GIPR*）和炎症的发生（*ADIPOQ*、*IL-6*、*RESISTIN* 等）等。目前认为有 500 多个 SNPs 或染色体区域与肥胖直接或间接相关。

在此基础上营养遗传学可以帮助研究者了解如何通过个性化营养来控制肥胖。例如，美国一项长达 2 年的研究中表明，*FTO*-AA 人群如果长期食用高蛋白饮食，可能能改善其对食物的依赖性；同时该人群还需要调低自己的"饱腹阈值"，在吃得很饱前停止进食，采取适合个人的措施可以有效地控制体重。营养遗传学的进步依赖于认知的进步，即认为基因组成决定了独特的营养需求，同时也依赖于人类基因组的测序技术、相伴的人类遗传变异分析，以及将基因变异与疾病联系起来的研究。营养遗传学考虑了遗传基因组的多样性以及基因与特定食物或营养素的相互作用，有助于个性化营养的发展。因此，我们不仅要考虑个体遗传背景对肥胖发病的影响，还要考虑个体基础上营养干预的方法。

肥胖的管理需要了解有关个体健康状况的遗传因素和环境因素，包括特定多态性的鉴定和可能受遗传因素影响的营养干预反应的认识。例如，与非携带者相比，携带肥胖相关 SNP 的受试者在对热量限制方案的反应中表现出差异，并且对饮食摄入的反应也具有差异。一些国际组织最近正努力研究影响肥胖的遗传变异，以便阐明营养与基因的相互作用，并用个性化方式实施膳食干预。例如，美国一项研究分析了影响体重及导致体重反弹的因素，并根据获取到受试者的 DNA 信息和特定算法获取专属的定制减肥方案。之后，研究再通过采集唾液样本进行基因组测序以获取 DNA 序列，同时借助便携式监测仪获取受试者们的运动、压力和饮食等方面的生活信息。研究者将两组数据整合并进行分析，为患者提供减肥建议，从而帮助他们达到目标体重，远离肥胖的困扰。另外，营养敏感候选基因的基因分型和基因表达评估有助于提高肥胖诊断、预后和治疗，因此还需要额外的营养遗传学和营养学研究来支持个性化营养干预的临床处方。

肥胖的精准营养干预是否已经准备好实施仍旧存在争论，包括隐私保护、营销、消费者的可负担性、干预的成本和可靠性等多个方面。目前，直接面向消费者的基因检测已经在各个国家用于实施基于基因型的精准营养干预，并且在体重管理中验证了其实用性。但也有研究认为直接面向消费者的基因检测中的终生风险值的估计仍旧存在困难，因此在实际应用时仍存在一定的不确定性。因此，实际使用还需要进一步的研究，同时还要考虑方法和伦理问题。

（二）精准营养与高血压

高血压也是一种慢性病，近 30 年来世界范围内的高血压患者的增长速度明显加快，发病年龄也趋于年轻化。2014 年，中国高血压患病率约为 30%，然而其中患者的知晓率不足 50%，治疗率甚至低于 10%。高血压患者如果长期不能得到有效治疗，可能会出现心血管的损害，进而出现其他重要脏器的损害，出现高血压心脏病、慢性心力衰竭、脑卒中、慢性肾衰竭、视网膜渗出和出血等疾病。根据对欧盟国家的调查，心血管疾病每年造成超过 400 万人死亡，是人群的主要死因。高血压的发病机制复杂，需要针对个人的精准方案进行治疗。不同基因型的患者对高血压易感性不同，同时，疾病相关基因的基因多态性会通过改变药物代谢动力学、药效动力学等方面影响患者对治疗药物的反应和预后。因此，高血压的预防和治疗需要精准医学的介入。精准医疗针对高血压提出要以筛查和防控为起点，以多因素综合控制为核心，以个体化预警及干预为特色，从而减少心脑血管疾病的发生，尤其要以降低脑卒中的发病率为目标。

近年来，已经有许多科研团队在进行高血压相关基因的研究，并取得了一定的成果。2011 年，日本大阪大学的科研团队在 Nature 上发表了一篇研究成果，其发现了 43 种与高血压相关的基因，并分布在多种人群中。2015 年，日本国立医疗研究中心等组成的科研组也发现了 13 处与高血压有关的基因。耶鲁大学研究发现，STK39 基因变异对高血压有影响，且得到了几项独立实验的验证。还有研究发现基因 CDKN2A rs10811661 多态性与非糖尿病人群的心血管危险因素和血脂异常有关，同时还发现保持低能量饮食并维持较高频率的体力活动可能改善 CDKN2A/B 基因座的 T 等位基因的不利影响。由于个体基因与高血压有着密切联系，使用基于基因组的精准营养干预有可能会改善目前人群的高血压的疾病现状。为了精确指导药物治疗，研究每个患者对不同药物的最佳使用剂量十分必要。研究发现不同基因型的患者对高血压药物的，反应不同。例如，携带 D 等位基因的高血压患者使用坎地沙坦的疗效优于 II 基因型；*CYP11 B2* CC 基因型对坎地沙坦的治疗反应优于 TT 和 TC 基因型。通过研究高血压的相关基因，可以更好地指导医疗卫生人员治疗高血压患者。

H 型高血压是指伴有高同型半胱氨酸血症的原发性高血压，在中国，约有 75% 的高血压患者是 H 型高血压患者，该病的控制关键在于降低血浆同型半胱氨酸水平。由于补充叶酸可以有效降低同型半胱氨酸水平，所以根据不同的基因型、针对不同个体叶酸利用能力的强弱来指导个性化预防的方法显得尤为重要。治疗发现，对 *MTHFR*-677 TT 基因型和叶酸基线水平低的人群，使用马来酸依那普利叶酸片来治疗高血压和预防脑卒中会有更好的疗效。

（三）精准营养与糖尿病

糖尿病是指个人空腹血糖持续高于 140 mg/dl 或注射 75 mg 葡萄糖 2 小时后血糖高于 200 mg/dl。1997 年，美国糖尿病协会扩大了糖尿病的诊断标准，餐前血糖高于 126 mg/dl 就可被认为患有糖尿病，血糖在 110 ～ 125 mg/dl 之间则称为糖耐量减低。根据 WHO 的数据报告，2014 年全世界范围内成年人糖尿病患病率约为 9%。2012 年的一项研究显示，糖尿病在当年直接造成了约 150 万患者的死亡。

糖尿病患者的血糖水平如果长期不能得到有效控制，将会损害一系列器官，神经和血管是主要累及部位。糖尿病对人体的损害包括代谢紊乱，引起感染性疾病、糖尿病肾病、糖尿病视网膜病变、动脉粥样硬化、冠心病、缺血性脑卒中、肾功能不全、神经系统变、糖尿病足等，使得糖尿病成为人类继心脑血管疾病、肿瘤之后的第三大健康杀手。

糖尿病的发病原因与发病机制极为复杂，至今还不能阐明。同时，糖尿病又分为多种类型，不同类型的糖尿病发病原因也各有不同。除了环境因素，现代医学认为遗传因素也对糖尿病有重要影响。例如，研究显示约 50% 的糖尿病患者都具有糖尿病的家族史，但是只有 15% 的非糖尿病患者亲属有糖尿病史；双胞胎患病一致率在同卵双生子中为 45% ～ 90%，为异卵双生子的 3 倍。糖尿病在不同种族间发病率也不同，美国 40% 的皮玛族（Pima）印第安人易患 2 型糖尿病。这些都证明糖尿病与遗传因素相关。

全基因组方法的广泛应用极大地促进了对糖尿病遗传背景的理解。目前，基于糖尿病风险的全基因组关联研究已经确定了 50 多个位点与 1 型糖尿病的遗传风险有关，几个与 1 型糖尿病的风险相关的 *T1DM* 候选基因也已经被提出或确认在这些区域；同时研究也已确定了 2 型糖尿病风险的相关基因，包括血管紧张素转化酶（*ACE*）、过氧化物酶体增殖物激活受体 γ（*PPARγ2*）、脂肪酸结合蛋白质 -2（*FABP2*）、亚甲基四氢叶酸还原酶（*MTHR*）、脂肪量和肥胖相关基因（*FTO*）。另一项研究证实了 7 种 2 型糖尿病位点，包括 *CDKAL1*、*CDKN2A/B*、*KCNQ1*、*CDC123*、*GLIS3*、*HNF1B* 和 *DUSP9*，还发现了 2 个新型的 2 型糖尿病位点，为 RAS 鸟嘌呤释放蛋白 1（*RASGRP1*）rs7403531 和 G 蛋白偶联受体激酶 5（*GRK5*）rs10886471。

了解有关糖尿病的基因相关结构和其发挥的生理功能，就能够有针对性地进行治疗的相关研究，使医疗卫生人员能够更好地控制和治疗疾病。例如，携带有糖尿病易感基因 *PPAR*-γ 和 *KCNJ11* 的患者分别对格列酮类和磺脲类药物敏感，可以用相应的药物进行最直接、有效的治疗。但是需要注意的是，利用基因寻找治疗方式的过程也会遇到困难，例如虽然 *TCF7L2* 基因使得研究者认识到 wnt 信号通路在 2 型糖尿病的发病机制中有作用，但是该条通路对于正常细胞的发育也有重要作用，因此针对该基因的治疗方法的研发是十分困难的。

已经有随机和前瞻性的临床试验证明，有组织的和个性化的自我监测血糖在 2 型糖尿病的日常管理中起着重要作用。高血糖是 2 型糖尿病的一个风险因素，饮食控制血糖水平是一种理想的改善人群糖尿病发病率的干预方式。不仅如此，血糖水平还与肥胖、心血管疾病和肝硬化等疾病都有着密切的关系。目前，通过连续血糖仪我们可以很容易地掌握自己的血糖水平，但是血糖的控制仍旧是一个难题。糖尿病有效控制的关键在于血糖水平，尤其是餐后血糖（postprandial blood glucose，PBG）水平的维持，平衡的维持将有利于减少血糖波动对身体器官造成不良的影响。对于高血糖人群来说，选择适当的饮食方式有可能降低自身的餐后血糖，而这种饮食方式的选择也是科学家们一直研究的内容之一。

以往我们一直认为餐后血糖水平的决定因素是食物的种类，血糖指数（glycemic index，GI）常用来表示食物对人体内血糖的影响，其含义为 50 g 有价值的碳水化合物食物与相当量的葡萄糖相比，在一定时间内引起体内血糖应答水平的百分比值。但是，有项研究指出食物的血糖指数是不固定的，食物的 PPGR 也会因人而异，已知的影响个体餐后血糖浓度的因素有很多，包括遗传、生活习惯、胰岛素水平和对胰岛素的敏感性、胰腺外分泌能力以及葡萄糖转运能力等。以前的餐后血糖水平预测方法不能考虑到现实生活中膳食的复杂性和个体的相关行为模式所带来的影响。

以色列魏兹曼（Weizmann）研究所于 2015 年在 *Cell* 上发表了一篇预测血糖反应的个体化营养论文。该论文利用组学及大数据分析新技术，通过大规模数据收集分析，为了控制血糖，制定了更加精准、个性化的膳食建议。研究者分析了 3 组不同的数据，其中第一组数据来自 800 名志愿者。他们每天第一顿食用 4 种标准化食品中的一种，其余时间正常饮食。研究者采集了他们的血样、粪便，以检测血糖、肠道菌群等，使用调查问卷、App 等形式收集食物、锻炼以及睡眠数据，并结合身体测量数据进行分析。研究发现即便食用同样的食品，不同人的反应依然存在巨大差异。这表明，过去的"推荐营养摄入"有"漏洞"。然后，研究者开发了一套"机器学习"算法，分析学习血样、肠道菌群特征与餐后血糖水平之间的关联，用标准化食品进行血糖预测。随后，研究者在第二组人群上（100 名志愿者）验证了机器学习得出的预测模型。机器学习得出的模型能否实际运用于指导健康饮食呢？研究者又在第三组人群上（26 名志愿者）进行了双盲试验。研究者根据每名志愿者的各项参数，如血样、微生物组数据、人体测量学制定了个性化膳食计划。这 26 名志愿者分为 12 名自愿者的试验组，使用机器学习算法的建议；14 名自愿者的对照组，采用医生和营养专家的建议。膳食计划也分为两种，一种为被设计用于控制血糖水平的"健康饮食"，食用 1 周；另一种为"不健康饮食"，也食用一周。分别使用不同的膳食计划，并比较结果。结果显示机器学习算法给出了更精准的营养学建议，成功控制餐后血糖水平，优于专家传统建议。这一研究表明以往的单纯根据食物的血糖指数为糖尿病人群提供饮食建议的方法是存在问题的，研究还为精准营养干预控制慢性病提供了重要的基础。

在进行精准营养干预时，还需要考虑不同干预方式对个人的有效程度。近年来，全基因组关联分析发现了多个慢性疾病和其影响因素的易感位点。个体在同样的干预方式下，由于遗传背景的不同，干预效果存在较大差别。例如，人群研究发现 *FTO* 基因的变异和饱腹感神经信号相关，*MC4R* 基因的遗传变异和食欲相关，*GIPR* 基因的遗传变异和胰岛素不耐受相关，*CDKAL1* 遗传变异和胰岛素敏感性相关，这些发现提示不同个体应当按照遗传背景选择合理的饮食方案、限制能量摄入，强调摄入低血糖指数饮食，从而更加有效地控制血糖水平。精准营养干预的效果还取决于个人的接受程度，有研究指出基于活动的个性化营养教育有助于改善患者的饮食行为并最终改变其与疾病状况相关的临床结果。另外，基于遗传学的饮食建议也比一般饮食建议更容易被患者理解，且最终结果也更有效。

（四）精准营养与冠心病

同高血压和糖尿病一样，冠状动脉粥样硬化（冠心病）也是一种严重危害人类生命健康的慢性病。2015 年美国心脏协会（AHA）的统计数据显示，2011 年美国每 7 位死亡患者中就有 1 位是死于冠心病，相当数量的首诊冠心病患者表现为突然死亡或非致命性心肌梗死。

冠心病的基因起源尚未完全阐明，但是新的基因方法应用取得了不错的进展。目前运用于冠心病的基因手段包括连锁分析和全基因组关联分析。目前运用高通量测序技术检测出与心肌梗死相关的基因包括肿瘤抑制因子 *CNKN2A/B* 附近的 3 个多态性位点，即 rs10757278、rs10757274 和 rs2383206，在之后的独立研究，这些位点也被证明可以作为心肌梗死风险的标志物。

目前针对冠心病的治疗多为血管内介入，包括血管球囊扩张术和支架植入法，可以有效缓解冠心病症状并提高患者生活质量。但是介入放射学的方法只能缓解疾病症状，而不能从根源上遏制动脉粥样硬化的发展。而最近的统计信息显示，过去 10 年内经基因治疗的临床病例中，有 5% 的治疗与冠心病相关，且治疗效果也很好。

五、普通人群的精准营养干预

相对于疾病人群，非疾病状态的普通人群的营养需求主要是为了满足基本生理需求和生长发育需求，并预防疾病。这部分人群可以通过适当的饮食干预使机体达到营养平衡状态即可。对于普通人群，精准营养干预依赖于个体的营养状态、生活习惯和遗传因素的共同作用，同时还与个体的生理特征和疾病状态存在相关性。为了判断营养干预对人体的作用，首先要解决的问题就是标准问题，即选择适当的生物标志物作为体内营养素多少的判断依据。例如，目前维生素 D 缺乏的判定标准中以血清 25-(OH)-D$_3$ 水平为判断依据，而有研究指出用生物可利用的维生素 D 水平（非结合状态）比使用总 25-(OH)-D$_3$ 水平可能能更好地提示体内维生素 D 水平。在应用精准营养干预时也应该选择更加准确的标准。

精准营养干预要关注和避免干预过度带来的健康损害。个体处于不良的生理条件下，过多摄取某些营养素不仅对控制疾病进展无益，甚至反而会促进疾病的恶性发展。例如，普通女性叶酸摄入水平与乳腺癌发生风险之间不是简单的线性关系，而是呈现"U"形相关性，即高水平和极低水平的叶酸摄入都会导致乳腺癌发生风险增加。人体缺乏硒元素可能会导致能量缺乏型营养不良等疾病，在部分地区硒的极度缺乏会引起克山病、大骨节病的高发；儿童食入高剂量硒会引起生长迟缓，也不利于人群的健康。

人群中的 DNA 多态性会影响营养素的吸收、代谢和利用，这是在普通人群干预中选择精准营养的一个重要原因。基因多态性又称遗传多态性，是指人群中发生率超过 1% ~ 2% 的某些碱基突变。人类大约存在 30% 的基因多态性，这是人类个体间存在很多差别的原因。基因多态性如果存在于与营养相关的基因中，就会导致不同个体对营养素的吸收、代谢和利用存在差异，其最终结果显示为不同基因型的个体对营养素需要量不同。

维生素 D 受体（*VDR*）基因多态性会影响钙吸收和骨密度，可能是骨质疏松症发生的遗传因素之一。VDR 基因上的碱基突变形成了 3 种基因型、bb 型、BB 型和 Bb 型。研究发现，BB 基因型的绝经期妇女在摄入低钙膳食时，钙吸收量比 bb 基因型绝经期妇女明显减少。在每日钙摄入量在 300 ~ 1 500 mg 之间变化时，bb 基因型个体的钙吸收率也要高于 BB 基因型个体。而一项针对老年人的研究发现，在所入选的 72 位老年人中，所有的 9 个 BB 基因型老年人骨密度均发生了下降，而所有 26 个 bb 基因型的老年人骨密度均未发生下降，而且该情况与钙摄入量无关。该研究说明个体在钙吸收、骨密度及骨质疏松症发生的差异与基因型有关。因此在进行钙膳食干预时，应考虑不同基因型的影响，针对不同的基因型制定不同的膳食供给量标准；而且对于补钙效果不明显的人群，应选用其他方法进行干预。

亚甲基四氢叶酸还原酶（5, 10-methylenetetrahydrofolate reductase，MTHFR）催化生物性可逆的还原反应，其编码基因的第 677 位碱基可以发生突变，产生野生型、杂合型和突变纯合型 3 种基因型。突变型的基因会增加酶的热不稳定性，使其不能与 MTHFR 反应中的辅酶腺嘌呤黄素二核苷酸（flavine adenine dinucleotide，FAD）结合，使酶活性降低，则同型半胱氨酸不能转化为蛋氨酸，导致同型半胱氨酸在血中的浓度增加。突变纯合型个体血中叶酸浓度低，同型半胱氨酸浓度高。同型半胱氨酸浓度受叶酸摄入影响较大，为了使同型半胱氨酸代谢正常，他们应比一般人群摄入更多的叶酸。目标所制定的叶酸推荐摄入量是针对一般人群的，没有考虑特殊需求人群。因此，为了避免叶酸缺乏的危害，应对特殊基因型个体制定更高的叶酸供给量标准。

载脂蛋白 E（apolipoprotein E，APOE）可与乳糜微粒等分子结合形成脂蛋白，并调控其与特异受体结合以便代谢或利用，来调节人体血脂水平，从而影响心脑血管疾病的发生。APOE 基因位于第 19 号染色体长臂上，某一个碱基可被另外两种碱基替代，共有 3 种等位基因，共 6 种不同基因型。一般认为 APOE3 位野生型，APOE2/4 为变异型。研究发现携带有 APOE 变异型等位基因的人群更容易出现总胆固醇高、LDL 胆固醇高和 Ⅲ 型高脂蛋白血症。同时不同基因型个体对低胆固醇的膳食反应也不相同，APOE4 基因的携带者从低脂膳食干预中获得的改善要高于 APOE2/3 型个体。因此，对于不同 APOE 基因型的个体，精准营养可以通过不同的低脂肪或低胆固醇膳食干预计划帮助人群预防和控制心脑血管疾病发病率。

人类在成年后一般不会再饮用乳汁，因此人体内能够代谢乳糖的酶——乳糖酶 - 根皮苷水解酶的表达会在成年后陷入沉默。大部分人类在成年后摄入乳糖会导致产生一系列不耐受的症状。乳糖不耐受的发生与调控乳糖酶表达的上游基因 MCM6 有关，其 rs4988235 位点 TT 基因型携带者乳糖耐受，而 CT 和 TT 携带者的耐受性有不同程度降低。因此在考虑含乳糖成分较高的乳制品作为能量补充来源时，应对个体的 MCM6 基因型进行检测，避免乳糖不耐受的症状发生。

人体代谢酒精主要依赖乙醇脱氢酶和乙醛脱氢酶两种酶，与这两种酶活性相关的基因被称为"酒精基因"。研究已经表明编码乙醇脱氢酶和乙醛脱氢酶的基因存在着多种等位基因，不同等位基因所产生的酶也具有不同的特性，会影响个体对酒精的反应以及由于饮酒所引起的酒精使用障碍的风险。目前，精准营养能够通过基因检测识别个体的酒精基因类型来评估个体对于酒精的代谢能力，从而指导个体的饮酒行为，避免个体过度饮酒对身体造成不良的损伤。

普通人群的精准营养干预目前正处于发展阶段，还存在着多种问题需要解决。首先，部分营养素仍旧缺少有效的高灵敏度生物分子标志物，这些营养素包括常见的维生素 A、维生素 E、维生素 K、叶酸、核黄素等，使得营养干预的效果很难通过直观结果进行评判，增加了营养干预研究的难度。其次，部分营养素的研究数据还不够，其生物最低需要量、生物毒性以及毒理学机制尚未完全清楚，难以在干预时规定剂量范围指导值。最后，目前学界对营养素的代谢、合成和分解的体内通路还不完全清楚，尤其是对个体间营养代谢相关基因的遗传变异影响代谢的过程尚不清楚。精准营养中存在的这些问题都需要进一步的研究解决。

六、精准营养与基因检测

精准营养干预为了能够根据个人信息提供适当的膳食建议，需要先进行有关人类健康的分子机制的分析。人体内健康相关分子机制的主要影响因素之一是个体的遗传和变异，因此需要对人体的遗传背景进行检测。基因检测可以识别出一些重要的遗传变异（风险等位基因），为基于基因型的饮食建议提供信息，也可能会成为未来了解代谢疾病及开发其相关治疗方法的关键。同时，遗传变异信息与人体测量学、生化检测结果和膳食评估结果的结合，将有助于提高健康专业人员推荐个性化饮食的能力。

（一）基因检测的应用

基因检测是基于遗传学的精准营养管理的基础之一。基因检测可以发现单个基因突变，也可以帮助发现易感基因。从 Sanger 开创基因测序至今，基因测序技术已经发展到了第四代。第四代测序技术又称为纳米孔测序技术，原理为不同分子通过纳米孔道时会对孔内电流产生特异性的影响，通过判断这种差异就可以对基因中碱基的排列顺序进行识别。四代测序技术具有超高读长、高通量、测序速度快、数据分析简单多种特点，有望在未来成为基因测序的主要方法。

目前有社会上有两种类型的基因测试：体外诊断测试和实验室自建检测方法（laboratory developed tests，LDT）。体外诊断测试可以供许多实验室分发并使用，LDT 则专门由测试开发人员使用。很多公司设计了直接面向消费者（direct to consumer，DTC）的基因测试，其分类尚未确定。社会上对 DTC 基因检测的需求不断增加，DTC 基因检测已经成为个性化营养中基因筛查的主要工具，其原因主要是它们有助于直接获取个体的遗传信息。通过基因测试得到的信息有助于预测个体未来健康问题的易感性，从而成为一种好的预防工具。同时，遗传信息还可以表明哪些个体可以从特定的饮食干预中受益。基于基因型的饮食建议为改善公共健康提供了更有效的工具。人类基因组计划开辟了一种定制饮食新方法的可能性，这种方法可以帮助改善肥胖和其他慢性病的流行。

当前流行的基因检测的内容大多包括祖源分析、遗传病或慢性病基因检测、药物敏感性（药敏）检测、个性体质检测。其中个性体质检测中涵盖了营养代谢基因的内容，可以分析个体对不同营养的代谢能力和需求。图 13-1 所示为营养代谢检测的结果举例，可以看到根据基因型得到的饮食或运动对体重的影响，还可以从基因检测结果中看到不同营养物质的代谢能力和需求，其根据个人的基因型对人体的营养代谢进行了判断。例如，随着年龄增长，人体 *MCM6* 基因会降低乳糖酶基因 *LCT* 的表达量，调控乳糖酶的分泌，进而导致人体乳糖不耐受。在该检测报告中，受试者的 *MCM6* 基因 rs182549 位点为 CC 型，rs4988235 位点为 GG 型，提示该个体有患乳糖不耐受的风险。MTHFR 可以将 5,10- 亚甲基四氢叶酸转化为 5- 甲基四氢叶酸，与人体叶酸代谢关系密切，该受试者 rs1801131 位点为 TT 型，rs1801133 位点为 GG 型，均不会干扰叶酸代谢。*MTRR* 基因相关的疾病包括胱氨酸尿症、巨幼红细胞贫血、神经管缺陷和叶酸敏感。*MTRR* rs1801394 位点为 AG 型为正常个体，综合这些信息判断该受试者的叶酸需求为稍高。根据基因检测报告的这些信息，个体可以在日常的饮食中进行调控，帮助自己预防因营养物质的缺乏带来的健康损害。

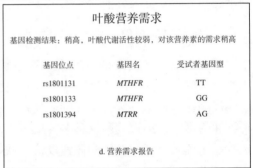

营养代谢综合结果	
乳糖代谢能力	弱
咖啡因代谢能力	强
维生素E营养需求	正常
钙营养需求	正常
维生素A营养需求	高
叶酸营养需求	稍高
维生素B12营养需求	正常
酒精代谢能力	弱

a. 基因检测的营养代谢报告

我的体重管理

饮食对体重的影响

● 我的结果
— 人群平均值

运动对体重的影响

饮食对体重的影响 ——— 较小
运动对体重的影响 ——— 中等

b. 基于基因的体重管理报告

乳糖代谢能力

基因检测结果：弱，乳糖代谢能力弱

基因位点	基因名	受试者基因型
rs182549	*MCM6*	CC
rs4988236	*MCM6*	GG

c. 营养代谢能力报告

叶酸营养需求

基因检测结果：稍高，叶酸代谢活性较弱，对该营养素的需求稍高

基因位点	基因名	受试者基因型
rs1801131	*MTHFR*	TT
rs1801133	*MTHFR*	GG
rs1801394	*MTRR*	AG

d. 营养需求报告

图 13-1　基因检测报告结果举例——营养代谢部分

（二）基因检测存在的问题

饮食疗法面临的最大挑战是如何激励个体改变他们的饮食习惯和行为。个性化饮食的成功取决于个体的动机以及这种饮食变化带来的预期效益。饮食习惯受心理社会因素影响，因此仅基于遗传信息的个性化饮食会产生伦理和操作上的争议。目前，提供个性化饮食方案时，健康专业人员会定期评估个体的一系列生物学数据，如身高、体重、性别等信息以及胆固醇或维生素状态等生物标志物。营养基因组学现在提供了足够的证据，判断评估指标中应该包括基因型。有证据表明，与一般饮食建议相比，基于基因组的建议更容易理解，也更有可能被遵循。但在营养咨询中使用遗传信息会导致伦理、法律和社会问题，这些问题存在于整个营养咨询的流程中，包括基因测试的使用、样本的收集和储存、儿童的参与，以及医生应传递给家庭的信息等。

1. 伦理问题　人们已经开始关注将知情同意作为保护参与健康和研究相关干预措施个人的工具，包括对敏感信息的获取和进行繁重或有危险活动的知情同意。当涉及遗传信息方面时，问题集中在遗传信息与一般健康信息相比是否有其固有的特殊性。此外，有关医疗的基因信息很关键，因为这些信息很敏感，可能有深远的用途并且容易被滥用。出于这些考虑，一些国家的管理部门致力于让知情同意成为进行基因检测的必要条件。接受检测的人必须知道基因检测的利弊，并且还需要知道这些检测结果可以给出其改变饮食和其他生活方式因素的建议。例如，在欧洲，用于健康目的的基因检测的条约表明基因检测只能在接受质量控制、个人监督和知情同意后进行。然而，学界通常认为知情同意的意义是有局限性的，因此在实际应用中为了充分保护消费者的利益还需要一些额外的努力。

在基因检测中还存在一些涉及信息隐私的伦理问题。一个问题是基因分析包括对未来健康事件的预测，可能会使保险公司、未来潜在的或现在的雇主以及其他单位（如学校或运动队）等受益。因此，个人可能会被要求做此类基因测试或者提交已经进行的测试结果。例如，尽管目前中国的相关法律严格禁止乙肝歧视，尽管有人认为遗传分析应该是机密的，在实际生活中出现歧视的风险仍旧很高。另一个问题是我们和家人共享着许多基因。我们是否应该和他们分享个人的基因信息？父母应该怎样对待他们的孩子？卫生从业人员应该让他们的家人参与到测试中吗？同时，家族史是预测疾病的一个重要因素，但是在现实中如果个人没有参与基因测试而直接获得家人的遗传测试信息，他们可能会误解这些结果。

测试的基因谱可以为人们提供超过他们要求的信息，也因此可能会出现一些令他们焦虑的额外信息。出于这个原因，卫生专业人员必须解决与机会性筛查相关的伦理问题，也就是医生是否可以为没有症状的患者提供临时检查或者根据患者的要求为没有症状或没有已知风险因素的人进行检查。目前卫生专业人员还未对机会性筛查达成共识，因为虽然某些特定的检测看起来没必要，但还是会有个人要求使用获得其服务的权利。

2．基因检测的指南和法律规定　基因测试和分析的规定指南旨在保护个人免受有害服务的影响，其中考虑了分析规范（评估基因检测识别基因和多态性的准确性）、临床有效性（评估解释结果的准确性和与临床状况的相关性）和临床效用（评估通过推荐干预达到预期临床结果的可能性）等因素。2007年，欧洲营养基因组学组织制定了营养基因组学研究指南。

任何国家或地区的监管机构都可以建立临床遗传学的法律法规。基因检测的生产者根据其本国的普遍道德或者法律规则承担具体责任。但是法律规定还存在着不足，许多国家的基因检测指南仍在制定中。现在的进展是，许多政府机构和组织已经发布有关DTC的信息和指南，以帮助澄清、通知和提醒个人。

美国最高法院于2013年做出了一项具有里程碑意义的决定，即自然形态的DNA不能获得专利。这一决定有助于促进基因组学和临床实践的整合，使得实验室有生产利于人群产品的自由。英国药监机构（the Medicine and Healthcare Products Agency，MHPA）指出营养遗传学测试就像"生活方式测试"一样，并且不必遵循法规。然而人类遗传学委员会并不同意这一观点，他们认为"生活方式测试"和体外诊断测试一样需要遵循法规。目前，美国有3个联邦机构参与了基因检测的监管：食品药品监督管理局（the Food and Drug Administration，FDA），医疗保险和医疗补助服务中心（the Centers for Medicare & Medicaid Services，CMS）以及联邦贸易委员会（the Federal Trade Commission，FTC）。根据 *Federal，Food，Drug，and Cosmetic Act*（《联邦食品药品和化妆品法案》）的规定，FDA拥有最广泛的权利，其权利的实施依赖于基因测试怎么进入市场。如果一个测试作为试剂盒卖给多个实验室，FDA就可以监管这一测试。目前为止，这种情况相对较少。目前大多数的基因测试是以LDT的形式进入市场，由单一实验室开发和实施，此时FDA不再负责监管。尽管FDA在2010年发布声明说计划开始监管LDT，并在2014年7月31日向国会提交议案声明其会在之后的60天内发布有关LDT监管的草案，但是截至目前FDA还没有任何进一步的声明。这一情况引起了科学团体很大的讨论和关注，因为提出的法规可能会影响研究者们开发和提供及时的测试。CMS管理所有进行基因检测的临床实验室，确保其符合1988年的 *Clinical Laboratory Improvement Amendments*（《临床实验室改进修正案》）。然而除了评估基因检测是否有临床意义，该修正案只关注技术的质量、实验室流程的质控和测试的熟练程度。FTC 的任务仅限于测试如何发布广告可以确保信息真实且不具有误导性。

2002 年，欧盟发布了一份有关基因检测规范的论文，该论文涉及很多欧洲国家的患者权利，主要包括信息权、保密权、隐私权和知情同意权。英国人类遗传学委员会（Human Genetics Commission，HGC）在 2010 年发布了一份文件，其中包含于遗传测试相关的原则，包括透明度、便利性和信息的使用方便程度，它还推荐了标准化的测试技术。2009 年，德国政府实施了与实验室认证、告知知情同意和遗传咨询的需求相关的法律。比利时还没有针对 DTC 测试的具体法律；但是法律规定若一项 DTC 测试有医学性质，那么其人员必须包含一位医学博士。荷兰也没有具体的规定。但是一些基因测试需要有荷兰卫生、福利和体育部的许可。最近一项有关欧盟监管框架的报告指出，欧盟及其成员国都没有专门处理个性化营养的法律文书。相反，由于其新颖性和特殊性，个性化营养甚至同时从属于几个法律文书的范围中。因此，学界还不清楚哪些法律文书适用于特定的个人营养品。

3．社会问题　在个性化营养的背景下，食物被理解为通向健康的工具。然而，食物并不仅仅提供营养，它还在形成或者表达社会关系中扮演了重要的角色。个性化营养需要对营养学方法和日常文化、情感、伦理和食物感官等的理解，并将它们结合。在个性化营养发展早期，人们强烈期望新一代功能性食品会在个性化营养中发挥重要作用。但是到目前为止，个性化营养的趋势开始变为关注已有食物的选择和摄入了。

有人担心个性化营养可能会出现不合理的健康需求，也就是说尽管对于大多数个性化营养的接受者来说关注健康可能有正向作用，但是如果对健康生活方式过分关注，他们仍然可能出现健康问题。然而迄今为止，还没有任何有关个性化营养会在这方面成为特定的风险因素的证据。但是需要人们提高警惕的是，个人健康监测设备以及其快速增长的市场可能会使现状有所改变。

七、精准营养相关的组学概述

与营养素使用和代谢相关的基因和分子途径的信息的使用是个性化营养的关键，其中需要的知识正是由"组学"技术出现推动的。"组学"这一后缀意味着"全面的"，其作为修饰语广泛用于各个领域，如基因全面分析（基因组学）、DNA 修饰（表观基因组学）、信使 RNA（mRNA）或转录物（转录组学）、蛋白质（蛋白质组学）、代谢物（代谢组学）、脂质（脂质组学）、食物（食物组学）和微生物群（微生物组学或宏基因组学）。这些技术可以单独或者共同应用，以更好地了解健康代谢和疾病进展。

（一）大数据与机器学习

组学技术由于涉及某一领域的全面分析，产生的数据量往往很大，研究中产生的大数据集的处理方法是研究者们需要解决的首要问题。Zeevi 等所做的有关血糖浓度如何受特定的食物影响的研究带来了一种处理大数据集的方法，即机器学习。该研究旨在通过分析受试者肠道中的微生物信息和其他方面的生理状况信息，建立一种可以提供个性化的食物建议的预测模型。为了找到高度个性化的血糖对食品反应的意义，Zeevi 收集了受试者大量的数据，之后使用称为"决策树"的机器学习方法创建了一个算法，整合所有的元数据。最终作者得到的预测模型比目前的金标准能更准确地预测血糖反应。

运用大数据集和机器学习方法的很大的一个优势是，研究者甚至不需要知道模型的工作原理。Zeevi 的研究为其他的研究提供了产生和测试机制假设方法的新方法。机器学习方法除了预测方面的应用，在其他方面如治疗自身免疫性疾病、心血管疾病和癌症，也可能会有出色的表现。在大数据科学的时代，研究者可以分析大量的参数，结合计算机强大的运算能力和学习能力，更好地帮助提高人群的健康水平。

（二）营养基因组学

营养基因组学又称为营养遗传学，目前国际上还没有明确的定义。根据第一、二届国际营养基因组会议的共识，营养基因组学是研究营养素和植物化学物质对人体基因转录、翻译和代谢影响机制的科学。比较具体的论述是营养基因组学主要研究在分子水平上及人群水平上膳食营养与基因的交互作用及其对人类健康的影响，并将致力于建立基于个体基因组结构特征上的膳食干预方法和营养保健手段，提出更具个性化的营养策略，从而使得营养学研究的成果能够更有效地应用于疾病的预防，达到促进人类健康的目的。营养基因组学研究将关注整个机体、整个系统或整个生物功能分子水平的变化，而非单个或几个孤立生物标志物的改变。

人类基因组计划的一个主要贡献是奠定了重要的基础，进而发现了基因核苷酸序列的数百万个差异。任意不同群体间至少 1% 中出现的变异称为多态性变异或多态性。特定常见类型的多态性通常用一个核苷酸碱基替换另一个核苷酸碱基来定义，并因此被叫作单核苷酸多态性（SNP）。一些 SNP 可能会影响蛋白质的合成和功能，从而改变营养需求和营养代谢，在个体患病风险中发挥重要作用。发生遗传变异的另一种方式是通过 DNA 结构变化，包括插入 / 缺失、易位和拷贝数变异（CNV）。CNV 解释了两个个体之间约 1% 的遗传变异。其中一些与疾病发生和进展的风险因素相关而在人类健康中发挥重要作用。

营养素和食物成分可以直接或间接地影响和调节基因活性，包括作为转录因子的配体并在信号通路的中间代谢产物中发挥调节作用，具有正面或负面影响。因此，营养基因组学试图探索饮食因素如何影响基因表达，以及随后如何影响蛋白质和代谢物水平。一种常见的方法是检查与摄入某些食物成分相关的个体 mRNA 水平。营养基因组学策略包括基因表达和生物化学谱的分析。这些研究策略的早期实例包括发现膳食胆固醇抑制 3- 羟基 -3- 甲基戊二酰辅酶 A 还原酶（3-hydroxy-3-methyl glutaryl coenzyme A reductase，*HMGCR*）基因的转录，长链 ω-3 族多不饱和脂肪酸减少血小板生长因子和白细胞介素 -1β 的基因转录。

（三）表观遗传学 / 表观基因组学

表观遗传过程在染色质结构和 DNA 修饰中产生可逆修饰，同时不改变基础序列。表观遗传改变包括 DNA 甲基化和组蛋白修饰。不同类别的小非编码 RNA（如微 RNA）或长链非编码 RNA 已经被认为是通过多种机制进行基因表达、染色质重塑和表观遗传变化调节的关键调节点，显示出作为人类疾病的生物标志物的潜力。此外，表观基因组的外部效应（包括饮食）可以调节基因表达，提示了环境、营养和疾病之间的联系。

DNA 甲基化是最广泛研究的表观遗传修饰形式。许多特定的甲基转移酶中的一种在 CpG 二核苷酸（胞嘧啶后跟随鸟嘌呤）的 5′ 碳位点上的胞嘧啶添加了甲基。添加的甲基通常会通过阻断转录因子的结合而沉默基因。近年来，二代测序（NGS）等新技术的开发已经能够高精度地检测位点特异性甲基化模式，并发现新型的表观遗传修饰。

组蛋白修饰由乙酰化、甲基化、磷酸化和泛素化组成，通过压缩DNA影响转录。这个过程可以通过控制基因对转录调节因子的可及性来激活或抑制基因表达。

表观遗传依赖于酶和膳食营养素的存在，并且可以以基因特异性或全局的方式发生。S-腺苷甲硫氨酸（S-adenosyl methionine，SAM）是所有甲基转移酶的通用甲基供体，可以甲基化DNA和组蛋白。在某些情况下，摄入量低和个体遗传易感性引起的叶酸、维生素 B_{12}、维生素 B_6、维生素 B_2、胆碱、甜菜碱和甲硫氨酸供应不足，会导致SAM的可用性降低。

一些研究表明大鼠妊娠期营养素摄入量和甲基化模式有关系。妊娠期和哺乳期营养干预如能量限制和膳食脂肪过量可以改变表观遗传修饰。其他研究也表明表观遗传修饰改变炎症、肥胖和慢性病的风险。一项针对肥胖男性低能量饮食减重的研究发现高减重组和低减重组间个体的DNA甲基化模式有明显差异。对糖尿病个体的研究发现胰岛素分泌功能与胰岛β细胞中 *PCG-1A* 基因的启动子区域的甲基化模式有关系。

新的NGS和微阵列技术使整个基因组中高分辨率的DNA甲基化研究变得可能，使得研究者可以通过表观基因组关联研究帮助识别表观遗传结果。

（四）转录组学

转录组学的研究提供了一种工具，可以用于观察基因表达响应不同因素时的变化。饮食、体力活动、饮酒和吸烟习惯都会改变基因表达，从而增加了在病理上出现不良结局的风险。膳食成分如常量营养素和微量营养素也会影响基因表达，从而改变新陈代谢和疾病的发展。转录组学分析可以评估饮食干预前后数千个基因的表达，显示健康和不健康个体之间的差异，并帮助发现新的疾病诊断生物标志物。

转录组学需要研究表达基因的细胞，因为基因表达通常是组织特异性的。获得最相关的人体组织是很难的，这意味着样本通常只能从更易获得的组织中得到，如皮下脂肪组织、血液中的单核细胞和骨骼肌。目前通常使用聚合酶链反应测量基因组与饮食相互作用中的基因表达。较新的微阵列技术可以在营养干预后识别基因表达和代谢途径中的大多数变化。

（五）蛋白质组学

转录组学不能显示表达蛋白质的数量，而且很多可以阻断或调节翻译过程或者引起翻译后修饰的因子会使得一个转录本翻译成多种蛋白质。蛋白质组学可以分析给定时间内表达的蛋白质，是鉴定营养素和食物成分对基因组影响的最精确的方法。蛋白质组学的研究内容主要包括：①组成型蛋白质组学研究，即针对基因组或转录组数据库的细胞、组织或生物体，建立其蛋白质组或亚蛋白质组连锁群；②比较蛋白质组学研究，即以重要生命过程或人类重大疾病为研究对象，进行重要生理病理过程的局部蛋白质组研究；③蛋白质组学支撑技术平台和生物信息学研究。

蛋白质组学研究和基因组学研究一样，依赖于强有力的、高通量的技术。根据细胞的种类和功能，每个细胞都有相应的蛋白质组。这就要求蛋白质组学研究提供的大量数据必须有高度自动化的处理，包括数据的输入、储存、加工、索取以及数据库之间的联系。目前人们通常在血液样本中分析蛋白质，但是还没有一个平台能够评估血液和组织样本中完整的蛋白质谱。

（六）脂质组学

脂质在营养和新陈代谢中起重要作用。脂质组学在细胞、组织和体液中发现了脂质的全局特征，研究基因、饮食、营养素和人体新陈代谢的相互作用。它是一种新兴的用于识别个体对于营养干预反应多样性的工具，可以用于饮食资讯获取和优化食品加工过程。由于质谱技术的发展，脂质组学的进一步研究是可行的。脂质组学在临床实践中的使用还处于起步阶段，这是因为我们对脂质代谢途径的了解还是不完整的，而且所需的工具还需要不断完善。

（七）代谢组学

代谢组学研究人体系统的代谢物，重点关注生物体液、血液、尿液、唾液、细胞和组织的生化特征的变化。一些作者提出了一个新的术语"营养代谢组学"，其意思是代谢组学在营养和健康中的应用。根据研究对象和研究目的不同，代谢组学的研究又可分为几个不同的层次：①代谢靶标分析，针对具有相似化学性质的特定代谢物进行分析，研究其在代谢应答中的变化，并与已知的代谢途径相关联，得出疾病或外源性物质的刺激对该代谢途径的效应；②代谢轮廓分析，着眼于整个代谢网络中的一些关键信息节点，对某一代谢途径的特定代谢物或某一类结构和性质相关的代谢物进行半定量分析；③代谢指纹分析，同时对多个代谢物进行高通量的定性分析，不分离鉴定具体的单一组分；④代谢组学分析，对生物体或体内某一特定组织所包含的所有小分子代谢物进行综合分析，是在前三者基础上的进一步深化与整合。

代谢组学研究可以评估与特定代谢通路的代谢组或者比较靶向或非靶向方法的环境刺激后代谢反应模式的变化。因此，代谢组学被认为是人类分子分析的终点，并可以评估人体对饮食的反应。很多研究使用代谢组学研究来识别食物标志物以及定义膳食模式。代谢组学的其他应用包括监视食物摄入和评估食品质量。因此，代谢组学可以回答诸如"高饱和脂肪酸饮食如何影响脂质特征""纤维摄入如何影响血糖"的问题。最近的使用代谢分析的饮食干预研究评估了可可、咖啡和纤维的摄入以及不同膳食模式的结局。

对代谢物的研究只有在小分子的分离和鉴定技术进步的情况下才有可能。然而，目前还没有一种方式可以检测、鉴定和量化所有的人类代谢物。基于系统的质谱、MRI、气相色谱和液相色谱等技术的结合可能对于全球代谢物鉴定来说是一种更好的方法。与全基因组关联分析（genome-wide association study，GWAS）一样，很多化学物质和代谢物与饮食和疾病的关系可以通过代谢组学研究进行测试。

（八）食物组学

食物组学指的是一种利用新技术评估食品成分的新科学，旨在通过改善人类营养来提高人类健康。食物组学的一个完整的、多维的定义是研究生物标志物、食物成分、饮食和生活方式在达到和保持健康方面的作用的科学。近年来，食品科学家已经开发出新的产品、包装和感官特征来使食品更好地进入目标市场，食物分子组成的研究可以为这一进程提供帮助。

食物来自生物（动物、植物或真菌）并受农业和生产技术的影响。食物成分取决于很多因素，包括季节、食物成熟度和储存和烹饪的温度。食物组学可以帮助解决有关食品安全、食品质量、新食品、转基因食品和功能性食品的问题，改善饮食成分，从而更好地通过膳食促进疾病预防。

食物组学在基因组、转录组、蛋白质组和代谢组水平上评估食物成分的影响，从而提供分子水平上食品中生物活性成分的额外研究。然而营养素和生物活性成分的可变性和浓度的不同使食物组学的研究产生了局限性。食物组学策略的例子包括对寡糖、植物化学物质、抗氧化剂和其他因素的研究。基于质谱的技术、新的分离方法和多维色谱技术已被用于食品成分分析。

（九）宏基因组学

宏基因组学是全球微生物群落和它们存在于肠道和其他身体部位时表达的基因的研究。微生物可以改变基因表达，影响蛋白质组和个人健康。因此，它们可以被视为是调节代谢过程的更深层次的功能性基因组单元。很多食物成分，如多酚、纤维和脂肪，会影响肠道代谢并因此有着微生物的介导效应。

微生物发酵产物如短链脂肪酸可能对细胞代谢有直接影响。微生物群落生态失调可能会导致肠腔内的炎症，造成包括肥胖、糖尿病、动脉粥样硬化、克罗恩病、胃炎、胃肠癌和食物过敏等疾病的发生和发展。最近的研究表明妊娠期和儿童期营养对微生物群落的效应以及对免疫功能和免疫缺陷的影响与肥胖和其他慢性病的发生有关。

不同的饮食成分在微生物生长中具有不同的作用，并可能具有调节肠道微生物群落的功能。例如，摄入酚类化合物可能会调节微生物群落，促进有益细菌的生长。饮食对微生物群落的影响取决于宿主的年龄和环境，以及宿主的遗传特征。妊娠期间的微生物暴露和生命最初几个月内肠道微生物群落的组成会影响免疫功能和过敏反应。

肠道微生物组还可能与脑血管疾病的进展相关，其作用是将饮食中存在的胆碱和左旋肉碱转化为三甲胺和三甲胺-N-氧化物。脑血管疾病风险与炎症、肥胖和糖尿病风险有关，因此，肠道微生物群落操纵的新策略可以改善脑血管疾病和肥胖症的治疗。

肠道微生物群在每个个体内的存在具有特异性，因此微生物组学正在成为个性化营养的工具。这些新发现促进了通过饮食和食物成分调节基因表达的替代方法的产生。然而，在宏基因组学用于个性化营养之前，科学家们还需要开发用于分析肠道微生物群落的新技术。

第四节　精准营养管理的部分临床实践

精准医学集合了疾病预防、疾病病因病理过程的认知、基于新科技的诊断分析手段及疾病治疗，为患者提供尽可能有效、安全和经济的医疗方案。基因测序等现代生物医学分析技术的进步、大数据分析工具的出现及各种组学技术的发展，极大地推动了精准医学时代的到来，并随之诞生出精准医学在预防医学领域的重要分支——精准营养学。作为现代医学重要分支的营养学，精准营养学更多地强调了营养和膳食因素对于满足人体生长发育需要、维持人体健康和正常机体生理功能的作用。摄取合理足量的营养素不仅在疾病预防方面具有现实意义，且在疾病的干预控制、改善治疗效果、提高生存预后方面均具有重要价值。

合理的临床营养支持是改善各类疾病患者的临床治疗效果、缩短治疗时间、降低临床感染和不良反应的重要因素。传统方法对待营养失衡是"缺什么补什么""多什么减什么"；但由于个体受其遗传背景、代谢能力和肠道微生态等因素的影响，对营养素的需求和实际干预的效果存在显著差异。不同疾病状态下，不同个体由于基本特征的差异、特定的生理状态，对特定营养素的需求也有所不同。

临床上针对罕见遗传疾病如苯丙酮尿症、半乳糖血症、葡萄糖 -6- 磷酸脱氢酶缺乏症和抗维生素 D 佝偻病的精准营养干预相对成熟。但在其他临床领域，精准营养干预的应用实践相对较局限，侧重于进食困难导致的具有营养风险的疾病人群，如肿瘤患者、存在吞咽功能障碍的老年人等。近些年，越来越多的学者关注到生命早期精准营养干预对母子健康的远期影响，也使得针对孕期人群的孕期精准营养管理蓬勃发展。围受孕期增补叶酸预防神经管缺陷的研究相对较成熟，针对围受孕期妇女方面的精准营养管理相对较完善。基于遗传学和肠道菌群的精准营养干预，在实践上还有很大的发展空间，本小节将侧重已有较好临床实践基础的精准营养管理方向（不限于遗传学和肠道菌群方向）展开论述，探讨如何在不同人群对营养素需求不尽相同的基础上，进行精准化的营养干预，达到预防和控制疾病的目标。

一、肿瘤患者的精准营养干预

肿瘤患者的营养支持近几年已成为肿瘤多学科综合治疗的重要组成部分，合理、有效地提供营养支持对大部分肿瘤患者具有积极意义。精准化的营养支持能给机体提供适当的营养底物，减轻代谢紊乱和瘦体组织消耗。通过改善机体生理及免疫功能，缓解疲劳、厌食等症状，同时降低促炎性细胞因子水平，降低治疗中断的风险，来帮助患者安全度过治疗阶段、减少或避免由治疗引起的副作用、改善症状、提高生存质量。

研究显示 31% ～ 87% 的恶性肿瘤患者存在营养不良，约 15% 的患者确诊时发现近 6 个月内体重丢失超过 10%，这在消化系统或头颈部肿瘤患者中最为常见。营养不足和营养风险常导致术后病死率和并发症发生率、放疗和化疗不良反应发生率和抑郁障碍发生率升高；营养缺乏会延长肿瘤患者住院时间，严重影响患者生活质量，甚至缩短了其生存期。如何合理、有效地筛查肿瘤患者早期的营养风险，并为肿瘤患者提供营养支持，对于改善肿瘤患者的预后及生活质量至关重要。

（一）肿瘤恶病质

肿瘤恶病质（cachexia）是指肿瘤患者在病情进展过程中，出现不可逆的食欲下降、体重丢失、营养状况恶化，直至最后患者死亡。恶病质常伴发于慢性病，包括恶性肿瘤、慢性阻塞性肺疾病、慢性心衰、慢性肾衰竭、肝功能不全、AIDS、风湿性关节炎等。其中，恶性肿瘤的恶病质发病率高，进展期肿瘤患者 60% ～ 80% 出现恶病质。实际上，恶病质在肿瘤生长的早期阶段即可出现。及时发现营养风险、尽早干预、尽早实施营养支持治疗，患者的预后更好。

Fearon K 教授 2011 年在肿瘤恶病质国际共识中提出了肿瘤恶病质的定义：它是以持续性骨骼肌丢失（伴有或不伴有脂肪组织丢失）为特征，不能被常规营养支持完全缓解，逐步导致功能损伤的多因素综合征。恶病质的核心表现为骨骼肌丢失，蛋白质（特别是肌蛋白）过度分解是其重要的病理生理改变。骨骼肌丢失的外在表现主要是体重丢失及乏力。恶病质可在早期发现，并且是可干预的；当恶病质发展到晚期，抗癌治疗及营养支持的疗效将受到限制。因此，对恶病质进行合理分期非常关键，*Clinical Practice Guidelines on Cancer Cachexia in Advanced Cancer Patients*（《欧洲肿瘤恶病质临床指南》）中将肿瘤恶病质分为 3 期：

1. 恶病质前期　有厌食或代谢改变，体重丢失不超过 5%。进展风险取决于肿瘤类型和分期、系统性炎症是否存在、摄入量、对抗癌治疗有无反应。

2. 恶病质期　6 个月内体重丢失大于 5%（排除单纯饥饿导致）；或者 BMI < 18.5 kg/m²，同时体重丢失大于 2%；或者四肢骨骼肌指数符合肌肉减少症的诊断标准（男性 < 7.26 kg/m²、女性 < 5.45 kg/m²），同时体重丢失大于 2%；常有摄食减少或系统性炎症。

3. 恶病质难治期　肿瘤持续进展，对治疗无反应，有活跃的分解代谢，体重持续丢失无法纠正。WHO 体力评分 3 或 4 分，生存期预计不足 3 个月。

（二）精准营养中的营养风险筛查及营养评定

营养风险是临床结局的独立预后因素，它与生存率、病死率、并发症发生率、住院时间、住院费用、成本效益比及生活质量等临床结局密切相关。肿瘤患者营养风险筛查的目的是发现存在营养风险的患者，进一步采取精准的营养评定，对有适应证的患者给予个性化的营养支持。肿瘤患者一经确诊，即应进行营养风险筛查及营养评定，包括饮食调查、体检、人体测量（可计算体重丢失量）及实验室检查。营养风险筛查及营养评定应贯穿肿瘤患者的全治疗过程，不同阶段应多次进行。

合理的营养风险筛查和营养评定可为营养支持提供依据，从而改善肿瘤患者治疗效果和临床结局、节省医疗费用，因此近年来已有数个国家建立了针对肿瘤患者的强制营养风险筛查制度。目前没有公认的营养风险筛查标准工具。理想的营养风险筛查工具应能准确判定机体营养状况，预测营养相关性并发症的发生，从而提示预后。灵敏、特异、简便易用，通常是临床上选择营养风险筛查工具的依据。NRS-2002 是欧洲肠内肠外营养学会（European Society for Parenteral and Enteral Nutrition，ESPEN）推荐的营养风险筛查工具，因其简单、易行，能够较好地预测住院患者营养风险，为合理的营养支持提供依据而获得广泛认可。研究结果显示，NRS-2002 适用于住院肿瘤患者的营养风险筛查，可恰当且有效地筛查出存在营养风险的肿瘤患者，并判断肿瘤患者手术后并发症情况。中华医学会肠内肠外营养学分会（Chinese Society for Parenteral and Enteral Nutrition，CSPEN）也推荐其作为住院患者营养风险筛查工具。另外，MST 及 MUST 也是常用的肿瘤患者营养风险筛查工具。MST 包含食欲减退的评估，适用于门诊肿瘤患者，尤其是接受放疗的肿瘤患者。

对于筛查后存在营养风险的肿瘤患者应进行营养评定，判定机体营养状况、确定营养与代谢紊乱的原因和程度，为制定精准的营养支持计划提供根据并监测营养支持的效果。临床上常用的营养评定方法有多种，均存在一定局限性。对于肿瘤患者来说，体重变化、膳食摄入、体力活动、体重指数、机体组成、内脏蛋白质（指人体瘦组织）是预测住院时间、病死率和并发症发生率的良好指标。厌食、食欲减退和摄食减少是肿瘤患者常见临床表现，许多肿瘤患者可能伴有味觉与嗅觉改变，从而影响膳食摄入。头颈部肿瘤、食管癌患者常因吞咽功能受损或进食路径梗阻而进食量下降，接受放化疗的肿瘤患者常因口腔干燥症、恶心、呕吐、黏膜炎、便秘、腹泻、吸收不良等影响营养素摄入。营养素摄入减少是营养不足发生的独立预后因素。体重减轻是恶性肿瘤的重要临床表现之一，与肿瘤患者的临床结局明显相关。3 ~ 6 个月内非自愿的体重减轻是评价肿瘤患者营养状况非常有价值的指标，体重减轻 < 5% 属轻度营养不良，体重减轻 > 10% 则为重度营养不良。

体力活动是肿瘤患者营养评定的另一个有价值的指标。营养不良或癌性恶病质均可导致体力活动下降，适当的体力活动则可减少营养不良的发生。体能状况可以使用 WHO/ECOG

评分或 Karnofsky 评分来进行评定。此外，步行测试可用于监测日常活动、测定体能状况及肌肉功能。握力测量能可靠地反映骨骼肌消耗程度，可评估机体功能、营养状态、日常生活能力、残疾程度，并预测生存结局。另外，代谢紊乱或系统性炎症是肿瘤患者常见的病理生理变化。癌性恶病质常表现为分解代谢增强、肌蛋白分解。因此，血清 C 反应蛋白、清蛋白、前清蛋白、视黄醇结合蛋白等实验室检查指标同样是肿瘤患者营养评定的重要参考指标。

　　机体组成成分测定是近年来常用的营养评定方法。机体组成与营养素摄入、能量消耗和代谢及激素调节等密切相关，组成机体的各成分含量及其变化能准确反映营养状况。营养不良、慢性病、恶性肿瘤、创伤应激状况下，骨骼肌、脂肪和体液等机体组成成分发生相应改变。研究结果显示，与体重指数相比，骨骼肌含量是更理想的肿瘤患者营养评定指标，与患者的临床结局密切相关。ESPEN 推荐的不同方法测定的骨骼肌含量临界值为：①上臂肌肉面积，男性 32 cm^2，女性 18 cm^2；②双源 X 线测定骨骼肌指数，男性 7.26 kg/m^2，女性 5.45 kg/m^2；③ CT 测定躯干骨骼肌指数，男性 55 cm^2/m^2，女性 39 cm^2/m^2；④生物电阻分析法测定非脂肪组织指数，男性 14.6 kg/m^2，女性 11.4 kg/m^2。骨骼肌含量低于上述界值的肿瘤患者，病死率、手术并发症发生率及各种抗肿瘤治疗的不良反应发生率将明显增高。

（三）营养干预措施及途径选择

　　对于存在营养不良或营养风险的肿瘤患者，如果经口进食无法满足机体的营养需求，只要患者肠道功能正常，首先推荐通过强化营养咨询来增加经口进食。一些随机对照试验和回顾性分析的结果显示，强化营养咨询能明显增加患者的营养摄入量，增加体重并改善生活质量，进而避免后续治疗的中断，使患者获益。但当强化营养咨询改善经口进食仍无法满足机体的营养需求时，应选用口服营养补充（oral nutritional supplement，ONS）来加强营养补充。多数临床研究结果显示，ONS 能改善肿瘤患者的营养状态，提高肿瘤患者对放化疗等治疗的耐受性，甚至延长肿瘤患者的生存时间、改善生活质量。无法经口进食或经 ONS 无法达到能量和蛋白质的目标需要量的患者，先选择通过管饲进行肠内营养（enteral nutrition，EN）。EN 由于有维护肠道屏障功能和免疫功能及简化血糖管理等优势，目前被大多数国际指南作为人工喂养的首选方式。

　　肠外营养（parenteral nutrition，PN）的适应证为需要进行营养支持但无法实施 EN 或 EN 无法满足机体营养需求的情况。存在营养不良或营养风险的肿瘤患者如同时存在消化道机械性梗阻、难以控制的腹膜炎、肠缺血及重度休克等 EN 绝对禁忌证，应及时进行 PN。尽管近年来许多研究结果显示，存在某些传统意义上的 EN 禁忌证，如非机械性肠梗阻、腹腔开放、早期肠瘘、胃肠道出血、肠壁水肿或使用升压药维持血压稳定的患者，仍可通过适量、谨慎的 EN 来提高临床结局。但这些重症患者可能由于疾病或治疗的原因，EN 难以实施或因肠道耐受性差而滞后、中断，而且绝大部分患者在治疗过程中单纯使用 EN 往往难以达到能量和蛋白质的目标需要量，此时需要选择补充性 PN。有研究结果显示，当因各种原因无法经胃肠道途径进行营养支持或经肠道营养支持无法提供能量和蛋白质目标需要量的 60% 的状况持续 7～10 天时，补充性 PN 能使患者获益。美国胃肠病学院（ACG）在其发布的指南中指出，住院患者第 1 周应用低能量 PN 能使患者获益，第 2 周一旦患者处于更稳定的状态，PN 即可调整至 100% 的能量和蛋白质目标需要量。对于应用补充性 PN 的患者，随着 EN 耐受性增加、PN 需要量降低，两者间的转换需要谨慎进行，以防止过度喂养。通常来说，当 EN 提供的能量和蛋白质＞60% 的目标需要量时即可停用 PN。

（四）肿瘤患者的能量目标

肿瘤患者能量代谢改变一直存在争议。一些多中心、大样本的早年的临床研究结果显示，肿瘤患者并非均处于高代谢状态，即使是进展期发生广泛转移的肿瘤患者，其能量消耗也可能处于正常范围。在肿瘤活跃期患者中，约 25% 的患者静息能量消耗比正常值高出 10%，另有 25% 的患者静息能量消耗则比正常值低 10%，这种能量消耗的差异尚无规律可循，无法对具体患者进行预测。但也有学者认为，大多数肿瘤患者机体的静息能量消耗增加，是导致机体组织消耗、产生营养不良或癌性恶病质的原因之一。

体重减轻的肿瘤患者约 50% 处于高代谢状态，这与机体活力、身体条件和年龄等因素相关。在新诊断的肿瘤患者中，约 48% 处于高代谢状态。能量消耗增加明显的肿瘤患者，其体重下降的发生率、下降程度及机体组成成分的改变也较其他肿瘤患者明显，而且更容易发生癌性恶病质。肿瘤患者能量消耗与肿瘤类型有关，胃癌或结直肠癌患者的静息能量消耗可能正常，而胰腺或肺癌患者则通常升高。

机体细胞总体和瘦体重是机体能量消耗的产生组织，而肿瘤患者的机体细胞总体和瘦体重常明显消耗。如果对机体细胞总体和瘦体重进行校正，就不难发现实际上体重或瘦体重消耗明显的肿瘤患者能量消耗要高于正常值。事实上，肿瘤细胞快速分裂，肿瘤细胞产生的促炎性细胞因子、促进分解代谢的物质和肿瘤细胞生长产生的微环境导致的炎症反应，以及宿主针对肿瘤做出的免疫应答会导致机体处于分解代谢功能亢进状态，机体 Cori 循环增加、葡萄糖和蛋白质转化增加、脂解增强、糖原合成加速。这些增加的耗能过程是肿瘤患者机体代谢率增高的病理生理基础，也是肿瘤患者营养不良或癌性恶病质发生的重要原因之一。尽管如此，在考察肿瘤患者总能量消耗时，还需结合日常体力活动综合评估。营养不良的肿瘤患者虽然静息能量消耗可能增加，但由于日常活动减少，总能量消耗降低。

肿瘤患者的疾病类型、系统性炎症、肿瘤负荷、治疗措施、体力活动情况、饮食摄入情况及肿瘤异质性都会影响机体能量消耗，导致能量需求产生差异。因此，在制定肿瘤患者精准营养支持计划时，理想情况是采用间接测热法对肿瘤患者的能量消耗进行个体化测量以指导能量供给，使能量摄入量尽可能接近机体能量消耗值，以保持能量平衡，避免摄入过量或不足。能量摄入不足可造成不同程度的蛋白质消耗，影响器官的结构和功能，从而影响患者预后；能量摄入过量则可造成代谢紊乱。然而，临床上大多数情况下无法直接测量每例患者的实际能量消耗值以指导营养供给，此时可采用体重公式计算法估算能量目标需要量。现有的研究证据、指南与共识均推荐给予非肥胖肿瘤患者与非肿瘤患者相似的能量目标需要量——25 ~ 30 kcal/(kg·d)，能满足大多数患者的能量需求。

（五）肿瘤患者的蛋白质目标需要量

肿瘤患者的蛋白质目标需要量尚无定论。早期的观点是肿瘤患者蛋白质最小摄入量为 1.0 g/(kg·d)，目标需要量为 1.2 ~ 2.0 g/(kg·d)，因此在实际操作中将前者定为肿瘤患者的蛋白质目标摄入量。近年的研究结果显示，将蛋白质目标摄入量提高为 1.5 ~ 2.0 g/(kg·d) 能达到更理想的效果，原因在于外源性蛋白质的供给量与机体蛋白质合成量和瘦体重含量存在量效关系。在提供足够能量的前提下，蛋白质摄入增加可以促进肿瘤患者肌蛋白合成代谢，发挥纠正负氮平衡、修复损伤组织、合成蛋白质的作用，尤其是手术创伤大的肿瘤患者更应补充较多的蛋白质。目前认为，对于老年、肿瘤不活动和合并系统性炎症的肿瘤患者，蛋白质目标需要量为 1.2 ~ 1.5 g/(kg·d)，肾功能正常的患者蛋白质目标需要量可提高至 2.0 g/(kg·d)，而急性或慢性肾功能不全患者的蛋白质目标需要量应限制在 1.0 或 1.2 g/(kg·d) 以内。

氨基酸溶液是目前肠外营养主要的蛋白质供给形式。平衡型氨基酸制剂能满足绝大多数肿瘤患者的蛋白质需求，尚无足够证据表明特殊氨基酸在肿瘤患者营养支持中具有优势。此外，由于静脉输注氨基酸的净利用率不到 100%，因此应适当降低热氮比（≤ 100%）。同时，静脉输注氨基酸可能引起高氨基酸血症，进而加强蛋白质的分解代谢。因此，以正氮平衡为目的时蛋白质目标需要量应接近 2 g/(kg·d)。

（六）肿瘤患者的脂肪需求

肿瘤患者能量底物中碳水化合物与脂肪的最佳比例尚不确定。但由于多数肿瘤患者存在系统性炎症、胰岛素抵抗等代谢紊乱，机体对葡萄糖的摄取和利用能力受损，脂肪成为肿瘤患者重要的供能物质。多数研究结果显示，无论是体重稳定还是体重丢失的肿瘤患者，都能充分利用外源性脂肪作为高效的能量来源。因此，从代谢的角度，提高脂肪在肿瘤患者尤其是有明确胰岛素抵抗的患者能量底物中的比例是有益的。在条件允许的情况下，可尽量减少碳水化合物的供给量，以降低血糖负荷。使用 ONS 或 EN 时，通过增加制剂配方中脂肪的比例，可以有效提高制剂的能量密度，提高食欲减退、早饱和肠蠕动减少的肿瘤患者的能量摄入量，有利于机体蛋白质合成，改善肿瘤患者营养状况。脂肪乳剂是 PN 中重要的供能物质。有研究结果显示，与健康人相比，肿瘤患者对脂肪乳剂的代谢清除率更高。因此，可适当提高脂肪乳剂提供的热量在肿瘤患者 PN 配方非蛋白质热量中的比例，这不仅可减少高血糖风险，也可减轻水钠潴留。

二、基于家庭和社区的老年人群精准营养管理

老年人指的是年龄 ≥ 65 岁的人群。截至 2016 年底，中国仅 65 岁以上的老年人口就达到约 1.5 亿，占总人口的 10.8%。预计 2050 年我国老年人群将达 4.83 亿，占总人口的 34.1%；年龄 ≥ 80 岁的高龄老年人群也将达到 1 亿。受生理功能减退或失能、易患病、病程长、病种复杂等多种因素影响，我国老年人群存在营养缺乏与营养过剩的双重问题。2012 年，中华医学会肠外肠内营养学分会对全国老年住院患者营养调查结果显示：老年患者营养不良风险比例高达 49.7%，营养不良发生率达 14.7%。2015 年《中国老年人群营养与健康报告》指出，我国老年人群营养风险整体较高，48.4% 的老年人营养状况不佳，而超重和肥胖率分别达到 31.8% 和 11.4%。2012 年老年营养不良的疾病经济负担总额为 841.4 亿元，其中直接负担 639.3 亿元，占老年人群总治疗费用的 10.6%，给社会保障和家庭带来沉重的负担。

解决老年患者营养问题需要极强的专业支撑和较长的管理周期，在医疗资源有限、追求床位周转率的现实情况下，要在住院期间完全改善老年患者的营养问题极不现实。对于老年人的营养管理，需要基于社区或家庭来实施。要根据老年人基础疾病病情来实施精准化的管理，保证病情较平稳的老年患者在回家或在社区康复中心后，仍能接受到延续性的精准营养和护理服务。这种基于家庭和社区的营养管理模式不仅可改善患者生理功能、满足其心理需求，还可促进医疗资源的优化配置。

1. 家庭营养管理团队　国外家庭营养管理已形成较完善的专业团队和实施体系。现有

研究结果证明，老年人群接受多学科家庭营养管理能显著降低再入院次数，缩短住院时间，缩短 ICU 住院时间，降低肺炎、呼吸衰竭、泌尿系统感染及贫血发生率，能使平均住院费用显著降低，但尚无证据证明多学科家庭营养管理能减少并发症的发生。我国家庭营养管理团队的理念起步晚，2003 年黎介寿院士最早提出要重视家庭营养管理团队建设。近年，有学者报道了家庭营养管理服务的开始，但其多数是护理师或营养师单独对患者进行延续性护理和营养服务，管理内容单一、缺乏多学科支持和专业性。仅个别研究采用多学科家庭肠内营养支持小组形式进行系统管理，对家庭营养支持护士进行培训与考核。有研究显示，对患者及照护人员进行相关理论知识和技能培训能改善患者近期营养状况，但远期效果尚不清楚。总体来说，我国家庭营养管理团队的研究还较零散。国外家庭肠内营养管理通常由接受过专科培训的多学科专业团队协同提供服务，包括医院营养管理团队、社区营养管理团队、营养公司护士和预算负责人。

2. 营养风险筛查和营养状况评定 老年人常多病共存，慢性病和营养状况可相互影响。因进食量减少、代谢紊乱、长期服药、反复入院等多种因素作用，老年慢性病患者人群的营养风险及营养不良率通常较健康人群高。有研究显示，罹患慢性病的老年人群营养不良和潜在营养不良率高达 76%，患 3 种慢性病或以上为营养不良的高危因素。现有研究证实，存在营养风险或营养不良的老年患者在感染发生率、病死率及医疗费用方面均较营养正常的患者高。因此，应及早使用筛查工具及持续营养监测以发现存在营养风险的社区老年患者。老年人群的营养风险可能发生在疾病的不同阶段，且因年龄、性别等诸多原因导致个体差异较大。定期筛查可及时发现老年人群的营养问题。目前关于营养筛查的频率尚无一致意见，《老年患者家庭营养管理中国专家共识》中建议老年人群可每 3 ~ 6 个月筛查一次，如一般情况、饮食能力或饮食行为发生变化，甚至出现严重健康问题时，需更密切地监督营养状况。

营养评价是营养干预的基础，其定义为"使用以下组合诊断营养问题的全面方法：病史、营养史、用药史、体检、人体测量学方法、实验室数据"。营养评价不是由某一项指标或量表决定的，临床营养师需要了解目标人群的饮食史、病史、临床状况、人体测量数据、实验室检查数据、物理评估信息、日常功能和经济信息，估计营养需求，来个性化选择治疗方案。根据 ESPEN 相关共识，推荐收集老年人群如下信息进行营养评价：①临床病史；②饮食状况；③人体测量指标（生物电阻抗法、双源 X 线吸收法，各地可根据仪器配置选择测定方式）；④实验室检查指标；⑤社会活动。资料收集完成后由营养专业人员进行综合性营养评价。

社区老年人群营养风险筛查和营养状况评估可根据实际情况，由易于实施的工作人员进行：①如在社区卫生服务中心，可由护士行早期营养筛查，由具备基础营养技能与知识的社区医务人员或全科医生进行营养风险筛查和营养状况评估；②如在养老机构，可由机构的护士、医生分别实施；③定期门诊随访患者可由门诊医生 / 临床营养师负责；④居住地较远的老年人群则可通过电话进行风险筛查。所有从事社区 / 家庭营养风险筛查和营养状况评价的医务人员都应接受系统规范的培训，熟悉并掌握营养风险筛查与营养状况评价的操作步骤及注意事项。

3. 营养教育 受年龄、文化程度和地域等因素影响，我国老年人群营养知识、态度及行为情况普遍不理想。我国社区老年人群对《中国老年人群平衡膳食宝塔》的内容知晓率极低，且半数患慢性病的老年人群认为自己不需要接受相关的营养教育或改变饮食习惯。与老年女性相比，老年男性对营养知识的知晓率，合理饮食、有良好营养行为的人数比例更低。

2017 年国务院发布的《国民营养计划 2017—2030 年》中特意提出将"居民营养健康知识知晓率在现有基础上提高 10%"作为主要目标之一。有研究显示，阿尔茨海默病患者、抑郁障碍患者、帕金森病患者营养不良发生率均较高，慢性阻塞性肺疾病患者中也有 26% ~ 70% 存在营养不良。疾病可影响食物摄取、机体组成和体重，治疗慢性病的限制性饮食（如糖尿病饮食）执行不恰当可能加重食物摄入问题，导致老年人群意外减重和营养不良。罹患慢性病的老年人群营养不良风险更大，故他们是社区营养教育工作的重点对象。

老年人群所患的慢性病种类多、自我效能降低、膳食准备困难，易发生营养风险和营养不良。2010 年，美国营养协会（ADA）、美国营养学会（ASN）和营养教育学会（SNE）指出，老年人群应通过有规划的营养计划和举措，以确保达到最佳营养状况。营养教育和干预服务将有助于改善营养状况和成功促进老龄化、个体化的营养管理和教育，适用于社区中的大多数老年人群。

家庭营养教育联合口服营养补充可以减少社区老年人群，特别是老年女性发生跌倒和骨质疏松性髋部骨折的概率。社区营养教育能改善老年代谢综合征患者的代谢状况。对老年代谢综合征患者进行社区营养教育及家庭营养干预，可明显减少女性腰围，并维持男性总胆固醇水平。老年糖尿病患者规律接受营养教育、个体化的饮食指导和定期护理随访能使其餐后血糖、空腹血糖、糖化血红蛋白显著降低。有学者采用综合性的营养教育模式对居家的老年 2 型糖尿病患者进行干预后，他们的血糖、血脂及饮食均得到较好控制。该模式采用提前预约的方式，每次组织 5 ~ 10 名患者在营养科门诊集中听课，由营养师讲解糖尿病营养学知识（食物分类 + 食物交换份 + 食物血糖指数 + 食物生熟比），观摩食物比例模具，每次 30 分钟。听课后，由营养师制定个体化饮食方案，每人 10 分钟。营养师每周进行 1 次电话随访强化其饮食注意事项，嘱其记录 3 日饮食日记，每两周在营养门诊根据日记的内容对其进行督促和调整。社区营养教育可促使老年高血压患者减少食盐摄入量，使其达到 DASH 膳食目标，进而降低其血脂和血压水平。

老年人群相对于其他年龄段成年人接受新事物和转变新思想往往更困难，对食物刺激的敏感性降低，味觉和食欲减退。社区 / 居家营养工作者可采取专门针对老年人群的营养教育方式以提高营养干预效果，如编写歌曲、讲解平衡膳食宝塔和餐盘、品尝食物等方式进行营养教育。由于老年患者常多病共存，临床上无法单独就某个疾病进行营养教育。因此，针对居家、社区的老年人群患者应采用个体化的精准饮食教育方式，若有需要还应配合肠内营养治疗。大型医院的专业临床营养师应为基层医务人员、照护者提供标准化培训，以确保相关从业者能够为居家、社区老年人群提供个体化饮食和营养教育。

4. 家庭肠内营养　随着医学技术的发展，尤其是肠内营养制剂和置管技术的发展，越来越多的老年人能够在家庭中接受临床肠内营养支持治疗。完善的家庭营养支持小组应对具有营养风险的老年人进行系统的登记、监测和随访等管理。符合家庭肠内营养适应证的老年人（表 13-1），建议实施精准的家庭肠内营养支持。这些老年人包括各种原因导致的不能经口进食或经口进食量不足及严重营养不良的患者，包括脑血管意外导致的神经或精神障碍、头面部肿瘤导致的吞咽困难、晚期肿瘤导致的恶病质或上消化道梗阻、各种原因导致的肠功能障碍或肠功能衰竭，以及其他原因导致的严重营养不良等患者。

表13-1　中国老年人群家庭肠内营养适应证

分类	疾病
饮食摄入量减少	● 口腔、食管肿瘤 ● 神经系统疾病，如脑血管意外、多发性硬化、运动神经元病变、大脑性瘫痪
吞咽困难	● 咽喉部吞咽困难，如脑卒中、神经退行性病变、头颈部肿瘤
营养素吸收能力受损	● 胃肠切除 / 旁路手术 ● 消化道恶性肿瘤，如胰腺癌、结直肠癌 ● 炎性肠病，如克罗恩病、溃疡性结肠炎 ● 短肠综合征、胃肠道造瘘 ● 放射性肠炎
营养需求增加 / 有特殊的营养需求	● 慢性肺疾病，如肺纤维化合并囊肿、COPD ● 慢性肾衰竭 ● 神经性厌食症 ● 患 AIDS/ 携带 HIV ● 代谢性疾病和血液系统疾病 ● 外伤及术后

实施肠内营养前应先了解老年人及其家属是否愿意接受家庭营养，是否能够在家中顺利实施肠内营养。常见的问题是经济负担和看护人员的问题，部分老年人一般情况较好，能自我照顾；一般情况较差的患者，必须要有专门的家人或看护人员照顾。一般需在医院内进行3～7天的营养支持，以逐渐适应全量的肠内营养。在输注营养液时，家属应在旁边学习，并有机会提出问题。应对老年人、家属或看护人员进行系统的讲解或培训，包括如何护理管道、如何配制和给予营养制剂；要让他们了解实施肠内营养支持的常见并发症，如腹泻、腹胀、导管堵塞等的一般处理方法，在何种情况下应该和医护人员联系，如何监测、记录实施肠内营养后的老年人的一些基本情况等。

老年人的家庭肠内营养实施需要由医生、社区护士、营养护理专家、营养师、语言治疗师、营养公司护士等多学科专业人员组成对患者进行定期随访及监测。常见的随访方式有家庭访视、门诊随访、电话随访。随着信息时代的到来，网络随访应运而生，如通过网络视频、微信等方式进行随访。随访内容一般包括膳食管理、管路护理、设备操作及并发症监测，以及对老年人每日的饮食的记录。社区护士是为老年人家庭肠内营养提供支持和帮助的主要人员，为确保掌握准确的护理知识和技能，老年人家属应与医院的医护人员和家庭护理公司的营养护士进行及时联络与沟通。

三、孕期代谢性疾病的精准营养管理

孕期代谢性疾病是一组与孕期代谢异常有关的疾病，主要包括孕期肥胖、妊娠高血压、妊娠糖尿病（gestational diabetes mellitus，GDM）及孕期甲状腺功能异常等。为了满足母亲和胎儿生长发育的需要，妊娠期间机体新陈代谢会发生一系列的改变。随着二胎政策全面启动，高龄产妇的数量不断增加，妊娠期代谢性疾病的发病率呈逐年上升的趋势。妊娠期代谢性疾病严重威胁着母系和胎儿的生命安全，不仅增加了胎儿早产、畸形、宫内生长受限、巨大儿等发生风险，还显著增加了母亲和胎儿远期患糖尿病、心血管疾病等其他代谢性疾病的概率。该类疾病的早期发现和早期干预治疗对于提高母亲和胎儿的安全和生活质量至关重要，营养作为孕期重要的环节，其精准化的方案值得进行更多的探讨。

对孕妇进行个体化精准的饮食营养指导是比较理想的方案，需要将孕妇的膳食结构、饮食习惯、运动及代谢情况进行综合分析。要系统调查孕期基本营养、膳食和运动情况等项目。通过特定的仪器测量人体的脂肪和肌肉含量，并进行统计分析，根据个体化能量消耗得出各种营养成分（包括蛋白质、脂肪、碳水化合物、膳食纤维、钙、铁、锌、硒、碘，以及各种维生素等 25 种营养素）的供应状况，采用对应的个体化营养曲线，根据营养成分的缺余量和健康程度对孕妇进行膳食营养指导，保证孕期全程个体化最佳营养状态。

（一）高脂血症与孕期营养

高脂血症可明显增加孕妇患心血管疾病特别是动脉粥样硬化的风险，还会直接或间接影响胎儿的正常发育。孕期高糖饮食，如碳水化合物摄入比例过高，将导致孕妇高脂血症的发生，其机制可能与高糖饮食刺激胰岛素分泌增加后脂质合成增加及分解减少相关。高热量、高胆固醇和高饱和脂肪酸饮食能够促进高脂血症形成；其他的饮食相关因素，如反式脂肪酸摄入过多，不饱和脂肪酸和纤维摄入量不足都将直接或间接造成孕妇高脂血症。因此，针对患有高脂血症的孕妇，在对其进行必要的饮食及运动情况调查，明确危险因素之后，改善生活方式是血脂异常治疗的基础措施。饮食治疗基本原则是低胆固醇、低脂、低热量、低糖和高纤维素等。可以通过限制孕妇主食摄入量，适量增加杂粮、蔬菜、优质蛋白质及水果的摄入，同时督促孕妇进行适量体育锻炼控制孕期体重。

（二）孕前肥胖及孕期体重增长过快与孕期营养

孕前肥胖及孕期体重增长过快与孕期高脂血症存在很强的关联性，肥胖患者普遍存在高脂血症，因此，孕前肥胖孕妇在孕前减肥并维持到正常水平对孕妇及胎儿都有健康收益。目前孕期体重增长目标参照美国医学会（AMA）给出的增长标准（表 13-2），根据孕周、产妇及胎儿的具体产检指标，制定个性化的孕期热量和营养素方案，能使孕前肥胖的孕期人群体重增长在合理范围内，从而降低孕期代谢性疾病的发病风险。由于孕期体重增加与孕期更细分的具体孕周密切相关，使用美国医学会孕期体重增长标准可能会给孕妇的体重管理带来偏差。因此有学者建议应用 Z 评分表法对不同孕周的孕妇进行孕期增重监测。此方法可以更准确地指导我国妇女孕期体重控制。

表13-2　基于孕前体重指数推荐的孕妇每日能量摄入量及孕期体重增长标准

孕前体重指数（kg/m²）（pBMI）		单胎妊娠		双胎妊娠
		孕期体重增长（kg）	孕中、晚期体重增长率（kg/w）	孕期体重增长（kg）
低体重	< 18.5	12.5 ~ 18	0.51（0.44 ~ 0.58）	暂无推荐范围
理想体重	18.5 ~ 23.9	11.5 ~ 16	0.42（0.35 ~ 0.50）	17 ~ 25
超重	24.0 ~ 27.9	7 ~ 11.5	0.28（0.23 ~ 0.33）	14 ~ 23
肥胖	≥ 28.0	5 ~ 9	0.22（0.17 ~ 0.27）	11 ~ 19

（三）妊娠期高血糖的精准营养管理

国际糖尿病联盟（International Diabetes Federation，IDF）的数据显示，约1/6的母亲在孕期处于高血糖状态，其中84%为妊娠糖尿病（gestational diabetes mellitus，GDM）患者。妊娠糖尿病在临床中十分常见，是内分泌疾病的一种特殊类型，主要表现为孕妇在孕期血糖的明显改变。主要原因为患者机体糖代谢功能出现暂时性或永久性障碍，目前学界认为妊娠糖尿病的高发人群为高龄产妇、患糖尿病的产妇、有糖尿病家族史的产妇、长期进行高糖饮食的产妇。

为缓解GDM带来的健康负担，2015年国际妇产科学联盟（International Federation of Gynecology and Obstetrics，FIGO）根据近年的循证医学证据更新了GDM诊断、治疗和管理的指南。FIGO指南采纳了2013年世界卫生组织 *Diagnostic Criteria and Classification of Hyperglycaemia First Detected in Pregnancy*（《妊娠期新发现的高血糖诊断标准和分类》）中的建议，将妊娠期高血糖分为糖尿病合并妊娠（diabetes in pregnancy，DIP）和GDM。DIP包括孕前已诊断的糖尿病和妊娠期间首次诊断的糖尿病，GDM是指孕期发生的高血糖但血糖值未达到DIP的诊断标准。目前现行的大部分妊娠期高血糖指南均采用此分类方法。2013年美国国立卫生研究院（National Institutes of Health，NIH）指南中将妊娠期发生或首次发现的不同程度的糖耐量减低均归为GDM，因此该指南诊断的部分GDM可能包括了孕前未被诊断的糖尿病。中国的指南虽参考了WHO指南中的建议，但认为在孕早、中期空腹血糖（FPG）水平随孕周增加逐渐下降，所以未将孕早期（孕12周之前）FPG作为GDM诊断依据。

妊娠期高血糖与胎儿不良妊娠结局相关，其中餐后高血糖可导致巨大儿的发生率显著增加，分娩时母亲的高血糖状态亦可导致新生儿低血糖、胎儿窒息等。因此整个妊娠过程应在避免发生低血糖的情况下，使患者血糖水平尽可能保持在正常范围。FIGO指南建议血糖控制目标如下：妊娠期血糖FPG < 5.3 mmol/L（95 mg/dl），餐后1 h血糖 < 7.8 mmol/L（140 mg/dl），餐后2 h血糖 < 6.7 mmol/L（120 mg/dl），分娩时血糖为4.0 ~ 7.0 mmol/L（72 ~ 126 mg/dl）。2016年ADA指南妊娠期血糖目标同FIGO指南。

医学营养治疗（medical nutrition therapy，MNT）是糖尿病预防、治疗和自我管理、教育的一个重要组成部分。DIP患者的MNT应以保证母亲和胎儿处于最佳营养状况、摄入足够能量、妊娠期体重增加适宜、达到并维持正常的血糖水平、避免发生酮症为目标。精准的医学营养治疗面临的挑战是获得良好的血糖控制及满意的妊娠结局。随着临床医学研究的不断深入，对于糖尿病的膳食控制原则也需要进行适当的调整。过去常用低碳水化合物、低能量的膳食疗法治疗；然而大量的临床研究和实践结果证明，DIP患者的饮食并非碳水化合物比例越低越好。个性化的MNT方案应适当地限制能量和脂肪的摄入量，保证适宜的膳食中碳水化合物和蛋白质的比例。

1. 合理控制总能量，维持体重的适宜增长 妊娠期间血糖升高患者，代谢复杂，血糖、尿糖浓度高，但是机体对能量的利用率较低，机体需要更多的能量弥补尿糖的损失以供给胎儿的生长发育。一般孕早期每日能量摄入建议不低于1 500 kcal/d，孕中、晚期不低于1 800 kcal/d，一般孕中、晚期每日能量摄入控制在1 800 ~ 2 200 kcal为宜。

FIGO指南推荐孕妇能量摄入应基于孕前的体重指数（body mass index，BMI）：①低体重者（BMI < 18.5 kg/m²）能量摄入为35 ~ 40 kcal/kg（按理想体重计算，下同）；②正常体重者（BMI为18.5 ~ 24.9 kg/m²）摄入30 ~ 35 kcal/kg；③超重者（BMI为25 ~ 29.9 kg/m²）

摄入 25 ~ 30 kcal/kg；④肥胖者（BMI ≥ 30 kg/m²）其总能量的摄入（ACOG）较孕前减少 30%，但每天不应低于 1 600 ~ 1 800 kcal。美国妇产科医师学会推荐，患妊娠糖尿病的超重、肥胖妇女，应降低能量摄入、自我监测血糖和尿酮体并增加适量运动。然而，过分的能量限制可能加速脂肪分解而导致酮症酸中毒，妊娠期酮症酸中毒可对胎儿神经系统发育造成损害，应尽量避免。对于肥胖患者（BMI ≥ 30 kg/m²），ADA 建议需要减少 30% ~ 33% 的能量摄入（可按不超过 25 kcal/kg 的实际体重来计算）；对于体重较轻或体质虚弱的患者，要注意供给足够的能量。具体实施营养治疗方案时应根据孕妇血糖、酮体水平、体重增长情况、胃肠道自我感觉、运动情况随时调整妊娠期高血糖者的膳食能量供给。孕中、晚期 GDM 孕妇能量需求应在非 GDM 孕妇的能量基础上平均增加 200 kcal/d。而多胎妊娠者，应在单胎基础上增加 200 ~ 300 kcal/d 能量摄入。

2．适当限制碳水化合物　《妊娠合并糖尿病诊治指南（2014）》中推荐饮食中碳水化合物供能占总能量的 50% ~ 60% 为宜，每日碳水化合物摄入量不低于 150 g 对维持妊娠期血糖正常更为合适。应尽量避免食用蔗糖等精制糖，等量碳水化合物食物选择时可优先选择低血糖指数食物。无论是采用碳水化合物计算法、食物交换份法还是经验估算法，监测碳水化合物的摄入量是血糖控制达标的关键策略。当仅考虑碳水化合物总摄入量时，血糖指数（GI）和血糖负荷可能更有助于血糖控制。

制定膳食计划时，应考虑碳水化合物的数量和种类。在同等情况下优先选择低 GI 食物，最好选用杂粮类主食。由于不同食物来源的碳水化合物在消化、吸收、食物相互作用等方面的差异以及由此引起的血糖反应和对胰岛素反应的区别，混合膳食可使糖的消化吸收缓慢，有利于控制病情。如果已经补充了胰岛素，可以给予适量的多糖类食物以增加胰岛素的敏感性，并应适当鼓励摄入富含膳食纤维食物。

3．保证充足蛋白质　美国国家科学院（NAS）推荐，GDM 孕妇膳食中蛋白质的需求量为 80 g/d 或按体重 1.0 ~ 1.2 g/(kg·d)，或饮食中蛋白质供能占总能量的 12% ~ 20%。该比例必须满足母亲的孕期生理调节和胎盘及胎儿生长发育之所需。由于孕期蛋白质储存和利用效率难以确定，且摄入量不足会导致潜在的营养不良危险，因此，充足的蛋白质以及优质蛋白质摄入对孕妇来讲是非常必要的。有研究表明，摄入红肉（猪肉、牛羊肉等）与半成品肉类过量可以增加 GDM 的发生危险，故应注意适度减少红肉的比例，增加白肉（鱼肉、水产品、禽类）的比例（50%）。《妊娠合并糖尿病诊治指南（2014）》则推荐饮食中蛋白质摄入量供能占总能量的 15% ~ 20% 为宜，以满足孕妇孕期生理调节及胎儿生长发育之需。

4．合理的脂肪摄入　为了保持正常的血糖水平，推荐膳食中的脂肪供能占总能量的 25% ~ 30%。但动物油脂、肉类、棕榈油、椰子油、全牛奶制品和普通的烧烤食品中的饱和脂肪酸所提供的能量应限制在脂肪供能的 1/3 或更少，而橄榄油或花生油中的单不饱和脂肪酸所提供的能量应占脂肪所提供总量的 1/3 以上，其余能量可由部分坚果类和鱼中富含的多不饱和脂肪酸提供。对于 GDM 患者，给予更低比例的饱和脂肪酸与反式不饱和脂肪酸，适量增加鱼油类多不饱和脂肪酸的孕妇与普通 GDM 孕妇相比，可得到更好的预后。

5．充分的膳食纤维摄入　膳食纤维是一种不产生能量的多糖。按理化性质分为可溶性纤维和非可溶性纤维。可溶性纤维如水果中的果胶、海带、紫菜中的藻胶，某些豆类中的胍胶和魔芋块茎中的魔芋粉等，非可溶性纤维如植物中的纤维素、半纤维组素和木质素，在谷、豆类种子的外皮，蔬菜的茎、叶和果实中均含有。流行病学调查提示，膳食纤维特别是可溶性纤维有控制餐后血糖上升幅度、改善葡萄糖耐量和降低血胆固醇的作用。其机制可能与膳食纤维的吸收性以及减缓食物在胃肠道的消化吸收等因素有关。关于膳食纤维的供给量，1994 年中国台湾地区行政院卫生署编制的饮食手册提示为每日 20 ~ 35 g，美国则推荐每日 50 g 或在低能量饮食中按每 4 180 kJ 饮食 25 g 供给。膳食纤维的供给方式以进食天然食物为佳，并应与碳水化合物含量高的食物同时食用。可在饮食中多选些富含膳食纤维的燕麦片、苦荞麦面等粗杂粮以及海带、魔芋粉和新鲜蔬菜等。有报道称高复合碳水化合物、高膳食纤维、低脂肪膳食能够降低 GDM 患者胰岛素需要量和较好地控制血糖。有学者对美国护士进行研究发现，低膳食纤维、高血糖负荷的膳食习惯与 GDM 发生显著相关，每增加 10 g/d 的膳食纤维可降低 26% 的 GDM 发生风险，GDM 发生风险下降尤其与可溶性的燕麦及水果纤维有关。

6. 保证维生素、矿物质　妊娠期母亲对铁、叶酸、维生素 D 的需要量增加了 1 倍，对钙、磷、硫胺素、维生素 B_6 的需要量增加了 33% ~ 50%，对蛋白质、锌、核黄素的需要量增加了 20% ~ 25%，维生素 A、B_{12}、C 和能量、硒、钾、生物素、烟酸的需要量增加了18% 左右。因此，建议在妊娠期有计划地增加富含以上营养素的食物，如瘦肉、家禽、鱼、虾和奶制品、新鲜水果和蔬菜等。叶酸对孕妇尤其重要，妊娠期的前 3 个月内缺乏叶酸可导致胎儿神经管缺陷。孕妇经常补充叶酸，可防止早产、新生儿体重过轻以及婴儿腭裂等先天畸形。目前尚无证据表明 GDM 孕妇和普通孕妇在维生素和矿物质的需要量方面存在不同。因此，GDM 孕妇应同样遵循中国营养学会对孕妇膳食营养素参考摄入量的推荐。若膳食摄入不能满足膳食营养素参考摄入量，应鼓励其多补充维生素和矿物质。

7. 合理安排餐次　一般说来，GDM 患者和 DIP 患者的营养需求和每一餐的能量分布相似，但在餐次安排方面却存在一定差别。对于注射胰岛素的患者，要求其碳水化合物的摄入量与胰岛素（内源性或外源性）剂量相协调。营养师还应根据患者的生活方式、社会活动、习惯来调整餐次安排。

有学者建议对于肥胖的 GDM 患者应在 3 餐外在夜晚睡前加 1 次餐；而另外一些学者则建议每餐都少量进食，但在每餐之间加餐，而总的原则仍以分餐为主。早餐可占总能量的10% ~ 15%，午餐和晚餐各占 20% ~ 30%，3 次加餐各占 5% ~ 10%。早餐供能限制在总能量的 10% ~ 15% 有助于维持满意的血糖水平和减少早餐前使用胰岛素的剂量，这对 GDM患者更为明显。上午加餐有助于预防午餐前的过度饥饿感，尤其适用于早餐供能仅为总能量10% 的人群。此外，每餐的能量构成对于保持 GDM 患者餐后血糖水平也是至关重要的。有研究证明对于维持血糖水平来说，早、中、晚 3 餐的碳水化合物的含量应控制在 33%、45%、40%。再加上加餐，全天碳水化合物所提供的能量可占总能量的 45% ~ 60%。孕前体型较瘦（实际体重小于理想体重的 90%）的 GDM 患者的餐次安排与 DIP 患者相同，即 3 次正餐和 3次加餐。只有当出现早期孕吐和恶心及 7 ~ 9 个月时出现胃肠功能障碍时可考虑增加正餐及加餐的次数。

此外，少食多餐的饮食结构不仅能降低低血糖症和酮血症风险，还能有助于改善妊娠反应，减少血糖峰值的偏移，避免胰岛素用量的调整。总之，膳食计划必须实现个体化，要根据个体的文化背景、生活方式、经济条件和教育程度进行合理的膳食安排和相应营养教育。还可应用食物交换份法配合 GI/GL（血糖负荷）指标设计 GDM 患者的饮食方案。

（四）妊娠高血压的精准营养管理

妊娠高血压是孕期特有的疾病之一，是造成孕产妇和围产儿死亡的主要原因之一。导致该病的原因除了"血管病变学说"外还与代谢性疾病有着密切关系，目前认为孕期控制饮食或增加运动对于预防该病的发生和发展也有重要的意义。妊娠高血压与代谢综合征相关，所以推断能够引起肥胖及与其相关的脂肪分布异常的饮食习惯也可能导致妊娠高血压。不良饮食习惯不仅包括过量摄入能量、脂肪、蔗糖和果糖，还包括低水平摄入纤维素、叶酸、维生素 B_{12}、维生素 D、维生素 A、抗氧化剂、钙、锌、镁等。

有研究指出低蛋白血症及钙、镁、锌和硒等缺乏与子痫前期的发生、发展有关。有高危因素的孕妇自孕 20 周起每日补钙 2 g 可降低妊娠高血压的发病率；硒可以防止机体受脂质过氧化的损害，提高机体免疫功能，维持细胞膜完整性，避免血管壁损伤；锌在核酸和蛋白质的合成中有重要作用；维生素 E 和维生素 C 均为抗氧化剂，可抑制脂质过氧化作用，减轻内皮细胞的损伤。孕前超重及孕期体重增加会增加妊娠高血压的发病率。

研究指出当 BMI $\geq 25 \text{ kg/m}^2$，子痫前期的危险度为 2.28；当 BMI $\geq 30 \text{ kg/m}^2$，危险度升至 4.65；当 BMI $\geq 40 \text{ kg/m}^2$，危险度高达 6.26。因此，应对具有妊娠高血压高危因素的孕妇进行个体化营养评价，按照所处孕期的不同，对孕妇进行指导，监控其体重及体内各项指标的变化。

低盐、低脂饮食，多补充维生素、优质蛋白质、钙、铁、锌、硒以及服用抗氧化剂对预防妊娠高血压以及后期的控制都有很重要的意义。妊娠高血压的精准化饮食指导能大大减少该病的发病率、改善孕妇身体状况、延长胎儿宫内发育时间、减少早产儿的发生率，对子代远期的生长发育也有不容忽视的作用。

四、围受孕期增补叶酸预防神经管缺陷的精准营养管理

中国妇幼保健协会出生缺陷防治与分子遗传分会于 2017 年制定的《围受孕期增补叶酸预防神经管缺陷指南（2017）》，是神经管缺陷预防领域的精准营养管理一个良好范例。它是在充分复习国内外文献，参考其他国家和世界卫生组织的指南或建议，并结合 NTDs 在中国的分布特点、居民膳食叶酸摄入情况及血液叶酸水平等因素后制定的。此指南对部分人群，根据情况提出了服用叶酸的建议（ⅠA 和Ⅱ-1A 为证据等级）。

1. 核心推荐 对每名备孕或孕早期妇女，应采集夫妻双方的疾病史、生育史、家族史、饮食情况、药物服用情况、行为习惯等信息，并进行必要的体格检查和实验室检查。根据以下情况，提出妇女增补叶酸的建议：

（1）建议从可能怀孕或孕前至少 3 个月开始，每日增补 0.4 mg 或 0.8 mg 叶酸，直至妊娠满 3 个月。无高危因素的妇女采用此方案。

（2）建议从可能怀孕或孕前至少 1 个月开始，每日增补 4 mg 叶酸，直至妊娠满 3 个月。夫妻一方患神经管缺陷或既往有神经管缺陷生育史的妇女采用此方案。

（3）建议从可能怀孕或孕前至少 3 个月开始，每日增补 0.8 ~ 1.0 mg 叶酸，直至妊娠满 3 个月。此建议针对：①患先天性脑积水、先天性心脏病、唇腭裂、肢体缺陷、泌尿系统缺陷，或有上述缺陷家族史，或一、二级直系亲属中有神经管缺陷生育史的妇女；②患糖尿病、肥胖或癫痫的妇女；③正在服用增加胎儿神经管缺陷风险药物（如卡马西平、丙戊酸、苯妥英钠、扑米酮、苯巴比妥、二甲双胍、甲氨蝶呤等）的妇女；④胃肠道吸收不良的妇女。

（4）建议每日增补至少 5 mg 叶酸，直至妊娠满 3 个月：对于高同型半胱氨酸血症妇女，

建议每日增补至少 5 mg 叶酸，直至血液同型半胱氨酸水平降至正常后再考虑受孕，且需持续每日增补 5 mg 叶酸，直至妊娠满 3 个月。

（5）个性化增补：妇女如有以下情况，可酌情增加补充剂量或延长孕前增补时间。①居住在北方，尤其北方农村；②新鲜蔬菜和水果食用量小；③血液叶酸水平低；④ *MTHFR* 677 位点为 TT 基因型；⑤备孕时间短。

另外在增补叶酸的同时，建议妇女选择多食用豆类和绿叶蔬菜等富含叶酸的食物（表13-3），同时建议妇女养成健康良好的生活方式并维持适宜体重，尽可能采取综合措施降低胎儿神经管缺陷的风险。

表13-3　富含叶酸的食物及叶酸含量

种类	食物名称	叶酸（μg/100 g 可食部）	种类	食物名称	叶酸（μg/100 g 可食部）
谷物及制品	小麦粉（中式）	113.7	菌藻类	肥鳞伞	180.0
	麦芽面	102.5		海苔［菜］	854.1
	藜麦粉	127.8	坚果、种子类	核桃	102.6
干豆类及制品	黄豆［大豆］	210.1		花生米	107.5
	黄豆面	130.5		芝麻（黑）	163.5
	黑豆［黑大豆］	186.4	畜肉类及制品	猪肝	353.4
	绿黄豆	176.3		羊肝	226.5
	绿豆	286.2	禽肉类及制品	鸡肝	1172.2
	赤小豆	151.9		烤乳鸽	150.9
	豇豆	110.4	蛋类及制品	鸡蛋	113.3
	香豆（黑）	111.3		鸭蛋	125.4
	芸豆（白）	152.4	鱼虾蟹贝类	毛花鱼	112.5
蔬菜类及制品	菠菜［赤根菜］	169.4			
	油菜	107.6			
	香菜［芫荽］	148.8			
	茴香［小茴香］	120.9			
	绿苋菜	330.6			
	黄花菜［金针菜］	841.3			

数据来源：中国食物成分表标准版，6 版.

本章小结

精准营养干预，主要针对特定的个体，提供科学合理的精细化营养干预方式，对人体潜在疾病进行预防和控制，达到促进健康目的，因此，具有重要的科学意义和应用价值。伴随着基因组学、代谢组学、蛋白质组学、微生物组学、表型组学、表观遗传组学等组学及大数据分析技术的发展，基于个体特征的精准营养干预将成为营养干预措施发展的重要方向。尽管目前精准营养干预还很不成熟，存在很大的提升空间。但随着精准医疗的发展，精准营养干预由于其在预防疾病和促进健康中的重要作用将受到越来越多的关注，也必将得到巨大推进，并对大众身体素质与健康水平的提高发挥显著作用。

思 考 题

1. 什么是精准营养干预？
2. 精准营养学如何将目标人群分层？
3. 以肠道菌群为靶点的精准营养干预有哪些手段？
4. 针对罕见遗传疾病的精准营养干预有哪些典型案例？
5. 针对普通人群的精准营养干预有哪些典型案例？
6. 围受孕期妇女如何个性化增补叶酸预防神经管缺陷？

（王琳琳　郭倩颖）

参考文献

[1] 中国营养学会. 中国居民膳食营养素参考摄入量. 2016-01-30 [2020-08-11]. https://www.cnsoc.org/policys/.
[2] 陈培战，王慧. 精准医学时代下的精准营养. 中华预防医学杂志，2016，50（12）：1036-1042.
[3] 围受孕期增补叶酸预防神经管缺陷指南工作组. 围受孕期增补叶酸预防神经管缺陷指南（2017）. 中国生育健康杂志，2017，28（5）：401-410.
[4] 中国疾病预防控制中心营养与健康所. 中国食物成分表标准版. 6版. 北京：北京大学医学出版社，2019.
[5] Ferguson LR，De Caterina R，Gorman U，et al. Guide and position of the International Society of Nutrigenetics/Nutrigenomics on personalised nutrition：part 1-fields of precision nutrition. J Nutrigenet Nutrigenomics，2016，9（1）：12-27.
[6] Kohlmeier M，De Caterina R，Ferguson LR，et al. Guide and position of the International Society of Nutrigenetics/Nutrigenomics on personalized nutrition：part 2-ethics, challenges and endeavors of precision nutrition. J Nutrigenet Nutrigenomics，2016，9（1）：28-46.
[7] Zeevi D，Korem T，Zmora N，et al. Personalized nutrition by prediction of glycemic responses. Cell，2015，163（5）：1079-1094.
[8] Schmidt TSB，Raes J，Bork P. The human gut microbiome：from association to modulation. Cell，2018，172（294），1198-1215.
[9] Rothschild D，Weissbrod O，Barkan E，et al. Environment dominates over host genetics in shaping human gut microbiota. Nature，2018，555（36），210.
[10] Kashtanova DA，Popenko AS，Tkacheva ON，et al. Association between the gut microbiota and diet：fetal life，early childhood，and further life. Nutrition，2016，32（66）：620-627.
[11] Backhed F，Roswall J，Peng Y，et al. Dynamics and stabilization of the human gut microbiome during the first year of life. Cell Host Microbe，2015，17（50）：852.
[12] Carmody RN，Gerber GK，Jr Luevano JM，et al. diet dominates host genotype in shaping the murine gut

microbiota. Cell Host Microbe，2015，17（39）：72-84.

[13] Jackson MA，Verdi S，Maxan M，et al. Gut microbiota associations with common diseases and prescription medications in a population-based cohort. Nat Commun，2018，9（8）：112-119.

[14] Sampson TR，Debelius JW，Thron T，et al. Gut microbiota regulate motor deficits and neuroinflammation in a model of parkinson's disease. Cell，2016，167（171）：1469.

[15] Wan YY，Jena PK. Precision dietary supplementation based on personal gut microbiota. Nat Rev Gastroenterol Hepatol，2019，16（4）：204-206.

[16] Ganji-Arjenaki M，Rafieian-Kopaei M. Probiotics are a good choice in remission of inflammatory bowel diseases：a meta analysis and systematic review. J Cell Physiol，2018，233（124）：2091-2103.

[17] Rossen NG，MacDonald JK，de Vries EM，et al. Fecal microbiota transplantation as novel therapy in gastroenterology：a systematic review. World J Gastroentero，2015，21（98）：5359-5371.

[18] Wilson BC，Vatanen T，Cutfield WS，et al. The super-donor phenomenon in fecal microbiota transplantation. Front Cell Infect Mi，2019，9（6），2.

[19] Orenstein R，King K，Patron RL，et al. Mini-fecal microbiota transplantation（mini-FMT）for treatment of clostridium difficile proctitis following total colectomy. Clin Infect Dis，2018，66（140）：353-355.

[20] Ooijevaar RE，Terveer EM，Verspaget HW，et al. Clinical application and potential of fecal microbiota transplantation. Annu Rev Med，2019，70（219）：335-351.

[21] Livingstone KM，Celis-Morales C，Navas-Carretero S，et al. Effect of an Internet-based，personalized nutrition randomized trial on dietary changes associated with the Mediterranean diet：the Food4Me Study. Am J Clin Nutr，2016，104（2）：288-297.

[22] Kang J X. Identification of metabolic biomarkers for personalized nutrition. J Nutrigenet Nutrigenomics，2012，5（2）：Ⅰ-Ⅱ.

[23] Imbard A，Benoist JF，Blom HJ. Neural tube defects，folic acid and methylation. Int J Environ Res Public Health，2013，10（9）：4352-4389.

[24] Celis-Morales C，Livingstone K M，Marsaux C F，et al. Design and baseline characteristics of the Food4Me study：a web-based randomised controlled trial of personalised nutrition in seven European countries. Genes Nutr，2015，10（1）：450.

[25] Martinez-Gonzalez MA，Corella D，Salas-Salvado J，et al. Cohort profile：design and methods of the PREDIMED study. Int J Epidemiol，2012，41（2）：377-385.

[26] Alfredo Martinez J. Perspectives on personalized nutrition for obesity. J Nutrigenet Nutrigenomics，2014，7（1）：Ⅰ-Ⅲ.

[27] Nielsen D E，Shih S，El-Sohemy A. Perceptions of genetic testing for personalized nutrition：a randomized trial of DNA-based dietary advice. J Nutrigenet Nutrigenomics，2014，7（2）：94-104.

[28] Zeevi D，Korem T，Zmora N，et al. Personalized nutrition by prediction of glycemic responses. Cell，2015，163（5）：1079-1094.

[29] Huang A，Xiao Y，Hu H，et al. Gestational weight gain charts by gestational age and body mass index for Chinese women：a population-based follow-up study. J Epidemiol，2019，e20180238.

[30] Wopereis H，Sim K，Shaw A，et al. Intestinal microbiota in infants at high risk for allergy: effects of prebiotics and role in eczema development. J Allergy Clin Immun，2018，1（41）：1334.

[31] Zhernakova A，Kurilshikov A，Bonder MJ，et al. Population-based metagenomics analysis reveals markers for gut microbiome composition and diversity. Science，2016，3（52）：565-569.

第十四章　运动干预

第一节　运动的基本概念及其与健康的关系

一、体力活动、运动、体适能的基本概念

运动和体力活动是日常生活中经常提到的两个词，两者常常容易混淆。实际上，两者的概念有着明显的区别。体力活动（physical activity，PA），又称身体活动，是指任何可以引起骨骼肌收缩，并在静息能量消耗的基础上引起能量消耗增加的身体运动，通常以代谢当量（MET，梅托）为基本单位。它的外延较广，包括工作中的体力活动、家庭中的体力活动（做家务、看护孩童、做园艺等）、交通中的体力活动（步行、骑自行车等）、闲暇时间的体力活动（参与各种体育运动、为提高体质与健康水平而进行的体育锻炼等）。运动属于体力活动的一个子集，其定义为有最终和阶段目标的、有计划的、有组织的、可重复的，旨在促进或提高一种或多种体适能组成成分的体力活动。体适能（physical fitness），又称体能，是指个体能够精力充沛而又机敏警觉地进行日常工作，没有过度疲劳，充分地享受闲暇，并且能够应对不可预见的紧急情况的能力。其主要分类包括健康相关体适能（health-related physical fitness）和技能（或运动）相关体适能（sport- or skill-related physical fitness）。当前，学术界普遍认为健康相关体适能主要包括以下 5 种成分，即心肺耐力、肌肉力量、肌肉耐力、柔韧性和身体成分，而技能（或运动）相关体适能则体现在灵敏、协调、速度、爆发力、反应时间和平衡 6 个方面。具体分类见表 14-1。

表14-1　体适能主要类型

健康相关体适能	
心肺耐力（cardiorespiratory endurance）	有时称作有氧适能或心肺适能，指运动过程中心脏供氧的能力及肌肉有效利用氧气的能力
肌肉力量（muscular strength）	肌肉极限收缩产生的最大力量
肌肉耐力（muscular endurance）	肌肉反复收缩参数的次最大力量
柔韧性（flexibility）	关节自由运动的最大有效范围
身体成分（body composition）	肌肉、脂肪、骨骼及身体其他重要组分的相对含量
技能相关体适能	
灵敏（agility）	快速、有效改变身体空间位置和方向的能力
协调（coordination）	神经系统与肌肉系统共同协调身体完成准确、优美、和谐动作的能力
速度（speed）	全部或部分身体快速移动的能力
爆发力（power）	最短时间内产生的最大力量
反应时间（reaction time）	受到刺激做出反应所需的时间
平衡（balance）	静止或运动状态下保持身体平衡的能力

二、运动是良医

从古至今，随着科技的进步，人们的生活条件得到显著提高，人们的体力活动也随之发生着变迁。与古代社会相比，人们为生存所必需付出的体力活动越来越少，人们的生活越来越便捷和舒适，然而，体力活动不足引发的一系列公共卫生问题也随之凸显。早在1994年，世界卫生组织（World Health Organization，WHO）就指出，静坐少动是当今慢性非传染性疾病发生的独立危险因素。后续研究证明，体力活动不足能够在全球范围内造成肥胖流行、"三高"（高血糖、高血压和高血脂）患者数迅速上升，进而导致慢性非传染性疾病负担增加、寿命受损与致残和生活质量降低等后果。体力活动不足已成为21世纪最大的公共卫生问题，是全球范围内死亡的第四大危险因素。

WHO报告显示，遗传、环境因素（自然环境和社会环境）、行为生活方式和医疗条件是影响健康的主要因素（图14-1）。相对于遗传在现阶段属于无法改变的因素，静坐少动这样的不良生活方式则可以通过健康干预加以修正。在此基础上，近年来国内外提出了"运动是良医"的理念。

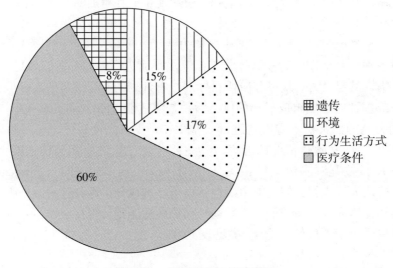

图 14-1   影响健康的主要因素

"运动是良医"的核心思想是将运动看作是预防和治疗疾病的一剂良药。它联合医生、运动科学专业人员及其他卫生保健服务人员将运动与健康关系的科学证据和政策应用于实践中，并通过法律或非法律性政策的形式把运动能够促进健康、使人体获益的理念进行全球化推广。该理念支持将体力活动水平作为人的基本生命特征，纳入到医生问诊体系当中，并提倡临床医生和健康管理人员积极参与人群预防性卫生服务，促进人群体力活动水平的提高，倡导积极健康的生活方式。最初，"运动是良医"是作为一种学术理念和健康促进项目在2007年11月由美国运动医学会（American College of Sports Medicine，ACSM）和美国医学会（American Medical Association，AMA）正式提出，并在美国国内及国际上进行广泛宣传。2010年"全世界的健康处方"的"运动是良医"全球大会首次召开。2012年6月，此理念正式引入我国，我国成立了由公共卫生专家、临床医学专家和运动人体科学专家共同组成的"运动是良医项目中国工作组"，并建设了中国的运动是良医的网站。

三、运动的益处

（一）运动有益健康的思想

在世界范围内，运动对健康有益的思想古已有之。

西方有关运动有益健康的认知起源于古希腊，在古希腊的神庙壁画中就有运动能够治疗疾病的记载。后续医学界对运动与健康的关系又展开了一系列的研究，其中最具有代表性的人物是古希腊医学 *Herodicus*（480 B.C.—？）及其学生希波克拉底（*Hippocrates*，460 B.C.—370 B.C.）。在 *Herodicus* 之前，古希腊医生 *Euryphon* 首先提出饮食对健康的重要性理论，即良好的饮食和消化系统会促进健康，反之则会导致疾病。在此理论的基础上，*Herodicus* 进一步提出了饮食与锻炼平衡理论。该理论认为，如果人体缺乏运动会造成消化不良等问题，进而导致人体产生两种不同类型的"体液"：辣液（代表黏液）和苦液（代表胆汁），并在人体不同的器官聚集，最终两种体液在交互作用下诱发人体产生疾病。而正确的饮食加充足的体育锻炼则会避免疾病的发生。同时，作为一名拳击和摔跤兼职教练，*Herodicus* 还首先致力于"医疗体操"的研究，提出用体操来治疗疾病。根据他的研究，身体虚弱者通过运动锻炼能够变得强壮；健康者通过运动锻炼能够实现疾病预防；对于患者，运动锻炼可以作为一种治疗手段；医生则应当把认识运动锻炼的重要作用作为自己的职责。*Hippocrates* 提出从自然本身来研究人的健康和疾病，把人体当作一个自然机体，把患病的原因归结为体内环境失调，因此他被称为"现代医学之父"。*Hippocrates* 对运动与健康的研究继承和发扬了 *Herodicus* 的思想。他在 *Herodicus* 的两种体液学说的基础上，提出了四种体液学说，四种体液包括黏液（冷）、黑胆汁（湿）、黄胆汁（干）和血液（热）。他认为仅仅依靠饮食不能维持人体健康，必须要通过运动锻炼，并且应当依据摄入的食物量、患者的体质、年龄和季节等去合理安排运动锻炼的量，他还详细论述了体液、季节、饮食和锻炼之间的关系。*Hippocrates* 还在他的论著 *Preidiaites*（《论养生》）中，描述了不同季节的运动卫生、运动前后卫生、运动的合理顺序，以及准备活动和整理活动的必要性，该论著被后世看作运动处方的萌芽。此外，由于古罗马文化深受古希腊文化的影响，因此，*Hippocrates* 的研究还在一定程度上影响了古罗马对运动与健康关系的认知。219 B.C.，古罗马医生 *Archagathus* 及之后的 *Aselepiades*（128 B.C.—56 B.C.）针对消化不良、水肿和偏瘫的患者，提出了运动锻炼的处方建议。随后，被称为"Latin *Hippocrates*"的 *Celsus*（25 B.C.—50 A.D.）在其论著 *De Medicna* 中写到，自 *Hippocrates* 以后，400 年来，医学发展、演变为膳食学、药物学和外科学。其中膳食学不仅仅指营养和消化，还包含锻炼、洗浴和放松。与前人相比，古罗马最著名的医生 *Galen* 则是"运动是良医"理念的拥趸和实践者，他在充分吸收 *Hippocrates* 医学思想的基础上，通过观察并结合解剖学建立了新的医学理论体系。其将运动与健康的理论蕴含在自然（naturals）、非自然（nonnaturals）和逆自然（contra-naturals）三段论中，该理论的核心与健康相关的是个人可控的六大类非自然因素的实践：空气、饮食、睡眠、运动和休息、排泄、情绪。相较于使用医药，*Galen* 认为选择良好的居所、平衡膳食、有良好的生活习惯、运动、正常睡眠及情绪稳定是身体健康的前提。*Galen* 提出，医生应当对希望达到"良好健康状态"的患者开具运动处方；而对于普通群体，养生和锻炼则是保持"良好健康状态"的最有效方式。

运动有益健康的理念在国内也由来已久，我国许多古籍中都有关于运动促进健康的记载。早在战国时期（约 239 B.C.），《吕氏春秋·尽数》中就有"流水不腐，户枢不蠹，动也。"的记载，形象地描述了古人对"生命在于运动"的理解。《吕氏春秋·古乐》中也有记载："昔陶唐氏之始，阴多滞伏而湛积，水道壅塞，不行其原，民气郁淤而滞著，筋骨瑟缩不达，故作舞以宣导之。"《路史》中有载："教人引舞以利导之，是谓大舞"，首次记载了古人用"舞"这种运动形式来祛除疾病。战国时期思想家荀子（约 313 B.C.—238 B.C.）在著作《荀子·天论》中指出："养备而动时，则天不能病……养略而动罕，则天不能使之全。"明确强调了运动对人体健康的重要性。三国时期伟大的医学家华佗（141 B.C.—208 B.C.）根据中医原理，模仿虎、鹿、熊、猿、鸟 5 种动物的动作特征和姿态象形编创的五禽戏，是世界上流传最早的医疗体操。五禽戏在秉承《吕氏春秋》"动则不衰"和《黄帝内经》"阴阳五行学说"的基础上，进一步传承了"动形养生"的理念。根据《三国志·魏书·华佗传》记载，华佗指出"人体欲得劳动，但不当使极耳，动摇则谷气得消，血脉流通，病不得生，譬犹户枢不朽是也。"他不仅提出运动有益的思想，还强调运动过程中应注意对运动量的把握。此外，宋、明以后，诸如八段锦、太极拳、易筋经等成套的医疗体操也陆续在我国得到流传和实践。

（二）运动有益健康的研究证据

自 20 世纪 50 年代开始，流行病学学科发展进入到现代流行病学时期，随着科学研究方法体系的日趋完善，研究者逐渐将目光从研究传染病扩大为研究所有疾病和健康问题。这也为体力活动与健康、慢性非传染性疾病之间的关系提供了诸多证据。

英国流行病学家 Jeremy N. Morris（1910—2009）是最早研究体力活动与慢性非传染性疾病风险关联的践行者。早在 1949 年，Morris 通过观察发现伦敦街头运行的双层巴士上，司机和售票员每天工作中的体力活动差异较大，据初步统计，与坐在驾驶室工作的司机相比，售票员每天要来回多上下 600 次左右的"楼梯"。进一步追踪司机和售票员的冠心病发病率数据后发现，与工作中久坐不动的司机相比，工作中体力活动较多的售票员的冠心病发病率降低约 50%，且售票员发病的年龄较晚、病情也较轻。该研究成果于 1953 年发表在 *Lancet*《柳叶刀》杂志上，开创了体力活动流行病学的研究先河。鉴于个别研究者质疑司机较高的冠心病发病率可能受到其他因素（如心理压力）影响，Morris 随后又在邮局职员中开展了另外一项类似的研究。结果同样显示，与在工作中静坐少动的邮局接线员相比，每天要步行或骑自行车工作的邮递员患冠心病的风险较低，为体力活动与健康之间存在关联提供了新的证据。受到 Morris 研究的启发，同一时期美国的运动流行病学家 Ralph S. Paffenbarger 也通过两项著名的研究（哈佛大学校友研究和旧金山码头工人研究），进一步证实了体力活动不足是患慢性非传染性疾病的危险因素。后续有代表性的 Framingham 心脏病研究、Tecumseh 社区健康研究、Cooper 中心追踪研究、美国政府卫生和公众服务部的运动与健康研究等，均为体力活动促进健康提供了证据支持。

（三）规律运动的益处

1. WHO 体力活动促进健康宣教提纲　WHO 在体力活动促进健康宣教提纲中指出，规律的体力活动有很多好处。30 分钟以上的中等强度运动，例如练太极拳、快走，就足以产生这些有益的作用。而增加体力活动的水平，这些有益作用也会随之增强。规律的体力活动的益处包括以下几点：

（1）减少过早死亡的危险。

（2）减少心脏病或卒中导致死亡的危险，这些疾病占总死亡原因的 1/3。

（3）使发生心脏病和结肠癌的危险降低 50% 以上。

（4）使发生 2 型糖尿病的危险降低 50%。

（5）帮助预防和缓解高血压。

（6）减少腰痛发生的危险。

（7）改善心理上的自我感觉，缓解紧张、焦虑、抑郁及孤独的感觉。

（8）帮助预防、控制危险行为，特别是在青少年中，如吸烟、酒精和其他物质的使用、不健康的饮食和暴力。

（9）帮助控制体重，与静态生活方式人群相比，发生肥胖的危险降低 50%。

（10）帮助构建健康的骨骼、肌肉和关节及维持其健康，使有慢性骨关节功能障碍的人群的功能状况改善。

（11）有助于控制疼痛，如腰背痛或膝关节痛。

（12）带来重要的社会及经济效益，如降低社会医疗费用的负担、减少员工的缺勤和轮换、提高劳动生产率、提高学生的学习效率。

2. 美国医务总监关于体力活动与健康的报告　1996 年，由 Steven N. Blair 博士领衔，近百位专家共同参与起草的 *Physical Activity and Health：a Report of the Surgeon General*（《美国医务总监关于体力活动与健康的报告》），是有关运动与健康关系研究的一份具有里程碑意义的总结。该报告显示，规律的体力活动和运动具有以下 10 方面的益处：

（1）降低总体死亡率：规律的体力活动和运动（高水平或中等水平）能够有效降低总体死亡率。

（2）降低心血管疾病致死风险：规律的体力活动和运动能显著降低心血管疾病致死的风险，尤其是降低冠心病致死的风险。

（3）降低患癌症的风险：规律的体力活动和运动能显著降低结肠癌的患病风险。

（4）降低患非胰岛素依赖型糖尿病的风险：规律的体力活动和运动能显著降低患非胰岛素依赖型糖尿病的风险。

（5）促进骨关节健康：规律的体力活动和运动有利于维持正常的肌肉力量、关节结构和关节功能，并对关节炎患者有益。

（6）增加骨量：规律的体力活动和运动（如负重锻炼）有利于促进儿童、青少年骨骼发育，并能够增加和维持成年人（尤其是年轻者）的骨量、骨密度和力量，从而提升骨骼健康水平。

（7）降低跌倒发生风险：规律体力活动和运动（力量训练和其他形式的锻炼）有利于老年人保持独立生活能力，并降低跌倒发生风险。

（8）降低肥胖发生风险：规律体力活动和运动能够改善人体脂肪分布，从而降低肥胖发生风险。

（9）提高心理健康水平：研究证据显示规律体力活动和运动能够降低所有年龄段人群患焦虑障碍和抑郁障碍的风险，并有利于改善情绪。

（10）改善健康相关的生活质量：规律体力活动和运动能够通过改善心理健康和改善健康状况不佳者的身体功能来改善与健康有关的生活质量。

同时，报告进一步指出：①中等以上强度运动即可得到健康收益（如每天快走 30 分钟，每周至少 5 天；约每天 150 kcal 或每周 1 000 kcal 的运动）。②虽然并非采取高强度运动才能获得健康收益，但运动的总量却与健康收益直接相关；并且，在保证中等以上强度运动的前提下，可以采用累积的方法完成体力活动和运动量目标。例如，可以采用每天 3 个 10 min 的慢跑来满足每天 30 min 的运动量目标，也可以用不同的体力活动形式（如家务劳动）来完成。

3．有益健康的体力活动推荐量总原则 合理选择有益健康的体力活动量（包括活动的类型、频度、时间、强度和总量），应遵循以下 4 项基本原则：

（1）动则有益：对于平常缺乏体力活动的人，只要改变静态生活方式、增加体力活动水平，便可使身心健康状况和生活质量得到改善。

（2）贵在坚持：机体的各种功能用进废退，只有经常锻炼，才能获得持久的健康效益。

（3）多动更好：低强度、短时间的体力活动对促进健康的作用相对有限，逐渐增加体力活动时间、频度、强度和总量，可以获得更大的健康效益。因此，应经常参加中等强度的体力活动。不同形式的体力活动对健康的促进作用亦不同，综合有氧耐力和肌肉力量锻炼可以帮助人体获得更全面的健康效益。

（4）适度量力：体力活动应以个体体质为度，且要量力而行。体质差的人应从小强度开始锻炼，逐步增量；体质好的人则可以进行活动量较大的体育运动。

4．WHO 关于体力活动有益健康的具体建议

（1）5～17 岁年龄组：对于该年龄组的儿童和青少年，体力活动包括家庭、学校和社区环境内的玩耍、游戏、体育运动、交通往来、娱乐、体育课或有计划的锻炼等。为增进心肺、肌肉和骨骼健康，减少慢性非传染性疾病风险，建议如下：①5～17 岁儿童青少年应每天累计至少 60 分钟中等到高强度体力活动；②大于 60 分钟的体力活动可以提供更多的健康效益；③大多数日常体力活动应该是有氧活动。同时，每周至少应进行 3 次高强度体力活动，包括增强肌肉和骨骼的活动等。

（2）18～64 岁年龄组：对于该年龄组的成年人，体力活动包括日常生活、家庭和社区环境内的休闲时间活动、交通往来（如步行或骑自行车）、职业活动（如工作）、家务劳动、玩耍、游戏、体育运动或有计划的锻炼等。

为增进心肺、肌肉和骨骼健康，减少患慢性非传染性疾病和抑郁障碍风险，建议如下：①18～64 岁成年人应每周至少完成 150 分钟中等强度有氧体力活动，或每周累计至少 75 分钟高强度有氧体力活动，或相当量的中等和高强度活动的组合；②有氧活动应该每次至少持续 10 分钟；③为获得更多的健康效益，成年人应增加有氧活动量，达到每周 300 分钟中等强度有氧活动或每周 150 分钟高强度有氧活动，或相当量的中等和高强度活动的组合；④每周至少应有 2 天进行大肌群参与的增强肌肉力量的活动。

（3）65 岁及以上年龄组：对于该年龄组的成年人，体力活动包括在日常生活、家庭和社区中的休闲时间活动、交通往来（如步行或骑车）、职业活动（如果仍然工作的话）、家务劳动、玩耍、游戏、体育运动或有计划的锻炼。为增进心肺、肌肉、骨骼健康和身体功能，减少患慢性非传染性疾病、抑郁障碍，以及认知功能下降等风险，建议如下：①老年人应每周完成至少 150 分钟中等强度有氧体力活动，或每周至少 75 分钟高强度有氧体力活动，或中等和高强度两种活动相当量的组合；②有氧活动应该每次至少持续 10 分钟；③为获得更多的健康效益，该年龄段的成年人应增加有氧活动量，达到每周 300 分钟中等强度有氧活动或每周 150 分钟高强度有氧活动，或相当量的中等和高强度活动的组合；④活动能力较差的老年人每周至少应有 3 天进行增强平衡能力和预防跌倒的活动；⑤每周至少应有 2 天进行大肌群参与的增强肌肉力量的活动；⑥由于健康原因不能完成所建议体力活动量的老年人，应在能力和条件允许范围内尽量多活动。

总之，对所有年龄组人群来说，接受上述体力活动建议和积极进行体力活动所获得的效益要远大于可能发生的危害。就每周 150 分钟中等强度体力活动的推荐量而言，骨骼肌肉系统的损伤并不常见。在以人群为基础推行体力活动建议时，为减少骨骼肌肉系统损伤的风险，适当的方式是鼓励循序渐进，从相对适中的体力活动量开始，逐渐向较大体力活动量过渡。

（四）体力活动不足、静坐少动的危害及其与健康效益的关系

随着人类物质文明的进步和科技的大幅度发展，人们的生活方式也随之发生转变，静坐少动行为或体力活动不足逐渐成为现代人的一种生活常态，而由此带来的心血管疾病、代谢性疾病等慢性非传染性疾病的流行问题也日益引起人们的关注。

体力活动不足与静坐少动也是常常容易混淆的两个概念。体力活动不足通常以能量代谢水平为界定依据，根据 ACSM 运动指南的标准：能量代谢水平 1 ~ 3 METs 为低强度体力活动，能量代谢水平 3 ~ 5.9 METs 为中等强度体力活动，6 METs 及以上为大强度体力活动。如果体力活动水平达不到体力活动推荐量（以周为单位）的要求则定义为体力活动不足，例如成年人每周低于 150 分钟的中等体力活动，或低于 75 分钟的高强度体力活动等。而静坐少动通常强调一种行为方式，定义为在清醒状态下，能量代谢水平 ≤ 1.5 METs 的坐姿或躺姿（坐位或卧位）行为。根据行为的连贯性，静坐少动又可分为持续性静坐少动和间断性静坐少动。持续性静坐少动指持续静坐的时间 > 30 分钟且间断静坐的时间 < 1 分钟的行为；间断性静坐少动指间断静坐的时间 ≥ 1 分钟，且在静坐间断期间进行一定的体力活动（走、跑或抗阻运动）。

目前，体力活动不足、静坐少动对健康的危害已经逐渐被公认。根据世界卫生组织 2017 年的报告数据，全球范围内平均每年有超过 500 万人由于体力活动不足而过早死亡。体力活动不足、静坐少动（包括持续性静坐少动和间断性静坐少动）除了会对生命造成威胁，还会大大增加患心血管疾病、癌症等疾病的风险。另外，静坐少动或体力活动不足与健康效益之间还可能存在着剂量 - 效应关系。2011 年，一项在 13 197 名成年人中开展的队列研究结果显示，每天静坐时间超过 1 小时，就会明显增加个体患心血管疾病和死亡的风险，且随着静坐少动时间的延长，患病和死亡的风险也显著增加。目前认为每天静坐少动 4 ~ 6 小时是对健康效益影响的"阈剂量"，超过这一阈值，健康相关风险会急剧加重。同时，与持续性静坐少动相比，间断性静坐少动更有利于降低患慢性病的风险。增加体力活动和减少静坐少动时间均能够增加健康效益，且体力活动与静坐少动之间存在着叠加 / 抵消的交互作用，两者与健康效益之间存在着剂量 - 效应关系。此外，体力活动水平也会影响健康效益，通常来说，体力活动水平越高，对健康效益的改善作用也会越明显，即使静坐时间较长，其患慢性病的风险也不会显著增加。因此，对于平时经常静坐少动的人群，在尽可能减少静坐少动时间的同时，还可以通过进行不同水平的体力活动来降低患病风险。

第二节　体力活动的类型及测量

一、体力活动的类型

按照不同的分类标准，体力活动可以分为不同的类型。

（一）按日常体力活动标准分类

1. 工作中的体力活动　主要指人们在工作过程中消耗的体力活动，如伐木工人伐木、建筑工人搬运建筑材料等工作过程中消耗的体力活动等。由于不同职业的工作性质不同，不同职业人群工作相关的体力活动差异也较大。

2. 家庭中的体力活动　主要指人们在家庭事务中消耗的体力活动，如做家务、照看孩童、做园艺过程中消耗的体力活动等。家庭中体力活动的消耗与具体体力活动内容有关，如擦地板、手洗衣服等体力活动的能量消耗通常大于清洁台面、熨衣服等。

3. 交通中的体力活动　主要指从居住地往返工作、购物、游玩地点等过程中消耗的体力活动，如走路、骑自行车上下班过程中消耗的体力活动等。交通中的体力活动的消耗与选择的交通工具有关。

4. 闲暇时间的体力活动　主要指利用闲暇时间参加各种体育运动、为提高体质与健康水平而进行的体育锻炼等过程中消耗的体力活动如周末去公园跑步、打球等。该类体力活动目的明确，活动方式、强度和时长带有计划性，通常与健康关系密切。

（二）按运动特点分类

1. 有氧运动　有氧运动也称为耐力运动，是指人体在氧气供应充足的条件下，全身主要肌肉群参与的节律性周期运动。有氧运动过程中所需要的能量来自细胞内的有氧代谢，是保持全面身心健康、保持理想体重的有效运动方式。通常在一定时间内涉及手臂和大腿的肌肉的所有重复性运动都是有氧运动。属于有氧运动的项目包括快步走、慢跑、登山、跳绳、骑自行车、爬楼梯、游泳、划船、滑冰及越野滑雪等。有氧运动与无氧运动有明显区别，可以从不同角度对他们进行区分，首先，简单来说，对人体而言，新陈代谢、能量合成的过程都离不开氧气，能量合成的过程中若使用氧气，则此运动被称为有氧运动，如果不需要氧气，则被称为无氧运动。其次，也可以从运动过程中能量合成的主要原料来进行区分，在能量合成的过程中，如果消耗更多的是脂肪而不是糖原，我们把人体的这种能力称为有氧运动；而如果能量合成过程中消耗更多的是糖原而不是脂肪，我们把人体的这种能力称为无氧运动。有氧运动具有许多优点，常规有氧运动公认的健康益处包括以下几点：

（1）加强呼吸所涉及的肌肉，促进空气流入和流出肺部。

（2）加强和扩大心脏肌肉，以提高效率、降低静息心率。

（3）提高循环效率、降低血压。

（4）增加体内红细胞总数、促进氧气运输。

（5）改善心理健康，包括减轻压力、降低抑郁障碍的发生率，以及提高认知能力。

（6）降低患糖尿病的风险。

（7）降低心血管疾病死亡的风险。

（8）刺激骨骼生长。

（9）减少男性和女性患骨质疏松症的风险。

（10）提高新陈代谢水平和燃脂效率等。

2．力量练习运动 力量练习运动又称为力量性运动和抗阻运动，是指人体克服阻力，提高肌肉力量的运动方式，主要以发展和保持肌肉力量、体积和肌肉耐力为目的。肌肉力量是人体活动的动力，在人体正常活动中，肌肉在神经系统的支配下发挥"动力"作用，如果神经系统损伤或肌无力，人体将无法正常活动。因此，保持足够的肌肉力量，不仅能使人体跳得更远、跑得更快、举得更重、投得更远，还与人体正常的生命活动关系密切。力量性运动用力时通常依赖无氧供能，运动间歇也包含有氧供能环节。常见的力量运动包括训练徒手训练的俯卧撑、引体向上、仰卧起坐、"小燕飞"等，自由重物训练的哑铃、杠铃、弹力带、弹力管训练等，以及大型健身器械训练。其主要作用有以下几点：

（1）肌肉力量增强是骨骼健康的基础。力量性运动能够刺激青年人骨质形成，还可以延缓中老年时期的骨丢失，从而降低骨质疏松、骨量减少和骨折的危险。

（2）力量性运动还可以增加肌肉的体积，提高基础代谢率，即提高安静状态下机体的能量消耗水平。

（3）力量性运动不仅可以提高体质，还可以帮助消耗多余的能量，对保持体型、减轻体重以及预防和治疗慢性病具有重要作用。

3．伸展性运动 伸展性运动是指人体活动时，拉伸肌肉韧带、加大关节活动范围的练习。主要通过躯体或肢体的伸展、屈曲和旋转活动，锻炼关节的柔韧性和灵活性。伸展性运动可以增加或保持关节的活动范围和灵活性，既可用于治疗或预防疾病，也可以用于健身、健美。常见的伸展性运动有关节拉伸运动、躯干舒展运动、太极拳、五禽戏、八段锦、易筋经、瑜伽、普拉提等，其主要作用包括以下几点：

（1）伸展性运动能扩大关节韧带的活动范围，可以做较大幅度的动作，有利于提高体力活动的灵活性和协调性，特别在意外事故发生时还能有效避免和减轻对身体的伤害。

（2）伸展性运动通过对肌肉的拉伸，能够降低肌肉紧张度、使僵硬的肌肉得到松弛、防止肌肉痉挛、减轻肌肉的疲劳。

（3）伸展性运动能增加肌肉、韧带的弹性，加强肌肉、韧带的营养供应，延缓肌肉、韧带的衰老，还能延缓血管壁的弹性下降和皮肤的松弛。

（4）伸展性运动能够有效地使身体和精神放松，更好地缓解疲劳。

（5）伸展性运动能够有效改善体型和机体的柔韧性，防止运动系统疾病发生。

二、体力活动的测量

（一）人体能量消耗的组成

根据体力活动的概念可知，体力活动过程中伴随着能量消耗，体力活动水平的高低与能量消耗多少有关。与体力活动有关的能量消耗是人体日常能量消耗的一部分。人体每天的能量消耗由以下几部分组成：

1．基础代谢（basic metabolic rate，BMR） 是人体在安静而恒温的条件下（18～

25℃），禁食 12 小时后，清晨静卧、放松而又清醒的状态下，不受精神紧张、肌肉活动、食物和环境温度等因素影响时的能量代谢。即维持基本生命活动、保持机体存活所需的能量。该部分占总能量消耗的 60% ~ 70%，是最主要的部分，影响 BMR 的主要因素是年龄、性别、身体成分等。

2．食物特殊动力学作用　又称食物的热效应，是指机体由于摄取食物而引起体内能量消耗增加的现象，即指摄食过程中，对食物进行消化、吸收、代谢转化过程而消耗的能量。研究显示，进食碳水化合物可使能量消耗增加 5% ~ 6%，进食脂肪为 4% ~ 5%，而进食蛋白质最多可使能量消耗增加 30% ~ 40%。一般混合膳食所引起的能量额外消耗约为总能量的 10%。食物特殊动力学作用在餐后 1 小时达到最高，大约 4 小时后消失。

3．各种类型的体力活动和运动　包括工作中的体力活动、家庭中的体力活动、交通中的体力活动、闲暇时间的体力活动等，该部分占身体能量消耗的 20% ~ 30%。体力活动能量消耗虽然远低于基础代谢，但它是个体日常能量消耗中最可变的部分，也是最重要的可调节部分。

（二）体力活动的测量方法

研究体力活动的首要任务是寻找客观、准确、可靠的体力活动测量方法，准确测量体力活动水平具有以下几方面的重要意义：①有利于确定体力活动和健康之间的量效关系；②有利于准确评价不同人群的体力活动水平；③有利于准确反映各种活动的能量消耗水平；④有利于增加人群体力活动的干预措施实施的有效性。目前，体力活动的测量主要包括两个方面：体力活动行为的测量和能量消耗的测量。

1．体力活动行为的测量

（1）体力活动行为的测量维度

1）体力活动的时间维度：可分为单次体力活动时间和累计体力活动时间。其中单次体力活动时间指 1 次特定体力活动持续的时间，通常以分钟表示。累计体力活动时间指将一定时间内所有特定的单次体力活动时间合计，如每周运动 5 天、每天 1 次、每次 40 分钟的累计体力活动时间可以表示为每周 200 分钟。

2）体力活动的频率维度：指进行体力活动的频数或天数，一般以周或月为单位。通常认为，规律的体力活动对健康有益。所谓规律是指几乎每天都进行体力活动（5 ~ 7 次 / 周）。研究发现，平时缺乏体育锻炼的个体，必须先经过一定时间规律适度的体力活动积累，相应的健康促进效应才能显现；而日常有适度体育锻炼的个体，如果停止规律的体力活动，相应的健康促进效应会逐渐减弱，直至消失。另外，还有研究发现，"周末勇士"同样具有积极的健康作用，即为了弥补工作日体力活动的不足，周末开展较多的体力活动也具有正面的健康效益。同时，在实际应用当中，在频率方面，设定体力活动的频率还应考虑体力活动的强度和时间；在强度方面，如果从事大强度锻炼（如长跑），则可以降低体力活动的频率；时间方面，如参考每周 5 天、每天 40 分钟的推荐量，可以在 1 周的时间内累计，即不一定每天都需要达到 40 分钟，但每周累计应达到 200 分钟。

3）体力活动的强度维度：指进行体力活动时的费力程度，通常用能量代谢当量（MET）来表示，MET 是以安静、坐位时的能量消耗为基础，表达各种活动时相对能量代谢水平的常用指标。每千克体重从事 1 分钟活动，消耗 3.5 毫升的氧气，这样的运动强度为 1MET。体力活动的强度一般可分为绝对强度（物理强度）和相对强度（生理强度）。

a. 绝对强度：又称物理强度，一般指某种体力活动的绝对物理负荷量，而不考虑个人生理的承受能力。通常在有氧运动时，绝对强度表现为单位时间能量消耗量（每千克体重每分钟耗氧量），以代谢当量（MET）表示。

b. 相对强度：又称生理强度，其主要考虑个体生理条件对某种体力活动的反应和耐受能力，常常以生理学相关指标表示。如有氧运动时，生理强度常表示为达到个人最大耗氧量或最大心率的百分比［当人体剧烈运动时，人体消耗的氧量和心率可达极限水平，此时的耗氧量称为最大耗氧量，相应的心率即为最大心率（HR_{max}）］。其机制是在一定条件下，体力活动的能量消耗水平与个体耗氧量或心率水平呈正相关，即能量消耗水平越大，耗氧量和心率水平也越大。相对强度也可用自我感知运动强度（RPE）表示，这是以运动者自我感觉来评价运动负荷的心理学指标。它以个体主观用力和疲劳感的程度来判断体力活动的强度，可通过 0 ～ 10 级自我感知运动强度量表测量（表 14-2）。

表14-2　自我感知运动强度量表

等级	感知强度
第 0 级：	没什么感觉。这是你在休息时的感觉，你丝毫不觉得疲惫，你的呼吸完全平缓。在整个运动期间你完全不会有此感觉
第 1 级：	很弱。这是你在桌前工作或阅读时的感觉，你丝毫不觉得疲惫，而且呼吸平缓
第 2 级：	弱。这是你在穿衣服时可能出现的感觉，你稍感疲惫或毫无疲惫感，你的呼吸平缓。运动时很少会体验到这种程度的感觉
第 3 级：	温和。这是你慢慢走过房间打开电视机时可能出现的感觉，你稍感疲惫。你可能轻微地察觉到你的呼吸，但气息缓慢而自然。在运动过程初期你可能会有此感觉
第 4 级：	稍强。这是你在户外缓慢步行时可能产生的感觉，你感到轻微疲惫，呼吸频率微微加快但依然自在。在热身的初期阶段可能会有此感觉
第 5 级：	强。这是你轻快地走向商店时可能出现的感觉，你感到轻微的疲惫，察觉到自己的呼吸，气息比第 4 级还急促一些。你在热身结尾时会有此感觉
第 6 级：	中强。这是你约会迟到急忙赶去时可能出现的感觉，你感到疲惫，但你知道你可以维持这样的步调。你呼吸急促，而且可以察觉得到。从热身转向运动阶段的期间，以及在学习如何达到第 7 级和第 8 级的初期里，你都可能有此感觉
第 7 级：	很强。这是你激烈运动时可能出现的感觉，你势必感到疲惫，但你可以确定自己可以维持到运动结束。你绝对会感觉到你的呼吸变得急促，你可以与人对话，但你可能宁愿不说话，这是你维持运动训练的底线
第 8 级：	非常强。这是你做非常剧烈的运动时可能出现的感觉，你势必感到极度疲惫，而你认为自己可以维持这样的步调直到运动结束，只是你无法百分之百地确定。你的呼吸非常急促，你还是可以与人对话，但你不想这么做。这个阶段只适用于你已能自在地达到第 7 级，并准备好做更激烈的训练时。这一级会让你产生迅速的运动效果，但你必须学习如何维持。对许多人而言，这么剧烈的运动不容易做到
第 9 级：	超强。这是极度剧烈运动下出现的感觉，你势必体验到极度的疲惫，如果你自问是否能持续到运动结束，你的答案可能是否定的。你的呼吸非常吃力，而且无法与人交谈，你可能在试图达到第 8 级的片刻，会有此感觉。这是许多专业运动员训练的级数，对他们而言，要达到这个级数也非常困难。你的例行运动不应该达到第 9 级，而当你达到第 9 级时，你应该让自己慢下来
第 10 级：	极强。你不应该经历第 10 级，在这一级里你将体会到彻底的精疲力竭，这一级你无法持久，且持久对你也没什么好处

（2）体力活动行为的测量方法：体力活动行为的测量方法主要包括行为观察法和问卷调查法。

1）行为观察法：是较早使用的一种体力活动测量方法，主要观察记录测量对象的行为信息、活动时间、频率和活动类型等，通过对照各种活动的能量消耗量表计算出观察对象在一段时间内的能量消耗，适用于其他方法难以评价研究对象的体力活动测量。行为观察法最大的优势在于观察者可以直接记录下测量对象活动的背景信息，可以准确地了解到测量对象的基本信息与行为习惯，为下一步制定措施提供更具体有效的措施。在观察过程中，测量对象可能会感到紧张或者兴奋，从而可能会改变自身的行为习惯。因此，最好进行 1 对 1 观察。本研究方法适用于较短时间的小样本观察，如研究时间较长，会增加观察的难度，研究费用也相应较高。

2）问卷调查法：目前，问卷调查是流行病学研究中评价体力活动最普遍、最实用的方法。问卷调查法是通过发放统一设计的问卷，来了解测量对象情况的调查方法。不同问卷调查法的调查方式也不同，可分为自我报告问卷、调查者报告问卷和代理报告问卷等。目前，用于体力活动研究的问卷大多数调查时间是在 24 h 以内到过去 1 周，但也有时间较长的。调查对象包括各个年龄阶段的人群，并且问卷有适用于大部分人群的，也有针对某类特殊群体的。问卷调查的内容根据调查对象的不同也略有差异，包括闲暇时间、工作、家务劳动、乘坐交通工具、体育锻炼情况等。大部分问卷可根据调查结果，然后参照各种活动的能量消耗量表计算出能量消耗量，但某些问卷只是简单统计不同强度（轻微、中度、激烈）活动占体力活动的比例，故这样的主观测试方法必须要验证其可靠性和有效性。成本低、操作简单是问卷调查法的主要优点，并能够客观反映测量对象体力活动状况。研究显示，部分体力活动问卷调查结果与双标水法相关程度很高。但问卷调查从本质上讲是主观测量，回忆时常有错误，且个人对体力活动的理解也不甚准确。因此，问卷调查过程中常常会产生回忆偏倚，且难以避免。

2. 体力活动能量消耗的测量　热量测定法包括直接热量测定法、间接热量测定法及其他测定方法。

（1）直接热量测定法：是测量体力活动的方法当中最精确的一种方法，其原理是通过仪器精确测量和记录测量对象在一个完全密闭的隔热空间内运动时所产生的热量，包括传导、辐射和蒸发。缺点是需在一个密闭的环境下进行，一般在体力活动研究中很难进行，且成本相对较高。其他能量消耗测定通常将直接热量测定法作为效标使用。

（2）间接热量测定法（间接测热法）：间接测热法是指测定人体消耗掉的氧气量和生成的二氧化碳量和排出的尿氮量来计算出人体所生成的热能的方法。该方法是让测量对象佩带呼吸面罩，通过气体代谢装置分析测量对象摄氧量（VO_2）和 CO_2 产生量，通过相应公式间接推算出测量对象的能量消耗。该方法可用于评价特定运动形式的能量消耗如步行、骑车等，但由于实验设备较大，当运动强度较大时，可能增加测量对象的负担。

（3）其他测试方法：主要包括双标水法、心率测试法、计步器法和加速度计法等，通常通过间接热量测定法对以上方法的信度和效度进行评定。

1）双标水法：双标水法是测量自由生活状态下能量消耗最有效、最可靠的方法，最早应用此方法测试人体能量消耗的是 Schoeller DA 等学者。该方法是让测量对象摄入一定量已知浓度、用两种稳定同位素标记的双标水（$^2H_2^{18}O$），双标水在参与新陈代谢后，最终 ^2H 会以 ^2H_2O 形式排出，^{18}O 以 $C^{18}O_2$ 形式排出。为了解机体的能量代谢情况，通过分析尿液中标志物的峰度值变化，计算出出体内 CO_2 的生成率，进而推算能量消耗。双标水法的应用范围广泛，测量结果精准，应用于不同人群，且没有任何副作用，但双标水价格昂贵，分析设备价格也很高，故不适用于大规模人群测试。同时，双标水测试时间至少需要 3 天，且只能获得总能量消耗方面的信息，很难分析出短时间（如 1 小时）内的体力活动频率、强度和持续时间；另外，双标水法仍有产生误差的可能（约为 5%）。不过，尽管双标水法尚有局限性，其相对于其他方法来说仍是"金标准"。对于 3～4 天的小样本研究，也是最理想的方法。

2）心率测试法：青少年活动时的能量消耗也可以用心率来估测，其原理是心率与摄氧量之间存在线性关系。由传输胸带和接收器两部分组成的心率记录设备是现在心率测试法常用的装备。心率记录设备体积很小，佩戴以后不会有不适感，并且不会影响活动；设备简单、易操作，数据存储量也比较大，故心率测试法是测量体力活动的最为广泛的方法之一。对体力活动的时间、频率、强度和总的能量消耗进行分析时，要先将数据传入计算机，然后运用心率、平均心率、心率差值和心率储备等指标评价青少年的体力活动。由于心率反映的是呼吸、循环系统的生理负荷，除了体力活动以外，情绪、体温都会影响心率的变化，所以用心率法来评估体力活动也存在着许多误区。因此，测量高强度体力活动的能量消耗时用心率测试法比较准确，中低强度活动时就不够准确。

3）计步器法：计步器是一个由电池供电的水平弹簧悬挂杠杆装置，通常佩戴在腰间髋关节位置。一般来说，使用计步器可以准确、有效地测量 5 岁以上的儿童、青少年的步行活动。因此，可以采用计步器作为体力活动干预和评价的工具。计步器的优点是可以作为自我监控方法来监测以步行为主要活动方式的人群，为他们提供费用低廉的、能协助他们达到指定的运动目标，而且计步器测量步数的精度较高。缺点是计步器不可以记录与运动相关的环境情况、运动类型和运动间歇，对于自行车、游泳等运动也不能准确记录。此外，当以非常快或非常慢的速度运动时，计步器的准确度就会下降。

4）加速度计法：加速度计是比计步器更为复杂的运动传感器。运动时，肌肉用力的大小可以用运动加速度反映，故可计算出能量消耗。加速度计的工作原理是通过压电陶瓷产生形变转化为电信号工作的。加速度传感器可以根据压电陶瓷的数量和方向测量单轴或三轴上的活动。单轴加速度计通常感应垂直轴上的加速度，三轴加速度通常是靠多轴加速度计感应的。加速度计法测量能量消耗的优点是携带方便、价格较便宜、佩戴没有不适感、可在较长时间内持续进行测试，并能准确测出各种活动的持续时间和强度，具有一定的实用性。但其仍具有一定的缺点：第一，加速度计的价格比计步器更昂贵。第二，对于自行车运动、在倾斜面上的运动、搬运物体或其他非全身性运动（如擦窗户），加速度传感器使用起来还有限制。第三，将计数通过回归公式转化为能量消耗时，会产生不少错误。因此，最好是直接分析加速度传感器原始输出结果。第四，佩带时间的长短对加速度计的测量有效性有影响，在佩戴时间较长的情况下，测量结果的有效性相对较高。通常认为佩带加速度计 4 天以上能够得到较准确的数据。加速度计佩戴时间长不可避免地会使测量对象的负担相对较重，所以尽量不用于相对较大规模的人群调查。

综上所述，目前几乎没有一种测定方法可以精确测量所有体力活动，测定方法的选择取决于研究目的、样本量、经费等因素。从该领域的发展趋势来看，后续研究可以组合几种体力活动测量方法如计步器联合问卷法、加速度计联合 HR 监测等，以提高测量的准确性。此外，既往国际上对体力活动测量方法的研究较多，而国内在该领域的研究相对滞后。因此，有必要采用多种方法在中国人群中开展更多体力活动方面的研究。

第三节　运动处方

一、运动处方的定义

20 世纪 50 年代，美国生理学家 Kapovich（卡波维奇）首先提出了"运动处方"（exercise prescription）这一概念。1960 年，日本学者猪饲道夫在科研实践中率先使用了该术语，之后运动处方被广泛应用于冠心病患者的康复领域，从而引发心血管疾病治疗方法的革新。1969 年，"运动处方"这一术语正式被 WHO 采用，进而得到全世界的广泛认可。运动处方的定义也随时间发生着演变，尽管表述方面存在一定差异，但其内涵基本是一致的。运动处方是指由运动健康指导师、运动处方师、康复医师、康复治疗师、社会体育指导员或临床医生等专业人员依据锻炼者的年龄、性别、个人健康信息、医学检查、体育活动的经历以及体质测试结果（如心肺耐力等），以健身目的、以处方的形式，制定系统化、个性化的体育活动指导方案。即像临床医生给患者开具药物处方一样，他们在对锻炼者进行身体检测的基础上，结合锻炼者的需求，按照科学健身的原则，以处方的形式规定锻炼者的运动方案，指导其有目的、有计划、科学地进行锻炼。理想的运动方案是在运动者的健康状况、功能能力以及自然环境和社会环境允许的范围内，满足他们对健康和体适能的要求。

二、运动处方的类型

随着运动处方概念的提出，运动作为防治疾病的一味"良药"，在全球范围内的应用、实践范围不断扩大，并取得了很大进展。运动处方分类的理论体系也不断完善，按照不同的标准，可将运动处方分为不同的类型。具体如下：

（一）根据锻炼目的和对象分类

1. 竞技运动处方　也称为竞技训练运动处方，主要针对从事某项专业训练的运动员。根据运动员所从事的专项特点及其个人基本信息等制定的旨在增强身体素质和提高运动技能水平的运动处方。根据训练计划分为周期训练处方、周训练处方和课训练处方等，也可根据增强某项身体素质分为速度性运动处方、力量性运动处方、耐力性运动处方、柔韧性运动处方和灵敏性运动处方等。

2. 健身运动处方　也称预防保健运动处方，主要针对健康人和中老年人。以增强体质和提高健康水平为目的制定的运动处方。主要是指导锻炼者根据不同年龄段人群的生理特点和心理特点，采取适当的运动方式进行科学锻炼，以便安全有效地提高健康水平，改善功能状态，增强"健康相关体适能"，达到良好的健身效果。

3. 慢性病预防运动处方　也称慢性病防治运动处方，主要针对慢性病早期或具有某些风险因素的人群（如高血压前期或早期、血脂异常、糖尿病前期或早期、轻度肥胖症者）。主要目的是结合慢性病特点，制定个体化的运动处方，最终逆转或延缓慢性病发生和发展，实现一级预防的目的。

4. 康复运动处方　也称为临床治疗运动处方。主要针对经过临床治疗达到基本痊愈，但遗留不同程度的身体功能下降或功能障碍的患者，其中也包括有心理障碍的患者，如脑卒中患者、术后患者以及已经得到一定控制的慢性病患者（如高血压患者、糖尿病患者、血脂异常患者、肥胖症患者等）。主要目的是通过运动辅助治疗疾病、帮助患者缓解症状、改善身体功能、减轻或消除功能障碍、恢复肢体功能、提高康复医疗效果、预防疾病进一步加重或者出现并发症、提高患者的生活自理能力和工作能力、延长寿命、提高生命质量，实现二级、三级预防的目的。

（二）根据功能进行分类

1. 心肺耐力运动处方　通常以提高心肺功能为主要目标。既往研究显示，心肺耐力是"健康相关体质"的核心组分，增强心肺耐力能够有效降低多种疾病的发病和死亡风险。心肺耐力运动处方采取的主要方法是在机体能完全承受的强度和时间下，逐渐提升心肺功能的适应性，促进心血管功能改善。随着"全民健身计划"的提出，心肺耐力运动处方被广泛用于科学健身的指导，目的是增强锻炼者的心肺耐力，维持合理的身体成分，改善代谢状态，缓解或治疗（配合药物）慢性病，预防心血管危险事件的发生。

2. 力量练习运动处方　通常以提高肌肉力量、肌肉耐力和爆发力为主要目标。既往研究显示，力量素质是身体素质的核心要素，增强力量能够有效降低心血管疾病的发病和死亡风险。同时，通过有规律的力量练习，锻炼者在增强肌肉力量的同时，还能有效改善身体成分、增加骨量、稳定血糖和血压水平，以及提高胰岛素敏感性。同时还能使"失用性"的萎缩肌肉的力量得到提高，肌肉横断面和体积加大，达到改善肢体运动功能的效果。在全民健身计划中，力量练习运动处方也常常被广泛用于指导健身者科学地进行增强肌力的训练，也可用于健美增肌、肥胖者的体重管理、身体发育畸形的矫正训练和老年群体，以达到提高力量素质，减缓年龄或长期卧床导致肌肉萎缩的速度，预防骨质疏松等效果。

3. 柔韧性运动处方　通常以发展柔韧素质、提升身体的柔韧性、提高韧带的稳定性和平衡性、减少锻炼者的肌肉韧带损伤、预防腰痛、缓解肌肉酸痛等为主要目的。既往研究显示，柔韧素质在竞技运动与身体康复过程中起着重要作用。柔韧性运动处方以柔韧性练习为主要内容，根据个体化的训练目标来提高关节活动度，作用是靠提高肌肉的拉力，展现身体的柔韧素质。康复医学中，通过各种主动、被动的柔韧性练习，能使因伤病而受累的关节的关节活动度尽量保持、增加或回复到正常范围，从而提高身体的适应性和敏捷性，达到改善肢体运动功能的效果。在全民健身计划中，柔韧性运动处方常常用于指导锻炼者采用科学的方法和手段，增强身体的柔韧素质，进而预防因年龄增大肌肉流失而导致的关节活动幅度下降。

三、运动处方制定的基本原则

适量运动能够促进健康，而过量运动则对健康有害。因此，为保证运动处方取得良好的效果，制定过程中需遵循以下几条基本原则：

（一）个性化原则

由于存在个体差异，不同的人进行运动时达到的效果是不同的。因此，在制定运动处方之前，首先要全面了解锻炼者的个人基本信息、体育活动经历、健康水平和体质测试结果，综合分析锻炼者的健康水平、体力活动现状、有无疾病或危险因素等具体情况后，制定适合不同个体的运动处方内容和运动负荷，做到从实际出发，有针对性地制定处方。

（二）以全身为基础原则

由于人体是一个有机的整体，全身功能状态的改善，与局部各环节有着密切的联系。制定运动处方，需要有大局观，局部增强要以改善全身状态为基础。一般情况下，体力好往往意味着全身耐力强；同时，耐力与力量素质、柔韧素质等均有着密切的关联。因此，制定运动处方，应以增强全身机体功能为目标，在此基础上有侧重地提高心肺耐力等生理功能，进而提高力量、速度、柔韧等素质。

（三）循序渐进原则

制定运动处方时，应充分考虑锻炼者的人体情况和身体承受能力，应采用长期目标与短期目标相结合、运动强度由小到大、运动时间由短到长、动作由简到繁的原则，使锻炼者逐步适应，并在不断适应中得到提高。

（四）安全性与有效性原则

制定运动处方时，为了增强全身耐力水平，必须达到能有效改善心肺功能的有效运动强度，也就是靶心率范围。达到该范围的最低下限，称为有效界限；而一旦运动强度超过该范围最高上限，就可能导致锻炼者在运动中发生危险，对应的运动强度或运动界限，称为安全界限。有效界限和安全界限之间，就是运动处方的安全且有效范围。应保证锻炼者在该范围内依照运动处方有计划地进行身体锻炼，有效地提高身体功能，达到运动健身或预防、治疗某种慢性病的目的；同时，避免或减少运动过程中的危险发生，达到"事半功倍"的效果。

四、运动处方的制定流程

（一）了解锻炼者的基本情况、体质和健康状况

在制定运动处方前，首先要通过询问、问卷调查、医学检查、体质测试等途径，了解锻炼者的基本情况、体质和健康状况。具体包括姓名、性别、职业、疾病史、运动史、身体发育情况、家族史、目前伤病情况和治疗情况、近期身体健康检查结果、体质测试结果、运动史和近期锻炼情况等。该步骤的目的包括：①通过全面了解锻炼者，来确定运动处方的目的；②通过全面了解锻炼者的体质和健康状况，能够对锻炼者的健康程度做出判断，明确锻炼者有无运动禁忌，以便进行危险分层，进而制定出更为合理的运动功能测试方案及医务监督的力度，保证安全性。

（二）确定运动处方的目的

在了解锻炼者的基本情况、体质和健康状况的基础上，明确运动处方的目的，如健身运动处方、慢性病预防运动处方或康复运动处方。

（三）健康相关体适能的测定

一般情况下，重点对锻炼者安静和运动状态下的心肺耐力及相关器官的功能水平进行测

定，主要测定心率、最大摄氧量等指标。还要对锻炼者身体素质进行检测，内容包括力量、速度、耐力、柔韧性、灵敏度等，为了方便评价，通常将测试指标与标准进行对比，确定测量对象该项素质的优劣程度。

（四）制定运动处方

依据前面调查、测定的结果，结合身体锻炼的原则和规律，在充分体现个性化特征的基础上，制定包括运动类型、运动强度、运动频率、运动时间、运动进度、运动监测及调整等信息的运动处方。

（五）指导锻炼者实施运动处方

运动处方实施前，向锻炼者解释运动处方中各项指标的含义，并明确处方实施要求。在锻炼者初次使用处方锻炼时，应在处方制定者的指导下进行，并根据锻炼者的实际情况，进行适当调整。慢性病预防运动处方、康复运动处方实施时，需保证有专业人员在旁指导，并根据锻炼后的反应，及时调整运动处方。

（六）执行情况监督与定期调整

在运动处方实施过程中，处方制定者可以通过检查锻炼日记、定期到锻炼现场观察，或请锻炼者定期（如每周 1 次）到实验室监测环境下进行锻炼，对运动处方的执行情况进行监督。并在运动处方取得阶段性效果时（一般为 6～8 周），再次对锻炼者进行功能评定，检查锻炼的效果，并适当调整运动处方，以取得更好的锻炼效果。

五、运动处方的主要内容

一个完整的运动处方应包括锻炼者的基本信息、医学检查及健康相关体适能测定结果，锻炼目的、锻炼内容（运动处方基本原则）和注意事项等内容：

（一）锻炼者的基本信息

锻炼者的基本信息包括姓名、性别、年龄、职业、疾病史、运动史等信息。

（二）医学检查及健康相关体适能测试与评定

根据锻炼者医学检查结果，可以判定其有无慢性病、代谢异常等及其程度。健康相关体适能测试结果应重点关注心肺耐力水平、身体成分，以及是否肥胖、主要肌群的力量及等级、身体柔韧性测试结果及评价等信息。

（三）锻炼目的

制定运动处方就是要通过科学合理的身体锻炼，以达到某种健身目的（如健身运动处方、慢性病预防运动处方或康复运动处方）。一般来讲，制定运动处方之前，首先应当设定锻炼目标，也可称为"近期目标"。例如耐力运动处方的锻炼目标通常是提高心肺耐力、减少体脂、降低血脂、降低冠心病风险因素，防治高血压、糖尿病等。力量练习和柔韧性运动处方的目标，应当具体到锻炼部位，如加大某关节的活动幅度、增强某肌群的力量等。同时，在康复运动处方中，需要考虑康复锻炼的最终目标，也可称为"远期目标"。例如脑卒中患者通过锻炼达到可使用轮椅进行活动、使用拐杖行走、恢复正常步态、恢复正常生活能力和劳动能力等。

（四）运动处方的基本原则

运动处方的基本原则（也称锻炼内容）采用美国运动医学会提出的 FITT-VP 原则：

1．运动频率（Frequency，F）　指每日及每周锻炼的次数。一般每日只需锻炼 1 次，每周锻炼 3 ~ 4 次，即隔日锻炼 1 次。保证锻炼者有充足的休息时间，可使机体得到"超量恢复"，达到更好的锻炼效果。

2．运动强度（Intensity，I）　运动强度，即费力的程度，是单位时间内完成动作的运动量，运动量是运动强度和运动时间的乘积。运动强度制定是否恰当关系到锻炼的效果及锻炼者的安全。因此，应按照个人特点，规定锻炼时应达到的有效界限和安全界限。

3．运动时间（Time，T）　在耐力运动处方中，主要采取"持续训练法"，应规定有氧运动持续的时间或总时间。在力量练习运动处方和柔韧性运动处方中，则需要规定完成每个动作的重复次数、组数及间隔时间，不同锻炼方案收到的锻炼效果不同。

4．运动方式（Type，T）　依据运动处方的目的，明确采用某种形式或类型的运动。正确选择运动方式直接影响到运动处方的效果。例如有氧运动是保持全面身心健康、保持理想体重的有效运动方式，常用于提高心肺耐力；力量运动主要以发展和维持肌肉力量为目的，常用于运动系统、神经系统等肌肉神经麻痹或关节功能障碍的患者，促进其恢复肌肉力量和肢体活动功能；柔韧性运动能改善体型和机体的柔韧性、放松神经和消除疲劳，可用于防治高血压和神经衰弱等疾病。

5．运动量（Volume，V）　运动量的大小，取决于运动频率、运动强度、运动时间等多种因素。

6．运动处方实施进程（Progression，P）　即运动处方实施的进程，通常分为适应期、提高期和稳定期。

（五）注意事项

为保证安全，应根据锻炼者的具体情况，提出锻炼时应当注意的事项：每次锻炼前后均要做充分地准备活动和整理活动，提出锻炼者禁忌的运动项目和易发生危险的动作，提出运动过程中自我观察指标及指标异常时停止运动的标准，运动中不要超过既定的运动强度，进行力量练习时不要屏息，设定在运动中能获得最佳效果且确保安全的运动靶心率等。

第四节　运动健康精准干预的研究进展

一、运动干预在慢性病健康管理中的研究现状

运动干预作为健康管理的重要手段，研究者在现代流行病学研究中对其进行了广泛的实践。其中，以糖尿病为例，国内外慢性病健康管理领域比较有代表性的研究包括：

1. 美国糖尿病预防项目（Diabetes Prevention Program，DPP） 该研究是美国于1996—2001 年开展的一项为期 6 年的多中心大型糖尿病预防前瞻性研究，其主要目的是预防或延缓高危人群发生 2 型糖尿病。DPP 共选取美国 27 个临床中心开展随机对照临床试验，通过招募的方式最终筛选、纳入了 3 234 名研究对象，随机分为生活方式干预组、药物干预组和安慰剂组。其中生活方式干预组采取的主要干预措施是在基本健康教育的基础上，给予饮食和运动联合干预；运动干预采取循序渐进的方式逐渐达到目标运动量；药物干预组给予服用 850 mg 二甲双胍，服药频率由每天 1 次逐渐增量到每天 2 次，安慰剂组给予同等剂量的安慰剂。平均随访 2.8 年后，研究结果显示，生活方式干预约能降低 58% 的糖尿病发病率，显著延缓 2 型糖尿病的发生，效果优于药物干预组，并具有较好的成本效益。10 年后的随访结果显示，生活方式干预组和药物干预组均能持续预防和延缓糖尿病发生达 10 年以上，且生活方式干预降低糖尿病累积发病率的效果更显著。

2. 芬兰糖尿病预防研究（the Finnish Diabetes Prevention Study，DPS） DPS 是在芬兰开展的第一个研究强化的生活方式干预能否延缓糖耐量减低患者发展为 2 型糖尿病的多中心随机对照研究，该研究纳入 522 名糖耐量减低者为研究对象，随机分为对照组和生活方式强化干预组。对照组接受基线水平的一般饮食和运动建议；生活方式强化干预组则由营养师提供个性化的饮食指导，并给予其有监督的、渐进式、个性化及中等强度的抗阻运动训练，同时建议其增加体力活动总量。研究结果显示，随访 1 年和 3 年时，对照组平均体重分别下降了 1.0 kg 和 0.9 kg，而生活方式强化干预组平均体重分别下降了 4.5 kg 和 3.5 kg；并且强化组的血糖和血脂改善情况也显著优于对照组，发展为 2 型糖尿病的比例也较低。继续随访 9 年后（共 13 年），强化干预组发生糖尿病的风险仅为对照组的 61.4%。

3. 中国大庆糖尿病生活方式干预项目（DaQing Diabetes Prevention Study） 该研究始于 1986 年，是我国临床糖尿病学家潘孝仁教授和美国糖尿病流行病学家 Peter Bennett 教授在亚洲人群中开展的第一个糖尿病健康干预试验。研究共联合大庆当地 33 家诊疗单位，从 110 660 人中筛查出 577 例糖耐量减低个体，随机分配为对照组、饮食干预组、运动干预组和饮食联合运动干预组。经过 6 年干预，随访研究结果显示，对照组、饮食干预组、运动干预组、饮食联合运动干预组糖尿病累积发病率分别为 67.7%、43.8%、41.1% 和 46.0%，表明饮食和运动干预能够有效降低糖耐量减低人群的糖尿病发病率。1992 年干预终止后，该研究继续随访至 2006 年。结果显示，与对照组相比，饮食干预组、运动干预组、饮食联合运动干预组发生糖尿病的风险分别降低了 42%、41% 和 34%，生活方式干预组（3 干预组合并）能平均延迟糖尿病发生达 3.6 年。该项目组后续又进行了长达 30 年的随访，2019 年最新研究结果显示，与对照组相比，生活方式干预组糖尿病发病的平均延迟时间为 3.96 年。综上，该研究结果表明，6 年的生活方式干预有助于培养研究对象养成良好的运动和饮食习惯；即使干预终止，生活方式在后续很长时间仍能有效预防或推迟糖尿病发病。

二、运动健康精准干预的研究展望

精准医学是在综合考虑个体基因组学、环境和生活方式信息差异的基础上，对疾病进行有效预防、诊断和治疗的一种新兴方法，代表了未来医学的发展方向，也是医学自身发展的必然要求。自 2015 年 1 月 30 日美国前总统奥巴马在国情咨文中明确提出美国政府将启动"精准医学计划"，"精准医学"的理念就在全世界范围内引起广泛关注。该理念的提出也为疾病精准健康管理奠定了基础。既往大多数研究者往往将"精准医学"的目光聚焦于基因组、蛋白质组等组学层面，实际上，生活方式和行为因素同样属于"精准医学"的研究范畴。既往研究结果显示，不同个体对运动干预的效果反应存在着差异。因此，有必要在运动干预层面对疾病进行精准化健康管理。

目前，在体育科学领域，运动干预最受推崇的方式是"运动处方"。20 世纪 50 年代，美国生理学家卡波维奇（Karpovich）首先提出了"运动处方"的概念，1969 年，这一术语被 WHO 正式采用。尽管既往开展了大量有关慢性病运动处方的研究，但正如大多数医学治疗手段是针对"普通患者"设计一样，早期开展的运动处方项目往往采用"千人一方"的干预方式。所以，从"精准医学"的角度看，运动干预在精准健康管理中的应用尚处于理论阶段。参考既往发表文献，研究者认为可以从以下 3 个方向推进运动干预在精准健康管理中应用的探索：①从生物标志物层面对疾病类型进行亚分类，根据亚分类结果给予精准的运动干预措施；②在慢性病患者中探寻对运动干预措施敏感的基因或其他组学生物标志物，对个体健康干预应答反应的效果进行预测，进而有针对性地进行精准运动干预；③探究能早期识别慢性病早发、进展或并发症的生物标志物，从而针对疾病的不同阶段提前采取精准运动干预。此外，"精准健康管理"通常要求获取多个水平、多个方面的生物学信息来评估个体健康状态。当前，可穿戴设备技术能够测量运动当中机体温度、心率、呼吸频率、血压、汗液及情绪等数据，在临床相关信息收集方面具有高通量的特点，并且能重复、连续、实时获取电子测量信息，并通过数据挖掘、人工智能和机器学习等技术对数据进行分析和处理。可以预见，可穿戴设备将会在糖尿病精准健康管理中运动干预方面发挥技术支持优势。

此外，如何提升运动干预在疾病精准健康管理中的应用效果，是全球范围内研究者关注的热点，研究者对此开展了一系列相关研究。国外方面，美国国立卫生研究院在 2016 年 12 月启动了一项名为"人类体力活动分子转换"的公共基金项目，该项目主要致力于从分子水平揭示运动如何增强或保持机体、组织和器官健康，通过追踪运动的分子生物学作用机制，构建运动"分子图谱"，为临床医生开具精准运动处方奠定基础。国内方面，2019 年 3 月，由北京体育大学牵头的国家重点研发计划项目"人体运动促进健康个性化精准指导方案关键技术研究"正式启动，该项目的目标是研发以运动处方为核心，整合社会心理、医学、生物等个性化精准指导方案，建立相关规范及标准，研发可穿戴智能化运动参数测试方法，构建以大数据和云计算等智慧科技为基础、政产学研用一体化技术研究平台为支撑、个性化精准指导示范基地为抓手的自适应个性化精准指导体系，提升主动健康科技服务能力。这些项目的预期成果将能够为糖尿病的精准运动干预提供新的思路和指引。

综上所述，随着"精准医学"理念的兴起，对疾病进行精准健康管理是当下医学发展的趋势和重点。运动作为健康干预的重要手段，在既往慢性病健康管理过程中取得了一定的效果，但"千人一方"的运动干预模式缺乏个体针对性。机器学习、生物信息挖掘和人工智能技术的发展，以及可穿戴设备的支持，为运动干预在精准健康管理中发挥更大作用提供了保证，也预示着从运动干预的角度对疾病进行精准化预防和控制即将成为现实。

本章小结

运动是健康管理中常用的干预方式，因其具有简单、有效且基本无副作用等特点，受到研究者的推崇。既往研究已经为运动有益健康提供了诸多证据，然而，精准健康管理理念的提出，也对精准运动干预提出了新的要求。本章主要阐述了健康管理中运动的相关理论与实践。主要内容如下：

1. 本章第一节主要对运动干预相关概念、"运动是良医"的理念、运动的益处以及体力活动不足和静坐少动的危害进行了阐述。希望本节的学习，能够帮助正确理解运动的概念及其与健康效益的关系。

2. 本章第二节主要介绍了体力活动的类型及其测量方法。希望本节的学习，能够帮助了解体力活动不同的分类标准以及不同类型体力活动的特点及健康作用，理解体力活动测量的原理、维度以及不同测量方法的特点及适用范围。

3. 本章第三节主要对运动处方相关知识进行了概述。希望本节的学习，能够帮助整理运动处方的概念、特点和主要类型，了解运动处方的主要内容以及在实践中制定运动处方的基本原则和流程，

4. 本章第四节主要对运动健康精准干预的研究进展进行了介绍。希望本节的学习，能够帮助了解运动干预在健康管理中的研究现状，以及在精准健康管理的理念下运动干预研究的发展方向。

思 考 题

1. 请简述体力活动和运动的区别及联系。
2. 请简述体力活动的类型包括哪些。
3. 请结合体力活动的测量原理，简述体力活动的测量方法有哪些。
4. 请简述运动处方的概念。
5. 请结合具体实例，简述运动处方制定的原则和主要步骤。

（张留伟）

参考文献

[1] Caspersen CJ, Powell KE, Christenson GM. Physical activity, exercise, and physical fitness: definitions and distinctions for health-related research [J]. Public Health Rep, 1985, 100 (2): 126-131.

[2] 王正珍主译. Acsm 运动测试与运动处方指南 [M]. 10 版. 北京：北京体育大学出版社, 2019.

[3] Powers SK, Dodd SL. Total Fitness & Wellness [M]. New York：Pearson/Benjamin Cummings, 2014.

[4] Hoeger Werner WK, Hoeger SA. Fitness and Wellness [M]. London：Wadsworth Cengage Learning, 2014.

[5] Fletcher GF, Landolfo C, Niebauer J, et al. Promoting physical activity and exercise：Jacc health promotion series [J]. J Am Coll Cardiol, 2018, 72 (14): 1622-1639.

[6] Kyu HH, Bachman VF, Alexander LT, et al. Physical activity and risk of breast cancer, colon cancer,

diabetes，ischemic heart disease，and ischemic stroke events：systematic review and dose-response meta-analysis for the global burden of disease study 2013 [J]．BMJ，2016，354：i3857.

[7] Lee IM，Shiroma EJ，Lobelo F，et al. Effect of physical inactivity on major non-communicable diseases worldwide：an analysis of burden of disease and life expectancy [J]．Lancet，2012，380（9838）：219-229.

[8] Ozemek C，Arena R. Precision in promoting physical activity and exercise with the overarching goal of moving more [J]．Prog Cardiovasc Dis，2019，62（1）：3-8.

[9] 李红娟，王正珍，隋雪梅，等 . 运动是良医：最好的循证实践 [J]．北京体育大学学报，2013，36（06）：43-48.

[10] 汪波，黄晖明，杨宁 . 运动是良医（exercise is medicine）：运动促进健康的新理念——王正珍教授学术访谈录 [J]．体育与科学，2015，36（01）：7-12.

[11] 王正珍，罗曦娟，王娟 . 运动是良医：从理论到实践——第 62 届美国运动医学会年会综述 [J]．北京体育大学学报，2015，38（08）：42-49，57.

[12] 李文川，刘春梅 . 不同古典医学文化中的"运动是良医"思想 [J]．北京体育大学学报，2017，40（08）：133-140.

[13] Morris JN，Heady JA，Raffle PA，et al. Coronary heart-disease and physical activity of work [J]．Lancet，1953，262（6796）：1111-1120.

[14] 王培玉 . 健康管理学 [M]．北京：北京大学医学出版社，2014.

[15] U.S. Department of Health and Human Services. Physical activity and health：a report of the surgeon general [R]．Atlanta，U.S. Department of Health and Human Services，Centers for Disease Control and Prevention，National Center for Chronic Disease Prevention and Health Promotion，1996.

[16] WHO. Global recommendations on physical activity for health [DB/OL]．2010-01-02．[2020-08-16]．https：//www.who.int/dietphysicalactivity/publications/9789241599979/en/.

[17] 林家仕，杨小月，谢敏豪 . 静坐少动和体力活动与健康的剂量 - 效应关系研究进展 [J]．中国运动医学杂志，2019，38（04）：305-311.

[18] 王正珍，徐峻华 . 运动处方 [M]．北京：高等教育出版社，2018.

[19] Wijndaele K，Brage S，Besson H，et al. Television viewing time independently predicts all-cause and cardiovascular mortality：the epic norfolk study [J]．Int J Epidemiol，2011，40（1）：150-159.

[20] Fujimoto WY. Background and recruitment data for the U.S. Diabetes prevention program [J]．Diabetes Care，2000，23（Suppl 2）：11-13.

[21] Herman WH，Hoerger TJ，Brandle M，et al. The cost-effectiveness of lifestyle modification or metformin in preventing type 2 diabetes in adults with impaired glucose tolerance [J]．Ann Intern Med，2005，142（5）：323-332.

[22] Knowler WC，Barrett-Connor E，Fowler SE，et al. Reduction in the incidence of type 2 diabetes with lifestyle intervention or metformin [J]．N Engl J Med，2002，346（6）：393-403.

[23] Knowler WC，Fowler SE，Hamman RF，et al. 10-year follow-up of diabetes incidence and weight loss in the diabetes prevention program outcomes study [J]．Lancet，2009，374（9702）：1677-1686.

[24] Rubin RR，Fujimoto WY，Marrero DG，et al. The diabetes prevention program：recruitment methods and results [J]．Control Clin Trials，2002，23（2）：157-171.

[25] The Diabetes Prevention Program Research Group. The diabetes prevention program. Design and methods for a clinical trial in the prevention of type 2 diabetes [J]．Diabetes Care，1999，22（4）：623-634.

[26] The Diabetes Prevention Program Research Group. The diabetes prevention program：Baseline characteristics of the randomized cohort. The diabetes prevention program research group [J]．Diabetes Care，2000，23（11）：1619-1629.

[27] The Diabetes Prevention Program Research Group. The diabetes prevention program（dpp）：Description of lifestyle intervention [J]．Diabetes Care，2002，25（12）：2165-2171.

[28] The Diabetes Prevention Program Research Group. Within-trial cost-effectiveness of lifestyle intervention or metformin for the primary prevention of type 2 diabetes [J]．Diabetes Care，2003，26（9）：2518-2523.

[29] The Diabetes Prevention Program Research Group. The 10-year cost-effectiveness of lifestyle intervention or

metformin for diabetes prevention：An intent-to-treat analysis of the dpp/dppos ［J］. Diabetes Care，2012，35（4）：723-730.

［30］ 罗曦娟，张献博，徐峻华. 运动是良医应用实例：美国糖尿病预防项目及其应用 ［J］. 北京体育大学学报，2016，39（08）：59-65，73.

［31］ Lindstrom J，Louheranta A，Mannelin M，et al. The finnish diabetes prevention study（dps）：Lifestyle intervention and 3-year results on diet and physical activity ［J］. Diabetes Care，2003，26（12）：3230-3236.

［32］ Lindstrom J，Peltonen M，Eriksson JG，et al. Improved lifestyle and decreased diabetes risk over 13 years：Long-term follow-up of the randomised finnish diabetes prevention study（dps）［J］. Diabetologia，2013，56（2）：284-293.

［33］ Pan XR，Li GW，Hu YH，et al. Effects of diet and exercise in preventing niddm in people with impaired glucose tolerance. The da qing igt and diabetes study ［J］. Diabetes Care，1997，20（4）：537-544.

［34］ Li G，Zhang P，Wang J，et al. The long-term effect of lifestyle interventions to prevent diabetes in the china da qing diabetes prevention study：a 20-year follow-up study ［J］. Lancet，2008，371（9626）：1783-1789.

［35］ Gong Q，Zhang P，Wang J，et al. Morbidity and mortality after lifestyle intervention for people with impaired glucose tolerance：30-year results of the da qing diabetes prevention outcome study ［J］. Lancet Diabetes Endo，2019，7（6）：452-461.

［36］ Phillips SA，Ali M，Modrich C，et al. Advances in health technology use and implementation in the era of healthy living：implications for precision medicine ［J］. Prog Cardiovasc Dis，2019，62（1）：44-49.

［37］ Bouchard C，Blair SN，Church TS，et al. Adverse metabolic response to regular exercise：Is it a rare or common occurrence? ［J］. PLoS One，2012，7（5）：e37887.

［38］ Hecksteden A，Kraushaar J，Scharhag-Rosenberger F，et al. Individual response to exercise training - a statistical perspective ［J］. J Appl Physiol，2015，118（12）：1450-1459.

［39］ Franks PW，Poveda A. Lifestyle and precision diabetes medicine：will genomics help optimise the prediction，prevention and treatment of type 2 diabetes through lifestyle therapy? ［J］. Diabetologia，2017，60（5）：784-792.

［40］ National Institutes of Health. Molecular transducers of physical activity in humans ［DB/OL］. 2019-01-02.［2020-08-16］. https：//commonfund.nih.gov/MolecularTransducers.

第十五章　睡眠干预

第一节　概　述

　　睡眠对人类很重要，不仅可以维持体内平衡，而且会影响自身和物种的生存。人类在睡眠中度过一生的 1/3，睡眠紊乱会导致不良后果。《精神疾病诊断与统计手册（第五版）》（*Diagnostic and Statistical Manual of Mental Disorders*，DSM-5）睡眠 - 觉醒障碍章节包括十类睡眠疾病：失眠障碍、嗜睡障碍、发作性睡病、与呼吸相关的睡眠障碍、昼夜节律睡眠 - 觉醒障碍、非快速眼动睡眠唤醒障碍、梦魇障碍、快速眼动睡眠行为障碍、不安腿综合征及物质 / 药物所致的睡眠障碍。有睡眠障碍的个体通常对睡眠质量、时间和数量不满意，且伴有日间功能受损。睡眠 - 觉醒障碍经常与精神障碍、躯体和神经系统疾病共存，而且持续的睡眠紊乱是发生精神疾病和物质使用障碍的确切的危险因素。对睡眠 - 觉醒障碍的早发现和早干预对患者的健康及生活质量的改善至关重要。

一、睡眠生理

　　人类睡眠分为快速眼动睡眠（rapid eye movement sleep，REMS）期和非快速眼动睡眠（non-rapid eye movement sleep，NREM）期，其中 NREMS 期睡眠分为 NREMS 1 期、2 期和 3 期睡眠，NREMS 1 期和 2 期为浅睡眠，NREMS 3 期为慢波睡眠或深睡眠。正常情况下，睡眠周期由 NREMS 期和 REMS 期睡眠组成，每个周期约 90 分钟，一整夜睡眠由 4 ~ 6 个睡眠周期组成。大多数成年人每天需 6.5 ~ 8 小时的睡眠，儿童和青少年的睡眠需要时间比成年人多，青年人比老年人多。随着年龄的增长，REMS 期睡眠比例轻微下降，而 NREMS 3 期睡眠比例明显下降。

　　人类的睡眠和觉醒由多种神经调节系统主动调控，是大脑进入"睡眠"或"觉醒"不同模式的过程。影响睡眠的神经活性物质主要有 5- 羟色胺、去甲肾上腺素、组胺、下丘脑分泌素、乙酰胆碱、多巴胺、谷氨酸等。其中，5- 羟色胺从觉醒到 NREM 期睡眠再到 REM 期睡眠释放逐渐减少，去甲肾上腺素对丘脑和大脑皮质脑电波有去同步化作用，组胺有促觉醒作用（抗组胺药物可促眠），下丘脑分泌素神经元的缺失会引起发作性睡病。

　　上行网状激活系统接收体内外的各种刺激，再将信号广泛传递至大脑皮质各个区域，对维持觉醒状态起着非常重要的作用。如果该结构遭到破坏，则可引起嗜睡、昏睡甚至昏迷等不同程度的意识障碍。

　　下丘脑对调节睡眠 - 觉醒起着关键的作用。下丘脑大致分为 5 组神经核团，即位于外侧下丘脑的分泌下丘脑分泌素的神经核团、视交叉上核（SCN）、组胺神经核团、腹外侧视前核（VLPO）和位于下丘脑前部的热敏神经核团。其中，下丘脑分泌素神经元蛋白缺乏与发作性睡病相关，视交叉上核与调节昼夜节律相关，VLPO 与促进睡眠相关。

睡眠的调节机制包括昼夜节律调节和稳态调节。位于视交叉上核的生物钟（即昼夜节律）与地球一天 24 小时的周期基本同步。一般情况下，视交叉上核细胞会根据白天视网膜的光线信号和夜间松果体分泌的褪黑素情况进行重置。睡眠的稳态调节是机体根据觉醒的时间累积疲劳信号及根据睡眠的时间减少疲劳信号，从而促进睡眠或觉醒。在睡眠不足的情况下，一般是 NREM 睡眠最先被补足。稳态调节和昼夜节律调节的协同作用使睡眠 - 觉醒周期维持稳定状态，一般为维持 16 小时左右的清醒状态及 8 小时左右的睡眠状态。

另外，很多激素与睡眠相关。褪黑素主要由松果体分泌，由视交叉上核严格控制，光输入参与其调节，是与睡眠关系最为密切的激素之一。外源性增加褪黑素有轻度的镇静作用，可缩短睡眠潜伏期。皮质醇也与睡眠密切相关，它呈脉冲式分泌，在夜晚和睡眠前段其水平较低，从睡眠后段开始分泌增加，早晨醒来后达到分泌顶峰。此外，促炎性细胞因子（如 IL-la、TNF-α 等）、激素（如催乳素、肾上腺素等）、神经肽（如神经肽 S、生长激素抑制素）和多肽类（如胆囊收缩素）都与睡眠调节相关。

二、睡眠与健康的关系

高质量的睡眠是人类所必需的，世界卫生组织已将睡眠质量定为衡量人类健康的标准之一。良好的睡眠包括以下 3 个方面：①入睡快，30 分钟以内入睡；②睡眠连续性好，夜间不醒或很少醒，醒后可很快再次入睡，睡得踏实；③睡眠深，醒来后精力、体力得到恢复。

良好的睡眠有助于人类恢复体力和精力，舒缓压力，增强记忆力，保持身心健康。在睡眠状态下脑耗氧量明显减少，这有利于脑细胞贮存能量、恢复精力，还能巩固长期记忆。睡眠能够增加免疫系统产生抗体的能力，从而增加免疫功能，促使各组织器官自我康复。睡眠对儿童的生长发育尤为重要，在慢波睡眠中血浆生长激素水平较高，这有助于儿童的生长发育。良好的睡眠可以促进皮肤血液循环，达到皮肤美容、延缓衰老的功效。

若睡眠不足，人们可能会出现日间嗜睡、情绪不稳、免疫力低下、认知功能下降、工作效率低等情况，其他疾病也可能加重或原有疾病可能被诱发，如高血压、心脑血管疾病；对于儿童，则会影响其生长发育。但不要误以为睡眠时间越长越好，因为睡眠的好坏不能简单以睡眠时间的长短来衡量。能够消除疲劳、恢复精力的睡眠就是令人满意的睡眠。睡眠时间过长对身体并不一定有好处，过度睡眠会使人更疲劳，而且可能是疾病的表现，比如发作性睡病、特发性过度睡眠等。有些人喜欢白天"补觉"以弥补夜间的睡眠不足，这样反而会打乱作息规律，造成机体不断调整以适应睡眠时间的变化、且长时间的睡眠只会延长浅睡眠时间，睡眠质量并不高，这不仅不能解除疲劳，还可能会感到更加疲惫。因此养成良好的、规律的作息非常重要。

需要注意的是，睡眠紊乱与躯体疾病或其他精神疾病的相关性较高。在一般人群中最常见的睡眠紊乱是失眠，它严重影响患者的身心健康。日间过度嗜睡往往提示患者存在器质性疾病，如代谢性脑病、头颅外伤、脑卒中、脑肿瘤、脑炎、感染、免疫性疾病、遗传性疾病、神经系统变性疾病等；睡眠呼吸障碍的发生与肥胖和心血管并发症相关；发作性睡病和原发性嗜睡是慢性脑疾病，一般在年轻时起病。异态睡眠，包括睡行症、梦魇等，在幼年时起病一般是良性的；发生在青少年或成年人时，则需注意是否为病理性的或存在明显的应激事件；发生在老年则提示器质性病变。

养成良好的睡眠习惯，拥有高质量的睡眠对身心健康极为重要。若出现睡眠 - 觉醒障碍，需要及时到医院就诊，明确诊断，并排除与睡眠 - 觉醒障碍相关的其他躯体或精神疾病。

第二节　睡眠的测量与评估

一、临床评估

患者就诊时，需要医生全面评估睡眠及相关情况，主要包括：病史采集、体格检查、精神检查、实验室及辅助检查等，来详细了解患者睡眠状况、综合分析、明确诊断，制定出适合患者的治疗方案。

（一）现病史

按时间顺序了解睡眠疾病起始及发展的临床表现，直至就诊时的现状。大致包括以下内容：

1. 起病原因或诱因　是否有精神刺激，询问刺激的性质、强度和持续时间；注意工作环境、躯体疾病、重大手术、服用药物等与疾病的关系。

2. 起病急缓及早期表现。

3. 明确病程为持续性还是发作性，可按时间顺序逐渐了解疾病的发展和演变过程。

4. 询问发病后的一般情况，如学习、工作、社交等，以了解疾病对其日常生活的影响。

5. 若为复发病例，应详细了解既往诊断、治疗及疗效，以供参考。

（二）既往史

重点询问患者既往疾病史，如有无脑外伤、高热、抽搐、感染、昏迷、重大手术史等。若有精神疾病史，则需详细询问。需注意有无药物、食物过敏史。这些有助于了解患者躯体情况，对制定个体化治疗方案有一定的意义。

（三）个人史

患者个人史一般包括从母亲孕期起至发病前的整个生活经历，应根据具体情况而有侧重点。针对儿童，应详细询问母亲孕期健康状况及分娩史，儿童生长发育情况、儿童学习及家庭教育情况，以了解患儿是否存在易感因素或神经系统发育疾病。对成年和老年患者应重点询问与疾病有关的情况，如工作、学习能力有无改变，生活中有无重大变故，是否受过重大精神刺激，婚姻情况等，以了解患者患病的原因或诱因，帮助制定治疗方案。对于女性则应询问月经史、生育史，判断疾病与生理周期是否有关。关于个性特点，需要综合多方面的评估才能做出评价，如人际关系、生活习惯、情绪特点、价值观等。需注意有无特殊爱好及某种偏好，烟酒、精神活性物质使用史。

（四）家族史

睡眠障碍与遗传因素有一定的联系，且常为精神疾病的前驱症状或症状之一，需了解其家族史。医生需询问父母两系三代中有无神经系统疾病、精神疾病患者，有无人格障碍者，有无近亲结婚者，家庭关系是否融洽等。

（五）体格检查

尤其针对老年人，重点检查神经系统，以排除是否有脑器质性疾病。

（六）精神检查

首先需要判断患者的意识是否清晰，这是进行其他检查的前提。重点询问与睡眠相关的内容，如入睡需要的时间、睡眠连续性、是否早醒、是否打鼾、有无呼吸暂停、有无肢体运动、有无肢体不适感、有无不可控的嗜睡等、日间的社会功能是否受到影响。睡眠 - 觉醒障碍患者一般会伴随某些日间的症状，如焦虑、抑郁、注意力不集中、记忆力减退、认知功能下降等，故需常规询问。睡眠症状常为其他精神障碍的症状之一，如心境障碍、精神分裂症等，需询问有无情绪低落、兴趣减退、易疲劳、自杀观念等抑郁症状，有无情感高涨、易激惹、兴奋话多等轻躁狂或躁狂症状，有无幻觉、妄想等精神病性症状。针对儿童，需注意有无神经发育障碍，比如孤独症谱系障碍；针对老年人，需注意意识是否清晰、认知功能是否受损等。

（七）实验室及辅助检查

主要意义在于排除躯体疾病和继发性睡眠障碍，实验室检查包括血常规、肝肾功能检查、铁代谢指标检测、叶酸水平检测等。脑影像学检查、脑电图检查可帮助排除某些脑器质性病变。多导睡眠图、日间多次睡眠潜伏期试验等有助于诊断睡眠 - 觉醒障碍（详见睡眠监测部分）。

（八）睡眠相关量表评估

借助量表评估，有助于了解疾病的严重程度（详见睡眠相关量表评估部分）。

二、睡眠相关量表评估

睡眠相关量表可用来评估睡眠质量、失眠严重程度、是否存在嗜睡等睡眠相关障碍，对于及时发现和治疗睡眠相关障碍起到重大作用。

1. 匹兹堡睡眠质量指数（Pittsburgh Sleep Quality Index，PSQI）（附录 15-1）　PSQI 是目前应用比较广泛的睡眠质量量表，适用于评价近 1 个月的睡眠质量，完成时间为 5 ～ 10 min。它包括 19 个自评题目和 5 个他评题目，共 24 个题目。其中前 4 题是开放式问题，其余自评题包括主观睡眠质量、睡眠潜伏期、睡眠时间、睡眠效率、睡眠障碍、催眠药物和日间功能情况 7 类指标。他评问题仅供临床参考，不计入总分。每题的评分范围为 0 ～ 3，总分在 0 ～ 21 之间。以 5 分为分界值，总分≤ 5，表示睡眠质量好；总分＞ 5，表示睡眠质量差，得分越高表明睡眠质量越差。

2. 失眠严重程度指数（Insomnia Severity Index，ISI）（附录 15-2）　ISI 为 7 个问题组成的自评量表，用于评估近 1 周内的睡眠情况，较多用于失眠筛查、评估失眠的治疗反应。每个问题有 5 个选项，分数为 0 ～ 4 分，总分为 0 ～ 28 分。以 7 分为分界值，0 ～ 7 分为无失眠，8 ～ 14 分为轻度失眠，15 ～ 21 分为中度失眠，22 ～ 28 分为重度失眠。

3．Epworth 嗜睡量表（Epworth Sleepiness Scale，ESS）（附录 15-3）　ESS 是自评量表，用于评价近几个月白天嗜睡情况。要求受试者对 8 种情况下出现瞌睡或入睡的可能性做出评价。选项分 4 个等级，以 0 ~ 3 表示，总分为 0 ~ 24。10 分以下为正常，16 分以上表示严重嗜睡。

其他睡眠相关量表还包括：STOP 和 STOP-BANG 量表、REM 期睡眠行为障碍筛查问卷（REM Sleep Behavior Disorder Screening Questionnaire，RBDSQ）、睡眠信念与态度（Dysfunctional Beliefs and Attitudes about Sleep，DBAS）、梅奥睡眠量表（Mayo Sleep Questionnaire，MSQ）、清晨型 - 夜晚型量表（Morningness-Evenningness Questionnaire，MEQ）等。可根据具体需要选择合适的评估量表。

三、睡眠监测

1．多导睡眠监测（polysomnography，PSG）　多导睡眠监测，是睡眠医学中的一项重要新技术，是诊断睡眠障碍疾病的"金标准"。它可记录并分析脑电图、眼动图、心电图、肌电图、胸（腹）式呼吸运动、鼾声、呼吸频率、脉搏、血氧饱和度、体位等生理参数，可对失眠障碍、睡眠呼吸紊乱和睡眠呼吸暂停低通气综合征进行分析、诊断。PSG 可以客观评价睡眠质量、睡眠时间、睡眠效率及睡眠分期，帮助患者正确认识睡眠问题，如对睡眠呼吸紊乱的患者进行分期、分级，也可监测患者不同的睡眠 - 觉醒障碍事件，如周期性肢体运动障碍、不安腿综合征等，以对引起失眠的原因有充分的认识。

一般在慢性失眠障碍中，PSG 不作为常规的检查手段，但可以用于排除和鉴别潜在的其他睡眠 - 觉醒障碍，如睡眠呼吸障碍。PSG 是阻塞性睡眠呼吸暂停的诊断标准，根据呼吸暂停低通气指数（AHI）将疾病的严重程度分为 3 级：①轻度，$5 \leqslant AHI < 15$，②中度，$15 \leqslant AHI \leqslant 30$，③重度，$AHI > 30$。

2．多次睡眠潜伏期试验（Multiple Sleep Latency Test，MSLT）　MSLT 是通过让患者白天进行一系列的小睡来定量评价其白天嗜睡程度或者警觉程度的最准确的电生理方法。整个实验在安静的睡眠实验室进行，测试患者能够在多长时间内入睡。试验包括 5 次小睡，每次 15 ~ 35 分钟。如果患者在关灯后 20 分钟内未入睡则结束睡眠试验，如果需要观察小睡中有无 REM 期睡眠，则需在患者入睡后连续记录 15 分钟。每 2 小时开始一次睡眠试验，两次睡眠试验之间要求受试者保持清醒状态。检测报告内容包括睡眠潜伏期、REM 睡眠潜伏期及异常 REM 出现的次数。

平均 MSLT 的潜伏期越短，表示日间嗜睡程度越高（例如潜伏期 ≤ 8 分钟提示客观嗜睡）；平均 MSLT 潜伏期越长，则提示警觉程度或生理性觉醒程度越高。例如，慢性失眠患者的平均 MSLT 潜伏期较正常睡眠者显著延长，提示慢性失眠患者处于过度警觉或者过度觉醒状态。当慢性失眠患者出现 MSLT 潜伏期缩短时，提示其嗜睡程度增加，需考虑是否合并其他睡眠 - 觉醒障碍，如睡眠呼吸障碍。

3．视频多导睡眠监测图（vPSG）　视频多导睡眠监测图（vPSG）通常用于快速眼动睡眠行为障碍的诊断或鉴别诊断，可显示 REM 期睡眠过度的持续或间断性肌肉失弛缓，或 REM 期睡眠过度的阶段性颏下肌或肢体肌肉抽搐。

4．经食管测压　经食管测压通常能发现吸气和呼气努力之间的压力波动情况，是定量识别气流和食管压力最精确的方法。阻塞性呼吸事件实际上均存在呼吸努力，但同时气流降低（不是中止）。增加呼吸努力但气流恒定或降低，提示存在上气道受阻。用此方法可以用于准确鉴别阻塞性和中枢性呼吸事件。但是经食管测压不是阻塞性睡眠呼吸暂停的常规检查。

第三节　常见睡眠 - 觉醒障碍的诊断和治疗

一、失眠障碍

（一）概述

《睡眠障碍国际分类（第 3 版）》（*International Classification of Sleep Disorders-Third Edition*，ICSD-3）中，失眠被定义为尽管有充足的睡眠机会和环境，仍持续出现睡眠起始困难、睡眠时间减少、睡眠完整性破坏或者睡眠质量下降，并引起相关的日间功能受损。由定义可看出，诊断失眠障碍的三要素为：①持续存在的睡眠困难；②睡眠机会充足；③与睡眠问题相关的日间功能受损。如果只存在夜间症状而缺乏与睡眠问题相关的日间功能受损，则不归为失眠障碍。失眠障碍是最常见的睡眠 - 觉醒障碍，在普通人群中发病率为 4% ～ 48%，其中 31% ～ 75% 为慢性失眠障碍。

入睡困难和睡眠维持困难是成年失眠患者中最常见的症状，常伴有对夜间觉醒时间过长、夜间睡眠连续性差和睡眠质量差的担心和焦虑。儿童失眠患者通常由照看者汇报，以睡前抵抗、频繁夜间觉醒和（或）不能独立入睡为特征。日间症状主要包括疲劳、情绪低落、烦躁不安、全身不适和认知功能受损。日间功能受损在成年人中可表现为社会或职业功能受损、生活质量下降，在儿童中可表现为学习成绩差、注意力下降和行为障碍等。部分慢性失眠患者伴随一系列躯体症状，如肌肉紧张、心悸和头痛等。失眠和躯体疾病、精神疾病及其他睡眠 - 觉醒障碍共病率较高，失眠也可能与使用某些物质相关。当失眠和上述情况共存，且失眠持续而显著时，失眠障碍可单独诊断。

引起失眠障碍的原因众多，包括遗传因素、躯体因素、环境因素、心理社会因素、不良睡眠习惯等，故需制定包括药物治疗、心理干预、行为矫正、物理治疗等在内的综合干预方法；同时每个患者又有自身的特点，故干预措施需个体化。

（二）慢性失眠障碍

1. 概述　慢性失眠障碍的特征是因频繁而持久的入睡困难或睡眠维持困难导致患者对睡眠不满意，且伴有疲劳、认知功能受损等日间症状。尽管有适当的条件获得充足的睡眠，但睡眠困难和日间症状仍出现。睡眠困难和相关的日间症状每周至少出现 3 次，且已经存在至少 3 个月。睡眠困难可造成家庭、职业、学业或其他重要领域的功能受损。在人群中约 10% 的人满足所有慢性失眠障碍的临床症状，10% ～ 30% 的儿童在照看者不在身边或环境限制因素改变时出现失眠，青少年的失眠障碍的发病率是 3% ～ 12%。在青春期后女生的发病率高于男生。

2. 病因及发病机制　目前还没有一个公认的模型可以解释失眠的病理生理学机制，以下几种失眠障碍的可能的病理生理学机制在医学界较为认可：

（1）遗传学机制：睡眠 - 觉醒周期由许多基因调控。人类失眠障碍的遗传度为 31% ～ 58%，*Apoε4*、*PER3*、*HLA DQB1*0602*、纯合子生物钟基因 3111C/C Clock 和短等位基因（s）、*5-HTTLPR* 等候选基因可能和失眠障碍相关。

（2）分子生物学机制：儿茶酚胺、食欲肽和组胺等为促进觉醒 / 抑制睡眠物质，γ- 氨基丁酸、腺苷、5- 羟色胺、褪黑素和前列腺素 D2 等为促进睡眠 / 抑制觉醒物质。

（3）神经影像学：睡眠由负责觉醒和睡眠的神经网络系统协同调节，失眠可能与该神经网络失调有关。神经影像学研究发现失眠与特定脑区病变或受损有一定相关性。结构神经脑影像学研究发现失眠患者的前额叶、楔前叶、颞皮质灰质体积下降。功能神经影像学研究发现，失眠患者的丘脑、脑干上部、前扣带回和边缘皮质等区域葡萄糖代谢特异性增高。

（4）电生理：电生理和生理指标测量常用于评估觉醒程度。EEG 的 β 波和 γ 波活动增加、δ 波活动减少和 REM 期 EEG 觉醒增加是大脑皮质过度觉醒的电生理指标。体温升高、皮肤电阻增加、代谢率增加和心率加快等是生理性过度觉醒状态的特征。目前认为，夜间大脑皮质过度觉醒和 24 小时生理性过度觉醒是慢性失眠障碍患者的电生理特点。大脑皮质过度觉醒与慢性失眠患者的睡眠知觉障碍相关。生理性过度觉醒是失眠，特别是慢性失眠病理生理学机制之一。失眠障碍可能是一个 24 小时睡眠 - 觉醒周期存在生理性过度觉醒的疾病，而不只是夜间睡眠时的过度觉醒。

（5）"3P"模型："3P"指的是失眠的易感（predisposing）因素、诱发（precipitating）因素和维持（perpetuating）因素。易感因素包括年龄、性别等；诱发因素即失眠障碍的起始诱因，如重大应激事件；维持因素是"3P"模型中最重要的因素，指不良的信念和行为使失眠持续存在，如增加卧床时间来补偿睡眠，卧床时间延长会引起觉醒时间增加，导致睡眠片段化，造成睡眠环境与觉醒相关联，从而逐渐演变为失眠的维持因素。通过失眠的刺激控制治疗以建立床与睡眠的联系，通过矫正患者对失眠的认知，减轻患者对失眠的过度担心。

3．临床表现　慢性失眠的临床症状主要包括入睡困难和睡眠维持困难。睡眠维持困难包括夜间觉醒后再次入睡困难和早醒。慢性失眠障碍可表现为单独一种症状，更常见的是两种症状同时存在。患者的睡眠症状可随时间而发生改变，如从入睡困难发展为睡眠维持困难。睡眠质量差和无恢复性睡眠常和入睡困难和睡眠维持困难共存。

睡眠质量和需求与年龄密切相关，因此失眠严重程度随年龄变化而有所不同。儿童和青少年的睡眠潜伏期和入睡后觉醒时间＞ 20 分钟常有临床意义，中年人和老年人的睡眠潜伏期和入睡后觉醒时间＞ 30 分钟常有临床意义。早醒通常指较预期觉醒时间提前至少 30 分钟，且与发病前正常睡眠模式相比总睡眠时间减少。

慢性失眠障碍患者常见的日间症状包括疲劳、主动性降低、注意力难以集中、记忆力下降、易激惹、情绪低落等。常见的症状是日间困倦，但给予患者适当的睡眠时机却难以入睡（如在 MSLT 中，其平均睡眠潜伏期比正常睡眠者显著延长）。

儿童的入睡困难和睡眠维持困难通常由不恰当的睡眠关联和不充分的限制环境所引起。不恰当的睡眠关联常为儿童在入睡时需要特定的刺激形式、物品或环境，如摇摆、讲故事、抱娃娃等，若失去相关条件，患儿则出现入睡困难；相关条件恢复后，患儿可正常入睡。限制环境问题的特点是照看者不适当的环境限定强化了患儿睡眠时间拖延或者抗拒睡眠。当照看者没有制定或仅制定部分环境或制定的限制环境与之前的不同时，患儿便会出现睡眠问题。判断儿童是否存在睡眠问题，需观察其独立在自己的房间是否可以连续、正常地睡眠。

4．辅助检查

（1）多导睡眠监测（PSG）：单纯失眠障碍患者的 PSG 结果可表现为睡眠潜伏期延长和（或）入睡后觉醒时间延长，且睡眠效率降低；部分失眠障碍患者客观睡眠时间减少，总睡眠时间少于 6 小时；部分患者睡眠结构欠佳，如 NREMS 1 期、2 期比例增加，NREMS 3 期睡眠比例减少。当有照看者陪伴和合适的限制环境时，失眠患儿的 PSG 结果基本正常。一般情况下，PSG 不作为失眠的常规检查。

（2）多次睡眠潜伏期测试（MSLT）：MSLT 可评估日间过度嗜睡程度或者警觉度，平均MSLT 潜伏期越长，表示警觉程度 / 生理性觉醒程度越高，反之表示日间嗜睡程度越高。慢性失眠障碍患者的平均 MSLT 潜伏期较正常者明显延长，表明其处于过度警觉或过度觉醒状态。当慢性失眠障碍患者出现 MSLT 潜伏期缩短时，表明其嗜睡程度增加，需注意其是否合并其他睡眠障碍，如睡眠呼吸障碍，此情况尤其易在老年患者中出现。

慢性失眠障碍的诊断主要依赖患者的主观报告，多导睡眠图（PSG）和 MSLT 主要用于排除或鉴别潜在的其他睡眠 - 觉醒障碍。当同时存在失眠症状和日间过度嗜睡时，应予 PSG和 MSLT 监测以排除发作性睡病和睡眠呼吸障碍。当自我报告或者床伴发现患者有睡眠呼吸暂停或者周期性肢体运动的症状时，需予 PSG 监测以排除睡眠呼吸障碍、周期性肢体运动障碍等。当患者经过系统治疗后仍缺乏疗效时，予 PSG 监测可有助于排除与失眠共病的其他睡眠 - 觉醒障碍。

5．鉴别诊断

（1）睡眠时相延迟综合征：表现为入睡困难的慢性失眠需与睡眠时相延迟综合征鉴别。睡眠时相延迟综合征常见于青少年，主要表现为睡眠起始时间一贯比预定的睡眠时间延迟。当同时延迟睡眠时间和起床时间达到与内源性生物节律一致时，则症状减轻，睡眠质量升至正常水平；但是慢性失眠障碍患者通常在预定的睡眠时间感到困倦却难以入睡。予患者 1 ～ 2周的睡眠日志和体动记录仪检测，可有效鉴别。

（2）睡眠时相提前综合征：表现为睡眠维持困难和早醒的慢性失眠需与睡眠时相提前综合征鉴别。睡眠时相提前综合征是由于内源性生物节律较预定的睡眠时间提前导致的，当患者调整睡眠时间和内源性生物节律一致时，即可保持正常的睡眠，常见于老年人。予患者1 ～ 2 周的睡眠日志记录和体动记录仪检测，可有效鉴别。

（3）不良睡眠环境引起的失眠：慢性失眠障碍需与此类睡眠障碍相鉴别。不良的环境包括噪声、气温不适、环境不安全、床伴鼾声等，当控制不利因素后，睡眠恢复则为不良睡眠环境引起的失眠；当睡眠困难或者失眠症状独立于不利的环境因素时可诊断为慢性失眠。

（4）其他睡眠障碍：失眠症状可能与睡眠呼吸障碍、不安腿综合征等其他睡眠 - 觉醒障碍共存，当失眠症状独立起病于其他睡眠 - 觉醒障碍，或者另一睡眠 - 觉醒障碍经过治疗明显好转后，失眠症状仍持续，此时才可考虑失眠障碍的诊断。如果共病的睡眠 - 觉醒障碍经过有效治疗后，失眠症状也随之好转，则不诊断为失眠障碍。

6．治疗 失眠障碍治疗的主要原则是在坚持病因治疗、认知行为治疗和睡眠健康教育的基础上，酌情给予抗失眠药物。治疗方案的选择主要依据不同的症状、严重程度、预期的睡眠时间、共存的其他疾病、患者对行为治疗的意愿、患者对药物治疗不良反应的耐受程度等决定。短时间内急性起病的患者一般有明确的诱因，可短期使用相关药物治疗，积极处理诱发因素；对于继发于精神疾病或者躯体疾病的慢性失眠障碍，针对原发病的治疗是改善睡眠的根本措施。

慢性失眠的治疗方式有两大类：认知行为治疗和药物治疗。

（1）失眠的认知行为治疗（CBT-I）：失眠的认知行为治疗主要用来纠正患者的不良行为和信念，增强其应对失眠障碍的信心，为失眠障碍的一线治疗方案。CBT-I 主要包括睡眠限制、刺激控制、认知治疗、放松治疗和睡眠卫生教育等 5 个部分。经典的 CBT-I 能有效缩短睡眠潜伏期、入睡后觉醒时间，但对于总睡眠时间影响较小。CBT-I 为 1 对 1 治疗或者团体治疗，6～8 周为一个治疗周期，疗效可延续 6～12 个月。与苯二氮䓬类相比，CBT-I 起效较慢，但远期疗效优于药物。

（2）药物治疗：目前临床治疗失眠的药物主要包括苯二氮䓬类 GABA 受体激动剂、非苯二氮䓬类 GABA 受体激动剂、褪黑素受体激动剂、具有催眠作用的抗抑郁药物和其他类药物。在选择药物治疗时需遵循个体化原则，从小剂量开始给药，一旦达到有效剂量不再轻易调整剂量；同时需坚持按需、间断、足量给药原则，每周服药 3～5 天，上床后 30 分钟后仍不能入睡时再服药。例如入睡困难者，可选用起效较快、半衰期较短的药物，如唑吡坦、扎来普隆等；早醒或睡眠维持困难者，可选用半衰期较长的药物，如右佐匹克隆、艾司唑仑、劳拉西泮等；焦虑或抑郁情绪明显者，可选用抗焦虑药或抗抑郁药等，如苯二氮䓬类药物、米氮平、曲唑酮等。

1）苯二氮䓬类药物：20 世纪 60 年代，苯二氮䓬类药物进入临床，成为治疗失眠领域应用最广泛的药物。苯二氮䓬类药物主要通过与中枢抑制性神经递质 γ- 氨基丁酸（GABA）的 A 受体结合而发挥改善睡眠的作用。多导睡眠图显示，该类药物缩短睡眠潜伏期和提高睡眠效率，但会导致慢波睡眠和 REMS 期睡眠比例下降。长期或高剂量服用会产生戒断反应、反跳性失眠、耐药性、药物依赖等不良反应。

2）非苯二氮䓬类药物：新型的非苯二氮䓬类药物主要通过选择性与 GABA A 受体的 α_1 受体特异的结合而发挥改善睡眠的作用。此类药物对睡眠结构影响很小，同时其耐受性、依赖性、认知功能损伤等不良反应相对较轻。

a．唑吡坦：镇静作用较强，对入睡困难效果显著，能明显缩短失眠患者的睡眠潜伏期，延长 NREMS 2 期睡眠时间，对慢波睡眠和 REM 期睡眠影响较小。药物半衰期为 2.5 h。

b．佐匹克隆：具有类似苯二氮䓬类的镇静、抗焦虑、松弛肌肉和抗惊厥的作用，能改善失眠患者的生活质量，安全性较好。药物半衰期为 5 h。

c．右佐匹克隆：佐匹克隆的右旋异构体，起效快，耐受性好，停用后无反跳现象和戒断反应。药物半衰期为 6～9 h。

d．扎来普隆：起效快，日间"宿醉作用"、成瘾性、认知损伤和反跳性失眠等副作用较小。其半衰期较短，为 1 h，夜间醒后难以入睡时，可以再次服用。

3）抗抑郁药：具有镇静作用的抗抑郁药物常被用于慢性失眠的治疗，如三环类抗抑郁药、曲唑酮、米氮平等，小剂量使用即有效。小剂量多塞平可以有效地改善成年人失眠患者的主观和客观睡眠质量；曲唑酮可明显延长慢波睡眠时间，减少睡眠觉醒次数和觉醒时间；米氮平起效快，同时具有抗焦虑和改善睡眠的作用。

4）褪黑素受体激动剂：褪黑素是松果体分泌的一种神经内分泌激素。雷美替胺（Ramelteon）是一种高选择性的褪黑素 T1/T2 受体激动剂，参与昼夜节律的调节与维持，能明显缩短失眠患者的主观睡眠潜伏期，延长其总睡眠时间，且对正常睡眠结构影响较小，尤其适用于入睡困难的患者。雷美替胺是唯一没有作为管制药控制的催眠药物，副作用较少。

5）其他类：Suvorexant 是一种高度选择性食欲肽受体拮抗剂。抗组胺药物，如苯海拉明，在一定程度上可改善主观睡眠潜伏期和减少觉醒次数，但易产生耐药性。

7．中医治疗　失眠障碍在传统中医典籍中有"不得眠""目不瞑""卧不安""不寐"等称谓。其总体病机为阴阳失调，阳不入阴。其病位主要在心，涉及脾胃、肝胆、肾等脏腑。病性有虚实两端，实证以肝火扰神、心火偏亢、痰热扰神等为主。虚证以心脾两虚、心肾不交、心虚胆怯等为主。治疗原则为补虚泻实，调整脏腑阴阳。

（1）分型论治

1）肝火扰神证

【症状】入睡困难，时寐时醒，甚至彻夜难寐，多梦；急躁易怒；头目胀痛，头晕目眩；口苦，耳鸣；大便干，小便黄。舌边红，苔黄。脉弦数。

【治法】舒肝泻火，镇心安神。

【方剂】龙胆泻肝汤、当归龙荟丸等。

2）心火偏亢证

【症状】入睡困难，没有困意；烦躁，心绪不宁；怔忡不安，口舌生疮；口干舌燥，小便黄赤，大便干。舌尖红，苔黄。脉数。

【治法】清心泻火，宁心安神。

【方剂】朱砂安神丸、栀子豉汤等。

3）痰热扰神证

【症状】入睡困难，时寐时醒；胸中烦闷，泛恶，嗳气；头重目眩，口中粘腻。舌红，苔黄腻。脉滑数。

【治法】清化痰热，和胃安神。

【方剂】黄连温胆汤、半夏秫米汤等。

4）心脾两虚证

【症状】睡眠不安，多梦，时寐时醒；思虑过多，心悸健忘；神疲乏力，四肢倦怠；食欲减退；面色少华。舌淡红，苔脉。脉细无力。

【治法】健脾益气，养心安神。

【方剂】归脾丸等。

5）阴虚火旺证

【症状】心烦少寐，心悸不安；腰膝酸软，五心烦热；头晕耳鸣，潮热盗汗；健忘；遗精；口干。舌红，苔少。脉细数。

【治法】滋阴降火，清心安神。

【方剂】六味地黄丸、交泰丸、黄连阿胶汤等。

5）心虚胆怯

【症状】入睡困难，容易惊醒，易做噩梦，胆小，易受惊吓；心悸；倦怠乏力，气短神弱。舌淡，苔白。脉细无力。

【治法】镇惊定志，养心安神。

【方剂】安神定志丸、酸枣仁汤等。

（2）针灸：针灸对睡眠 - 觉醒障碍有确切的疗效，临床多以百会、四神聪、印堂、神门、安眠等穴位作为基础穴，在此基础上结合具体证型加减其他穴位。如肝火扰神证可加太冲、行间、侠溪等；心火偏亢证可加少府、阳谷等，痰热扰神证可加曲池、丰隆、内庭等，心脾两虚可加脾俞、心俞、足三里等，阴虚火旺可加三阴交、太溪、少海等，心虚胆怯可加心俞、胆俞、内关等。

二、睡眠呼吸障碍

睡眠呼吸障碍（sleep-related breathing disorders，SDB）是以睡眠时呼吸异常为特征的最常见睡眠 - 觉醒障碍之一。根据呼吸异常的特征，它分为阻塞性睡眠呼吸暂停、中枢性睡眠呼吸暂停、睡眠相关肺泡低通气障碍和睡眠相关低氧血症。本节将重点介绍阻塞性睡眠呼吸暂停。

（一）阻塞性睡眠呼吸暂停

阻塞性睡眠呼吸暂停是以睡眠时反复出现的上气道全部阻塞（呼吸暂停）或部分阻塞（低通气）为特征的疾病，通常伴有响亮的鼾声和日间嗜睡。睡眠时，阻塞性睡眠呼吸暂停会引起血氧饱和度下降和微觉醒，同时呼吸事件随着微觉醒的出现而终止。

1．概述　阻塞性睡眠呼吸暂停可以在任何年龄发生。一般人口学调查结果显示，伴日间嗜睡的阻塞性睡眠呼吸暂停的成年男性发病率为 3% ~ 7%，成年女性为 2% ~ 5%。单纯使用 AHI ≥ 5 次 / 小时为诊断标准，成年男性的发病率高达 24%，成年女性为 9%。儿童阻塞性睡眠呼吸暂停发病率为 1% ~ 4%。阻塞性睡眠呼吸暂停的发病率随着年龄的增加而上升，65 岁达到顶峰。尽管阻塞性睡眠呼吸暂停在老年人中很常见，但相关症状较少。

2．病因和发病机制　在该类患者中，颈部过多的软组织和（或）颅面部畸形造成上气道的横断面面积减小很常见。由于上气道解剖结构异常，在睡眠时上气道肌张力下降及呼吸中枢对呼吸的调节引起反复发作的呼吸暂停和低通气，导致反复发作的低氧血症、高碳酸血症，引起组织器官缺血、缺氧，逐渐引起多器官、多系统功能不全或障碍，是很多疾病的病理基础。

3．易感因素和诱发因素　肥胖是阻塞性睡眠呼吸暂停的主要易感因素之一。随着体重的增加，阻塞性睡眠呼吸暂停的发生风险增加，估计 60% 以上的中、重度阻塞性睡眠呼吸暂停可归因于肥胖，两者共病率最高。对通气的控制不稳定、处于更年期、解剖结构异常、患内分泌疾病（肢端肥大症、甲状腺功能减退和多囊卵巢综合征）和神经系统疾病（如强直性肌营养不良）、睡前饮酒或者服用镇静、催眠类药物等均会增加阻塞性睡眠呼吸暂停的风险。学龄前儿童的阻塞性睡眠呼吸暂停通常与生理性腺样体肥大相关。

4．临床表现

（1）疾病特征：呼吸暂停 / 低通气事件必须持续 10 秒以上，伴血氧饱和度较基线水平下降 3% 以上或者出现与呼吸事件相关的微觉醒。胸式呼吸、腹式呼吸努力存在同时口、鼻气流消失或者减少是阻塞性呼吸事件的特征。儿童的胸廓顺应性好，所以，矛盾呼吸是阻塞性睡眠呼吸暂停患儿的突出表现。另外，3 岁之前 REMS 期睡眠时的胸腹矛盾呼吸是正常的现象。多数呼吸暂停 / 低通气事件持续 10 ~ 30 秒，但偶尔也会长达 1 分钟或者更久。呼吸事件可以发生在任何睡眠期，但在 NREMS 1 期、2 期和 REMS 期更常见。

（2）常见症状

1）夜间症状：①打鼾，打鼾是最常见的伴随症状，通常由床伴报告患者睡眠时存在响亮的鼾声，并伴气喘、窒息或者躯体活动；②胃食管反流；③频繁觉醒。

2）日间症状：①日间过度嗜睡，日间过度嗜睡是最常见的主诉之一，日间嗜睡与日间功能受损相关，包括工作表现不佳、失业、家庭关系差、生活质量下降、交通事故发生率增加等，儿童可表现为发育不良、行为障碍和学习问题。②晨起后疲劳和无恢复性睡眠，尽管有良好的睡眠条件，但晨起仍感疲劳或精力、体力无恢复。③头痛。④注意力难以集中。⑤情绪低落。

3）常见主诉：患者首诊最常见的第一主诉为睡眠时被床伴观察到的呼吸暂停、打鼾、睡眠时窒息或气喘、日间嗜睡等。

（3）常见相关疾病：心血管疾病、肺动脉高压、代谢性疾病、胃食管反流综合征、遗尿症、心境障碍和男性的勃起功能障碍等在阻塞性睡眠呼吸暂停中相对常见。例如，高血压病在阻塞性睡眠呼吸暂停患者中十分常见，大量的临床和流行病学证据表明阻塞性睡眠呼吸暂停是高血压病发生的独立风险因子；阻塞性睡眠呼吸暂停和 2 型糖尿病的发生有密切关系，是预测 2 型糖尿病发生的独立风险因子；阻塞性睡眠呼吸暂停可能会加重抑郁障碍的严重程度。

5．实验室检查

（1）PSG：PSG 是诊断阻塞性睡眠呼吸暂停的"金标准"。阻塞性睡眠呼吸暂停表现为口、鼻气流中止伴胸式、腹式呼吸努力存在，多表现为胸腹矛盾呼吸。睡眠 EEG 发现微觉醒次数增加，麦克风可记录到鼾声，出现呼吸事件时可能伴随心动过缓、心律失常。根据 PSG 监测到的 AHI，可将疾病严重程度分为 3 级：轻度，$5 \leqslant AHI < 15$；中度，$15 \leqslant AHI \leqslant 30$；重度，$AHI > 30$。

（2）经食管测压：经食管测压常发现吸气和呼气努力之间的压力波动增加，是定量识别气流和食管压力最精确的方法，可以用于准确鉴别阻塞性和中枢性呼吸事件，但不作为常规检查。增加呼吸努力但气流恒定或降低，提示上气道阻塞。

对于儿童，上气道的内镜、X 线、CT 或 MRI 检查结果可能发现患儿存在扁桃体肥大、腺样体肥大和上气道狭窄，但这些并不是常规的检查。

6．鉴别诊断

（1）单纯性打鼾：PSG 未发现与阻塞性呼吸暂停、低通气或者与呼吸事件相关的微觉醒。

（2）中枢性睡眠呼吸暂停：依据 PSG 检测结果可鉴别，PSG 提示中枢性呼吸暂停是以中枢性呼吸事件为主，而非阻塞性呼吸暂停、低通气或者呼吸相关微觉醒为主的呼吸障碍。如果以混合性呼吸事件为主，则诊断为阻塞性睡眠呼吸暂停。

（3）睡眠相关性癫痫：有时睡眠相关性癫痫的症状与阻塞性睡眠呼吸暂停类似，可借助适当的脑电图监测将两者区分。

7．治疗 患者是否需要干预，取决于临床症状和实验室检查结果。当 AHI 大于 15 次/小时或者血氧饱和度下降大于 10%，同时伴有日间过度嗜睡或伴随心脑血管疾病（如高血压、脑卒中等）时，需要治疗。阻塞性睡眠呼吸暂停的治疗方法包括器械治疗［包括持续气道正压通气（CPAP）和佩戴口腔矫治器］、手术治疗、保守治疗（包括减重和改善生活方式）等。

（1）持续气道正压通气（CPAP）：CPAP 是安全有效的治疗方式，睡眠时通过管道持续从鼻部或者口部给予正压通气，以防止上气道的塌陷，从而减轻阻塞性睡眠呼吸暂停和日间过度嗜睡的程度。

（2）手术治疗：手术治疗主要是为了扩大上气道横截面积。鼻部和咽部是常被干预的部位。扁桃体和腺样体摘除术多用于儿童。

（二）中枢性睡眠呼吸暂停

中枢性睡眠呼吸暂停的临床特征为睡眠时反复出现的呼吸驱动缺乏，引起通气和气体交换不足或缺失。中枢性睡眠呼吸暂停的特征是呼吸气流中断时呼吸努力也消失，常引起频繁觉醒、日间嗜睡，并增加心血管疾病的发病率。中枢性睡眠呼吸暂停的诊断需同时满足以下两个条件：PSG 检测中枢性睡眠呼吸暂停 ≥ 5 次 / 小时，不能用其他睡眠 - 觉醒障碍解释。

推荐治疗方案为持续气道正压通气、夜间氧疗、伺服通气治疗、双水平正压通气治疗。对于气道正压通气不能耐受或无效的患者，可尝试乙酰唑胺和茶碱。在使用唑吡坦和三唑仑治疗特异性中枢性睡眠呼吸暂停时需注意呼吸抑制的风险。

三、嗜睡障碍

（一）概述

日间过度嗜睡（excessive daytime sleepiness，EDS）指在日间应该维持清醒的主要时段不能保持清醒和警觉，出现难以抑制的困倦甚至突然入睡，是许多睡眠疾病的主要临床表现。它多在相对安静的环境中发生，严重者可不分场合地突然入睡，给工作和生活带来很大影响，甚至造成严重意外。一般情况下 EDS 是一个慢性症状，持续至少 3 个月才诊断。EDS 的轻重程度及临床表现各异，部分患者每天总睡眠时间明显增多，但醒后精力和体力未得到恢复；有些患者可通过小睡暂时缓解 EDS，但维持时间较短。幼儿的 EDS 主要表现为睡眠时间增多和日间小睡重现，儿童的 EDS 可表现为学习成绩差、注意力不集中、情绪不稳、多动等看似与嗜睡相矛盾的症状。另外，部分 EDS 患者可伴有心境障碍和认知功能障碍，有的会出现幻觉等精神病性症状，易被误诊为精神疾病。某些精神科药物也会引起嗜睡，应适当防范。

人群中 EDS 的发生率为 0.5% ～ 35.8%，其中频繁倒班者、老年人、青少年及女性人群 EDS 的发生率较高。现代生活中，EDS 的发生率呈上升趋势。引起 EDS 的原因有很多，其中与环境因素和生活习惯相关的因素影响最大；到医院就诊的患者中 EDS 最常见的病因是睡眠呼吸障碍，其次为发作性睡病，周期性肢体运动障碍、特发性过度睡眠及克莱恩 - 莱文综合征等也可导致 EDS。不少患者的嗜睡症状与中枢神经系统改变有关，称为"中枢性嗜睡"。

（二）发作性睡病

1. 概述 发作性睡病以难以控制的嗜睡、发作性睡病猝倒、睡眠瘫痪、睡眠幻觉及夜间睡眠紊乱为主要临床特点。它通常在 10 ～ 20 岁起病，人群患病率为 0.02% ～ 0.18%，男性和女性间患病率无明显差别，为 EDS 的第二大病因。在中国，该病的患病率在 0.04% 左右，部分起病于儿童期，男女比例为 2∶1。它是一种终身性的睡眠疾病，对患者的日常生活造成严重影响，甚至会酿成意外的悲剧而危及生命。

2. 病因及发病机制 发作性睡病的病因不明，一般认为是环境因素与遗传因素相互作用的结果。50% 以上的发作性睡病出现有一定的诱因，如紧张、压力大、过度疲劳、病毒感染等，其中 H1N1 甲型流感病毒感染可能诱发发作性睡病。遗传因素在发作性睡病的起病中有重要作用，8% ～ 10% 的发作性睡病患者家族史阳性，患者第一代直系亲属患病的概率明显增高，为普通人群的 20 ～ 70 倍。发作性睡病与人类白细胞抗原（HLA）相关性高，

HLADQB1*0602 在各个种族人群的发作性睡病患者中的阳性率可达88% ～ 100%。发作性睡病可能与脑脊液中的下丘脑分泌素水平明显降低或缺失有关。

3. 临床表现 发作性睡病的主要症状为日间过度嗜睡、发作性睡病猝倒、睡眠瘫痪、睡眠幻觉和夜间睡眠紊乱，大约1/3的患者可出现上述所有症状。肥胖在发作性睡病患者中十分常见，起病之初常会出现难以解释的体重增加。

（1）日间过度嗜睡：100% 的发作性睡病患者存在该症状，表现为所有情况下突然发生的不可抗拒的睡眠发作，尤其在外界刺激减少的情况下更易发生。睡眠持续时间为几秒至数小时，多数为数十分钟，每天发生数次至数十次，多数患者经小睡后即可恢复清醒，但无法长时间维持清醒状态。

（2）发作性睡病猝倒：猝倒为该病的特征性表现，发作时意识清晰，常在 EDS 出现数月至数年后出现。60% ～ 70% 的发作性睡病患者出现该症状，见于强烈情感刺激如发怒、大笑时。

（3）睡眠瘫痪：一般在入睡或起床时出现，表现为一过性全身不能活动或不能讲话，可持续数秒至数分钟。正常人也可出现该症状，但发作性睡病患者的发作频率及程度均较严重。

（4）睡眠幻觉：在觉醒或睡眠转换时可出现幻视、幻触、幻听等幻觉，也可表现为梦境样经历。多在入睡时出现，日间困倦时也可出现。

（5）夜间睡眠紊乱：患者常无入睡困难，但眠浅易醒多梦，入睡 2 ～ 3 小时醒来后难以再入睡，早晨常起床困难。

发作性睡病与其他睡眠疾病如周期性肢体运动、睡眠呼吸障碍、REM 睡眠行为异常等合并存在，可伴焦虑、抑郁等情绪方面的症状，一半以上的患者有严重疲劳感。

4. 实验室检查 确诊发作性睡病需结合客观检查，主要包括多次睡眠潜伏期试验（MSLT）、多导睡眠图（PSG）、血 HLA 分型及脑脊液下丘脑分泌素检查。

发作性睡病患者的 MSLT 平均睡眠潜伏期 ≤ 8 分钟，且可见 2 次或 2 次以上的快速眼动起始睡眠（sleep onset REM periods，SOREMPs）。为保证患者在 MSLT 之前有充足的睡眠，常需在前夜行多导睡眠图以了解其客观睡眠质量；为了更好地判读 MSLT 的结果，在 MSLT 检查前至少佩戴 1 周体动记录仪并记录睡眠日志，有助于确定是否存在睡眠不足及其他昼夜节律睡眠紊乱。另外，发作性睡病患者中有 50% 左右的 PSG 结果显示入睡后 15 分钟之内出现异常的 REM 睡眠，诊断的特异度高达 99%。PSG 还有助于发现其他睡眠 - 觉醒障碍疾病，并有助于鉴别诊断。

脑脊液中下丘脑分泌素（hypocretin-1）≤ 110 pg/ml 或为正常值的 1/3 可作为发作性睡病的确诊和分型标准。对伴猝倒的典型发作性睡病其诊断灵敏度和特异度均较高，可达 95% 以上；不伴猝倒的患者中约 25% 的脑脊液中下丘脑分泌素低于 110 pg/ml。

5. 治疗

（1）一般治疗：加强对疾病的认识及健康教育尤为重要。发作性睡病患者在夜间应有规律而足够的睡眠，在日间应有有计划的小睡，特别是可通过午睡来减少困倦。抑郁、自卑等心理症状在发作性睡病患者中较常见，应给予有效的心理干预。对于儿童患者，其家长、老师需了解发作性睡病的表现，理解患儿并鼓励其采取积极的、健康的生活态度，减轻课业负担。

（2）药物治疗

1）日间过度嗜睡的治疗：盐酸哌甲酯（methylphenidate hydrochloride）是目前世界上治疗该疾病处方量最大的药物，主要不良反应是胃部不适、食欲减退、头痛、心率加快等，其成瘾性很小。部分患者可能出现耐药性而需加量，停药一段时间后对药物的敏感性可恢复。一般在日间服用，因为夜间服用可能影响其睡眠。莫达非尼（modafinil）也可用于治疗发作性睡病，不良反应小是该药突出的优点。

2）发作性睡病猝倒的治疗：三环类抗抑郁药如丙米嗪、地昔帕明和氯米帕明等都是最早用于治疗发作性睡病猝倒的药物。5- 羟色胺再摄取抑制剂如氟西汀、帕罗西汀均用于治疗发作性睡病，但相对于三环类抗抑郁药效果较弱。文拉法辛在较低剂量时即可发挥较强的抗猝倒作用，同时具有轻微的促醒作用。患者需规律服用，骤然停药会造成症状反跳，患者猝倒症状暂时性加重，持续 3 ～ 7 天可自行缓解。

3）夜间睡眠紊乱的治疗：γ- 羟丁酸钠（sodium oxybate）是唯一一种对嗜睡和猝倒均有较强疗效的药物。它通过兴奋 GABA-B 受体而抑制中枢神经系统，可明显增加慢波睡眠及 REM 期睡眠比例。长期应用可能出现药物依赖。

非药物治疗如调整生活习惯、午休等均可改善患者的嗜睡症状，但不少患者如学生、司机及症状较重者仍需药物辅助治疗。

（三）特发性过度睡眠

特发性过度睡眠的基本特征为白天过度嗜睡且不伴猝倒，过去称为"宿醉"式睡眠，伴随症状包括不易清醒、反复入睡、易激惹、无意识行为和意识模糊。该病的平均发病年龄是 16.6 ～ 21.2 岁，人群患病率和发病率均不详。女性的患病率高于男性。其发病因素和遗传易感性不明。

特发性过度睡眠的患者通常不易被唤醒，需要使用特殊手段来促醒。至少 1/3 的患者诉睡眠时间超过 10 小时，日间小睡的持续时间常超过 60 分钟，多数患者醒后未感到解乏。可伴随头痛、直立性低血压、体温调节障碍、周围血管异常感觉等自主神经系统功能障碍的各种症状。偶有睡眠瘫痪和睡眠幻觉，但频率尚不确定。

睡眠监测是诊断特发性过度睡眠的重要手段。EDS 的客观依据有 MSLT 平均睡眠潜伏期 ≤ 8 分钟，但 SOREMP 少于两次，24 小时 PSG 或腕式体动记录仪显示 24 小时内睡眠时间超过 11 小时，患者睡眠效率 > 90%，NREM 和 REM 睡眠比例在正常范围内，REM 睡眠潜伏期正常，且在整夜 PSG 中无 SOREMP。

特发性过度睡眠的病因不明，只能对症治疗，治疗的主要目的是维持日间清醒状态。延长睡眠时间及日间小睡均不能让患者维持正常清醒状态。注意睡眠卫生、养成健康生活方式、限制床上时间可能有所帮助。哌甲酯能够部分或间断缓解症状，但效果不理想。莫达非尼已成为一线药物，剂量一般从 100 mg 开始，逐步调整，可用于儿童患者。头痛是其最常见的不良反应，缓慢加量可减轻不良反应。怀疑有抑郁障碍的患者应首选抗抑郁药。褪黑素对部分患者有效。

四、其他

（一）昼夜节律睡眠 - 觉醒障碍

昼夜节律是人类在漫长进化过程中获得的能够适应外界环境变化的功能之一，对觉醒和睡眠具有十分重要的作用。

　　昼夜变化引起生物体内生理活动发生节律性变化，这种与自然昼夜交替大致同步的生理活动周期性变化称为昼夜节律，是外因性节律的调节。机体还受到体内生物钟自发引起的内因性节律调节，该节律周期接近 24 小时。下丘脑的视交叉上核是人类生物钟所在部位，是内源性生物节律的起搏点，对光照周期敏感，可产生与明暗变化同步的节律。

　　昼夜节律睡眠 - 觉醒障碍，是一种持续的或反复的睡眠中断，主要表现为有睡眠需求时难以入睡，而在需要保持清醒状态时却出现嗜睡或睡眠。其原因是昼夜节律发生改变，或是内源性昼夜节律与个体所处的环境、社交或工作时间表所要求的睡眠 - 觉醒周期不一致。患者常诉失眠或睡眠过多，但患者一旦入睡则一般具有基本正常的睡眠周期。睡眠中断导致个体有倦意或（和）失眠，引起具有临床意义的痛苦，或导致社交、职业和其他重要功能的损害。昼夜节律睡眠 - 觉醒障碍几乎占到失眠障碍的 1/3。

　　昼夜节律睡眠 - 觉醒障碍根据临床症状持续的时间可分为以下 3 种：

　　（1）阵发性昼夜节律睡眠 - 觉醒障碍，症状持续至少 1 个月但少于 3 个月。

　　（2）持续性昼夜节律睡眠 - 觉醒障碍，症状持续 3 个月或更长。

　　（3）复发性昼夜节律睡眠 - 觉醒障碍，1 年内发作 2 次或更多。

　　根据临床特征，昼夜节律睡眠 - 觉醒障碍常分为以下几种类型：延迟睡眠时相型昼夜节律睡眠 - 觉醒障碍、提前睡眠时相型昼夜节律睡眠 - 觉醒障碍、不规则的睡眠 - 觉醒型昼夜节律睡眠 - 觉醒障碍、非 24 小时的睡眠 - 觉醒型昼夜节律睡眠 - 觉醒障碍、倒班工作型昼夜节律睡眠 - 觉醒障碍和未特定型昼夜节律睡眠 - 觉醒障碍。

　　1. 延迟睡眠时相型昼夜节律睡眠 - 觉醒障碍　延迟睡眠时相型昼夜节律睡眠 - 觉醒障碍又称为睡眠时相延迟综合征，是在 24 小时昼夜周期中，患者的主要睡眠期相对于期望的或常规可接受的入睡和觉醒时间显著后移（通常超过 2 小时），是一种延迟的睡眠 - 觉醒模式，入睡晚和起床晚是其临床特征。患者有较严重的入睡困难，入睡后其睡眠质量和睡眠结构相对正常。它可与非 24 小时的睡眠 - 觉醒型昼夜节律睡眠 - 觉醒障碍或其他昼夜节律睡眠 - 觉醒障碍相重叠。在普通人群中延迟睡眠时相型 - 昼夜节律睡眠 - 觉醒障碍的患病率为 0.17%，但在青少年中可能大于 7%，这可能与青少年的生理和行为因素有关。延迟睡眠时相型 - 昼夜节律睡眠 - 觉醒障碍的患者家族史可能为阳性。

　　疾病病程持续至少 3 个月，长者可达数年，呈持续性、间歇性加重，其症状一般于青春期或成年早期出现，30 岁以后起病罕见。症状易复发，其严重程度随年龄而减轻。病情常因需早起而触发加重，一般将工作时间调整为与延迟的睡眠 - 觉醒节律相一致，症状可得到缓解。治疗效果不理想，各种催眠药物和心理行为治疗效果欠佳。部分患者可能出现物质依赖。

　　（1）临床表现

　　1）入睡晚：这是患者最突出的症状，患者在常规的睡眠时间难以入睡，入睡时间明显后移且相对固定，一般在凌晨 2 ~ 5 点，即使提早上床也无法入睡。

　　2）起床晚：入睡后睡眠质量无异常，但难以在常规时间醒来，且一般方式难以唤醒患者。

　　3）日间思睡：患者一般在常规起床时间被强制性唤醒，导致睡眠时间减少，白天出现困倦、疲乏、精力差，而影响工作及生活。一般情况下，困倦在早晨最明显，随时间推移逐渐减轻。

　　4）周末或节假日起床更晚：患者在周末或节假日可以按其固有的睡眠 - 觉醒模式睡眠，睡眠时间通常会延长以弥补工作日的睡眠不足，导致起床更晚。经过充足的睡眠后，患者精力、体力恢复。

　　5）晚上工作效率高：在傍晚和夜晚时患者的精力相对充沛，注意力集中，学习和工作最富成效。

（2）治疗

1）时间疗法：时间疗法是目前治疗延迟睡眠时相型昼夜节律睡眠 - 觉醒障碍的最有效方法。

时间疗法属于行为疗法，其依据人类生物节律天然后移的倾向，系统地延迟上床时间，每天递延 3 小时，从而使睡眠 - 觉醒周期达 27 小时，直至延迟到理想的上床时间，之后让患者尽可能每天维持在该时间点上床。在实施治疗时，要求患者尽量不打瞌睡，并避免环境中各种有关时间的提示。因此，时间疗法最好住院实施。

2）光疗：亮光可影响生物节律时相，在清晨时使用亮光照射，傍晚则避免亮光可助睡眠时相提前，对患者可能有帮助。

3）褪黑素治疗：褪黑素可明显提前睡眠时相，睡前 1 ~ 3 h 服用褪黑素 1 ~ 3 mg，可明显缩短睡眠潜伏期，并提高晨醒后的大脑清晰程度，同时不影响睡眠结构。

2. 提前睡眠时相型昼夜节律睡眠 - 觉醒障碍　提前睡眠时相型昼夜节律睡眠 - 觉醒障碍又称为睡眠时相提前综合征，是一种提前的睡眠起始和觉醒时间的模式，主要表现为睡眠 - 觉醒时间早于期望的或常规的时间数小时，并持续性早睡和早醒。其在中年人中的患病率约为 1%，在老年人中患病率更高。

提前睡眠时相型昼夜节律睡眠 - 觉醒障碍以长期的、难以控制的早睡和早醒为临床特征。一般于成年晚期起病，病程持续至少 3 个月。患者常诉傍晚难以保持清醒，或凌晨早醒，或两者皆有。与其他睡眠 - 觉醒障碍的早醒不同，该类疾病患者的早醒出现在足够时间的良好睡眠后。在清醒期间，患者无明显情绪波动、困倦等症状，社会功能未受到明显影响。因为患者入睡时间一般比常规的早很多，所以其傍晚活动相对减少。典型的患者一般在 18 ~ 20 点入睡，很少超过 21 点才入睡；在凌晨 1 ~ 3 点醒来，一般不超过 5 点。睡眠起始和觉醒时间基本不受主观努力的影响。

治疗方案为时间疗法和光疗。时间疗法为将每天入睡时间连续提前 3 小时，直至与期望的时间一致。但实施起来较为困难。光疗为每天傍晚光疗 4 小时，连续 7 天，可使睡眠时相推迟 6 小时。

3. 倒班工作型昼夜节律睡眠 - 觉醒障碍　本病指与非常规工作时间的倒班工作时间表有关的昼夜节律睡眠 - 觉醒障碍，主要表现为在主要睡眠周期中失眠或（和）在主要觉醒周期中嗜睡。患者规律性倒班，常在早上 8 点至下午 6 点之外的时间段工作，工作时持续过度困倦，休息时睡眠明显紊乱。当患者恢复正常日间工作时，症状消失。本病患病率为 2% ~ 5%，可发生于任何年龄，但在 50 岁以上的人群中更为常见。本病与生物节律变化、社会及家庭问题等多种因素的相互作用有关。生物节律因素是该睡眠 - 觉醒障碍的主要决定因素。患者的主要睡眠期通常出现于早晨，一般为 6 ~ 8 点，睡眠时间比正常的减少 1 ~ 4 小时，其中减少的睡眠主要是 REMS 期睡眠和 NREMS 2 期睡眠。患者主观上对睡眠不满意，易激惹。该病明显影响患者的社会功能，使其工作时警觉性下降，工作和生活质量下降，也可能增加患者物质依赖、抑郁和躯体疾病的风险。对于该病，加强倒班的健康咨询和教育非常重要，必要时可予褪黑素治疗。

（二）异态睡眠

异态睡眠（parasomnia）是指发生在入睡时、睡眠期间或觉醒时的异常行为、体验或生理事件。以行为紊乱为特征，表现为轻微的动作或者暴力行为，可导致微觉醒或完全觉醒，严重时可引起睡眠时相转换的紊乱。

《国际睡眠障碍分类》将异态睡眠分为：非快速眼动睡眠相关的异态睡眠、快速眼动睡眠相关的异态睡眠、其他异态睡眠。本节将阐述常见的异态睡眠：①非快速眼动睡眠相关的异态睡眠，包括非快速眼动睡眠唤醒障碍（意识模糊性觉醒、睡行症、睡惊症）；②快速眼动睡眠相关的异态睡眠，包括快速眼动睡眠行为障碍、梦魇障碍。

异态睡眠患者需使用 PSG 评估的指征：①过度嗜睡；②有潜在的暴力或伤害性行为；③凌晨出现症状且持续时间长、发作频繁；④有法律评估需求；⑤需要治疗或对治疗反应差。

1. 非快速眼动睡眠唤醒障碍 非快速眼动（non-rapid eye movement，NREM）睡眠唤醒障碍是指发生在慢波睡眠期间的行为障碍，且醒后遗忘相关事件。非快速眼动睡眠唤醒障碍包括意识模糊性觉醒、睡行症、睡惊症。该病主要发生于儿童期，症状可随年龄增长而减轻，青春期或成年期可完全消失。同一患者在不同夜晚可出现该障碍的所有类型。

（1）意识模糊性觉醒：意识模糊性觉醒（confusional arousals）是指患者从睡眠到觉醒期间反复出现的轻微行为障碍，主要特点为反复发作的意识模糊或未离开床的错乱行为。常见于 13 岁以下的儿童，多见于睡眠不足者，患病率约为 17%；年龄 > 15 岁的人群中患病率为 3% ~ 4%，男女患病率基本相同。

患者需要经历较长的意识模糊阶段才能逐渐从睡眠中清醒，临床表现为定向障碍、反应迟钝、言行异常、精神活动迟缓，常伴有躁动，一般可持续 5 ~ 15 分钟，少数可长达 45 分钟以上；醒后对夜间发生的事件不能完全回忆。

（2）睡行症：睡行症（sleep walking）又称梦游症，指在深睡眠期突然出现的以行走为主的复杂动作行为。发病高峰为 10 岁，有过至少一次睡行症发作儿童大约占 14.0%，成年人患病率为 2.5% ~ 4.0%。睡行症的患病率无性别差异，但在男性患者中常出现睡眠相关有害行为。该病与遗传因素、心理因素、神经发育、某些药物（如碳酸锂、奥氮平、安非他酮、唑吡坦和抗胆碱类药物）等有关。

患者从熟睡中突然起床，可表现为做一些刻板、无目的动作，如捏弄被子、做手势、穿衣服等，也可表现为做一系列复杂的活动，如下床行走、劈柴、倒水、开车等。发病时，患者常双目凝视前方，不与他人交流。发作时，患者常难以被唤醒，可持续数分钟到几十分钟不等，事后可自行上床入睡，或被人领回床上后再次入睡，醒后无法回忆发作经过。

预后良好，随着年龄的增长可减少或痊愈。儿童患者一般不需要药物治疗，15 岁前后症状可自行消失，但为保证患者的安全需清除环境中的危险品。睡眠卫生教育、避免睡眠剥夺很重要。发作时，尽可能不要尝试唤醒患者，否则可能导致其精神错乱。对于症状较严重者或存在睡眠相关有害行为的成年患者可考虑药物治疗，如睡前服用氯硝西泮、地西泮等。对于难治性病例，可以考虑使用卡马西平或抗组胺药。建议短期使用最低有效剂量的药物治疗。成年患者则需要进一步检查以明确病因。

（3）睡惊症：睡惊症（sleep terrors）又名夜惊症，常见于 4 ~ 12 岁儿童，多见于男性，发作频率随年龄增长逐渐减少，一般至青春期消失。儿童发病率约为 3%，成年人约为 1%。

患者在深睡眠期出现异常行为，可表现为不能被安抚的大声哭喊、手足舞动、眼睛圆睁等，同时伴随心动过速、呼吸急促、大汗等自主神经兴奋症状，呼之不应。少数患者可能会下床无目的地行走。通常每次发作持续 10 ~ 20 分钟；病情严重者，可持续约 30 分钟，每夜可有数次发作。发作后患者可再次进入正常睡眠状态。发作时意识模糊，儿童患者醒后不能回忆睡眠中所发生的事件，但是成年患者醒后可有部分记忆。

治疗包括心理支持、唤醒疗法、药物治疗等，具体如下：

1）心理支持：帮助患者养成规律作息习惯、保证充足的睡眠，在夜惊发作时不唤醒患者。

2）唤醒疗法：家长可连续 5 ~ 7 个晚上记录患者夜惊发作的时间及发作前的行为特点，如果发作时间相对固定，可在夜惊发作前 10 ~ 15 分钟唤醒患者，并让其保持清醒 15 分钟；如果发作时间不固定，家长可以患者夜惊发作前的行为特点为依据来唤醒患者。唤醒疗法可能是通过中断存在缺陷的慢波睡眠模式而发挥疗效。

3）药物治疗：严重者可考虑短期使用药物治疗，如苯二氮䓬类药物（如氯硝西泮、阿普唑仑等）和三环类抗抑郁药（如丙咪嗪），也可尝试使用择性 5-HT 再摄取抑制剂。

2．快速眼动睡眠相关的异态睡眠　快速眼动（rapid eye movement，REM）睡眠相关的异态睡眠，是指在快速眼动睡眠期发作的一类睡眠 - 觉醒障碍，伴梦境体验，觉醒后可回忆梦境内容，常见的临床类型包括快速眼动睡眠行为障碍和梦魇障碍。快速眼动睡眠行为障碍以 REM 睡眠期肌肉失弛缓、伴随梦境扮演行为核心特征。梦魇障碍以反复从梦中惊醒，并带有强烈情感体验为核心特征。

（1）快速眼动睡眠行为障碍

1）概述：快速眼动睡眠行为障碍（REM sleep behavior disorder，RBD）是一种发生于 REM 睡眠期的异态睡眠，其特征为与梦境相关的运动行为，伴随 REM 睡眠期时相性和（或）紧张性肌电增高。RBD 通常在 50 岁以后起病。本病在普通人群和老年人群中的患病率分别为 0.5% 和 0.38%，男性患病率明显高于女性，在人群中 82% ~ 88% 的患者为男性。

2）病因和发病机制：RBD 的易感因素包括 50 岁及以上、男性、有潜在神经系统疾病（如神经变性疾病、脑卒中、脑瘤、神经系统的炎症等）、创伤后应激障碍等。RBD 的诱发因素包括抗抑郁药（文拉法辛、5- 羟色胺再摄取抑制剂、米氮平等）、β 受体阻断药（比索洛尔、阿替洛尔）、胆碱酯酶抑制剂以及司来吉兰。RBD 的危险因素包括吸烟、头部外伤、暴露于杀虫剂等。

RBD 的发病机制尚不明确，边缘系统可能参与暴力性梦境和相关情感反应，纹状体多巴胺系统功能障碍可能与 RBD 有关。但与人类 REM 睡眠的肌肉失弛缓相关的精确解剖学变化和病理生理机制仍不明确。

3）临床表现：RBD 以 REM 睡眠期肌肉失弛缓并伴随暴力性梦境扮演行为为临床特征，常发生睡眠相关的伤害，而患者一般在发生自伤或伤害床伴后才会选择就医。患者常梦到一些危险事件，如被攻击、追逐等，并对这些梦境做出相应的行为反应，如大声喊叫、拍打、踢腿、坐起等。典型的一次发作末期，患者能迅速恢复清醒状态，并能描述相应的梦境，其睡眠行为与描述的梦境内容基本一致。一般较少见走动、离开房间等复杂的活动。

RBD 发生在 REM 睡眠期，故相关症状一般在睡眠开始至少 90 分钟后出现，但若共病发作性睡病，可在入睡后很快出现 RBD。

4）辅助检查：通过床伴所描述的详细病史可做出 RBD 的诊断，行 PSG 检查常用来排除其他潜在睡眠 - 觉醒障碍。视频多导睡眠监测图（vPSG）可提示持续或间断性 REM 睡眠期肌肉失弛缓，或 REM 睡眠期阶段性颏下肌或肢体肌肉抽搐。虽然 RBD 患者并非每晚都发作，但 vPSG 检查也未必能监测到异常行为，不过一般会记录到 REM 睡眠期肌肉失弛缓。需同时监测上肢和下肢肌电，因为有的患者可能仅存在 REM 睡眠期上肢或手部动作。

5）鉴别诊断

a．夜间癫痫发作：夜间癫痫发作常发生在 NREM 睡眠期，患者行为刻板简单，脑电图可显示癫痫波，PSG 显示 REMS 期肌肉弛缓。

b．阻塞型睡眠呼吸暂停低通气综合征（OSAHS）：OSAHS 可能出现睡眠中肢体运动，但 PSG 显示 REM 睡眠期肌肉弛缓，且 OSAHS 经过有效治疗后，肢体运动相关症状也会消失。

c．周期性肢体运动障碍（PLMD）：RBD 常存在复杂的梦境扮演行为，且 PSG 显示 REM 睡眠期肌肉失弛缓；而 PLMD 的 PSG 显示周期性肢体运动，且在 REMS 期肌肉弛缓。

6）治疗：RBD 的治疗主要为环境预防和药物治疗。但多数 RBD 患者会逐渐出现神经系统退行性病变，最常见的是帕金森病、多系统萎缩和路易体痴呆。

a．环境预防：环境预防是 RBD 治疗的首要措施，目的是保证患者及其家人的安全，比如分床睡、关闭门窗、移走有尖锐棱角的家具等。

b．药物治疗：原则是给予最低有效剂量的药物，既能改善夜间睡眠又无明显不良反应。首选氯硝西泮，一般于入睡前半小时服用，剂量一般在 0.5 ~ 2.0 mg 之间，大多数患者疗效较好，但痴呆、OSAHS 的患者需慎用。褪黑素也有疗效，可单用或与氯硝西泮合用。另外，普拉克索、卡马西平及其他苯二氮䓬类药物治疗 RBD 也有一定的疗效。

（2）梦魇障碍：梦魇障碍（nightmare disorder）是一种常见的异态睡眠，主要表现为患者反复从睡梦中惊醒，伴烦躁不安，能快速清醒并不伴遗忘。梦境内容生动形象，常为对个体造成紧急危险的事件。患者对梦境内容常有焦虑、恐惧、害怕、愤怒等负性情绪反应。梦魇障碍最早见于 2 岁半的幼儿，估计有 10% ~ 50% 的 3 ~ 5 岁的儿童曾因梦魇障碍给父母造成困扰，1% ~ 5% 的青春期前的少年、儿童频繁出现梦魇障碍。创伤后应激障碍患者中有近 80% 在创伤后前 3 个月内出现梦魇障碍，有的甚至持续终生。梦魇障碍一般在 6 ~ 10 岁后逐渐好转，少部分儿童可持续至成年后，个别可持续终生。

如果梦魇障碍偶尔出现，且对患者无明显影响，则无需治疗；如果频繁出现且造成明显困扰，则需治疗。梦魇障碍的治疗包括药物治疗和心理治疗等。如果梦魇障碍与药物有关，可谨慎停用或更换药物。哌唑嗪、可乐定、曲唑酮、利培酮等可改善症状。心理治疗包括认知行为疗法、系统脱敏治疗、暴露疗法等，对减轻梦魇障碍有一定的帮助。

（三）不安腿综合征

不安腿综合征（restless legs syndrome，RLS）在《睡眠 - 觉醒障碍国际分类》（ICSD）被归在睡眠相关运动障碍这一大类之下。睡眠相关运动障碍包括一组睡眠 - 觉醒障碍，基本表现是在入睡过程或睡眠过程中，肢体出现肌肉抽动或刻板、重复的简单运动，导致患者难以入睡和（或）反复从睡眠中觉醒，使睡眠难以连续而导致睡眠质量下降。这些运动可以是自发性的，也可以因不舒服的异常感觉所诱发。

1．概述 不安腿综合征是在安静时出现肢体不适感，进而促使肢体活动以减轻不适感的睡眠障碍。这种肢体不适感常难以准确描述，如经常听到的描述是"说不清什么感觉""感觉酸、胀，但又觉得不是"。不适感的部位不易明确，患者常诉不是皮肤而是肌肉深部，病情较重的患者有时会描述不适感在"骨头缝里"。这种不适感一旦出现，常会逐渐加重，促使患者不得不活动肢体，活动后不适感即减轻或暂时消失。不安腿综合征最常累及双下肢，有时也可累及上肢，甚至可出现全身大关节（如髋关节、肩关节）的不适感。病情轻者可在较长时间内处于缓解状态。RLS 病情恶化表现为不适感强度加重、发作时间延长、诱发不适的时间缩短、症状涉及其他部位等。

RLS 在人群中相对常见，人群终生患病率为 0.01% ~ 25%。RLS 可起病于任何年龄，其中 10 岁前起病的患者占 12%。患病率随年龄增长而增长，老年人群的患病率较高，为 7.4% ~ 15.8%。RLS 在一些躯体疾病患者中的患病率也很高，如肾病终末期患者 RLS 的患病率高于 20%。孕期妇女患病率也可高达 20%。根据起病年龄不同进行分型：45 岁前起病为早起病型，女性患病风险约是男性的 2 倍，症状间歇出现且进展慢；而与之相对的晚起病型，疾病严重程度与起病时基本相同，也可能在 5 年内快速进展，最终稳定。

2．发病机制　RLS 的确切病因和机制尚不明确。遗传因素、脑内神经递质系统的功能异常（阿片系统和多巴胺系统的异常）、铁缺乏、慢性躯体疾病、药物（如抗组胺药、多巴胺受体拮抗药、三环类抗抑郁药和 SNRIs 类抗抑郁药等）等都可能与 RLS 有关。

3．临床表现　RLS 特征性的表现是，夜间下肢静止一段时间后，出现难以描述的不适感，常导致患者有活动肢体的冲动，且不适感在活动后立即有不同程度的减轻或暂时消失，但是维持时间较短；不适感反复，致使患者无法入睡或睡眠连续性差，睡眠质量下降。上述症状每周至少出现 3 次，且持续 3 个月以上，才考虑 RLS 的诊断。患者活动肢体的方式千奇百怪，如伸展、旋转、揉捏等，严重者走动数分钟至数十分钟；部分患者粘贴膏药、缠绕绳索、涂抹清凉油等来暂时缓解肢体不适。不适感一般在前半夜或入睡时最严重，病情较轻的患者后半夜多能连续睡眠。白天，肢体处于静止时同样可以诱发 RLS。

根据是否有明确病因，可将 RLS 分为原发性 RLS 和继发性 RLS。原发性 RLS 没有明确病因且不伴并发症，早起病型多见于原发性 RLS；继发性 RLS 则因其他疾病引发，常由妊娠、缺铁性贫血、终末期肾病和帕金森病等引起。

4．实验室和辅助检查　主要目的是排除继发性 RLS。除血常规、肝肾功能等基本化验项目，还应检查铁代谢指标、叶酸水平等。脑影像学检查、脑电图检查可用于需要排除某些脑器质性病变的患者。

RLS 可依据病史做出诊断，不必行 PSG 检查，但是 RLS 患者中可能有 80% 以上的患者合并周期性肢体运动障碍。PSG 可提供客观依据，并可排除其他睡眠障碍，还可以评估病情严重程度。

5．鉴别诊断　RLS 的核心症状是休息或静止时诱发或加重活动下肢的强烈意愿，活动后不适感即减轻或消失，是与其他有下肢运动及肢体不适感的疾病进行鉴别的关键。在临床中需考虑的鉴别诊断有：

（1）静坐不能：静坐不能一般是在抗精神病药物治疗一段时间后发生的全身不适，且运动并不能迅速减轻不适感。对于主要为下肢不适的患者，需考虑共病的可能。某些抗抑郁药也可诱发 RLS，临床实践中需注意。

（2）焦虑状态：焦虑状态为内在不安，对某些事情或者无原因的过度担心，伴随多动、不安、自主神经系统功能亢进等，活动并不能有效减轻其不适感。RLS 也可引起患者明显的焦虑情绪，特别是睡前对睡眠产生的恐惧感，需注意鉴别。

6．治疗　在 RLS 治疗过程中，除了处理 RLS 症状外，还需要及时识别和有效处理患者伴发的焦虑、抑郁等负性情绪。

（1）非药物治疗：需重视疾病知识宣教及健康教育，养成良好睡眠卫生习惯、戒烟酒、避免使用可能加重 RLS 的药物、规律进行有氧运动等是所有治疗的基础。

（2）药物治疗：需区分原发性 RLS 和继发性 RLS，若为继发性 RLS，需及时治疗其原发疾病。选择药物时应严格掌握适应证，药物只对能够确诊且症状较重的患者使用，并根据病情变化和不良反应及时调整治疗方案。

治疗 RLS 的药物有以下几种：

1）多巴胺能药物：多巴胺受体激动剂、拟多巴胺能药物均可有效减轻 RLS 症状，其中罗匹尼罗、普拉克索等多巴胺受体激动剂已成为一线药物，短期使用有效。

2）抗癫痫药：加巴喷丁短期治疗原发性 RLS 有效。

3）阿片类：如美沙酮，一般用于较重或其他药物无效者。

本章小结

良好的睡眠对人类身心健康至关重要，但睡眠 - 觉醒障碍严重损害人类健康、影响生活质量，需要及时治疗。需要注意的是睡眠 - 觉醒障碍包括失眠障碍、嗜睡障碍、与呼吸相关的睡眠障碍等，且常与身体疾病、其他精神疾病共病。因此在治疗时需根据具体病情采取个体化的综合治疗方案，包括药物治疗、心理治疗、物理治疗等。

思 考 题

1．良好睡眠对身体有什么益处？

2．慢性失眠障碍的临床表现及治疗是什么？

3．阻塞性睡眠呼吸暂停的临床表现和 PSG 结果分别是什么？

4．发作性睡病的临床表现是什么？

5．不安腿综合征的特征性表现和治疗分别是什么？

（孔志斐　李月真　杨　栋　孙洪强）

参考文献

[1] 陆林，沈渔邨．精神病学 [M]．6 版．北京：人民卫生出版社，2018.

[2] American Psychiatric Association，著．精神障碍诊断与统计手册 [M]．张道龙，译．5 版．北京：北京大学出版社，2015.

[3] American Academy of Sleep Medicine，著．睡眠障碍国际分类 [M]．高和，译．3 版．北京：人民卫生出版社，2017.

[4] 赵忠新．睡眠医学 [M]．北京：人民卫生出版社，2016.

[5] 陆林，王雪芹，唐向东．睡眠与睡眠障碍相关量表 [M]．北京：人民卫生出版社，2016.

[6] 段莹，孙书臣．睡眠障碍的常用评估量表 [J]．世界睡眠医学杂志，2016，3（4）：201-203.

[7] Levenson JC，Kay DB，Buysse DJ. The pathophysiology of Insomnia [J]．Chest，2015，147（4）：1179-1192.

[8] Howell MJ，Schenck CH. Rapid eye movement sleep behavior disorder and neurodegenerative disease [J]．JAMA Neurol，2015，72（6）：707-712.

[9] Littner MR，Kushida C，Anderson WM，et al. Practice parameters for the dopaminergic treatment of restless legs syndrome and periodic limb movement disorder [J]．Sleep，2004，27（3）：557-559.

附录 15-1 匹兹堡睡眠质量指数（PSQI）

姓名： 性别： 年龄：

填表注意事项：下面一些问题是关于您最近 1 个月的睡眠情况，请选择或填写最符合您近 1 个月实际情况的答案。请回答下列问题！

1. 近 1 个月，晚上上床睡觉通常_____点钟。
2. 近 1 个月，从上床到入睡通常需要_____分钟。
3. 近 1 个月，通常早上_____点起床
4. 近 1 个月，每夜通常实际睡眠_____小时（注意：不等于卧床时间）。
对下列问题请选择 1 个最适合您的答案。
5. 近 1 个月，您是否因下列情况影响睡眠而烦恼：
a. 入睡困难（30 分钟内无法入睡）
（1）无 （2）＜ 1 次 / 周 （3）1 ～ 2 次 / 周 （4）≥ 3 次 / 周
b. 夜间易醒或早醒
（1）无 （2）＜ 1 次 / 周 （3）1 ～ 2 次 / 周 （4）≥ 3 次 / 周
c. 夜间去厕所
（1）无 （2）＜ 1 次 / 周 （3）1 ～ 2 次 / 周 （4）≥ 3 次 / 周
d. 呼吸不畅
　（1）无 （2）＜ 1 次 / 周 （3）1 ～ 2 次 / 周 （4）≥ 3 次 / 周
e. 咳嗽或鼾声高
　（1）无 （2）＜ 1 次 / 周 （3）1 ～ 2 次 / 周 （4）≥ 3 次 / 周
f. 感觉太冷
　（1）无 （2）＜ 1 次 / 周 （3）1 ～ 2 次 / 周 （4）≥ 3 次 / 周
g. 感觉太热
（1）无 （2）＜ 1 次 / 周 （3）1 ～ 2 次 / 周 （4）≥ 3 次 / 周
h. 做噩梦
（1）无 （2）＜ 1 次 / 周 （3）1 ～ 2 次 / 周 （4）≥ 3 次 / 周
i. 疼痛不适
（1）无 （2）＜ 1 次 / 周 （3）1 ～ 2 次 / 周 （4）≥ 3 次 / 周
j. 其他影响睡眠的事情
（1）无 （2）＜ 1 次 / 周 （3）1 ～ 2 次 / 周 （4）≥ 3 次 / 周
若有，请描述：_____
6. 近 1 个月，总的来说，您认为自己的睡眠质量如何？
（1）很好 （2）较好 （3）较差 （4）很差
7. 近 1 个月，您用药物催眠的情况如何？

（1）无　（2）＜ 1 次 / 周　（3）1 ～ 2 次 / 周　（4）≥ 3 次 / 周

8．近 1 个月，您常感到困倦吗？

（1）无　（2）＜ 1 次 / 周　（3）1 ～ 2 次 / 周　（4）≥ 3 次 / 周

9．近 1 个月，您做事情的精力不足吗？

（1）没有　（2）偶尔有　（3）有时有　（4）经常有

10．您是否有床伴或室友？

（1）没有床伴或室友　（2）同伴或室友在另外房间　（3）同伴在同一房间但不睡同床

（4）同伴在同一床上

　　　如果有床伴或室友，请询问他 / 她您近 1 个月以来以下的情况：

a．响亮的鼾声

（1）无　（2）＜ 1 次 / 周　（3）1 ～ 2 次 / 周　（4）≥ 3 次 / 周

b．睡眠中长时间呼吸暂停

（1）无　（2）＜ 1 次 / 周　（3）1 ～ 2 次 / 周　（4）≥ 3 次 / 周

c．睡眠中腿部抽动或痉挛

（1）无　（2）＜ 1 次 / 周　（3）1 ～ 2 次 / 周　（4）≥ 3 次 / 周

d．睡眠中出现定向障碍或意识模糊

（1）无　（2）＜ 1 次 / 周　（3）1 ～ 2 次 / 周　（4）≥ 3 次 / 周

e．睡眠中存在其他影响睡眠的特殊情况

（1）无　（2）＜ 1 次 / 周　（3）1 ～ 2 次 / 周　（4）≥ 3 次 / 周

各成分含义及计分方法如下：

A．睡眠质量：根据条目 6 的应答计分，"较好"计 1 分，"较差"计 2 分，"很差"计 3 分。

B．睡眠潜伏期

（1）条目 2 的计分："≤ 15 分"计 0 分，"16 ～ 30 分"计 1 分，"31 ～ 60 分"计 2 分，"≥ 60 分"计 3 分。

（2）条目 5a 的计分："无"计 0 分，"＜ 1 周 / 次"计 1 分，"1 ～ 2 周 / 次"计 2 分，"≥ 3 周 / 次"计 3 分。

（3）累加条目 2 和 5a 的计分：若累加分为"0"计 0 分，"1 ～ 2"计 1 分，"3 ～ 4"计 2 分，"5 ～ 6"计 3 分。

C．睡眠时间：根据条目 4 的应答计分，"＞ 7 小时"计 0 分，"6 ～ 7 小时"计 1 分，"5 ～ 6 小时"计 2 分，"＜ 5 小时"计 3 分。

D．睡眠效率

（1）床上时间 = 条目 3（起床时间）− 条目 1（上床时间）

（2）睡眠效率 = 条目 4（睡眠时间）/ 床上时间 × 100%

（3）成分 D 的计分：睡眠效率 ＞ 85% 计 0 分，75% ～ 84% 计 1 分，65% ～ 74% 计 2 分，睡眠效率 ＜ 65% 计 3 分。

E．睡眠障碍：根据条目 5b 至 5j 的计分（"无"计 0 分，"＜ 1 周 / 次"计 1 分，"1 ～ 2 周 / 次"计 2 分，"≥ 3 周 / 次"计 3 分）累加条目 5b 至 5j 的计分，若累加分为"0"则成分 E 计 0 分，"1 ～ 9"计 1 分，"10 ～ 18"计 2 分，"19 ～ 27"计 3 分。

F．催眠药物：根据条目 7 的应答计分，"无"计 0 分，"< 1 周 / 次"计 1 分，"1 ~ 2 周 / 次"计 2 分，"≥ 3 周 / 次"计 3 分。

G．日间功能障碍

（1）根据条目 8 的应答计分，"无"计 0 分，"< 1 周 / 次"计 1 分，"1 ~ 2 周 / 次"计 2 分，"≥ 3 周 / 次"计 3 分。

（2）根据条目 9 的应答计分，"没有"计 0 分，"偶尔有"计 1 分，"有时有"计 2 分，"经常有"计 3 分。

（3）累加条目 8 和 9 的计分，若累加分为"0"则成分 G 计 0 分，"1 ~ 2"计 1 分，"3 ~ 4"计 2 分，"5 ~ 6"计 3 分

PSQI 总分 = 成分 A 得分 + 成分 B 得分 + 成分 C 得分 + 成分 D 得分 + 成分 E 得分 + 成分 F 得分 + 成分 G 得分

评价等级如下：

PSQI 0 ~ 5 分为睡眠质量很好，6 ~ 10 分为睡眠质量尚可，11 ~ 15 分为睡眠质量一般，16 ~ 21 分为睡眠质量很差。

附录 15-2 失眠严重程度指数（ISI）

姓名： 性别： 年龄：

文化程度： 职业： 填表日期：

对下面每一个问题，圈出选定答案的相应数字。

1. 描述您最近（或最近 1 周）失眠问题的严重程度：

	无	轻度	中度	重度	极重度
a. 入睡困难	0	1	2	3	4
b. 维持困难	0	1	2	3	4
c. 早醒	0	1	2	3	4

2. 对您当前睡眠模式的满意度：

很满意	满意	一般	不满意	很不满意
0	1	2	3	4

3. 您认为您的睡眠问题在多大程度上干扰了您的日间功能（如处理工作和日常事务的能力、注意力、记忆力、情绪等以及导致）：

没有干扰	轻微	有些	较多	很多干扰
0	1	2	3	4

4. 与其他人相比，您的失眠问题对你的生活质量有多大程度的影响或损害：

没有	一点	有些	较多	很多
0	1	2	3	4

5. 您对自己当前睡眠问题有多大程度的焦虑和烦扰：

没有	一点	有些	较多	很多
0	1	2	3	4

总分为所有 7 个条目评分相加，总分 =（1a+1b+1c+2+3+4+5），范围为 0 ～ 28 分。

评价等级：0 ～ 7 分为无临床意义的失眠，8 ～ 14 分为亚临床失眠，15 ～ 21 分为临床失眠（中度），22 ～ 28 分为临床失眠（重度）。

附录 15-3　Epworth 嗜睡量表（ESS）

姓名：　　　　　　性别：　　　　　　年龄：

指导语：在下列情况中你打瞌睡（不仅仅是感到疲倦）的可能性如何？这是指你最近几个月的一般生活情况。假如你最近没有做过其中的某些事情，请试着填写它们可能会给你带来多大的影响。运用下列标度为每种情况选出最适当描述，从每一行中选一个最符合你情况的数字。数字代表的打瞌睡程度如下：0= 从不打瞌睡，1= 轻度可能打瞌睡，2= 中度可能打瞌睡，3= 很可能打瞌睡。

情况	打瞌睡程度			
坐着阅读书刊	0	1	2	3
看电视	0	1	2	3
在公共场所坐着不动（如在剧场或开会）	0	1	2	3
作为乘客在汽车中坐 1 小时，中间不休息	0	1	2	3
在环境许可时，下午躺着休息	0	1	2	3
坐下与人谈话	0	1	2	3
午餐不喝酒，餐后安静地坐着	0	1	2	3
遇堵车时停车数分钟	0	1	2	3
总分				

总分范围为 0 ~ 24 分。

评价等级：ESS 总分 > 6 分提示瞌睡，ESS 总分 > 11 分提示过度瞌睡，ESS 总分 > 16 分提示有危险性的瞌睡。

第四篇
精准健康管理各论

第十六章　2型糖尿病的精准健康管理

国际糖尿病联盟（International Diabetes Federation，IDF）官网（http：//www.diabetesatlas. org/）于2019年11月发布了第9版全球糖尿病地图（IDF Diabetes Atlas）。地图显示，2019年全球约4.63亿成年人患糖尿病，预计至2045年，这个数字将上升至7.002亿。中国是糖尿病患病大国，2013年中国慢性病及其危险因素监测研究的数据表明，我国成年人糖尿病的患病率约为10.9%，其中糖尿病前期的比例约为35.7%。更引人注意的是，糖尿病发病趋于年轻化，40岁以下人群的患病率高达5.9%。根据病因学证据，糖尿病可分为四大类，即1型糖尿病、2型糖尿病、特殊类型糖尿病和妊娠糖尿病，其中以2型糖尿病为主。2型糖尿病作为一种与生活方式和环境因素密切相关的慢性非传染性疾病，影响人群范围广，并发症致残、致死率高，需要庞大的社会资源及医疗资源支出。如何更准确地预测、预防、减少糖尿病的发病，以及制定更有效的治疗方案以减少并发症的发生发展，成为学界目前面临的难题。

精准健康管理是以医学大数据和生物医学大数据为对象，采用机器学习、生物信息挖掘进行人群的精准健康风险建模、评估和预测，并通过人工智能技术，为个人全生命周期提供精准的健康服务，即在特定的时间将特定的干预措施给予特定的人，是一门促进和维护健康的精准管理学科。近10年来，伴随着生物技术的快速发展和精准医学时代的到来，国内外众多学者从多组学、暴露组学和表型组学等方面针对2型糖尿病开展了广泛的研究。这些研究不仅有助于发现2型糖尿病发病过程不同阶段的敏感生物标志物，还促进了对2型糖尿病发生发展过程的全面了解，最终将有助于实现2型糖尿病精准健康管理，即精准风险评估、识别和干预。

第一节　2型糖尿病生物标志物的信息采集

2型糖尿病是一种慢性、多系统的、复杂的代谢性疾病，其特点是糖代谢受损和胰岛素抵抗，并伴随多种生物途径的失调，炎症的生物标志物、脂肪因子、胰岛素样生长因子、内皮功能障碍的生物标志物、空腹血糖（FPG）、餐后2小时血糖（2hPG）和糖化血红蛋白（HbA1c）等均可作为其早期的效应标志物。既往研究通常仅聚焦于一个或几个相关的生物标志物，这些标志物往往只涉及相同的生物途径或反映了单一层面的潜在暴露；然而，由于2型糖尿病的病因是多因素的，只有阐明不同生物标志物之间的关系，才可以更全面地洞察疾病致病过程。

组学技术的发展让我们了解了大量用于2型糖尿病的早期疾病预警和并发症防治的分子标志物。在基因组层面，目前和2型糖尿病关联较为明确的基因包括 *PPARG*、*KCNJ11*、*CDKAL1*、*CDKN2A/B*、*IDE-KIF11-HHEX*、*IGF2BP2*、*SLC30A8*、*HNF1B*、*DUSP9*、*ZFAND3*、*FTO*、*TCF7L2* 等。最新的全基因组关联研究（genome-wide association studies，

GWAS）发现了超过400个与2型糖尿病相关联的遗传位点，可解释约18%的发病风险。个体发生2型糖尿病的遗传风险可通过遗传风险评分（genetic risk score，GRS）来量化表示。早期在构建GRS时，研究者仅纳入少量位点信息，导致其对2型糖尿病发病风险预测效果的提升不显著。近年来，伴随大规模GWAS的开展以及全基因组多基因评分算法的开发，遗传风险评分的预测能力也在不断提升。虽然目前GRS尚未应用于临床实践，但大量研究已阐明了遗传信息对2型糖尿病的重要预测价值，是疾病发生的重要遗传易感性标志。

表观遗传学改变是指在基因组DNA序列不发生变化的条件下，基因的表达发生可遗传的改变，导致表型的变化。在2型糖尿病的发生和疾病进展中，表观遗传起到连接遗传和环境因素的重要作用，其中，微RNAs对2型糖尿病的诊断预测具有不可忽略的作用。例如，miR-126的下调在多项研究中被证实不仅与2型糖尿病早期阶段、发展过程有关，还与2型糖尿病并发症中的心血管疾病和糖尿病肾病有密切的相关性。而其他微RNAs的表达水平在不同研究中存在不一致的结果，可能的原因包括研究方法的局限性、样本来源不同以及研究人群地域的不同等，因此仍需后续研究进行进一步的探索。基于高分辨、高通量的质谱技术的蛋白质组学可识别出血液、尿液、唾液以及一些组织特异性的蛋白质或降解后的多肽，以作为早期预测、诊断2型糖尿病的暴露标志物。目前，与2型糖尿病相关的蛋白质标志物主要包括细胞因子及相关蛋白质、补体及相关蛋白质、其他免疫相关蛋白质、纤维蛋白溶解系统相关蛋白质、脂代谢及转运相关蛋白质、炎症相关蛋白质等几大类。

代谢组学是定量测量内源性小分子量代谢产物的一种方法，代谢产物直接反映机体对环境、基因所做出的应答，是体内复杂的生理和病理代谢过程的最终产物。在代谢组层面，支链氨基酸（branched chain amino acids，BCAAs）、芳香族氨基酸与2型糖尿病的关联最为明确。BCAAs是一类特殊类型的氨基酸，包括缬氨酸、亮氨酸和异亮氨酸。由于人体不能自行合成BCAAs，人体内必需BCAAs的水平完全依靠外部资源的供给以及机体对它们的代谢。多项在不同地区、种族、年龄和性别的人群中开展的研究均一致报道了BCAAs可作为预测2型糖尿病发生、指示2型糖尿病发展的暴露标志物；甚至在仅出现胰岛素抵抗的人群中，BCAAs在血浆或尿液中亦明显升高。而另一大类代谢物——脂质在2型糖尿病的预测、诊断及并发症判断中亦有不可替代的作用，其中重要的脂质标志物包括脂肪酸、磷脂酰胆碱、溶血磷脂酰胆碱、鞘磷脂等。

与宿主共生的肠道微生物在2型糖尿病发生发展中的作用亦不可忽视。肠道微生物的不平衡会影响小肠通透性，进而增加某些代谢物或毒性物质的分泌，诱发炎症反应。先前研究表明，由肠道微生物发酵产生的短链脂肪酸（如乙酸、丙酸、丁酸等）会影响血糖水平，但大多数研究只提供了一些相关性的证据，缺乏因果关系的论证。Sanna等利用来自952名血糖正常的健康者的全基因组基因分型、肠道宏基因组序列和粪便短链脂肪酸水平信息，通过双向孟德尔随机化设计的方法，寻找微生物特征与血糖特征之间的因果关系。该研究发现宿主基因驱动肠道中丁酸盐的增加与口服葡萄糖耐量试验后胰岛素反应的改善相关，而丙酸盐的产生或吸收异常与2型糖尿病风险增加有因果关系。这一结果不仅对预测和干预2型糖尿病的研究起到推进式的作用，还对"菌群与疾病关联"的相关研究有重要参考价值。

依赖于基因芯片技术、二代测序技术、质谱技术等组学技术的发展，研究者们明确了2型糖尿病在不同内表型上的生物标志物。然而多数的生物标志物仍停留在研究的层次，如何让这些生物标志物走出实验室，转化为日常生活中用于糖尿病健康管理指导的"监测标志物"是实现精准健康管理的首要问题。现有的可穿戴技术与监测手段已可实现血糖的无创监测、动态监测、连续监测，并且可跟踪糖尿病患者的心律、血压等指标，但无法实现分子水平上的健康监测。基于生物标志物的可穿戴式监测技术可能是实现 2 型糖尿病信息采集、疾病监测的新手段。2020 年 4 月，致力于将医疗传感器技术与数据科学、医疗保健领域的研究成果融合，使个体能够对自己健康负责的墨尔本初创企业 Nutromics 联合皇家墨尔本理工学院、格里菲斯大学和制造商 Romar Engineering，在创新制造合作研究中心 (IMCRC) 的支持下，开发研制了世界上第一款个性化营养可穿戴设备。由于个体对相同的饮食可能产生的反应大相径庭，因此 Nutromics 基于芯片技术与可穿戴技术的思想，应用尖端微纳米技术，将复杂的传感器和可拉伸的电子器件集成到一个智能贴片中。它可以无创检测关键的饮食相关生物标志物，并将信息发送到对应的应用程序，使用户能够精确跟踪自己的身体对不同食物的反应，从而使得用户可以有针对性地选择个性化的营养建议。这对 2 型糖尿病等生活方式相关疾病的早期干预具有重要意义。尽管并未直接对 2 型糖尿病的生物标志物进行检测，但该智能贴片技术开启了分子监测的第一步。开发团队中就职于皇家墨尔本理工学院功能材料和微系统研究组的 Sharath Sriram 教授表示，后续该技术将以更精确的生物标志物为目标，着重关注与 2 型糖尿病等疾病相关的生物标志物。该设备将来还可用于其他类型的分子水平健康监测，包括压力管理、睡眠健康、运动表现和早期病毒检测等。

第二节　2 型糖尿病精准风险评估

糖尿病发病隐蔽，在患者血糖升高的初期往往临床症状并不明显，但长期高血糖暴露是导致不良预后的主要原因。如果能在血糖显著升高之前就精准预测糖尿病的发病风险，将极大地改善糖尿病的防治效果。此外，对糖尿病患者进行精准诊断分类，对其并发症发生风险进行评估，也是实现 2 型糖尿病患者精准健康管理的重要环节，将为治疗策略的制定提供重要参考依据。

一、2 型糖尿病发病及其并发症发生风险的精准预测

2 型糖尿病的发病受到环境与遗传因素共同作用，早期的发病风险预测研究多是基于环境危险因素。芬兰糖尿病风险评估工具（Finnish Diabetes Risk Score，FINDRISC）是目前最具权威性的 2 型糖尿病风险评估工具，在全球应用广泛。涉及内容包括年龄、体重指数、腰围、服用抗高血压药物史、既往血糖水平、体育活动及每日进食蔬菜和水果情况，分值总共 26 分，得分 ≥ 15 分界定为高危人群。芬兰国家糖尿病预防项目中，研究者在 400 个初级卫生保健中心使用 FINDRISC 问卷对人群进行风险评定，10 147 名测试前未诊断为糖尿病的调查对象中，得分 ≥ 15 分或有糖耐量减低者判定为高危人群（2 798 人），研究者对高危人群进行 1 年的随访，随访期间给予饮食、锻炼等生活习惯的建议。随访结束后，基线血糖正常的高危人群中 2.0% 的男性和 1.2% 女性发生糖尿病，基线空腹血糖较高的高危人群中 13.5% 的男性和 7.4% 的女性发生糖尿病，基线餐后血糖较高的高危人群中 16.1% 的男性和 11.3% 的女性发生糖尿病，证明了 FINDRISC 对糖耐量异常向糖尿病转化的风险有很好的识别效果。德国、丹麦、加拿大、美国和澳大利亚等多个国家也建立了统一的糖尿病风险评估工具，广泛应用于筛检 18 岁及以上的社区人群。

《中国 2 型糖尿病防治指南（2013 版）》首次提出针对 20 ～ 74 岁中国人的糖尿病风险评分表（DRS-1）。评分内容包括年龄、性别、腰围、体重指数、收缩压和糖尿病家族史，得分范围在 0 ～ 51 分，评分 ≥ 25 分提示应进行口服葡萄糖耐量试验（OGTT）检查。我国内蒙古自治区乌海市、河南省平顶山市、安徽省、浙江省等多地采用该评分筛查糖尿病高危人群，并取得了较好的效果。此外，2017 年中国医师协会和瑞金医院发起的"国家标准化代谢性疾病管理中心"正式发布"瑞宁知糖"糖尿病风险评估方案，利用机器学习建模评估 3 年糖尿病风险，并提出个体化干预及诊治方案，目前公布的网络筛查版正确率在 80% 以上（AUC > 0.70）。

从遗传角度看，糖尿病是具有明显遗传异质性的多基因疾病，因此研究者试图使用遗传信息预测糖尿病的发生和发展。通过 GWAS 研究识别出相关的基因位点，并建立 GRS，有助于根据疾病风险对一般人群进行分层，从而进一步进行筛查和干预。Khera 等利用 660 余万个位点的信息计算了 2 型糖尿病的全基因组多基因评分，并在英国生物银行数据库中对疾病的发生进行了预测。该研究发现，仅考虑遗传信息，GRS 预测的曲线下面积就可达到 0.73，对研究对象具有较好的区分效果。若将发病风险设定为 3 倍以上，GRS 可识别出 3.5% 的高危人群。既往 *HNF1A* 基因上某错义突变亦可导致 3 倍以上的发病风险，然而携带该突变的人数在全人群中仅占 0.1%。这意味着，仅依靠全基因组多基因评分，即可在生命早期识别出发病风险类似于单基因疾病的那些高危人群，且识别出的高危人群数量是后者的几十倍。一些研究者提出了将个体的基因信息与环境因素相结合用于预测的"调色板"模型，可以提高模型的预测性能。例如一项近 2 万人的欧洲队列研究向传统糖尿病发病风险预测模型中添加了 11 个 SNPs 位点，AUC 由 0.74 上升至 0.75（P < 0.001）。通过整合遗传 - 环境 - 生活方式的信息，未来医学界有望实现精准预测糖尿病发病的风险和时机，并据此制定更有针对性的预防策略。

对于糖尿病患者，相关并发症的早期预测和干预能够大大延缓或减少并发症的影响，提高生活质量。心脑血管疾病（cardiovascular disease，CVD）是糖尿病的主要并发症，QRISK2（QResearchrisk Score 2）、ADVANCE（Action in Diabetes and Vascular disease：preterAx and diamicroN-MR Controlled Evaluation）、CHS（Cardiovascular Health Study）、Fremantle、NZ DCS（New Zealand Diabetes Cohort Study）、Swedish NDR（Swedish National Diabetes Registe）评分均针对糖尿病人群预测 CVD 风险。在苏格兰国家糖尿病登记处，2004—2016 年间 18 万糖尿病患者应用 QRISK2、ADVANCE、CHS、Fremantle、NZ DCS 和 Swedish NDR 评分预测 CVD 发病情况，AUC 值均在 0.66 ～ 0.67 之间。经评分估计 CVD 发生风险 ≥ 10% 的人群为高危人群，其中 QRISK2 较高地估计了 CVD 风险，将总人群的 86.8% 界定为高危人群，涵盖了 96.8% 的实际发生 CVD 事件的患者；ADVANCE 明显低估了风险，仅将 3.2% 的研究人群界定为高危人群，涵盖了 8.4% 的实际发生 CVD 事件的患者，CHS、Fremantle、NZ DCS 和 Swedish NDR 界定的高危人群分别涵盖了 80.8%、59.2%、94.7% 和 46% 的实际发生 CVD 的患者。中国香港科学家的研究纳入了 137 935 例既往无 CVD 病史的 18 ～ 79 岁 2 型糖尿病患者，建立 5 年发病预测模型。研究者基于模型建立了测定心脑血管风险的网站（http：//www.fmpc.hku.hk/resources/DMCx_RiskEngine.php）和风险预测图表，可帮助患者和医生快速评估 5 年 CVD 风险，采取相应措施。

近年来人工智能的发展也对糖尿病并发症的预防起到了重要作用。绝大多数发生糖尿病视网膜病（diabetic retinopathy，DR）的患者直到病程极晚期才出现症状，错过了最佳治疗时机。早期 DR 可以通过严格的血糖控制延缓病变的发展，因此早期筛查对 DR 的防治十分重要，但有限的医疗资源远不足以应对快速增长的糖尿病负担。深度学习算法（deep learning algorithm，DLA）可以利用计算机视觉完成眼底影像的阅片工作，发现早期病变、筛选高危人群。美国 IDx 公司开发的 IDx-DR 系统可自动检测成年糖尿病患者 DR 症状的严重程度（https：//www.eyediagnosis.co/）。2017 年该公司进行了一项多中心非随机横断面观察性临床研究，纳入 10 家基层临床机构的 900 名糖尿病患者，与专业眼科医生给出的"金标准"相比，IDx-DR 诊断灵敏度为 87.4%，特异度为 89.5%。该系统 2018 年成为了第 1 个通过美国 FDA 认证的人工智能 DR 自动识别系统。IDx 公司近年来还在荷兰开展了临床研究工作，用于产品在欧盟的注册申报。上海市第六人民医院与上海交通大学电子信息与电气工程学院、上海市糖尿病重点实验室、上海市糖尿病临床医学中心合作研发的 DeepDR 系统，能检出轻度糖尿病视网膜病，灵敏度为 86.7%，特异度为 85.7%。该系统已应用于全国糖尿病并发症流行病学调查（5 万人）与上海市泥城糖尿病流行病学调查（2 万人）研究项目，并在多家医疗单位应用于临床辅助诊断。此外研究者也将人工智能用于周围神经病变、糖尿病足、糖尿病肾病的筛查和诊断，但尚缺乏公认的诊断"金标准"及严重程度分级标准。

二、糖尿病患者的精准分层

糖尿病的分型随着研究者对糖尿病的认知而不断演变。目前通用的糖尿病分型法为世界卫生组织 1999 年的标准：空腹血糖 ≥ 7.0 mmol/L 或糖负荷后 2 小时血糖 ≥ 11.1 mmol/L 即可诊断糖尿病。按病因学分型糖尿病可分为 1 型糖尿病、2 型糖尿病、特殊类型糖尿病与妊娠糖尿病。由于糖尿病的病因和发病机制目前尚不明确，临床上主要根据发病年龄、主要临床表现和自身免疫抗体等指标进行亚型间的鉴别诊断。

然而现有的糖尿病分型正面临着诸多挑战。随着生活方式的改变，越来越多的年轻人发展为 2 型糖尿病，1 型糖尿病患者也变得更加肥胖，传统的临床经验已经很难区分新发的 1 型糖尿病和 2 型糖尿病患者。其次不能诊断为 1 型糖尿病、病因明确的特殊类型糖尿病或妊娠糖尿病的患者均被诊断为 2 型糖尿病，致使归入 2 型糖尿病的患者存在更明显的异质性。而即使在正确分型的情况下，除了特殊类型糖尿病中的单基因糖尿病外，患者的临床表现、对治疗的反应、代谢控制情况、并发症发生发展的时间和严重程度以及预后也可能截然不同。除此以外，糖尿病相关诊断指标尚未有精准化的新进展，临床仍按照疾病单一特征（高血糖）发生的原因分型，较少关注高血糖之外的病理生理异常和对应的治疗策略，因此未能改善大多数 2 型糖尿病患者的临床结局。据估计多达 15% 的青年发病的成年型糖尿病（MODY）患者被错误分类并因此未得到正确的治疗，导致患者血糖控制不佳、胰岛素治疗方案不当，增加酮症酸中毒的风险。缺乏精细的临床分型，不仅会影响糖尿病患者的精准分层，还会影响到相应的病理生理学研究，精准治疗策略的研究和实施。综上所述，现有的糖尿病分型难以满足临床精确控糖的需求，因此如何更好地区分 2 型糖尿病与其他类型糖尿病，精细化分类 2 型糖尿病，将为精准化治疗策略的制定提供重要参考依据。

2018 年，Leif Groop 教授团队提出的糖尿病 5 分型学说是目前对临床医生触动较大、影响较广泛的糖尿病分型。该研究对瑞典 ANDIS 队列中 13 720 名成年糖尿病患者的临床生化数据进行分析。在 8 980 名数据完整的糖尿病患者中采用两步聚类法，基于患者发病时的年龄、体重指数（BMI）、糖化血红蛋白、胰岛 β 细胞功能、胰岛素抵抗程度和糖尿病自身抗体——谷氨酸脱羧酶抗体（GAA）6个变量进行无监督、数据驱动的聚类分析，最终将糖尿病患者分为5个亚型：

（1）重度自身免疫性糖尿病(SAID)：特征为发病早、BMI相对较低、代谢控制不良、胰岛素缺乏和GADA阳性。SAID亚型基本上与传统意义的1型糖尿病一致，主要影响年轻人，占全部糖尿病患者的5.7%。其主要病理生理特征为免疫性疾病导致胰腺无法产生胰岛素，因此发病时已经存在明显的胰岛素缺乏，依赖外源性胰岛素治疗。

（2）重度胰岛素分泌缺陷型糖尿病(SIDD)：特征与SAID类似，表现为发病年龄低、BMI相对较低、胰岛素分泌障碍[HOMA2-B（胰岛β细胞功能）指数低]、代谢控制差但GADA阴性。SIDD亚型患者免疫系统没有缺陷，但胰腺分泌胰岛素存在障碍，同样，患者在发病时已经存在明显的胰岛素缺乏，约占全部糖尿病患者的17.5%。

（3）重度胰岛素抵抗型糖尿病（SIRD）：以胰岛素抵抗（HOMA2-IR指数高）和高BMI为特征。该亚型的糖尿病患者通常非常肥胖，虽然胰腺能正常分泌胰岛素，但胰岛素促进葡萄糖摄取和利用的效率下降，约占全部糖尿病患者的15.3%。

（4）轻度肥胖相关性糖尿病（MOD）：以肥胖为特征，但没有胰岛素抵抗，代谢控制相对较好，约占全部糖尿病患者的21.6%。

（5）轻度年龄相关性糖尿病（MARD）：代谢特征与MOD相似，仅出现轻度代谢紊乱，但该亚型的患者比其他类型糖尿病患者年长得多，是糖尿病的主要亚型，约占全部糖尿病患者的39.1%。

5分型学说中各亚型在疾病诊断、进展、治疗和并发症风险等方面存在差异。在诊断时，SAID和SIDD的糖化血红蛋白明显高于其他亚型，这种差异在整个随访过程中持续存在，并且这两种亚型的患者更容易发生酮症酸中毒。而在并发症方面，SIDD患者出现糖尿病视网膜病变的风险更高；SIRD患者发生糖尿病肾病及大量蛋白尿的风险更高。使用噻唑烷二酮类药物可以更稳定地控制血糖，而二甲双胍、磺脲类药物的长期控制效果不佳。在北欧另外的3个队列也对糖尿病5个亚型进行了验证，结果一致性良好。除了SAID以外的分型也在中国国家糖尿病和代谢紊乱研究（CNDMDS 2007—2008）和美国国家健康和营养检查调查（NHANES Ⅲ 1988—1994）随访数据库中进行了验证，得到了相对一致结论。

虽然糖尿病是一种以高血糖为共同特征的疾病，但高血糖背后的病因存在着高度的异质性。用分型的方法来描述异质性，有助于将糖尿病分为同质性更强的亚型，从而为进一步明确异质性的根本原因及寻找根治糖尿病的方法奠定基础。相较于单一根据血糖而进行的传统临床分型，糖尿病5分型学说的优势是综合使用了较易于获取的临床指标进行分型，并且分型在很大程度上和特定的糖尿病相关并发症的风险以及需要的干预措施关联，使得医疗保健提供者在诊断时即识别出糖尿病并发症的高风险患者，并根据有关潜在疾病机制的信息，指导个性化的治疗选择。SIDD和SIRD这两种新的重度亚型，之前被掩藏在2型糖尿病中，特别是SIRD患者，其肾的并发症的风险显著较高。5分型学说不仅加强了胰岛素抵抗和肾病之间的联系，同时也表明针对这些亚型中的个体进行强化治疗以预防糖尿病并发症是合理的，可实现对医疗资源的合理配置。精细的分型可以提供一个强有力的工具来识别出那些最危险的并发症，从这一点来看糖尿病5分型学说可协助临床医生与患者制定收益更高的针对性早期治疗方案，很有临床价值，代表了糖尿病精准医疗的重要一步。

除了通过纳入更多更精细化的临床指标进行分型外，遗传风险评分法（genetic risk score，GRS）通过对患者遗传易感性进行连续和定量的测量，也可用于辅助区分糖尿病亚型。Oram

RA 等基于 30 个 1 型糖尿病相关的风险基因制定了 1 型糖尿病遗传风险评分，发现该评分可以帮助区分 1 型糖尿病和 2 型糖尿病患者，在年轻患者中尤为有效，曲线下面积（AUC）为 0.88（95% CI 为 0.87 ~ 0.89）。Dimas AS 等对 37 个 2 型糖尿病易感基因座进行无监督聚类分析，发现根据血糖特征的影响大小，可将 2 型糖尿病易感基因分为五大类，而基于该 GRS 的亚型是否具有临床意义仍有待后续验证。未来，纳入更多组学内表型数据的精细化分类将更有助于识别糖尿病患者。

第三节　2 型糖尿病的精准健康干预

糖尿病极为复杂，患者需要长期的治疗，各指南已提出从饮食、运动、药物干预、教育和自我监测 5 方面对患者进行个性化管理，主要体现为对不同年龄、病程及疾病进展的患者提供相应的治疗手段。但不容忽视的是，遗传因素差异会给糖尿病治疗效果带来一定影响。2015 年，"精准医疗"的出现将糖尿病的健康管理提升至一个新高度，使 2 型糖尿病患者的管理模式逐步过渡至个性化并向精准化迈进。

一、精准营养干预

不健康的饮食习惯一直被认为是 2 型糖尿病发生发展的主要原因之一。长期的临床实践表明，营养干预可以有效控制 2 型糖尿病患者血糖水平，尤其是对肥胖或超重患者。作为 2 型糖尿病的重要治疗手段之一，营养干预越来越受到重视，各糖尿病相关指南也都指出营养干预是糖尿病治疗的基础，并且强调了医学营养治疗（medical nutrition therapy，MNT）在疾病管理中的重要性。目前常用于糖尿病临床营养治疗的膳食模式包括低血糖指数饮食、低血糖负荷饮食、地中海饮食、DASH 饮食、"东方饮食"、"北欧饮食"等，这些膳食模式的共同特点为少油、少盐和少糖，多新鲜蔬菜水果和杂粮。传统的医学营养治疗在宏观上降低了人群的糖尿病的疾病负担，但难以兼顾个体间遗传背景、营养代谢等方面的差异，随着精准医学概念的不断延伸，公共卫生领域也诞生了"精准营养"的理念。

2018 年，哈佛公共卫生学院营养学系学者 Wang 等提出了预防和管理 2 型糖尿病的精确营养概念框架（图 16-1）。

尽管目前还未实现技术、指标和干预间的全方位对接，但基因组学，代谢组学和肠道微生物组技术的最新进展为精确评估人群饮食摄入量和营养状况提供了机遇和挑战；另外，移动应用程序和可穿戴设备可促进对饮食摄入量的实时评估，并提供可改善血糖控制和糖尿病管理的反馈。通过将这些技术与大数据分析相集成，精准营养将有潜力为糖尿病患者提供个性化的营养指导。

1. 膳食评估　目前用于饮食评估最常用的方法为膳食报告法或询问法，由于随机误差和系统误差的存在，它们难以准确评估患者的膳食情况。组学技术对于建立支持精准营养的证据基础至关重要，有潜力作为补充工具来研究中监测个体膳食摄入量，并评估其对膳食干预的依从性。与生物标志物相比，代谢组学技术可检出与某种食物摄入及吸收相关的多个代谢指标，反映特定营养素经机体与肠道菌群进行的生物转化，揭示机体代谢状态，如尿液中脯氨酸甜菜碱和 4- 羟基脯氨酸甜菜碱被确定为进食大量柑橘类食品的生物标志物。Andersen

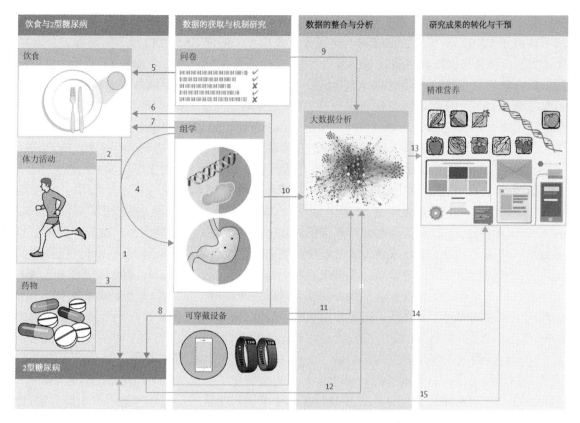

图 16-1　预防和管理 2 型糖尿病的精确营养概念框架

1，健康饮食的一般建议；2，膳食摄入量与体力活动水平相互作用；3，饮食方式与抗糖尿病药物在 2 型糖尿病的管理中相互作用；4，各种组学技术，如基因组学、代谢组学、肠道微生物群的宏基因组学和宏转录组学以及表观基因组学，为深入探究个体表型特征、了解饮食和 2 型糖尿病的潜在机制提供了强有力的支持；5，验证过的问卷，例如食物频率问卷是营养流行病学研究中测量长期日常饮食最重要、可行的工具；6，可穿戴设备和移动应用提供了客观、实时的饮食和体育活动测量；7，组学技术在改善人群饮食评价中的应用；8，可穿戴设备提供血糖等生理变量的连续测量。9~12 分别表示了数据整合分析过程中数据的来源，其中：9，流行病学研究中基于自我报告的问卷式饮食评估工具；10，组学研究；11，可穿戴设备；12，常规临床测量，如空腹血糖和血脂测量。13，利用大数据分析得出的结果为精准营养的开发和应用提供了依据；14，可穿戴设备和移动应用为精准营养监测和实施提供了有用的工具；15，精准营养旨在提供个性化的营养指导，实现更有效的 2 型糖尿病饮食预防和管理

等对个体尿液中的代谢产物进行量化组合，用于评价受试者对新北欧膳食、丹麦饮食的依从性；Vazquez-Fresno 等发现尿液代谢物（PREDIMED 试验），包括 BCAA、肌酸、肌酐、油酸等，可能反映 3 年干预期间非糖尿病患者对地中海膳食的依从性。

2. 膳食指导　将个体遗传信息转化为临床营养治疗的经典示例主要涉及一些单基因病，如苯丙酮尿症，患者由于苯丙氨酸羟化酶基因突变，苯丙氨酸无法转化为酪氨酸在体内大量蓄积而致病，主要通过饮食疗法控制血液中苯丙氨酸含量。此外，还有乳糖不耐受、维生素 D 依赖性佝偻病个体的膳食治疗。2 型糖尿病受遗传和环境因素及其相互作用的影响，目前尚不存在明确的膳食治疗案例。由于组学技术的发展与大数据时代的到来，精准营养将有潜力为患者提供个性化的营养指导。

基因组学研究已经鉴定出大量与 2 型糖尿病相关的基因位点，基因多态性的评价有助于筛选易于通过生活方式干预获益的人群。一项为期两年的随机临床试验（POUNDS LOST 研

究）基于 744 例超重或肥胖的非糖尿病患者的与空腹血糖调控相关的 31 个单核苷酸多态性基因构成了 GRS，将其与 2 年期间不同膳食模式结合，探索 GRS 和包含不同膳食成分的减肥饮食对个体胰岛素抵抗和胰岛 β 细胞功能标志物的相互作用。结果显示较低 GRS 评分者食用低蛋白质膳食更能显著降低 HbA1c 水平，改善胰岛 β 细胞功能及胰岛素抵抗状态。Wang 等基于该研究 6 个月随访数据还得出较高 GRS 评分的个体食用低脂肪膳食有更大收益的结果。欧盟资助的 Food4Me 计划主要探讨遗传学在个性化饮食指导的作用，发现基于遗传数据做出的个性化饮食干预，可以提高人群对健康食物的消费，帮助维持人群对健康食物的选择水平。这些发现均为在饮食干预中使用个性化风险特征和分层方法提供了科学依据。

肠道微生物组在 2 型糖尿病患者病理生理和血糖控制和中发挥着重要作用，增加肠道菌群多样性、对肠道微生进行靶向调节，如增加嗜黏蛋白 - 艾克曼菌（Akkermansia muciniphila，Akk）、普雷沃菌属可以改善机体新陈代谢状况，这给患者的精准治疗带来了新的提示。我国学者对 2 型糖尿病患者进行高纤维膳食干预后，发现高纤维膳食可选择性地促进多株产短链脂肪酸的细菌繁殖，改善患者的肠道菌群构成，并且产短链脂肪酸的细菌的丰度和多样性与血糖改善情况相关。Pedersen 等利用粪菌移植技术，在增加个体肠道中产丁酸的细菌的丰度的同时，也增强了患者外周胰岛素的敏感性。还有研究者对 49 名肥胖 / 超重的研究对象进行了 6 周高蛋白质、高膳食纤维的低热量膳食干预，并按照个体基线时肠道嗜黏蛋白 - 艾克曼菌的丰度将研究对象分成了 Akk 高丰度组及 Akk 低丰度组，并进行了持续 12 周的观察。结果显示，个体基线 Akk 丰度与空腹血糖，腰臀比和皮下脂肪细胞直径成反比，基线 Akk 高丰度组的个体对该膳食干预显示出更好的代谢状态，具体包括空腹血糖、瘦素、胰岛素抵抗指数和口服葡萄糖耐量试验的血糖曲线下面积等方面。这些研究提示未来可能利用某些肠道菌群来预测饮食干预是否措施成功，或者利用通过改变肠道菌群的组成来影响血糖控制。

可穿戴设备与移动应用程序的联合，能更准确地评估个体的饮食摄入和代谢状况，为实施精准营养提供合理直观的数据；机器学习的出现更是增加了对糖尿病患者实施精准营养的可能性。Zeevi 等的研究首先基于 800 名健康及糖尿病前期调查对象的个体数据（包括人体测量和宏基因组学数据，APP、可穿戴设备收集到的膳食、睡眠、运动等方面数据），利用机器学习算法探索影响个体血糖变化的关键因素，建立了餐后血糖预测模型，并在另外的 100 名志愿者中验证了预测模型的效果。随后研究者通过随机对照试验研究发现，基于机器学习的营养干预措施比专业人员的饮食建议更能有效地控制餐后血糖。Zeevi 建立的血糖预测模型的有效性在美国中西部的 327 名调查对象中也得到了验证。Price 等结合个体组学信息与可穿戴设备信息进行的"先锋 100 计划"，开发出的具有预测性和个性化的膳食集成框架也为精准化膳食提供了思路。

目前，精确营养领域面临挑战包含缺乏可靠可重复的结果：合理的研究设计方法及高维数据的分析和解释，组学技术成本较高。未来需要证据来支持精准营养在成本效益等方面优于传统营养干预，真正做到对糖尿病患者的精准医疗，将是一个具有挑战并且漫长的过程。

二、精准运动干预

运动疗法对于 2 型糖尿病患者来说是一种安全、有效、无创、低成本的干预手段，不仅能减轻患者体重，还可有效延缓 2 型糖尿病及其并发症的发生发展。然而，目前针对糖尿病患者的运动干预方案往往缺乏个体针对性，虽然能取得一定的干预效果，但效果比较有限。因此，在进行运动干预时也需要进行一种更为个性化的、精准化的健康管理。目前较最受推崇的糖尿病患者个性化运动方式是"运动处方"。运动处方是指由运动健康指导师、运动处方师、康复医师、康复治疗师、社会体育指导员或临床医生等专业人员依据锻炼者的年龄、性别、个人健康信息、医学检查、体育活动的经历以及体质测试结果，以健身为目的，以处方的形式，制定系统化、个性化的体育活动指导方案，运动处方旨在找到一种使运动效果最大化而运动损害最小化的运动方案。基本内容包括包括运动频率（Frequency，F）、运动强度（Intensity，I）、运动时间（Time，T）、运动方式（Type，T）、运动量（Volume，V）和运动处方实施进程（Progression，P）6 项，即运动处方的 FITTVP 原则。同时，要求对患者进行定期评估，及时完善运动方案，保证运动方案的可行性。

　　与营养干预类似，运动训练的预期结果除了受到处方类型和剂量等影响外，还受到遗传因素的影响，不同个体对于某种特定运动的获益往往有所区别。目前精准运动相关研究倾向于探寻对运动干预措施敏感的基因或其他组学生物标志物，研究对象集中在非糖尿病患者。2005 年，Teran-Garcia 等发现 HIPC-314C > T 的个体在常规运动后在健康方面会有更高的收益，包括获得更高的胰岛素敏感性。一项历时 9 个月、对 180 个具有较高心脏代谢风险的巴西人的生活方式干预发现，FTO 多态性与空腹血糖降低有关。此外，研究显示 *ADIPOR1*、*PPARG*、*PPARD*、*PPARGC1A*，*TCF7L2* 和 *SIRT1* 的多态性也会影响生活方式干预对葡萄糖稳态的响应。表观遗传变化和代谢产物常作为评价运动的预后生物标志物：个体在单次运动、长时间运动干预后发生表观遗传学改变。一项为期 6 个月的耐力训练（骑自行车和有氧运动）改变了外侧阔肌中 134 个 DNA 的甲基化水平，其中许多基因位点与 2 型糖尿病相关。35 分钟的高强度运动干预（达到最大耗氧量的 80% 的运动强度）、长期接受低强度运动，如太极拳等可以减少参与氧化代谢的基因启动子区甲基化，达到改善机体的代谢功能的目标。Gerszten 团队利用"HERTIAGE 家庭研究"中 440 名健康参与者的数据，发现二甲基胍基戊酸（DMGV）与不良代谢风险有关，通过定期运动调节可以改善血液 DMGV 水平，研究还发现 DMGV 基线水平较高的人的运动获益较低，包括脂质特征和胰岛素敏感性的改善减少。这些研究都提示我们，通过以上提到的生物标志物识别耐力运动训练后未发现表观遗传学改变或代谢健康收益较少的个体。对于这部分个体来说，可能需要超出指导性运动的额外疗法来改善其代谢健康。尽管现有研究的研究对象均为非糖尿病患者，但已有大量研究显示合理运动是预防糖尿病的有效措施。以上研究成果若在将来能进行临床转化，对于糖尿病高危人群将具有重要意义。

　　运动干预在糖尿病精准健康管理的实行还处于萌芽阶段，各国学者也致力于推动其发展，美国国立卫生研究院在 2016 年 12 月新启动了一项名为"人类体力活动分子转换"的公共基金项目（https://commonfund.nih.gov/MolecularTransducers），该项目主要致力于从分子水平揭示运动如何增强或保持机体、组织和器官健康，通过追踪运动的分子生物学作用机制，构建运动"分子图谱"，为临床医生开具精准运动处方奠定基础。在国内，2019 年 3 月，由北京体育大学牵头的国家重点研发计划项目"人体运动促进健康个性化精准指导方案关键技术研究"正式启动。该项目的目标是研发以运动处方为核心，整合社会心理、医学、生物等个性化精准指导方案，建立相关规范及标准，研发可穿戴智能化运动参数测试方法，构建以大数据、云计算等智慧科技为基础，"政产学研用"一体化技术研究平台为支撑，个性化精准指导示范基地为抓手的自适应个性化精准指导体系，提升主动健康科技服务能力。这些项目的预期成果将能够为糖尿病的精准运动干预提供新的思路和指引。值得一提的是，目前可穿戴设备技术能够测量运动当中机体温度、心率、呼吸频率、血压、汗液及情绪等数据，在临床相关信息收集方面具有高通量的特点，并且能重复、连续、实时获取电子测量信息，并通过数据挖掘、人工智能和机器学习等技术对数据进行分析和处理。它将会在糖尿病精准健康管理中运动干预方面发挥技术支持优势。

三、精准药物干预

药物遗传学和药物基因组学是实现 2 型糖尿病精准化药物治疗的重要突破口。数据显示，药物代谢和药物疗效的差异有 20% ～ 95% 可由遗传变异解释。参考患者的基因测序、分型选择合适的药物并调整用药剂量，为患者获得更有效、更安全的降糖药物治疗方案提供了可能。

以目前广泛使用的二甲双胍为例，其对部分患者存在原发性、继发性药物失效和药物不耐受等情况，导致药物使用受限。研究者们致力于探讨影响二甲双胍药物疗效及耐受性的基因，并取得了一定的成效。目前发现编码共济失调毛细血管扩张症突变（ataxia-telangiectasia mutated，ATM）激酶和葡萄糖转运蛋白 2（GLUT2）基因位点的基因多态性对判断患者二甲双胍药物有效性具有一定的价值。在 2011 年，全基因组关联研究首次发现了 ATM 基因附近的 SNP 位点多态性与二甲双胍的疗效有关，随后二甲双胍遗传学协会（https：//www.pgrn.org/metgen.html）成立了。Zhou 等基于 13 123 名患者的 GWAS 研究发现，编码 GLUT2 的 SLC2A2 基因多态性与二甲双胍的治疗效果相关。对于 C 等位基因纯合子患者来说，较小的药量就可以发挥足够的降糖效果，并且药物副作用更少；对于携带 T 等位基因的患者，需要更高剂量的二甲双胍才能取得较好的控糖效果。亦有研究探索了与二甲双胍不耐受的相关基因，结果显示，3 个与负责转运二甲双胍的转运蛋白相关的遗传变异有助于判断患者二甲双胍治疗的耐受情况，包括有机阳离子转运蛋白 1（OCT1，由 SLC22A1 编码），质膜单胺转运蛋白（PMAT，由 SLC29A4 编码）和血清素转运蛋白（由 SLC6A4 编码）。对于磺脲类药物来说，编码胰岛 β 细胞中 ATP 敏感性钾通道（KATP 通道）的 2 种基因（KCNJ11 和 ABCC8）的多态性与其功效相关；TCFTL2 基因 rs7903146 位点 T 等位基因会增加磺脲类药物治疗失败的风险，这意味着对于这类患者，需要更高剂量的磺脲类药物或与其他抗糖尿病药物联合治疗才能到达控制血糖的目的。

基于 GRS 评分为患者提供个体化治疗方案也是精准药物治疗的一种尝试。有研究者通过对 ACCORD（控制糖尿病患者心血管风险的策略）试验中强化治疗患者进行 GWAS，发现了两个与心血管死亡率风险增加相关的单核苷酸多态性（rs57922 和 rs9299870 基因）。这两个变异会对强化治疗过程中的心血管反应产生显著影响，基于此定义 GRS。GRS=0 的患者，强化治疗过程中，心血管死亡危险率下降 4 倍（HR=0.24，95% CI 为 0.07 ～ 0.86）；GRS=1 的患者，心血管死亡危险率不变（HR=0.92，95% CI 为 0.54 ～ 1.56）；GRS ≥ 2 的患者，心血管死亡危险率增加 3 倍（HR=3.08，95% CI 为 1.82 ～ 5.21）。后续应用 Joslin Clinic 队列，证实了 GRS 对血糖控制和心血管死亡危险的调节作用。提示通过 GRS 可识别出对强化血糖控制更有收益的患者，或识别出还未发生心血管疾病的高危个体，从而早期进行药物治疗。此外，我国贾伟平教授团队基于对药物有反应的阳性基因构建了预测罗格列酮及瑞格列奈疗效的两个模型。研究发现，使用药物疗效预测模型指导患者用药能取得较好效果。但就目前证据来看，使这一方法进一步推广还需要大量的前瞻性研究的验证。

在实际临床应用方面，我国在糖尿病精准治疗领域也取得了突破性的进展。2016 年，博奥生物集团有限公司暨生物芯片北京国家工程研究中心（简称"博奥生物"）同上海市第六人民医院协同研发的"爱身谱 - 糖尿病基因检测"正式发布。该产品为针对中国人群特点的基因检测产品，对 1 万余人的样本进行了全基因组连锁分析、全基因组关联研究，并在 6 000 人的队列中进行验证，最终确定了 15 个与中国人糖尿病发病相关的基因位点。该产品不仅可以检测糖尿病发病风险，又可根据易感性位点特征进行个性化用药和针对性控制。由于复杂性疾病通常发病机制复杂，患者个体差异大，药物不具备敏感人群的个性化特征，因此药物平均有效率低。患者不仅支出浪费巨大，还加重了肾的负担，且糖尿病并发症风险增加。糖尿病治疗药物基因检测通过对相应的药物代谢酶、转运体、靶点进行风险评估，从而预测患者的最佳用药选择与用药剂量，在一定程度上减少了患者服用药物过程中出现不良反应的可能性。目前已有多个生物公司和医院提供了糖尿病治疗药物的基因检测服务，它可评估糖尿病患者对药物的敏感性，帮助不同人群选择有针对性的控糖药物，达到了事半功倍的效果。

除用药指导外，精准药物治疗也在药物研发层次上提供了新的思路。2015 年底，中国科学院战略性先导科技专项"个性化药物——基于疾病分子分型的普惠新药研发"正式启动。该项目旨在针对复杂疾病分子机制、患者个性化差异与药物敏感机制、药物分层特征与个性化用药模式等科学问题，以肿瘤、自身免疫性疾病、2 型糖尿病等代谢性疾病和神经精神性疾病为切入点，进行个性化新药研发和现有药物个性化，提高疗效，降低副作用，减少用药的盲目性。目前该项目开展了"AL3810"、"971"、"奥生乐赛特"、二甲双胍等一批个性化新药的研发和现有药物的个性化项目，进展良好。特别在个性化新药研究方面，目前共有 11 个候选新药处于临床研究阶段、4 个候选新药正在申报临床研究、17 个候选新药处于临床前研究阶段。

国家卫计委 2015 年发布的《药物代谢酶和药物作用靶点基因检测技术指南（试行）》指出，对药物代谢酶和药物靶点基因进行检测，可指导患者选择合适的药物和给药剂量，实现"个体化"用药，提高药物治疗的有效性和安全性。然而尽管 2 型糖尿病患者遗传和生物标志物方面的研究及成果激增，使我们对不同人群的基本疾病特征有了更深入的了解，但目前糖尿病的精准药物治疗仅在 MODY1 与 MODY3 等单基因型糖尿病中应用较为成熟，临床指南中也只包含了一项有关 2 型糖尿病精准医学药物治疗的建议，即在糖尿病患者使用某些磺脲类药物之前，因为考虑到溶血性贫血的风险，建议对编码 6- 磷酸脱氢酶（G6PD）的基因进行基因检测。2019 年，美国糖尿病协会 (ADA) 和欧洲糖尿病研究协会 (EASD) 联合发布的《2 型糖尿病高血糖管理共识报告》中，更新并细化了既往的 2 型糖尿病治疗药物推荐路径，患者的临床特点、合并症及特殊需求均作为治疗方案选择的参考依据，这反映了对糖尿病个体化治疗的重视和需求，但尚未达到精准药物治疗的层面。2 型糖尿病的精准药物治疗目前尚缺乏广泛的临床共识及标准化的临床指南，基因检测的成本问题也是普及 2 型糖尿病精准药物治疗的一大难点，未来在基础研究、检测技术、临床应用等领域还需要进一步的协同、优化与发展。

本章小结

　　本文对糖尿病临床领域的精准医学研究进行了回顾和展望，即 2 型糖尿病生物标志物的信息采集、精准风险评估和健康干预。2 型糖尿病是具有广泛异质性的疾病，因而，在其防治过程中尤为需要对患者开展精准健康管理。目前，将精准医学模式成功应用于临床在技术方面还面临着诸多挑战，不仅需要基因组学、生物信息学和医学信息学的技术支持，还需要临床医生、遗传学家、生物 / 医学信息学专家的共同努力。未来，研究还需继续关注与 2 型糖尿病诊断、分级、分期以及预后相关的生物标志物，在充分完成信息采集的基础上，不断完善精准评估和精准干预工作，才能有效防控糖尿病的发生和发展。

思 考 题

　　1. 组学技术可以为 2 型糖尿病及其慢性并发症的早期预警提供哪些方面的分子标志物，其作用是什么？

　　2. 为什么要对 2 型糖尿病进行精准风险评估，主要评估内容包含什么？

　　3. 糖尿病病因分型和糖尿病"5 分型学说"理论的关系是什么？

　　4. 未来对糖尿病患者的精准运动干预可以从哪些方面进行探索？

（杨君婷　马雨佳）

参考文献

[1] Wang L，Gao P，Zhang M，et al. Prevalence and ethnic pattern of diabetes and prediabetes in China in 2013 [J]. JAMA，2017，317（24）：2515-2523.

[2] 中华医学会糖尿病学分会. 中国 2 型糖尿病防治指南（2017 年版）[J]. 中华糖尿病杂志,2018,10（1）：4-67.

[3] 郑启文，车前子，杨君婷，等. 2 型糖尿病精准健康管理的研究进展 [J]. 中国慢性病预防与控制，2020，28（02）：109-114.

[4] Huang T，Glass K，Zeleznik OA，et al. A network analysis of biomarkers for type 2 diabetes [J]. Diabetes，2019，68（2）：281-290.

[5] Hu C，Jia W. Diabetes in China：epidemiology and genetic risk factors and their clinical utility in personalized medication [J]. Diabetes，2018，67（1）：3-11.

[6] Sebastiani G，Nigi L，Grieco GE，et al. Circulating miRNAs and diabetes mellitus：a novel tool for disease prediction，diagnosis，and staging？[J]. J Endocrinol Invest，2017，40（6）：591-610.

[7] Kraniotou C，Karadima V，Bellos G，et al. Predictive biomarkers for type 2 of diabetes mellitus：Bridging the gap between systems research and personalized medicine [J]. J Proteomics，2018，188（2）：59-62.

[8] Gar C，Rottenkolber M，Prehn C，et al. Serum and plasma amino acids as markers of prediabetes，insulin resistance，and incident diabetes [J]. Crit Rev Clin Lab Sci，2018，55（1）：21-32.

[9] Klein MS，Shearer J. Metabolomics and type 2 diabetes：translating basic research into clinical application [J]. J Diabetes Res，2016，2016：PMID3898502.

[10] Komaroff AL. The microbiome and risk for obesity and diabetes [J]. JAMA，2017，317（4）：355-356.

[11] Sanna S，van Zuydam NR，Mahajan A，et al. Causal relationships among the gut microbiome，short-chain fatty acids and metabolic diseases [J]. Nat Genet，2019，51（4）：600-605.

[12] Saaristo T，Moilanen L，Korpi-Hyövälti E，et al. Lifestyle intervention for prevention of type 2 diabetes in primary health care [J]. Diabetes Care，2010，33（10）：2146-2151.

[13] 肖招娣，陈红专，杨玲，等. 中国糖尿病风险评分在社区糖尿病一、二级预防的应用 [J]. 中国医学创新，2016，13（12）：58-61.

[14] Khera AV，Chaffin M，Aragam KG，et al. Genome-wide polygenic scores for common diseases identify individuals with risk equivalent to monogenic mutations [J]. Nat Genet，2018，50（9）：1219-1224.

[15] Li Z，Keel S，Liu C，et al. An automated grading system for detection of vision-threatening referable diabetic retinopathy on the basis of color fundus photographs [J]. Diabetes Care，2018，41（12）：2509-2516.

[16] Ahlqvist E，Storm P，Käräjämäki A，et al. Novel subgroups of adult-onset diabetes and their association with outcomes：a data-driven cluster analysis of six variables [J]. Lancet Diabetes Endocrinol，2018，6（5）：361-369.

[17] Oram R A，Patel K，Hill A，et al. A type 1 diabetes genetic risk score can aid discrimination between type 1 and type 2 diabetes in young adults [J]. Diabetes Care，2015，39（3）：337-344.

[18] Dimas AS，Lagou V，Barker A，et al. Impact of type 2 diabetes susceptibility variants on quantitative glycemic traits reveals mechanistic heterogeneity. Diabetes. 2014，63（6）：2158-2171.

[19] Wang DD，Hu FB. Precision nutrition for prevention and management of type 2 diabetes. Lancet Diabetes Endo，2018，6（5）：416-426.

[20] Jones DP，Park Y，Ziegler T R. Nutritional metabolomics：progress in addressing complexity in diet and health [J]. Annu Rev Nutr，2012，32（1）：183-202.

[21] Vázquez-Fresno，Rosa LR，Urpi-Sarda M，et al. Metabolomic pattern analysis after mediterranean diet intervention in non-diabetic population：a 1- and 3-year follow-up in the PREDIMED study [J]. J Proteome Res，2014，14（1）：531-540.

[22] Andersen MBS，Rinnan，Manach C，et al. Untargeted metabolomics as a screening tool for estimating compliance to a dietary pattern [J]. J Proteome Res，2014，13（3）：1405-1418.

[23] Huang T，Ley S H，Zheng Y，et al. Genetic susceptibility to diabetes and long-term improvement of insulin resistance and β cell function during weight loss：the Preventing Overweight Using Novel Dietary Strategies （POUNDS LOST）trial [J]. Am J Clin Nutr，2016，104（1）：198-204.

[24] Wang T，Tao H，Yan Z，et al. Genetic variation of fasting glucose and changes in glycemia in response to 2-year weight-loss diet intervention：the POUNDS Lost trial [J]. Int J Obes，2016，40（7）：1164-1169.

[25] Pedersen HK，Gudmundsdottir V，Nielsen HB，et al. Human gut microbes impact host serum metabolome and insulin sensitivity [J]. Nature，2016，535（7612）：376-381.

[26] Zhao L，Zhang F，Ding X，et al. Gut bacteria selectively promoted by dietary fibers alleviate type 2 diabetes [J]. Science，2018，359（6380）：1151-1156.

[27] Dao MC，Everard A，Aron-Wisnewsky J，et al. Akkermansia muciniphila and improved metabolic health during a dietary intervention in obesity：relationship with gut microbiome richness and ecology [J]. Gut，2016，65（3）：426-436.

[28] Zeevi D，Korem T，Zmora N，et al. Personalized nutrition by prediction of glycemic responses [J]. Cell，2015，163（5）：1079-1094.

[29] Price N D，Magis A T，Earls J C，et al. A wellness study of 108 individuals using personal，dense，dynamic data clouds [J]. Nat Biotechnol，2017，35（8）：747-756.

[30] Teran-Garcia M，Santoro N，Rankinen T，et al. Hepatic Lipase Gene Variant － 514C is associated with lipoprotein and insulin sensitivity response to regular exercise：the HERITAGE family study [J]. Diabetes，2005，54（7）：2251-2255.

[31] Curti MLR，Rogero MM，Baltar，et al. FTO T/A and peroxisome proliferator-activated receptor-γ Pro12Ala

polymorphisms but not ApoA1-75 are associated with better response to lifestyle intervention in brazilians at High Cardiometabolic Risk [J]. Metab Syndr Relat，2013，11（3）：169-176.

[32] Böhm A，Weigert C，Staiger H，et al. Exercise and diabetes：relevance and causes for response variability [J]. Endocrine，2016，51（3）：390-401.

[33] 张留伟，代晓彤，任弘，等. 运动干预在糖尿病精准健康管理中的应用展望 [J]. 中国慢性病预防与控制，2020，28（02）：106-109.

[34] Maruthur NM，Gribble MO，Bennett WL，et al. The pharmacogenetics of type 2 diabetes：a systematic review [J]. Diabetes Care，2014，37（3）：876-886.

[35] Zhou K，Yee SW，Seiser EL，et al. Variation in the glucose transporter gene SLC2A2 is associated with glycemic response to metformin [J]. Nature Genetics，2016，48（9）：1055-1059.

[36] Dujic T，Zhou K，Donnelly LA，et al. Association of organic cation transporter 1 with intolerance to metformin in type 2 diabetes：a GoDARTS study [J]. Diabetes，2015，64（5）：1786-1793.

[37] Kahn SE，Haffner SM，Heise MA，et al. Glycemic durability of rosiglitazone，metformin，or glyburide monotherapy [J]. N Engl J Med，2006，355（23）：2427-2443.

[38] 陈淼. 中国 2 型糖尿病患者口服降糖药的药物基因组学研究 [D]. 上海：上海交通大学，2016.

[39] Pearson ER，Liddell WG，Shepherd M，et al. Sensitivity to sulphonylureas in patients with hepatocyte nuclear factor gene mutations：evidence for pharmacogenetics in diabetes [J]. Diabet Med，2000，17（7）：543-545.

第十七章 脑卒中的精准健康管理

第一节 概 述

一、脑卒中的定义

脑卒中（stroke），又称卒中或脑血管意外，是最常见的一种脑血管疾病（cerebrovascular disease），是心血管疾病（cardiovascular diseases，CVD）的重要组成部分。1970 年，世界卫生组织（World Health Organization，WHO）将脑卒中定义为"除血管原因外无其他原因引起的，突发反映局部或全脑功能障碍的临床症状，并持续超过 24 小时或死亡"。1997 年世界卫生组织"多国心血管病趋势和决定因素研究"（Monitoring Trends and Determinants in Cardiovascular Disease Ongoing Trial，MONICA）更新脑卒中的定义为急性发作的血管源性局灶或半球的脑功能障碍，持续 24 小时以上或引起死亡的临床症候群，包括缺血性脑卒中（脑栓塞、脑血栓形成）和出血性脑卒中（蛛网膜下腔出血、脑出血），不包括短暂性脑缺血发作（transient ischaemic attack，TIA）、无临床症状或体征的轻微脑损伤，以及与创伤、血液病和恶性肿瘤有关的脑血管事件。

缺血性脑卒中（ischemic stroke，IS），又称脑梗死（cerebral infarction），包括脑栓塞和脑血栓形成，主要是由于供应脑部血液的动脉出现粥样硬化和血栓，使管腔狭窄甚至闭塞，局部脑组织因血液循环障碍，缺血、缺氧而发生坏死。出血性脑卒中（hemorrhagic stroke），又称脑出血（intracerebral hemorrhage，ICH）是指非外伤性脑实质内血管破裂引起的出血，最常见的病因是高血压，其次是凝血功能障碍、颅内血管畸形、饮食（如大量饮酒），常因用力、情绪激动等因素诱发，故大多在活动中突然发病。脑卒中的构成主要以缺血性脑卒中为主。在世界范围内，缺血性脑卒中占脑卒中的 55% ~ 80%。不同国家缺血性脑卒中所占比例存在差异。在美国，缺血性脑卒中占脑卒中的 87%；在我国，缺血性脑卒中占 56.6% ~ 80.0%。

二、脑卒中的流行病学特征

全球疾病负担研究数据显示，2016 年心脑血管疾病造成全球 1 760 余万人死亡，是全球首位死亡病因，其中脑血管病造成 550 余万人死亡。全球人群脑卒中终身风险从 1990 年的 22.8% 上升至 2016 年的 24.9%，相对增加了 8.9%。在我国脑卒中是成年人群致死、致残的首位病因，具有发病率高、死亡率高和致残率高的特点。

我国的脑卒中流行情况不容乐观。在过去的 10 年里，我国脑卒中发病率呈不断上升的趋势。中国国家卒中筛查数据显示，我国 40 ~ 74 岁人群中，首次脑卒中发病率由 2002 年的

189/10 万升至 2013 年的 379/10 万，平均每年增长 8.3%。2013 年，中国疾病预防控制中心一项覆盖 31 个省（自治区、直辖市）、155 个城乡、48 万余名 20 岁以上成年人的大型入户调查研究显示，我国居民脑卒中发病率为 345.1/10 万，年龄标准化发病率为 246.8/10 万。脑卒中患病率也呈现相同趋势，2012—2016 年我国脑卒中人口标准化患病率持续增长，2016 年我国 40 岁及以上人群的脑卒中标准化患病率为 2.19%：其中男性为 2.41%，女性为 1.96%。中国国家卒中登记平台的数据显示，我国急性缺血性脑卒中患者的 1 年复发率为 13.2%。《中国卫生和计划生育统计年鉴》中流行病学调查显示，2009—2015 年，脑血管病死率无明显变化，农村的脑血管病死亡率始终高于城市。2015 年，我国城市居民脑血管病死亡率为 141.54/10 万，农村脑血管病死亡率为 169.27/10 万。按照第 6 次人口普查结果进行估算，2015 年我国约有 207 万人死于脑血管病。

急性缺血性脑卒中（急性脑梗死）是最常见的脑卒中类型，急性期的时间划分尚不统一，一般指发病后 2 周内，轻型为 1 周内，重型为 1 个月内。中国疾病预防控制中心数据结果显示，我国 1993—2013 年缺血性脑卒中人口标准化死亡率从 51.58/10 万升至 62.87/10 万，升高了 28.8%。急性缺血性脑卒中的住院患者在发病后 1 个月内病死率为 2.3% ~ 3.2%，3 个月病死率为 9% ~ 9.6%，3 个月致死 / 残疾率为 34.5% ~ 37.1%，1 年病死率为 14.4% ~ 15.4%，1 年致死 / 残疾率为 33.4% ~ 33.8%。与缺血性脑卒中相反，我国脑出血死亡率逐渐降低，1993—2013 年标准化死亡率从 148.08/10 万降至 94.42/10 万，降低了 37.7%。

我国脑卒中流行病学特征主要体现在以下几方面：

1. 脑卒中终生风险偏高　根据 2016 年全球疾病负担研究数据的分析结果，中国人群总体和男性的终身脑卒中风险分别高达 39.3% 和 41.1%，在同项比较中均居于全球首位。

2. 脑卒中发病与患病年龄的年轻化趋势明显　中国国家卒中登记研究显示，2007—2008 年和 2012—2013 年我国急性缺血性脑卒中患者中位患病年龄分别为 67 岁和 65 岁。

3. 疾病的地域、城乡和性别分布差异显著　我国脑卒中的患病率、发病率、死亡率呈"北高南低，中部突出"的特征，第 1 次至第 5 次国家卫生服务调查结果及《中国卫生和计划生育统计年鉴》显示，农村人口的脑卒中患病率、死亡率增长速度高于城市，男性人群脑卒中标准化患病率始终高于女性。

4. 危险因素控制率偏低　项目筛查数据显示，脑卒中患者高血压、糖尿病的治疗率较高，低密度脂蛋白（LDL）升高、心房颤动、颈动脉重度狭窄的治疗率偏低，高血压、糖尿病控制率不足 40%。项目随访数据显示危险因素控制有明显改善。

5. 缺血性脑卒中死亡率上升，脑出血死亡率逐渐降低。

三、脑卒中的精准健康管理

针对脑卒中的传统健康管理所提出的干预方案往往流于同质化，缺乏针对性，缺乏说服力，看不到明显的效果，导致依从性差，难以坚持与推广。近年来，一方面，基因组学、转录组学、表观组学、蛋白质组学、代谢组学和宏基因组学等组学技术与方法在疾病，特别是在肿瘤、心脑血管等慢性病的分型、诊断、治疗、预后等方面的研究与应用不断深入，催生了精准医学；另一方面，互联网信息技术的产生与发展，医学大数据、云计算、人工智能、可穿戴医疗设备的兴起，为医学大数据的挖掘与应用提供了良好的技术条件与环境。此外，大众对高品质健康的需求日益增加，对传统健康管理提出了新的挑战。在此背景下，精准健康管理理念应运而生。

精准健康管理是以医学大数据和生物医学大数据为对象，采用机器学习、生物信息挖掘进行人群的精准健康风险建模、评估和预测，并通过人工智能技术，为个人全生命周期提供精准的健康服务，即在特定的时间将特定的干预措施给予特定的人，是一门促进和维护健康的精准管理学科。精准健康管理在脑卒中患者全程管理、改善脑卒中防治水平方面发挥着重要作用，包括参与一级预防，对于有脑卒中危险因素、尚未发生脑卒中的人群采取控制措施，干预可控危险因素，预防脑卒中发生；参与二级预防，对于已发生脑卒中的患者进行干预，预防脑卒中复发；参与三级预防，指导患者积极康复及防止残疾向残障转变。

第二节　脑卒中精准健康管理的信息采集

一、外暴露

既往已有大量研究归纳出了脑卒中的外暴露危险因素，可分为可预防性危险因素和不可预防性危险因素。可预防性危险因素包括肥胖、高血压、糖尿病、高血脂、颈动脉斑块、周围动脉疾病、房颤、冠状动脉疾病、心衰、镰刀型红细胞贫血、高同型半胱氨酸血症、睡眠呼吸暂停低通气综合征，以及生活方式（如吸烟、酗酒）、饮食（摄入过多饱和脂肪酸、反式脂肪酸、胆固醇、盐、热量）、缺乏体育锻炼。不可预防性危险因素包括年龄、性别等。

二、内暴露

近年来随着组学的发展，对卒中的内暴露危险因素研究日益深入，基因组学、代谢组学、药物基因组学等方面都获得了丰富的研究成果。

（一）基因组学研究

1. 单基因遗传病　单基因遗传病引起的缺血性脑卒中在脑卒中占非常小的比例，可能小于1%（年轻脑卒中患者中比例较大）。如以缺血性脑卒中为主要临床表现的单基因病伴皮质下梗死和白质脑病的常染色体显性遗传性脑动脉病（cerebral autosomal dominant arteriopathy with subcortical infarcts and leukoencephalopathy，CADASIL），又称显性遗传性多发性脑梗死性痴呆，是一种影响皮肤和脑部的小血管的疾病，但其临床表现仅限于中枢神经系统。CADASIL 与 *NOTCH3* 基因突变相关，其中大部分是错义突变，使 NOTCH3 受体细胞外结构域中的半胱氨酸残基的数目发生了改变。

近年来根据遗传信息定义的缺血性小血管疾病类型不断增多，这些疾病表现为缺血性脑卒中（小血管卒中）、认知能力下降和其他症状。小血管卒中（又称小动脉卒中、小动脉缺血性卒中和腔隙性卒中）是指根据诊断评估可能由小血管疾病引起的急性缺血性脑卒中。最新发现 *COL4A1*（编码 Ⅳ 型胶原蛋白 A1 的基因）3′ 未转译区内的杂合子突变，引起脑桥常染色体显性微血管病伴白质脑病（pontine autosomal dominant microangiopathy with leukoencephalopathy，PADMAL）。这是一种严重的小血管疾病，通常表现为早期缺血性脑卒中。*COL4A1* 或 *COL4A2* 的三螺旋结构域中的杂合子突变（特别是甘氨酸置换突变）可导致一种有出血性脑卒中以及其他神经系统和非神经系统症状的综合征。

测序研究发现常染色体显性遗传的家族性小血病患者有 *HTRA1*（编码 HtrA1 丝氨酸蛋白酶）的杂合子突变。这种疾病通常表现为中晚期（年龄 > 45 岁）脑卒中和认知功能下降，近年来这种病例越来越多。而 *HTRA1* 的纯合子和复合杂合子突变导致的伴皮质下梗死和白质脑病的常染色体隐性遗传性脑动脉病（cerebral autosomal recessive arteriopathy with subcortical infarcts and leukoencephalopathy，CARASIL）则比较罕见。这种疾病又被称为隐性遗传性多发性脑梗死性痴呆，与杂合子突变携带者的综合征相比，CARASIL 发病年龄更年轻（10 ~ 30 岁），且有非神经系统症状，如脱发和颈椎病。

另有一些罕见单基因遗传病可能导致家族性疾病，脑卒中是其主要或唯一的临床表现。如编码 Ⅲ 型胶原蛋白的 α-1 链（collagen type Ⅲ alpha 1 chain，*COL3A1*）的基因发生突变导致的 Ⅳ 型埃勒斯 - 当洛斯综合征、马方综合征和 α- 平滑肌肌动蛋白 2（α-smooth muscle actin 2，*ACTA2*）相关的血管病变等。

2. 复杂脑卒中的遗传学进展 绝大部分脑卒中是由多个易感基因和环境因素共同引发的复杂疾病。与冠心病相比，目前定位的脑卒中易感基因相对较少，这主要是因为脑卒中的疾病类型和发病机制相对复杂。过去 10 年中，高通量基因分型技术的出现和大型国际联合研究使得脑卒中易感基因的发现取得了较大的进展，脑卒中最强有力的遗传关联是 GWAS 确定的。

GWAS 研究较多的缺血性脑卒中基因包括 *PITX2*、9p21 区域、*HDAC9* 等。2008 年，Gretarsdottir 等对冰岛人群 GWAS 研究发现了 *PITX2* 基因与缺血性脑卒中的关联。2009 年，Karvanen 等发现 9p21.3 区域的 SNP rs1333049 与脑卒中相关，随后几项研究也证实了这一关联。*HDAC9* 基因位于染色体 7p21.1 上，2012 年国际卒中遗传学联盟（International Stroke Genetics Consortium，ISGC）和 Wellcome Trust Case Control Consortium 2（WTCCC2）在欧洲人群中进行的 GWAS 研究首次发现了 *HDAC9* 基因内含子区域的 rs11984041 与脑卒中的大动脉粥样硬化（LAA）亚型相关，此后 Traylor 等发现 rs2107595 与缺血性脑卒中及 LAA 亚型都存在关联。

出血性脑卒中的风险也与遗传变异有关。脑叶出血与 *APOE* 基因，尤其是 ε2 和 ε4 等位基因的变异有关。有研究表明 *COL4A1* 区域的变异与单基因相关的脑出血有关，但同一区域的其他变异可能与散发性脑出血的风险增加有关。

2018 年，*Nature Genetic* 杂志发表了一项在超过 52 万人的队列进行的研究，研究纳入了 29 项大规模研究的数据，收集了世界各地不同种族人群的 DNA 样品。通过 GWAS 鉴定出了 32 个和脑卒中发病机制密切相关的基因，其中 10 个在国际研究中曾经被报道过，而其余 22 个是既往未经报道的脑卒中相关的基因区域，涉及血压调节、心脏代谢和静脉血栓等通路。这项研究将已知的和脑卒中相关的基因区域数量增至 32 个，它们具备两个重要特点：第一个特点是与其他血管疾病的相关基因相互重叠，证实了这些基因区域与其他血管病变共享遗传变异；第二个特点是这些基因区域与抗栓药物代谢的基因相互关联。这说明药物基因组与疾病的发病机制相互关联。脑卒中危险位点常常出现在抗血栓治疗的药物基因位点，对治疗脑卒中的药物的发现至关重要。表 17-1 总结了该研究发现和验证的达到了全基因组关联显著水平的与脑卒中相关的遗传变异，图 17-1 为该研究总结的与脑卒中相互重叠的其他血管疾病的相关基因。

表17-1　截至2018年达到全基因组关联显著水平的与脑卒中相关的遗传变异

rsID	染色体	基因座	基因相对应定位	风险等位基因/参考等位基因	风险等位基因频率(%)	表型	分析	OR值	95% CI	P值	log10(BF)
新发现的相关的基因区域											
rs880315	1p36	CASZ1	内含子	C/T	40	AS	跨种族人群	1.05	1.04~1.07	3.62×10^{-10}	8.09
rs12037987	1p13	WNT2B	内含子	C/T	16	AS	跨种族人群	1.07	1.05~1.10	2.73×10^{-8}	6.33
rs146390073	1q43	RGS7	内含子	T/C	2	CES	欧洲裔人群	1.95	1.54~2.47	2.20×10^{-8}	—
rs12476527	2p23	KCNK3	5'-UTR	G/T	48	AS	跨种族人群	1.05	1.03~1.07	6.44×10^{-8}	6.47
rs7610618	3q25	TM4SF4-TM4Sn	基因间区	T/C	1	LAS	欧洲裔人群	2.33	1.74~3.12	1.44×10^{-8}	—
rs34311906	4q25	ANK2	基因间区	C/T	41	AIS	欧洲裔人群	1.07	1.04~1.09	1.07×10^{-8}	5.67
rs17612742	4q31	EDNRA	内含子	C/T	21	LAS	跨种族人群	1.19	1.13~1.26	1.46×10^{-11}	9.47
rs6825454	4q31	FGA	基因间区	C/T	31	AIS	跨种族人群	1.06	1.04~1.08	7.43×10^{-10}	7.53
rs11957829	5q23	LOC100505841	内含子	A/G	82	AIS	跨种族人群	1.07	1.05~1.10	7.51×10^{-9}	6.67
rs6891174	5q35	NKX2-5	基因间区	A/G	35	CES	跨种族人群	1.11	1.07~1.16	5.82×10^{-9}	6.96
rs16896398	6p21	SLC22A7-ZNF318	基因间区	T/A	34	AS	跨种族人群	1.05	1.03~1.07	1.30×10^{-8}	6.6
rs42039	7q21	CDK6	3'-UTR	C/T	77	AIS	跨种族人群	1.07	1.04~1.09	6.55×10^{-9}	6.84
rs7859727	9p21	chr9p21	ncRNA内含子	T/C	53	AS	跨种族人群	1.05	1.03~1.07	4.22×10^{-10}	8.01
rs10820405	9q31	LINC01492	ncRNA内含子	G/A	82	LAS	欧洲裔人群	1.2	1.12~1.28	4.51×10^{-8}	4.74
rs2295786	10q24	SH3PXD2A	基因间区	A/T	60	AS	跨种族人群	1.05	1.04~1.07	1.80×10^{-10}	8.34
rs7304841	12p12	PDE3A	内含子	A/C	59	AIS	跨种族人群	1.05	1.03~1.07	4.93×10^{-8}	5.87
rs35436	12q24	TBX3	基因间区	C/T	62	AS	跨种族人群	1.05	1.03~1.06	2.87×10^{-8}	6.29
rs9526212	13q14	LRCH1	内含子	G/A	76	AS	跨种族人群	1.06	1.04~1.08	5.03×10^{-10}	7.97
rs4932370	15q26	FURIN-FES	基因间区	A/G	33	AIS	跨种族人群	1.05	1.03~1.07	2.88×10^{-8}	6.05
rs11867415	17p13	PRPF8	内含子	G/A	18	AIS	跨种族人群	1.09	1.06~1.13	4.81×10^{-8}	6.06

续表

rsID	染色体	基因座	基因相对应定位	风险等位基因/参考等位基因	风险等位基因频率(%)	表型	分析	OR值	95% CI	P值	log10(BF)
rs2229383	19p13	*ILF3-SLC44A2*	外显子，同义序列	T/G	65	AIS	跨种族人群	1.05	1.03 ~ 1.07	4.72×10^{-8}	6.02
rs8103309	19p13	*SMARCA4-LDLR*	基因间区	T/C	65	AS	跨种族人群	1.05	1.03 ~ 1.07	3.40×10^{-8}	5.85
已发现的相关的基因区域											
rs12124533	1p13	*TSPAN2*	基因间区	T/C	24	LAS	跨种族人群	1.17	1.11 ~ 1.23	1.22×10^{-8}	6.6
rs1052053	1q22	*PMF1-SEMA4A*	外显子，非同义序列	G/A	40	AS	跨种族人群	1.06	1.05 ~ 1.08	2.70×10^{-14}	11.92
rs13143308	4q25	*PITX2*	基因间区	T/G	28	CES	跨种族人群	1.32	1.27 ~ 1.37	1.86×10^{-47}	45.1
rs4959130	6p25	*FOXF2*	基因间区	A/G	14	AS	跨种族人群	1.08	1.05 ~ 1.11	1.42×10^{-9}	7.52
rs2107595	7p21	*HDAC9-TWIST1*	基因间区	A/G	24	LAS	跨种族人群	1.21	1.15 ~ 1.26	3.65×10^{-15}	12.99
rs635634	9q34	*ABO*	基因间区	T/C	19	AIS	欧洲裔人群	1.08	1.05 ~ 1.11	9.18×10^{-9}	4.99
rs2005108	11q22	*MMP12*	基因间区	T/C	12	AIS	跨种族人群	1.08	1.05 ~ 1.11	3.33×10^{-8}	6.12
rs3184504	12q24	*SH2B3*	外显子，非同义序列	T/C	45	AIS	跨种族人群	1.08	1.06 ~ 1.10	2.17×10^{-14}	12.04
rs12932445	16q22	*ZFHX3*	内含子	C/T	21	CES	跨种族人群	1.2	1.15 ~ 1.25	6.86×10^{-18}	15.49
rs12445022	16q24	*ZCCHC14*	基因间区	A/G	31	AS	跨种族人群	1.06	1.04 ~ 1.08	1.05×10^{-10}	8.57

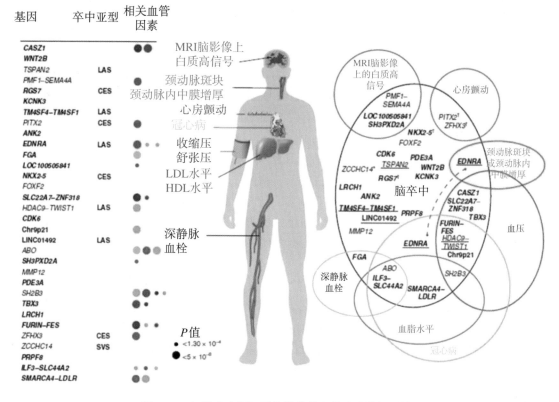

图 17-1　与脑卒中相互重叠的其他血管疾病的相关基因

3．转录组学研究　随着分子生物技术的快速发展，人们发现长链非编码RNA（long noncoding RNA，lncRNA）和mRNA的表达异常在脑卒中中起到了重要的作用。近年来研究发现，mRNA在脑卒中疾病发生起着关键的角色。最新研究发现分化群46（CD46）是心源性脑卒中的潜在生物标志物，这一结果通过荧光酶的报告分析进一步证实。随后更多研究发现Toll样受体3和干扰素βmRNA表达在缺血性脑卒中患者的外周血中增加。

LncRNA指的是长度超过200 nt的RNA。研究显示，超过一半的lncRNAs在大脑中表达，其中许多参与了中枢神经系统的调节。lncRNA H19通过驱动组蛋白脱乙酰酶，促进缺血性脑卒中的神经炎症。这表明未来可能找到基于H19的诊断和治疗缺血性脑卒中的方法。MEG3通过激活p53介导缺血性脑卒中导致的神经元死亡，MEG3作为缺血细胞死亡启动子在生理和功能上与p53交互调解缺血性损伤。另有研究表明，通过调节特定的lncRNA，可以改变脑卒中后缺血性神经元的死亡和（或）再生。这些分子机制的研究对进一步防止脑卒中后脑损伤很有意义，提供了潜在的治疗靶点。

（二）代谢组学研究

目前代谢组学研究领域发现脑卒中的代谢障碍涉及氨基酸代谢、能量代谢、叶酸代谢和脂类代谢等。

1．氨基酸代谢　缺血性脑损伤可导致多种氨基酸代谢异常，因此氨基酸可作为缺血性脑卒中的生物标志物。脑缺血导致谷氨酸摄取受损或过量释放，谷氨酸的细胞外浓度急剧升高，最终谷氨酸的兴奋毒性可诱导神经元死亡和脑损伤。Wang等发现急性缺血性脑卒中患者血清谷氨酸水平升高。而张天舒等发现大鼠脑缺血再灌注后 3 小时缺血半脑脑组织皮质和纹状体中谷氨酸含量下降，皮质和海马中谷氨酰胺含量上升，这说明缺血引起了神经细胞的代谢紊乱，谷氨酸 - 谷氨酰胺代谢失衡。

Kimberly 等同时进行了大鼠模型实验和人类脑卒中的研究，发现脑卒中的大鼠血浆和脑脊液，以及人类血浆中支链氨基酸（缬氨酸、亮氨酸和异亮氨酸）水平下降。在脑卒中患者中，支链氨基酸水平下降与不良神经结局有关。而 Luo 等发现缺血性脑卒中小鼠脑组织中的亮氨酸和异亮氨酸增加，这种差异可能是由于脑组织与血浆、脑脊液的代谢不同。

N- 乙酰天冬氨酸是神经元标志物，在大鼠脑卒中模型中缺血半脑脑皮质和海马的 N- 乙酰天冬氨酸含量下降，说明缺血导致了这些区域脑组织神经元的损伤，同样在缺血性脑卒中小鼠脑组织中其含量也显著下降。涂佳玉等发现与对照组大鼠相比，脑卒中模型组大鼠血浆中的牛磺酸、羟脯氨酸的含量明显升高，而色氨酸显著下降，色氨酸的含量降低可能是因为脑缺血状态下神经递质受到影响所致。Lee 等发现赖氨酸降解代谢物可帮助识别脑卒中高风险的患者。

2. 能量代谢 乳酸、丙酮酸、柠檬酸盐是能量代谢的产物。Jung 等发现脑梗患者血液中乳酸和丙酮酸升高，尿液中柠檬酸盐降低。这与脑梗后组织氧含量下降，血清葡萄糖进行无氧糖酵解有关。Liu 等同样观察到小鼠模型血浆中的乳酸和丙酮酸含量升高。而有研究发现大鼠模型血浆中的丙酮酸含量升高，乳酸含量下降，乳酸的变化与 Jung 等的结果相反。乳酸含量降低，很有可能是血液循环中的乳酸被转运至大脑局部所致。张天舒等同样发现了能量不足的现象，表现为腺苷 - 磷酸水平下降，尿嘧啶含量升高，无氧糖酵解水平上调（乳酸含量显著升高），刘玉敏等也发现了相似的现象。

3. 叶酸循环代谢 Jiang 等对 67 例脑梗患者和 62 例健康对照的代谢组学研究发现有 12 种代谢物可以作为脑梗患者潜在的生物标志物。其中，叶酸（FA）、四氢叶酸（THF）、半胱氨酸（Cys）、S- 腺苷基高半胱氨酸（SAH）和氧化型谷胱甘肽（GSSG）参与叶酸循环并联合激活"一碳循环"。这些物质在稳定 DNA 和蛋白质、合成其他分子、对抗活性氧代谢物的毒性中发挥重要作用。FA 在同型半胱氨酸转化为蛋氨酸的再甲基化过程中作为甲基化供体发挥着重要作用。Cys 作为一种神经毒性氨基酸，在脑卒中患者血浆中的水平显著增加。SAH 是 S- 腺苷甲硫氨酸依赖性甲基化反应的强抑制剂。GSSG 是氧化应激的生物标志物，脑梗患者 GSSG 的水平升高表明活性氧类产生不平衡，与缺血性脑卒中的病理生理机制有关。

4. 脂类代谢 Jové 等对短暂性脑缺血发作患者之后发生脑卒中复发的风险进行了研究，发现溶血卵磷脂（LysoPC）的浓度降低与脑卒中复发显著相关，特别是早期复发患者（复发时间小于 3 个月），研究指出早期复发患者与非复发或晚期复发患者的代谢特征不同，这可能是由于机体之后进行的自我修复造成的。研究发现血浆中极低密度脂蛋白、中期低密度脂蛋白和低密度脂蛋白分子与缺血性脑卒中呈正相关。脑梗死患者脂肪酸代谢（羟基亚油酸和羟基二十碳四烯酸）与对照有显著不同。羟基亚油酸是氧化应激状态的生物标志物，被认为与动脉粥样硬化的发病机制有关。羟基二十碳四烯酸通过花生四烯酸的 ω- 羟基化合成，在脑动脉和肠系膜动脉中发挥着血管收缩剂的功能。大鼠脑缺血再灌注后 3 小时，细胞膜磷脂大量水解，同时由于脑组织中的 ATP 下降，胆碱合成卵磷脂的效率降低，导致模型大鼠缺血半脑各组织中胆碱含量大幅度上升、甘油磷酰胆碱和磷酰胆碱含量下降。

5. 其他代谢 内源性大麻素（eCBs），如大麻素（AEA）和 2- 花生四烯酰甘油（2-AG）是"按需"合成的脂质介质，功能为抑制神经递质（谷氨酸和 γ- 氨基丁酸）的释放并调节神经炎症。Naccarato 等发现脑卒中患者入院时大麻素的水平显著升高，且其含量越高，神经损害越严重，脑卒中的面积就越大；但仍需进一步的研究来解决脑卒中患者内生大麻素系统调节的潜在问题。Wang 等发现尿酸、鞘氨醇和肾上腺素乙醇胺是缺血性脑卒中的潜在生物标志物。脑梗死患者类固醇代谢（醛固酮和去氧皮质酮）也发生改变。患者血浆中的二氢神经鞘氨醇、植物鞘氨醇等物质含量升高，焦谷氨酸和 2- 酮丁酸等物质含量降低。

（三）药物基因组学研究

目前临床上常规使用的抗血小板药、抗凝药、降脂药、降血压药等普遍存在药物反应的个体差异。随着药物基因组学研究的深入，开展与药物疗效相关的基因多态性检测，可以为临床选择合适的药物种类及药物剂量提供遗传学证据，能极大地提高脑卒中药物使用的安全有效性。

1. 抗血小板药物 不同个体对于抗血小板药物治疗反应存在差异性，这一现象称为血小板反应多样性（VPR）。对抗血小板药物反应低下又称为抗血小板药物抵抗。近年多以个体对抗血小板治疗反应降低或抗血小板治疗后血小板高反应性（high on-treatment platelet reactivity，HTPR）取代"抵抗"一词。药物的 HTPR 的发生机制复杂，影响因素包括基因，如 *CYP* 基因多态性、*P2Y12* 基因多态性、*GPIIIa* 基因多态性等；临床因素，如药物依从性差、剂量不足、吸收不佳，存在合并症，药物互相作用等；细胞因素，如血小板更新加速，*CYP3A* 代谢活性降低，二磷酸腺苷（adenosine diphosphate，ADP）暴露增加，P2Y12、P2Y11 旁路上调，血小板内环氧合酶 -1（COX-1）抑制不充分等。

阿司匹林通过使 COX-1 第 530 位丝氨酸残基乙酰化，抑制花生四烯酸的代谢，最终导致血小板活化剂血栓素 A2 的减少。研究者对编码基因 *COX-1* 变异进行了大量的遗传学研究，以期找到导致阿司匹林不敏感的遗传变异。例如，*C50T*（rs3842787）*COX-1* 突变导致靠近信号肽裂解区的单个氨基酸变化（Pro17 → Leu）。这种变异在欧洲人群中很常见，但在中国人中并不常见。*C50T* 变异的人在不服用阿司匹林的情况下，尿中 11- 脱氢四氟醚 b2（血栓素 A2 的代谢产物）的水平往往更高。然而，不管 *COX-1* 是否有变异，人群对阿司匹林的反应似乎是相同的。但另一项对 5 个 *COX-1* SNP 的研究发现 *COX-1* 单体型显著影响阿司匹林的反应性。

氯吡格雷需要通过细胞色素 P450（CYP）酶转化为活性代谢物才能发挥抗血小板作用。编码 CYP 酶的基因具有多态性。携带至少 1 个 *CYP2C19* 功能缺失型等位基因的人（约占总人口的 30%）与不携带者相比，血浆中氯吡格雷活性代谢物减少了约 1/3。在 TRITON-TIMI-38 中，接受氯吡格雷治疗的研究对象如果携带 *CYP2C19* 功能缺失型等位基因，脑卒中、心肌梗死或心血管死亡的复合结局风险相对增加 53%，支架内血栓风险增加 3 倍。氯吡格雷的吸收过程主要在小肠内完成，氯吡格雷经小肠上皮细胞吸收后，一部分药物会经多药耐药蛋白（MDR1）再转运回小肠内，造成氯吡格雷吸收减少，从而最终减少氯吡格雷的有效生物转化。而 MDR1 是由三磷腺苷结合盒转运体超家族 B1（ATP binding cassette transporter B1，*ABCB1*）基因编码的，也就是说 *ABCB1* 的基因多态性可能对氯吡格雷最终转化的活性成分产生影响，目前关注较多的是 *C3435T*（rs1045642）单核苷酸多态性。在法国的一项全国性研究中，*ABCB1* 基因型为 TT（突变型纯合子）的患者 1 年心血管事件发生率高于基因型为 CC（野生型）的患者（15.5% vs. 10.7%）。来自 PLATO 研究的数据显示，*ABCB1* 3435 CC 基因型患者比 TC/TT 基因型患者有着更高的缺血性血管事件发生率。

2013 年首都医科大学附属北京天坛医院的王拥军教授的团队成功开展了 CHANCE 研究。其对 5 170 例患者的分析显示，在 TIA 或小卒中后早期、短程、应用阿司匹林及氯吡格雷联合治疗在降低脑卒中复发风险方面优于阿司匹林单独治疗，且并不伴有严重出血性并发症风险的显著增加。进一步对 CHANCE 研究开展的基因研究亚组分析，探讨了在白种人中可影响氯吡格雷治疗患者心血管预后的 *CYP2C19* 基因多态性对中国脑血管病患者预后的影响。结果发现，中国脑卒中患者中 58.8% 的患者 *CYP2C19* 基因变异，该基因的突变可使氯吡格雷的疗效降低 20%，但并不影响出血性并发症风险。王教授团队开展的另一项研究探讨了血糖控制对氯吡格雷治疗 TIA 或小卒中的疗效，结果发现，与单纯阿司匹林治疗相比，氯吡格雷与阿司匹林双抗治疗降低脑卒中复发的优势仅见于不携带 *CYP2C19* 功能缺失型等位基因的糖化白蛋白正常的患者。

2. 抗凝药物   华法林可降低非瓣膜性心房颤动患者脑卒中和其他主要缺血性血管事件的风险。华法林是一种外消旋混合物，由两种具有光学活性的同分异构体 R 型和 S 型等比例构成，其中 S 型更为活跃。两种异构体通过不同的机制进行代谢，S- 华法林主要由细胞色素 P450 2C9（*CYP2C9*）代谢，R- 华法林主要由 *CYP3A4* 代谢。华法林作用于维生素 K 环氧化物还原酶复合物 1（VKORC1），通过影响 VKORC1 的活性阻止凝血因子 II、凝血因子 VII、凝血因子 IX 和凝血因子 X 以及蛋白质 C 和蛋白质 S 的维生素 K 依赖性因子的 y- 羧基化，从而产生有效的抗凝作用。

CYP2C9*1 等位基因在迄今发现的 30 个不同等位基因中出现频率最高，被认为是野生型等位基因。尽管不同种族人群基因出现的频率不同，但最常见的功能缺失型等位基因是 *CYP2C9**2（*C430T*，rs1799853）和 *CYP2C9**3（*A1075C*，rs1057910）等位基因，它们编码的酶活性分别为野生型酶活性的 70% 和 20%。目前多项研究表明，具有 *CYP2C9**2 和 *CYP2C9**3 等位基因的患者对华法林的敏感性更高，应使用较低的治疗剂量以达到标准范围的国际标准化比值（international normalized ratio，INR）。Higashi 等对 185 名以白种人为主的研究对象进行了回顾性研究。发现与 *CYP2C9**1/*CYP2C9**1 基因型相比，具有 1 个或 2 个 *CYP2C9**2 或 *CYP2C9**3 基因型的患者每日所需华法林剂量显著较低。Gage 等研究了 369 例服用华法林维持剂量的患者中 *CYP2C9* 变异体的作用，发现 *CYP2C9**2 或 *CYP2C9**3 突变与较低的华法林维持剂量显著相关；每增加一个 *CYP2C9**2 等位基因，维持剂量降低 19%；每增加一个 *CYP2C9**3 等位基因，维持剂量降低 30%。华法林剂量变异性的 13% 可以由 *CYP2C9* 多态性来解释。

一些研究表明，*CYP2C9* 功能缺失型等位基因携带者存在过度抗凝和出血风险增加。Higashi 发现，携带 *CYP2C9**2 或 *CYP2C9**3 等位基因的患者出血发生率为 10.92/100 人年，显著高于 *CYP2C9**1/*CYP2C9**1 纯合子患者的 4.89/100 人年。

VKORC1 G-1639A（rs9923231）突变位于启动子区，导致转录减少，*VKORC1* mRNA 水平降低。另一个 *VKORC1* 变异体 C1173T（rs9934438）与 G-1639A 完全连锁不平衡。*VKORC1* 表达降低与华法林敏感性增加有关，因此携带 *VKORC1* G-1639A 突变的杂合子（G/A）和纯合子（A/A）患者与野生型 *VKORC1* 基因型（G/G）的患者相比，应使用较低剂量的华法林。Rieder 等研究证明 *VKORC1* 变异体对华法林剂量有影响。他们发现与野生型 *VKORC1* 等位基因纯合子的患者相比，5 种高度相关的突变中的一种可预测华法林个体用药差异的 25%。该研究中 *VKORC1* 突变对华法林剂量的影响比 *CYP2C9* 突变更大，能解释华法林剂量变异性的 10%。根据 Rieder 等的研究，估计 *VKORC1* G-1639A 突变可解释华法林剂

量变异性的 24%。*VKORC1*-1639A 等位基因的出现频率在白种人中约为 40%，在非裔美国人中约为 20%，在亚洲人中约为 85%。*VKORC1*-1639A 等位基因已被证明与出血事件的增加和过度抗凝有关。在比较根据基因型个性化剂量与标准剂量华法林的随机试验中，Jorgensen 等发现同时有 *CYP2C9* 和 *VKORC1* 突变的患者与其他患者相比，INR 升高（INR > 4）的风险显著增加。

维生素 K 被维生素 K 环氧化物还原酶复合物还原后，维生素 K 的还原形式可用于凝血因子的合成，或由 *CYP4F2* 基因编码的 CYP4F2 酶转化为羟基维生素 K_1。*CYP4F2* 基因中的 rs2108622 突变是一个 C → T 核苷酸替代，它引入了一个 *V433M* 的错义突变，导致 *CYP4F2* 酶功能下降。与 CC 纯合子相比，*CYP4F2* 功能缺失型 T 等位基因突变的患者，每增加一个等位基因突变，需要增加 4% ~ 12% 的华法林，可解释 1.1% ~ 7% 华法林个体用药差异。在白种人和亚洲人中，rs2108622 T 等位基因的出现频率约为 25%，在非洲裔美国人中观察到的出现频率较低（7%）。此外，根据 rs2108622、*CYP2C9* 和 *VKORC1* 突变的个性化用药提高了华法林总剂量的可预测性。

3. 他汀类药物　使用他汀类药物降低 LDL 可降低脑卒中风险。肌病是他汀类药物治疗的罕见、严重的并发症。随着剂量的增加以及他汀类药物与某些其他药物一起服用，肌病发生风险升高。一项对 85 名患有明确或初期肌病的患者和 90 名对照者进行的 GWAS 研究让所有研究对象每天服用 80 mg 辛伐他汀。全基因组扫描发现肌病与 12 号染色体上 *SLCO1B1* 内的 rs4363657 的 SNP 密切相关（$P = 4 \times 10^{-9}$）。非编码区 SNP rs4363657 与 rs4149056 几乎完全连锁不平衡，rs4149056 是一种与他汀类药物代谢相关的非同义 SNP。研究人群中 rs4149056 C 等位基因的发生率为 15%。每增加一个 C 等位基因拷贝，患肌病的概率增加 4.5 倍。与 TT 基因型相比，CC 基因型的研究对象患肌病的风险增加了近 17 倍。

SLCO1B1 突变导致的他汀类药物的不良反应可能是由药物动力学介导的。*SLCO1B1* 基因编码有机阴离子转运多肽 1B1（OATP1B1），一种位于人肝血窦细胞膜的摄入型转运蛋白。研究表明，在健康志愿者中 *SLCO1B1* 基因的变异可使辛伐他汀的血浆浓度增加 2 倍。

4. 降血压药物　一些抗高血压的 RCT 研究，如 INVEST 和 ALLHAT，在研究中加入了候选基因的基因分型。INVEST 的亚组分析中研究了内收蛋白 α 亚单位（*ADD1*）Gly460Trp 的多态性，纳入 55 岁以上患有高血压和冠状动脉疾病的患者，根据多药治疗高血压策略随即服用维拉帕米缓释片（SR）或阿替洛尔。24 名患者根据是否需要控制血压接受了含或不含有氢氯噻嗪的群多普利治疗。*ADD1* 变异的黑人的主要结局事件风险增加了 2.6 倍，死亡风险增加了 8 倍。与预期相反，利尿反应不受基因突变的影响。这与 GenHAT 的研究结果一致。纳入 3.8 万名高血压患者的 ALLHAT（GenHAT 为其子研究）研究了 *NPPA* 基因（编码心房钠尿肽的前体）。研究对象随机接受了氯沙利酮、氨氯地平、赖诺普利或多沙唑嗪治疗。次要等位基因 C 携带者服用利尿剂对心血管疾病结局更有利，而 TT 等位基因携带者接受钙离子通道阻断药治疗对心血管疾病结局更为有利。脑卒中发生率为 9.6 ~ 15.4/1 000 人年。GenHAT 的研究结果还表明，具有血纤蛋白原 β 基因 FBG-455 等位基因的研究对象服用赖诺普利比服用氨氯地平患脑卒中的风险更高。这些研究结果需要在 RCT 中进行验证，以检验基于基因型的选择药物的价值。

第三节　脑卒中精准风险评估

一、发病风险预测

由于脑卒中的致病机制复杂、危险因素多样，在防治过程中，须从全局出发，进行危险因素综合评定，并予以积极的干预，才能取得最佳的防治效果。传统的脑卒中发病风险预测工具基于研究证实的外暴露建立，国内外的大型心脑血管疾病研究，如 Framingham 研究、EUROSTROKE 研究、国内的 China-Par 研究均建立了脑卒中发病风险评估公式。而针对脑卒中高危人群，如房颤患者，目前也已建立 CHADS$_2$ 评分、CHA$_2$DS$_2$-VASc 评分、ATRIA 评分，指导临床医生进行治疗。分子生物学技术和人工智能的快速发展，使传统的脑卒中风险预测模型中加入了基因组学和代谢组学等内暴露因素，建模方法也由以 logistic 回归和 Cox 回归为代表的传统统计方法向机器学习方法过渡。

（一）组学研究用于发病风险预测

在传统风险预测模型的基础上，将多个常见变异整合到多基因风险评分中，可以用于鉴别年轻（原则上甚至在儿童期）的高风险个体，为早期预防提供机会。一项研究表明，将一个由 90 个 SNPs 组成的多基因风险评分应用于英国生物银行（UK Biobank，超过 30 万参与者）的人群数据，可以识别出脑卒中风险增加 35% 的个体（HR=1.35，95%CI 为 1.21 ~ 1.50）。与生活方式良好（定义为有以下 3 个或 4 个健康生活方式：不吸烟、健康饮食、体重指数 < 30 kg/m² 和定期体育锻炼）的多基因风险评分的评分较低 1/3 的个体相比，多基因风险评分的评分较高的个体中，生活方式良好组的相对风险（HR）为 1.44，生活方式中等良好（2 个健康生活方式因素）组 HR 为 1.70，生活方式不良（1 个或没有健康的生活方式因素）组 HR 为 2.30。用多基因风险评分分层，层间生活方式风险相似，突出了通过遗传学进行早期风险分层和早期预防的潜力。未来还需要进一步改善遗传风险预测技术，推广到其他人群中，并权衡利弊（包括成本和心理压力等）。

另外一些遗传学研究结果被用于脑卒中的早期诊断，提高阳性结果的准确率。一项研究中，研究人员招募了 39 名急性缺血性脑卒中（AIS）患者和 24 名无神经系统症状的对照组。在急诊入院时采集外周血，并通过微阵列进行全基因组表达谱分析。然后使用 k 最近邻近算法（GA/KNN），来识别出可以对两个组进行最佳区分的基因表达模式。通过 qRT-PCR 在一个独立验证队列中对这种表达模式的区分能力进行评估。GA/KNN 鉴定出 10 个基因（*ANTXR2*、*STK3*、*PDK4*、*CD163*、*MAL*、*GRAP*、*ID3*、*CTSZ*、*KIF1B* 和 *PLXDC2*），这些基因的协调表达模式在训练队列中能够正确识别 98.4% 的研究对象（灵敏度 97.4%，特异度 100%）。在验证队列中，此模式在区分 AIS 和无症状对照时能正确识别 95.6% 的研究对象（灵敏度 92.3%，特异度 100%），在区分 AIS 与假性脑卒中时能够正确识别 94.9% 的研究对象（灵敏度 97.4%，特异度 90.0%）。该研究团队在另一组研究对象进行了进一步验证，发现脑卒中症状出现后 3、5 和 24 小时，10 个候选基因的协调表达水平区分脑卒中患者和对照组的灵敏度和特异度水平均超过 90%，证实了先前确定诊断方法的稳健性。

近年来研究发现一些新的生物标志物也可以预测房颤患者脑卒中和系统性栓塞的风险。非维生素 K 口服抗凝剂的主要随机对照试验（NOAC）发现心肌损伤标志物——肌钙蛋白 T 和肌钙蛋白 I 以及钠尿肽 N 端脑钠肽前体（NT-proBNP）与脑卒中或系统性栓塞的风险独立相关。在长期治疗研究的随机评估（REY）和使用高灵敏度肌钙蛋白 T 分析降低脑卒中和其他血栓栓塞事件（ARISTOTLE）两项研究中，研究者发现肌钙蛋白 T 和肌钙蛋白 I 均高于中位浓度时，脑卒中或心血管事件的风险最高。NOAC 亚组研究证明，与传统的风险分层方案相比，加入这些生物标志物可获得更好的预测效果。因此，在 ARISTOTLE 研究中，将 NT-proBNP 水平加入到 $CHA_2DS_2-VAS_c$ 评分中，脑卒中或系统性栓塞的 C 统计量从 0.62 提高到 0.65（$P = 0.0009$）。另外一些氧化应激标志物、炎症标志物、肾损伤标志物、成纤维细胞生长因子 -23 等也发现与房颤患者发生脑卒中的风险相关。

（二）人工智能用于发病预测和早期诊断

1. 发病预测　机器学习（machine learning，ML）是人工智能的一个基本概念，其重点是通过计算机对数据的"学习"能力，从期刊、教科书和临床实践、可穿戴设备等大量的医疗数据中"学习"特征，并用于辅助临床实践；同时 ML 具有学习和自我纠正能力，可基于反馈提高分析的准确性，逐步提高计算机在特定任务中的性能。目前机器学习系统被应用于临床神经科学，以建立对大脑肿瘤、某些精神疾病、癫痫、神经退行性疾病和脱髓鞘疾病的诊断和分型系统。

临床上由于缺乏对脑卒中早期症状的判断，只有少数患者能得到及时的治疗。Villar 等开发了一种用于早期脑卒中预测的运动检测装置。该装置实现了两种 ML 算法——遗传模糊有限状态机和主成分分析算法。检测过程包括人类活动识别阶段和脑卒中发作检测阶段。一旦患者的运动与正常模式明显不同，脑卒中警报将被激活，并尽快进行治疗评估。Maninini 等发明的可穿戴设备，用于收集正常 / 病理的步态来预测脑卒中风险，并利用隐马尔可夫模型和支持向量机（SVM）对数据进行提取和建模，该算法能将 90.5% 的研究对象正确地分组。

2. 影像学数据的识别　CT 和 MRI 是脑卒中研究和临床决策的支柱，诊断、用药、介入治疗都需要参考影像学检查结果。一些研究试图将 ML 算法应用于神经影像学数据以帮助脑卒中诊断。Rehme 等使用了 SVM 分析静息状态的功能 MRI 数据，以此来识别和分类脑卒中后运动障碍的内表型。SVM 对脑卒中患者分类的准确率达 87.6%。Griffis 等尝试用朴素贝叶斯分类，确定 T1 加权 MRI 中的脑卒中病变。其结果与专家手工划定的病变相当。Rondina 等使用高斯过程回归分析了脑卒中的解剖 MRI 图像，发现体素模式作为预测特征比每个区域的损伤负荷效果更好。

ML 算法也被用于分析脑卒中患者的 CT 扫描。由于脑卒中后可形成自由漂浮的管腔内血栓，CT 难以将其与颈动脉斑块鉴别。Thornhill 等使用 3 种 ML 算法通过定量形状分析对这两种类型的斑块进行分类，包括线性判别分析、人工神经网络和 SVM。每种方法的准确度在 65.2% ~ 76.4% 之间。

高性能计算系统的发展促进了深度学习的复兴。这些新的分析方法基于深度神经网络（deep neural networks，DNNs），在处理复杂的输入信号方面表现出色。与其他 ML 技术相比，深度学习的一个主要优势是全自动的特征化（featurization），即将原始信号转换为可用于建模的预测因子的过程是完全自动化的。与特征工程不同，深入学习的分析侧重于为正确的输入信号设计正确的网络。急性脑卒中患者有大量与结果关系不确定的数据，为达到预期输出而自动对原始输入信号进行特征化的能力尤其重要。卷积神经网络（convolutional neural networks，CNN）是一类包含卷积计算且具有深度结构的前馈神经网络，是 DNN 的代表算法之一。CNN 在脑卒中影像学检查数据中的应用，是成熟的深度学习技术与适合深度学习的数据类型之间的完美匹配。

缺血性脑卒中病灶分割（ISLES）挑战是一向旨在促进脑卒中病灶分割工具发展的公开赛。2015 年的比赛要求参赛者从多光谱 MRI 中分割亚急性和急性脑卒中病变。2015 年的 ISLES 最著名的获奖算法是一个 3D-CNN，由 Benjamin Glocker 领导的伦敦帝国学院团队设计。Kamnitsas 等的 3D-CNN 模型采用了一种基于补丁的方法，但不是体素周围的二维补丁，而是在体素周围使用了三维补丁。3D-CNN 模型正确分割了 34/36 个 MRI 图像，平均分割系数为 0.59 ± 0.31。

二、脑卒中疾病风险预测

（一）再发脑卒中风险预测

对于 TIA 和脑卒中患者，健康管理的主要目标是识别并控制危险因素，降低复发和不良预后的风险。自 20 世纪 90 年代以来研究者们尝试创建风险评分来评估首次 TIA 后患者的脑卒中风险。基于复发性脑卒中的发生时间，评分可分为短期风险评分和中长期风险评分。影响力较大的长期评分包括 SPI-I（Stroke Prognosis Instrument I）、Hankey 评分、LiLAC（Life Long after Cerebral Ischemia Score）、ESRS（Essen Stroke Risk Score），短期评分包括加州风险评分（California Risk Score）、ABCD 评分系统。这些评分综合了脑卒中的外暴露危险因素和临床症状，其优势在于计算简单、容易在临床应用；但由于预测能力有限，在评价血管结构变化的基础上，联合患者脑血流储备功能和脑代谢状态的评估是必要的。这不仅符合精准医学的要求，也是对患者个体化评估的体现。因此研究者试图将传统风险评分与影像学检测结果结合，如 $ABCD_2$+MRI 评分是 $ABCD_2$ 评分结合 MRI 的评估结果。CIP 模型将 $ABCD_2$ 和弥散加权成像（DWI）阳性相结合，预测能力得到了提高。目前网上已有计算器（http：//cip.martinos.org）可供使用。

（二）死亡风险预测

死亡是脑卒中后最严重的的不良结局事件，因此研究者建立了很多模型及评分工具，评估脑卒中患者的死亡风险，以给予相应的救治措施。临床常用的评分工具包括格拉斯哥昏迷评分（Glasgow Coma Scale，GCS）、美国国立卫生研究院卒中量表（The National Institutes of Health Stroke Scale，NIHSS）、急性生理学与慢性健康状况评分系统（APACHE）、改良 Rankin 量表、PLAN 评分。它们均基于患者的疾病史和脑卒中后的主要临床表现，评估脑卒中患者的急性期的病情严重程度，以及远期的死亡风险，临床上应在患者治疗后应用这些评分定期评估治疗效果。

（三）神经功能预测

近年，脑血管疾病的死亡率下降，但脑卒中后运动、感觉、自主神经等功能障碍对患者生活质量影响极大。改良 Barthel 指数（modified Barthel index，MBI）通过患者完成日常生活中特定任务的能力，定量评估脑卒中患者残疾水平及神经功能恢复程度。改良 Rankin 量表（Modified Rankin Scale，mRS）亦是功能残疾水平及日常生活活动能力判断的重要工具，对 WHO-ICF（国际功能、残疾和健康分类）中介于残疾和残障之间患者的整体功能进行评估。在国外脑卒中临床试验中，mRS 是现今最常使用的功能结局评估量表。

（四）人工智能用于疾病预测

与传统方法相比，ML 算法在提高预测效能方面具有优势。为辅助临床决策，Zhang 等提出了一个模型，通过 logistic 模型使用脑卒中后 48 小时内的生理指标来预测 3 个月的治疗结果。Asadi 等基于一个包括 107 例接受动脉内治疗的急性前后循环卒中患者的临床信息数据库，通过人工神经网络和 SVM 对数据进行分析，预测精度达到 70% 以上。他们还使用 ML 寻找血管内栓塞治疗脑动静脉畸形的预后影响因素。

Birkner 等使用了一种探索回归分析（exploratory regression technique）来预测 30 天的死亡率，获得了比现有方法更准确的预测。King 等使用 SVM 预测脑卒中出院时的死亡率。此外，他们还提出了使用合成少数类过采样技术（synthetic minority oversampling technique）来减少由多个数据集之间的类间不平衡导致的脑卒中预后预测偏差。

研究者们使用 ML 分析脑图像来预测脑卒中治疗的结果。Chen 等用 ML 分析 CT 扫描数据，以评估大脑半球梗死后的脑水肿程度。他们建立了随机森林模型来自动识别脑脊液并分析 CT 扫描的变化，这比传统分析方法更为准确。Siegel 等从 MRI 和功能 MRI 数据中提取了功能连接，并采用岭回归分析和多任务学习对脑卒中后的认知缺陷进行预测。Hope 等通过高斯过程回归模型研究从 MRI 图像中提取的病变与治疗效果的关系。他们使用这个模型来预测脑卒中后认知障碍的严重程度和随着时间的推移恢复的过程。

第四节　脑卒中的精准干预

一、精准营养干预

从流行病学研究和随机试验来看，低钠、富含水果和蔬菜的饮食，如地中海饮食和 DASH 饮食，可能会降低脑卒中风险。美国心脏协会（AHA）2013 年制定的生活方式管理指南提倡的饮食模式，强调蔬菜、水果和全麦的摄入量，并限制糖果、含糖饮料、红肉、饱和脂肪和反式脂肪的摄入量。地中海饮食不限制热量，辅以坚果（核桃、榛子和杏仁）或特级初榨橄榄油，可降低脑卒中风险。在最近发表的饮食模式、钠摄入量和血压（DASH-钠）试验中，30 天的 DASH+ 低钠（1 150 mg）饮食与 30 天典型的"美式"非 DASH+ 高钠（3 450 mg）饮食相比，收缩压（SBP）≥ 150 mmHg 的人 SBP 下降 21 mmHg，血压正常者的 SBP 也下降了 5 mmHg。中国、美国、加拿大等国家的脑卒中一级、二级预防指南，均建议采用更多样化的饮食，并强调低糖、低盐，减少甜食、红肉、高精制食品和加工肉类、饱和脂肪和反式脂肪的摄入。

近年来随着精准医学的发展，人们逐渐意识到个体和食物的复杂关系。营养学研究者开始考虑个体年龄、性别、生命周期、病史、家族史、维生素和矿物质状况、种族背景、生活习惯、遗传学、SNP、突变和表观遗传学与营养物质的相互作用。尽管目前还没能完全实现技术、指标、营养干预之间的完全对接，但一些文献已经发布了个性化营养方法。其中与脑卒中密切相关的包括 ω-3 脂肪酸、载脂蛋白和日常脂类摄入对血脂的影响、钠摄入对血压的影响等。

（一）ω-3 脂肪酸和载脂蛋白 E（APOE）

ω-3 脂肪酸是一个备受争议的营养物质，既往关于它于血脂的影响的研究结论并不一致。美国心脏协会营养委员会关于 ω-3 脂肪酸的声明基于流行病学和临床试验，这些研究表明摄入 ω-3 脂肪酸可降低心血管疾病（CVD）的发病率。如果同时补充 EPA+DHA 0.5 ~ 1.8 g/d（摄入鱼类或补充剂），可降低心血管死亡风险和全死因死亡风险。因此美国心脏协会营养委员会建议除了摄入含有植物油和 α- 亚麻酸的食物，每周至少吃两份鱼肉（特别是脂肪较多的鱼类）。高甘油三酯血症患者每日摄入高剂量（最多 4 g）的 ω-3 脂肪酸。

在此基础上，一些研究发现 APOE 基因型修饰影响了 EPA 和 DHA 对血脂水平的作用。Liang 等测定了 2 340 名研究对象的 APOE 基因型、血浆 EPA 和 DHA 水平、血脂水平和脂蛋白颗粒亚型，发现了基因 EPA/DHA 与 HDL-C 和脂蛋白有显著的交互作用。Olano-Martin 等的前瞻性临床试验对 38 名血脂正常的健康男性进行了 APOE 基因型测试，评估富含 EPA 的油（3.3g EPA/d）和富含 DHA 的油（3.7g DHA/d）的补充量。研究中观察到一些研究对象总胆固醇增加，主要是 LDL-C 增加了 10%，进而发现补充 DHA 与 APOE E4 携带之间存在显著的交互作用。因此医生向患者建议补充高剂量 DHA 之前，最好先确定 APOE 基因型。

（二）限制盐摄入与高血压

高血压患者常被建议限制盐摄入，但实际上血压对于盐的反应有异质性。由于人们对盐的敏感性不同：一些人盐摄入量适度减少，血压立即下降；而另一些人则可能具有抗盐性。因此限制饮食中的钠是否能让人普遍获益还存在疑问。有建议称有必要区分对限制钠摄入有反应和无反应的个体，但目前还没有症状评估标准或标准化的基因型分析研究为个性化盐摄入量提供参考。遗传学研究已经鉴定出与盐敏感性相关的基因突变，但是这些研究成果缺乏临床转化。研究证实激肽释放酶激肽系统的常见遗传变异与盐敏感性相关。在 1 906 名汉族中国人的研究中缓激肽 B2 受体基因（BDKRB2）和内皮肽转化酶 1 基因（ECE1）的遗传变异与盐敏感性显著相关。除了遗传变异外，Rebholz 等的研究表明，血压对盐的敏感性可能受到环境因素的影响，如体力活动的程度。这也是另一个个性化降压方法。

（三）脂类摄入与高血脂

美国心脏协会（American Heart Association）提出，健康美国人每日摄入的胆固醇不应超过 300 mg，过量摄入胆固醇会增加冠心病（CHD）的风险。其他国家，如加拿大、澳大利亚、新西兰、韩国、印度和我国，尚未制定饮食胆固醇摄入量的上限。Fernandez 和 Kratz 质疑，目前的流行病学证据不支持胆固醇饮食与冠心病风险增加之间的相关性，是否不应将这种饮食限制作为一项总体指导原则。大约 1/4 的人口对胆固醇饮食敏感，血浆 LDL 水平会因摄入胆固醇过多而上升；然而，LDL 水平升高伴随着 HDL-C 的代偿性升高，导致最重要的心血管风险预测因素——LDL/HDL 比值没有显著变化。此外，正如 Fernandez 所述，饮食中的胆固醇可能有助于降低另一种冠心病危险因素，即小而密低密度脂蛋白颗粒水平。Rong 等对前瞻性队列研究进行了 meta 分析，评估鸡蛋摄入量与冠心病和脑卒中风险之间的剂量 - 反应关系，结果显示没有证据表明较高的鸡蛋摄入（每天最多 1 个鸡蛋）与冠心病或脑卒中之间存在关联。但是糖尿病患者的亚组分析显示较高的鸡蛋摄入确实增加了冠心病和脑卒中风险。

二、精准生活方式干预

（一）吸烟

吸烟是首次缺血性脑卒中的重要独立危险因素，并增加无症状脑梗死的风险。研究证实被动吸烟同样也是脑卒中的重要危险因素，其风险几乎是主动吸烟的 2 倍。去除年龄、性别、高血压、心脏病和糖尿病史的影响后，长期被动吸烟者脑卒中的相对发病风险比不暴露于吸烟环境者增加 1.82 倍，但也有一项研究发现被动吸烟与脑卒中无关。研究已证实，戒烟有助于脑卒中风险的下降。各国的脑卒中一级、二级预防指南均建议吸烟者戒烟，并减少被动吸烟。

然而实际生活中二手烟的接触很难避免，精准干预措施也许可以解决这一问题。Joehanes 等研究报告了吸烟的表观遗传学效应。他们在 1 405 个基因中发现了大量的胞嘧啶 - 磷酸 - 鸟嘌呤位点注释，这些基因与肺功能损害、癌症、炎症性疾病和心脏病有关。此外，暴露于烟草冷凝物被证明会导致 DNA 损伤和 DNA 修复机制的损伤。总的来说，这些新的发现将促进对突变 / 表观遗传调控依赖的致病途径的机制研究，通过这些途径可能达到治疗和预防的效果。

组学分析可以产生一个整合的基因组和表观基因组地图，这可能有助于早期干预吸烟引起的疾病。这些信息可用于精准干预，通过基因 - 药物交互作用和疾病预测 SNP 发现新的治疗靶点，并开发个性化治疗方法。在新疗法投入应用前，一些对抗氧化应激的通用方法也可以发挥作用。例如，最近的一项研究表明，维生素 B 可以减轻由空气污染引起的健康人群的表观遗传调控。其他抗氧化剂也可能通过表观基因组调控产生类似的作用，包括饮食中的植物化学物质、绿茶 - 表没食子酸儿茶素和维生素 C 的活性成分。使用 B 族维生素如叶酸除了具有抗氧化作用外，还具有有效的血管保护作用。

（二）饮酒

许多流行病学研究显示，适度饮酒可降低心血管疾病风险，但酗酒无疑是有害的，目前饮酒与脑卒中的关系仍有争议。Meta 分析显示饮酒量与缺血性脑卒中风险之间存在"J"形关系，中度饮酒者的风险较低，而大量饮酒会增加缺血性脑卒中和出血性脑卒中的风险。适量酒精对血管类疾病的预防作用可通过多种生理机制解释，如增加 HDL-C 水平、降低 LDL-C 水平、减少血小板聚集、缓解炎症。然而，抗动脉粥样硬化和抗血栓作用以及内皮功能的改善主要归因于酒精（乙醇）饮料的非乙醇成分（多酚）。酒精对血压的调节作用也可以进一步解释酒精与脑卒中之间的联系。

2004 年 6 月 25 日至 2008 年 7 月 15 日，中国 Kadoorie 生物银行从 10 个地区招募了 512 715 名成年人，记录乙醇使用情况和其他特征，并随访 10 年。基于 *ALDH2* rs671 和

ADH1B rs1229984 基因变异，研究心脑血管疾病风险与及饮酒的关系发现，适度饮酒对脑卒中的保护作用在很大程度上是无因果关系的。无论饮酒量多或少都会增加患高血压和脑卒中的风险，但饮酒对患心肌梗死的风险几乎没有净影响。多个国家的脑卒中一级、二级预防指南，均建议饮酒者戒酒或减少饮酒量。

（三）运动

1. 运动基因组学　规律地运动对健康具有积极影响，可降低血压、提高胰岛素敏感性、改善睡眠、减少焦虑情绪、提升认知功能、控制体重。研究证明运动可降低脑卒中风险，且不受性别或年龄的影响。美国和中国的健身指南均建议大众参加中等强度或者高强度活动。2018 年我国更新了《全民健身指南》，建议有体育健身活动习惯的人每周应运动 3 ～ 7 天，每天应进行 30 ～ 60 分钟的中等强度运动，或 20 ～ 25 分钟的高强度运动。为了取得理想的体育健身活动效果，每周应进行 150 分钟以上的中等强度运动，或 75 分钟以上的高强度运动。

然而越来越多的研究证实体育锻炼的建议需要一定程度的个性化，运动基因组学应运而生，并试图将研究结果应用于实际生活。识别与骨骼肌代谢功能和力量相关的遗传变异有助于帮助一些特殊疾病（如麦卡德尔病）的患者提高运动耐受力。最近 Williams 和 Thompson 的研究对两个大型跑步者队列（n=33 060）和步行者队列（n=15 945）中与 CHD 危险因素相关的运动类型和强度进行了分析。他们得出的结论是适度的步行和剧烈的跑步有同等的降低慢性病风险的作用。运动基因组学最近发现 9 个 SNP 在很大程度上解释了最大心率训练效果的遗传性。

此外，研究基因变异、运动和疾病状态的相互作用，能够为患者提供更多信息。目前已发现基因 - 运动相互作用能改善胰岛素敏感性，不健康人群的 *MTHFR* 基因与颈动脉硬化有关系，以及 C 反应蛋白基因与训练诱导的左心室质量改变有关。因此，遗传因素可能在个体对运动的反应中起到重要作用。运动的个体化反应不仅可以归因于基因型，还可能与血脂、运动和 SNP 的复合相互作用有关。

2. 脑卒中患者的运动治疗　脑卒中的致残率较高，大幅度的身体功能受损还会增加患者跌倒的风险、造成患者久坐的生活方式、使患者产生疲劳感、导致患者出现抑郁等心理功能障碍、提高其他心血管疾病的发生率。循证医学证实，在脑卒中后存活的患者中，进行积极的康复治疗，90% 的存活患者能重新恢复步行和生活自理能力，30% 的存活者恢复一些较轻的工作。相反，不进行康复治疗，上述方面恢复的相应概率只有 6% 和 5%。此外，运动锻炼还能改善脑卒中患者的心血管情况、促进认知功能的恢复。

一项关于运动锻炼对脑卒中患者心血管血流动力学影响的研究指出高强度运动锻炼能减轻心脏肌肉压力，低强度运动锻炼有利于血浆中脂质、葡萄糖和炎症标志物等物质的合理调适。国外一项 meta 分析显示有氧运动能够有效提高脑卒中患者的步行速度和步行耐力。David 对 45 个试验，2188 名脑卒中患者的系统综述发现，运动锻炼可以改善患者的肢体灵活性和平衡性，提高患者的步行速度和耐力，减少脑卒中后遗症。Liu Ambrose 等对脑卒中患者进行 6 个月运动锻炼干预，发现干预组患者的认知功能明显好于对照组。此外，运动锻炼还能提高患者积极情绪评分、减弱患者的消极情绪，对患者康复具有重要作用。

因此世界各地的脑卒中防治指南已经将运动锻炼作为一种常规康复手段。*Canadian Stroke Best Practice Recommend-ations*（《加拿大卒中二级预防最佳实践建议》）TIA 和脑卒中患者减少久坐的行为，制定定期的运动计划。每周 4 ~ 7 天进行中等强度的动态运动（如快走、慢跑、游泳、骑自行车），每小节持续 10 min 或更长时间，每周至少累积运动 150 min。美国 *Guidelines for the Prevention of Stroke in Patients with Stroke and Transient Ischemic Attack*（《卒中和短暂性脑血缺发作二级预防指南》）建议对于能够从事体力活动的缺血性脑卒中或 TIA 患者，每周至少进行 3 ~ 4 次中等强度到高强度的有氧运动，以减少脑卒中复发风险因素。每次运动平均持续 40 min。

由于大多数脑卒中患者会遗留各种功能障碍，如头痛、头晕、肌力降低、听力和视力减退等，运动时有较高的受伤风险。加拿大和美国的指南都建议有跌倒或受伤风险的脑卒中患者，或有其他共患疾病（如心脏病）的患者，在开始运动时应受到健康护理专业人员（如理疗师）的监督。

三、精准药物干预

控制脑卒中的危险因素可以有效降低脑卒中的初发和再发风险，因此对于脑卒中的精准药物干预研究多针对高血压、糖尿病、血脂异常、房颤等可控危险因素。此外针对脑卒中的类型，还有抗血小板、抗凝、溶栓以及神经康复等药物治疗。

（一）抗血小板药物

抗血小板是预防动脉粥样硬化性脑卒中一级和二级预防的首选抗血栓治疗方法。缺血性脑卒中后 48 小时内开始服用阿司匹林可显著降低两周内的复发率。与单独使用阿司匹林相比，加用双嘧达莫或氯吡格雷对脑卒中的二级预防似乎更为有效。氯吡格雷对缺血性脑卒中、心肌梗死或血管性疾病导致死亡的复合结局的疗效略高于阿司匹林；这种益处对多血管疾病患者和有症状的动脉粥样硬化疾病患者更为明显。发生非心脏栓塞缺血性脑卒中，且已经服用阿司匹林时，也可用氯吡格雷作为二级预防措施。

由于药物基因组学的进展，2010 年 3 月 12 日，美国食品药品监督管理局（FDA）在氯吡格雷的药品说明书中增加了关于其代谢不良的"黑框警告"：*CYP2C19* 携带者氯吡格雷代谢不良，不能有效地将它转化为活性代谢产物，药物疗效因此显著降低。这提醒医疗专业人员可以对患者进行 *CYP2C19* 基因检测判断其基因型。因此，建议医疗专业人员对氯吡格雷代谢不良的患者，应用其他抗血小板药物或增加氯吡格雷的剂量。对于氯吡格雷，已知因素只起部分作用，更多其他因素值得关注。除基因多态性和临床相关因素的影响，氯吡格雷的药物动力学和药物效应动力学仍变异较大。研究发现 *CYP2C19*2* 基因型约占氯吡格雷反应变异性的 12%，随着年龄、体重指数和血脂水平的提高，氯吡格雷反应的变异性大约有 22% 可以解释。其他未被发现的因素可能导致了氯吡格雷反应的变异性。

《2014 年抗血小板药物治疗反应多样性临床检测和处理的中国专家建议》推荐，根据目前临床研究证据，对于已接受双联抗血小板治疗的患者，阿司匹林治疗反应对临床预后的判断价值尚不明确，不推荐常规筛查。有条件的中心推荐应用 VerifyNow 或 VASP 检测评价 P2Y12 抑制剂治疗反应，无条件的中心仍可采用 LTA 法，但需注意操作标准化。基因多态性所致血小板反应的差异对个体临床结果的影响尚不能肯定。不推荐常规进行 *CYP2C19* 基因型检测。在与 P2Y12 抑制剂合用时，即使血小板功能检测结果提示阿司匹林治疗反应不佳，也不推荐增加阿司匹林剂量（超过 100 mg/d）。对于常规剂量氯吡格雷治疗无反应或低反应者［即血小板高反应性（high platelet reactivity，HPR）］，尤其是合并糖尿病的患者，不推荐首选增加氯吡格雷剂量，应优先采用新型 P2Y12 抑制剂替代治疗。如存在出血高危因素，或因其他原因不能接受新型 P2Y12 抑制剂治疗，可根据血小板功能、*CYP2C19* 基因型和临床特点（如有无糖尿病等）增加氯吡格雷剂量。

（二）抗凝药物

2017 年使用抗凝策略的患者的心血管结局（Cardiovascular Outcomes for People Using Anticoagulation Strategies，Compass）研究，首次证明抗凝剂（2.5 mg 利伐沙班、每天两次）和阿司匹林联合治疗稳定的动脉粥样硬化性疾病优于单用阿司匹林和 5 mg 利伐沙班、每天两次。联合治疗组的患者缺血性和出血事件的复合结局发生率明显更低，尤其是缺血性卒中相对风险降低 50%（$P < 0.001$）。

根据药物基因组学的研究，*CYP2C9*、*VKORC1* 和 *CYP4F2* 基因分型可能具有临床实用性，使临床医生能够更好地个体化华法林剂量，以提高疗效并减少出血等不良事件。2007年，FDA 修改了华法林的说明书，注明了 *VKORC1* 和 *CYP2C9* 基因型的临床效用——"对于 *CYP2C9* 和 *VKORC1* 酶编码基因有遗传变异的患者，应考虑降低起始剂量"。2010 年，FDA 对说明书再次进行了修改，列表说明了各种 *CYP2C9* 和 *VKORC1* 单倍型患者的推荐每日华法林剂量。几项针对遗传学在华法林治疗中的应用的研究，包括在华法林治疗开始时接受基因检测以减少成年人不良事件（WARFARIN，2011—2014）研究，以及通过遗传学阐明最佳抗凝作用（COAG，2009—2013）研究。两项研究都是 NIH 资助的前瞻性 RCT 研究，旨在开发纳入华法林反应基因（如 *CYP2C9* 和 *VKORC1*）的基因型的剂量算法，延长华法林治疗中 INR 在正常范围的时间，并减少不良事件。目前已开发了许多结合基因型的华法林剂量算法和表格，具体可参考 http://www.warfarin dosing.org。美国的药物基因组学研究网络临床药理学实施委员会发布了华法林给药指南，建议在可能的情况下使用基于药物遗传算法计算给药剂量，如果没有电子公式计算器，则建议参照表格决定药物剂量。

（三）神经康复药物

近年来尽管在脑卒中急性期血管再通治疗方面已取得巨大进展，仍有约 50% 的存活者将终身残疾，给家庭和社会带来了沉重的负担，他们迫切需要可以减少神经损伤、改善功能预后的康复治疗。目前没有专门批准用于促进脑卒中后神经修复的药物。临床医生有时会使用儿茶酚胺类药物帮助神经修复，但证据尚不充分，且没有指南依据。学者正在研究一些增强大脑可塑性的辅助康复、治疗药物，包括选择性血清素再摄取抑制药（SSRIs），如氟西汀和西酞普兰、去甲肾上腺素再摄取抑制剂瑞波西汀、多巴胺激动剂（如左旋多巴、安非他明、哌甲酯）和乙酰胆碱酯酶抑制剂（如多奈哌齐）。这些药物的使用由医生自行决定。理解遗传因素对药物治疗神经损伤的影响可帮助临床医生预测用药风险和疗效，以及判断哪些患者给药后需要额外监测，以做出合理的诊疗决策，因为这样他们能够更好地了解调节药物治疗对神经损伤恢复的影响的遗传变异。

四、精准睡眠干预

阻塞性睡眠呼吸暂停（OSA）的诊断基于呼吸暂停低通气指数（apnea—hypopnea index，

AHI）。AHI 描述了在睡眠期间呼吸事件（呼吸暂停或气流减少）发生的次数。睡眠呼吸暂停定义为每小时 AHI > 5，AHI 增加提示睡眠呼吸暂停严重性的增加。几项纵向研究表明睡眠呼吸暂停为脑卒中的独立危险因素，且与睡眠呼吸暂停严重性相关。Wisconsin 睡眠队列研究发现每小时 AHI ≥ 20 的人脑卒中风险增加了 3 倍。睡眠呼吸暂停也与脑血管病患者的不良预后相关，包括较高的死亡率、精神错乱、抑郁情绪和更差的功能状态。各国的脑卒中一级、二级预防指南均建议对睡眠呼吸暂停进行筛查和治疗。

2018 年欧洲呼吸学会（ERS）和欧洲睡眠研究学会（ESRS）睡眠呼吸暂停特设工作组讨论了该领域当前的挑战，并确定了未来研究的主题：流行病学、表型、潜在机制、预后影响和最佳治疗。研究小组认为应修订 OSA 的诊断标准，纳入临床和病理生理表型及相关的合并症。由于 OSA 的临床表型多样，采取个性化治疗是必要的。治疗需结合常规诊断程序、病理生理表型、临床表型和靶器官结局来评估。仅使用 AHI 一个指标无法解决患者诊断和治疗选择的问题。艾普沃斯嗜睡量表（Epworth Sleepiness Scale）作为一种主观的测量方法，评估 OSA 不够精确。

针对 OSA 的组学研究为成年人和儿童 OSA 提供新的临床生物标志物。例如，在蛋白质组学研究中，Shah 等发现骨钙素对儿童 OSA 有较好的区分性，Jurado Gámez 等通过蛋白质组学研究发现纤维连接蛋白、Apo B100、免疫球蛋白重链 α1、Apo D 与 OSA 的严重程度显著相关，Kim 等发现结合珠蛋白可用于正压通气治疗的 OSA 患者的随访监测。另外研究者还开展了对合并顽固性高血压的 OSA 患者的 miRNA 研究、OSA 遗传的系统生物学研究、内脏脂肪转录组评价 OSA 与肥胖相互作用的分子基础研究。这些研究逐渐规划出了实现 OSA 个性化治疗的路线图。

未来需加强心脑血管、睡眠医学和临床试验专家之间的合作，改变现有的诊断和治疗模式，考虑个体危险因素，引入多形式治疗，并实施适当的试验确定治疗靶点和临床亚型，使 OSA 的治疗更符合精准医疗的概念，即个性化、预测性、预防性和参与性。

五、精准心理干预

（一）压力应激反应的遗传机制

压力是缺血性脑卒中的潜在危险因素之一。纳入欧洲 14 个大型队列研究的 meta 分析显示工作压力在调整年龄和性别后对缺血性脑卒中的危险比为 1.24（95%CI 为 1.05 ~ 1.47），而与出血性脑卒中和总脑卒中风险无显著相关。各种形式的积极心理健康（如情感活力）与较低的心脏病及脑卒中风险有关。一项纳入 6 019 名参与者平均随访 16 年的队列研究证实较高的情绪活力与较低的脑卒中发生风险相关（HR=0.89，95%CI 为 0.81 ~ 0.99）。因此对于一般人群进行规范有效的心理干预，及时缓解焦虑、抑郁和压力的心理状态有利于降低脑卒中的发生风险。

为实现精准心理治疗，首先应考虑患者的应对压力和改变行为的能力。近年来心身医学领域开始重视生物分子研究，发现个体应对压力的能力可能受遗传和表观遗传的影响。血清素转运体和内源性大麻素 CB1 受体的基因与压力反应和情绪障碍相关。例如，儿茶酚 -O- 甲基转移酶的多态性与人类精神疾病有关，并且存在某些 SNP 使创伤后应激障碍（PTSD）的易感性增加。Petersen 等发现在青少年中，血清素转运体基因多态性对焦虑 / 抑郁症状有预测作用。

除了遗传效应和外，表观遗传也会影响个体应对压力的反应。动物研究表明，母鼠舔幼崽和梳理幼崽的行为，在幼崽特定的大脑区域有表观遗传改变。Zhang 等研究发现母犬对幼犬舔毛和梳理毛发的频率降低导致海马区第 17 号外显子糖皮质激素受体启动子甲基化增加，导致下丘脑 - 垂体 - 肾上腺（HPA）对应激反应增强。同样，在人类中，遭受虐待的儿童海马糖皮质激素受体表达降低，应激反应增强。因此，在子代发育过程中，父母在子女儿时的行为将影响其在成年后应对压力的反应。早期应激的儿童必须学会适应环境，并通过一些改变维持内环境稳态，Karatoreos 和 McEwen 将这特征称为"弹性"。糖皮质激素可以在个体的一生中持续改变神经回路的结构和功能，这被称为"应变稳态"。通过"应变稳态"的调节，大脑可以变得更具可塑性，并有可能减轻儿时经历的负面影响。

脑卒中患者急性发作后除了身体残疾外，还会影响工作或学习、出现疾病后遗症、生活质量降低，以及出现不同程度的心理问题。不良的心理状态将严重影响脑卒中患者的预后。研究遗传学在脑卒中后心理和生理应激反应中的作用，有助于确定高危个体，给予更大强度的康复治疗。

HPA 轴是大脑的中枢应激反应系统，HPA 轴基因（*FKBP5*、*CRHR1*、*NR3C2*）的 SNP 被纳入了应激反应高风险的多基因座遗传谱，并且可作为研究基因 - 环境交互作用对幸福指数影响的候选基因。5- 羟色胺能系统是脑卒中恢复的关键因素，5- 羟色胺转运体基因可变数目串联重复序列（VNTR）多态性对 5- 羟色胺应激反应系统具有重要意义，并作为应激易感性的标志被广泛研究。低表达短等位基因是压力相关心理反应的"敏感"标志。肾素 - 血管紧张素 - 醛固酮（RAAS）系统在急性和慢性应激反应中起到了重要作用。RAAS 靶向药物（血管紧张素受体阻断药，ARBs）有助于缓解压力对健康的影响，尤其是包括脑卒中在内的神经精神疾病和神经退行性疾病。

（二）精准心理治疗的发展

目前心理治疗中大部分方案都是针对普通患者设计的，这种"以不变应万变"的方式对一部分人有效而对其他群体则没有作用。精准心理治疗将患者的遗传学特征、神经基础、需求、生活环境、生活方式及既往史等个性化因素纳入考量，帮助临床专家获取指向个性治疗的资源，将推动整个心理疾病学科的发展。

美国国家心理健康研究所（National Institute of Mental Health，NIMH）于 2009 年提出研究维度标准（Research Domain Criteria，RDoC），旨在研发基于认知和神经生物维度的心理疾病新型诊断分类方法。RDoC 打破传统诊断分类，从基因、神经环路和行为等层面规范疾病基本范畴，确认可观察到的行为、神经生物学测量以及患者对心理状态的自我报告之间的关系，促进对心理疾病的整合性理解，发展个性化治疗。目前抑郁障碍的干预已经开始向个性化发展，2014 年英国维康信托基金会（Wellcome Trust）通过战略奖资助爱丁堡大学 470万英镑，计划 5 年内针对抑郁高危群体展开研究，探究特定患者亚群是否对应特定障碍类型，基于抑郁成因与机制研发诊断测验技术与新型治疗方法。2019 年爱丁堡大学的研究发表在 *Nature Neuroscience*（《自然神经学》），该研究对比分析了超过 200 万人的健康和基因信息，找到了 269 个与抑郁相关的基因。

《中国国民心理健康发展报告（2017—2018）》显示我国民众心理健康需求极大，但 74%的民众认为心理咨询服务不便利，精准心理干预模式的普及可能可以解决这一问题。荷兰等发达国家甚至早在 20 世纪 90 年代末就开始通过网络提供心理治疗和支持，并于近年来先后出台在线心理健康（E-Mental Health）战略规划，利用信息和通信技术（information and communications technology，ICT）支持和（或）提升心理健康和心理健康医护水平。澳大利亚于 2012 年发布了在线心理健康规划，阐明利用电话、计算机和在线应用等与临床医生实时连线，为正在经历应激、焦虑或抑郁的轻至中度心理疾病个体提供包括专业信息、同伴支持、虚拟应用与游戏在内的治疗和支持服务。加拿大的在线心理健康战略定位于利用技术对心理健康体系实施变革，包括基于计算机的干预、资源与应用，远程医疗，可穿戴计算（wearable computing）与监护，大数据，虚拟现实，通过社交媒体或其他技术提供的在线同伴支持，机器人，电脑游戏。我国仍需要积极开展心理健康科学知识传播，增加心理健康服务供给，加强对相关专业人才的培养和教育，加大对心理健康基础研究的科研投入，发展定制个体化干预方案。

第五节 展 望

当前国内脑卒中具有发病率高、复发率高、致残率高、致死率高、治疗费用高的特点，防控形势不容乐观。我国积极开展"卒中预防 / 筛查门诊"和"卒中随访门诊"的建设，2009 年启动脑卒中防治系统，现已经初步建成省、市两级脑卒中防治体系。至 2017 年，已建成 245 家基地医院开设脑卒中急诊绿色通道，有 28.1 万人通过绿色通道受益。此外 2015 年在国家卫生和计划生育委员会脑卒中防治工程委员会办公室、国家发展和改革委员会（发改委）等政府机构指导下建立了国家远程卒中中心、互联网医疗诊治技术国家工程实验室等技术指导和技术研发机构，开展了远程脑卒中示范应用，并取得明显效果。

当下生物信息技术、5G 通信、医疗大数据、人工智能、物联网等新型产业发展与融合特色凸显，有望赋能脑卒中预防、救治、康复等全链条的精准干预能力。但由于受到基层专业人员较少及信息系统等诸多因素的限制，实现脑卒中的精准管理在国内还面临诸多挑战，在运作模式、治疗规范化、组织流程优化等方面还有很大改善空间。而随着政府的支持投入，由精准医学的发展带动相关产业快速发展，孕育出巨大市场空间。预计至 2020 年，我国将完成覆盖全国的脑卒中防治体系建设，构建脑卒中防治区域网络和技术服务体系，即全国范围内建立涵盖"初级卒中中心""高级卒中中心"和"高级示范卒中中心"三级的中国卒中中心技术服务体系，实现脑卒中的精准健康管理。

本章小结

脑卒中是影响我国群众健康的重大疾病，可导致肢体瘫痪、语言障碍、吞咽困难、认知障碍、精神抑郁等，具有发病率高、复发率高、致残率高和病死率高及经济负担重的特点。近年来，随着人类基因组计划的完成，分子生物学理论和技术出现了飞跃式发展，基因组学、转录组学、表观组学、蛋白质组学、代谢组学和宏基因组学等组学技术与方法在脑卒中的分型、诊断、治疗、预后等方面的研究与应用不断深入；另一方面，互联网信息技术的产生与发展，医学大数据、云计算、人工智能，可穿戴医疗设备的兴起，为医学大数据的挖掘与应用提供了良好的技术条件与环境。因此在脑卒中的传统健康管理基础上，产生了脑卒中的精准健康管理。包括针对患者的一般情况、症状和各类组学信息预测患者发生或再发脑卒中的风险，基于患者的基因型及其他特征予以相应的药物、营养、生活方式、睡眠、心理干预。此外脑卒中的防治也结合了5G通信、医疗大数据、人工智能、物联网等新型产业，以期实现预防、救治、康复等全链条的精准干预。

思考题

1. 脑卒中精准健康管理的发展应具备哪些条件？
2. 机器学习怎样应用于脑卒中的风险预测？
3. 表观遗传学研究如何证实二手烟的危害？
4. 从运动基因组学的角度解释为什么体育锻炼的建议需要一定程度的个性化？
5. 目前研究发现脑卒中患者抗血小板和抗凝治疗反应受到什么基因的影响？
6. 实现脑卒中精准干预将带来哪些益处？可从患者、医疗系统、社会3个层面进行讨论。

（车前子　张　俊　陈　思）

参考文献

[1] Aho K，Harmsen P，Hatano S，et al. Cerebrovascular disease in the community：results of a WHO collaborative study [J]．Bull World Health Organ，1980，58（1）：113.

[2] Thorvaldsen P，Kuulasmaa K，Rajakangas A M，et al. Stroke Trends in the WHO MONICA Project [J]．Stroke，1997，28（3）：500-506.

[3] 中华医学会神经病学分会，中华医学会神经病学分会脑血管病学组．中国急性缺血性脑卒中诊治指南2018 [J]．中华神经科杂志，2018，51（9）：666-682.

[4] 王陇德，刘建民，杨弋，等．《中国脑卒中防治报告 2017》概要 [J]．中国脑血管病杂志，2018，15（11）：56-62.

[5] 王陇德，刘建民，杨弋，等．我国脑卒中防治仍面临巨大挑战——《中国脑卒中防治报告 2018》概要 [J]．中国循环杂志，2019，34（02）：6-20.

[6] 陈大方．疾病防控新理念：精准健康管理 [J]．中国慢性病预防与控制，2020，28（02）：81-84.

[7] Malik R，Dichgans M．Challenges and opportunities in stroke genetics [J]．Cardiovasc Res，2018，114（9）：1226-1240.

[8] Farrall M，Holliday EG. On behalf of the International Stroke Genetics Consortium. Genetic risk factors for ischaemic stroke and its subtypes（the METASTROKE Collaboration）：a meta-analysis of genome-wide association studies（vol 11，pg 951，2012）[J]．Lancet Neurol，2015，14（8）：788-788.

[9] Malik R，Chauhan G，Traylor M，et al. Multiancestry genome-wide association study of 520 000 subjects identifies 32 loci associated with stroke and stroke subtypes [J]．Nat Genet，2018，50（4）．524-537

[10] Bao MH，Szeto V，Yang BB，et al. Long non-coding RNAs in ischemic stroke [J]．Cell Death Dis，2018，9（3）：281.

[11] 王亚丽，郑佳，郑黎强．缺血性脑卒中代谢组学的研究进展 [J]．中风与神经疾病杂志，2018，35（9）：863-864.

[12] Ross S，Paré，Guillaume. Pharmacogenetics of Stroke [J]. Stroke，2018，49（10）：2541-2548.

[13] 中国心血管病风险评估和管理指南编写联合委员会. 中国心血管病风险评估和管理指南 [J]. 中华预防医学杂志，2019，53（1）：13-35.

[14] Rutten-Jacobs LCA，Larsson SC，Malik R，et al. Genetic risk，incident stroke，and the benefits of adhering to a healthy lifestyle：cohort study of 306 473 UK Biobank participants [J]. 2018，363k4168.

[15] O'Connell GC，Petrone AB，Treadway M B，et al. Machine-learning approach identifies a pattern of gene expression in peripheral blood that can accurately detect ischaemic stroke [J]. NPJ Genom Med，2016；1（1）：1-9.

[16] Villar，José R，González，et al. Improving human activity recognition and its application in early stroke diagnosis [J]. Int J of Neural Syst，2015，25（04）：1450036.

[17] Rehme A K，Volz L J，Feis D L，et al. Identifying neuroimaging markers of motor disability in acute stroke by machine learning techniques [J]. Cereb Cortex，2015，25（9）：3046-3056.

[18] Maier O，Menze BH，von der Gablentz J，et al. ISLES 2015 - A public evaluation benchmark for ischemic stroke lesion segmentation from multispectral MRI [J]. Med Image Anal，2017，35：250-269.

[19] Chaudhary D，Abedi V，Li J，et al. Clinical Risk Score for predicting recurrence following a cerebral ischemic event [J]. Front Neurol，2019，10：1106.

[20] Eckel RH，Jakicic JM，Ard JD，et al. 2013 AHA/ACC Guideline on Lifestyle Management to Reduce Cardiovascular Risk [J]. J Am Coll Cardiol，2014，63（25）：2960-2984.

[21] Minihane AM. Impact of genotype on EPA and DHA status and responsiveness to increased intakes [J]. Nutrients，2016，8（3）：123.

[22] Rebholz CM，Gu D，Chen J，et al. Physical activity reduces salt sensitivity of blood pressure：the Genetic Epidemiology Network of Salt Sensitivity Study [J]. Am J Epidemiol，2012，176（Suppl 7）：S106-S113.

[23] Fernandez ML. Rethinking dietary cholesterol [J]. Curr Opin Clin Nutr Metab Care，2012，15（2）：117-121.

[24] Rong Y，Chen L，Zhu T，et al. Egg consumption and risk of coronary heart disease and stroke：dose-response meta-analysis of prospective cohort studies [J]. BMJ，2013，346：e8539.

[25] Shah RS，Cole JW. Smoking and stroke：the more you smoke the more you stroke [J]. Expert Rev Cardiovasc Ther，2010，8（7）：917-932.

[26] Joehanes R，Just AC，Marioni RE，et al. Epigenetic signatures of cigarette smoking [J]. Circ Cardiovasc Genet，2016，9（5）：436-447.

[27] Millwood I Y，Walters R G，Mei X W，et al. Conventional and genetic evidence on alcohol and vascular disease aetiology：a prospective study of 500 000 men and women in China [J]. Lancet，2019，393（10183）：1831-1842.

[28] 国家体育总局.《全民健身指南》解读（节选）[J]. 健康指南，2019，（004）：57-59.

[29] Williams PT，Thompson PD. Walking versus running for hypertension，cholesterol，and diabetes mellitus risk reduction. Arterioscler Thromb Vasc Biol，2013，33（5）：1085-1091.

[30] Liu-Ambrose T，Eng JJ. Exercise training and recreational activities to promote executive functions in chronic stroke：a proof-of-concept study [J]. J Stroke Cerebrovasc Dis，2015，24（1）：130-137.

[31] Wein T，Lindsay MP，Côté R，et al. Canadian stroke best practice recommendations：Secondary prevention of stroke，sixth edition practice guidelines，update 2017. Int J Stroke，2018，13（4）：420-443.

[32] Center for Drug Evaluation and Research. Postmarket Drug Safety Information for Patients and Providers - FDA Drug Safety Communication：Reduced effectiveness of Plavix（clopidogrel）in patients who are poor metabolizers of the drug [EB/OL]. 2015-05-12 [2020-05-01]. https：//www.fda.gov/drugs/postmarket-drug-safety-information-patients-and-providers/fda-drug-safety-communication-reduced-effectiveness-plavix-clopidogrel-patients-who-are-poor

[33] 2014 抗血小板药物治疗反应多样性临床检测和处理的中国专家建议 [J]. 临床荟萃，2015，30（04）：366.

[34] 谢冰，李永强，李金亭. 缺血性脑卒中神经保护药物治疗现状 [J]. 医学综述，5（1）：60-61.

［35］ Winfried R，Bassetti CL，Bonsignore MR，et al. Challenges and perspectives in obstructive sleep apnoea［J］. Eur Respir J，2018，52：e1702616.

［36］ Lambiase MJ，Kubzansky LD，Thurston RC . Positive psychological health and stroke risk：the benefits of emotional vitality［J］. Health Psychol，2015，34（10）：5-7.

［37］ Zhang TY，Labonté，Benoit，et al. Epigenetic mechanisms for the early environmental regulation of hippocampal glucocorticoid receptor gene expression in rodents and humans［J］. Neuropsychopharmacology，2013，38（1）：111-123.

［38］ Howard DM，Adams MJ，Clarke TK，et al. Genome-wide meta-analysis of depression identifies 102 independent variants and highlights the importance of the prefrontal brain regions［J］. Nature Neuro，2019，22（D1）：343-352.

［39］ 王玮，陈晶，陈雪峰，等. 部分发达国家心理健康研究与促进的政策及启示［J］. 中国卫生政策研究，2016，9（10）：43-49.

［40］ 王陇德. 国家卫生计生委脑卒中防治工程工作报告［EB/OL］. 2015-05-12［2020-08-01］. http：//cnstroke.com/NewsInfo/News/NewsDetailWeb？Tid=1815.

第十八章 高血压的精准健康管理

高血压是常见的慢性非传染性疾病之一，也是心脑血管疾病最重要的危险因素。高血压前期定义为血压在 120/80 mmhg 至 138/89 mmhg 之间，而高血压定义为血压在 140/90 mmhg 及以上。尽管目前全世界对防治高血压的研究不计其数，但高血压及其共病的患病率、死亡率仍然持续增长。全世界约有 750 万人死于高血压，占每年总死亡人数的 12.8%，预计 2025 年高血压患者将增至 15.6 亿人。《中国心血管病报告 2018》推算我国有高血压患者 2.45 亿。中国高血压调查于 2012 ~ 2015 年采用分层、多阶段、随机抽样的方法在中国 31 个省的 262 个城市和农村抽取 451 755 名年龄在 18 岁及以上居民进行调查，结果显示，中国成年人高血压患病率为 27.9%（加权率为 23.2%），男性高于女性（粗率为 28.6% vs. 27.2%；加权率为 24.5% vs. 21.9%），患病率随年龄增加而升高。

尽管目前已有多种有效的抗高血压药物，患者的血压控制情况仍不容乐观。据统计美国接受治疗的高血压患者中 53% 的人血压达到正常水平。中国成年人高血压的知晓率、治疗率和控制率分别为 51.6%、45.8% 和 16.8%，治疗控制率为 37.5%。高血压及心血管疾病难以控制的流行现状一方面是由于社会的持续老龄化，另一方面在于高血压的危险因素众多、致病机制复杂，需要更加个性化的预防、诊断和治疗措施。随着人类基因组学计划的完成，一方面，基因组学、表观遗传组学、转录组学、蛋白质组学、代谢组学和宏基因组学等一系列组学技术产生和发展；另一方面，互联网信息技术日新月异，医学大数据、云计算，人工智能，可穿戴医疗设备方兴未艾，都为高血压的精准健康管理提供了技术支持，使医生和科研人员对高血压及其并发症的发病机制、预防和控制有了更为深入的认识。

第一节 高血压的信息采集

一、血压的测量

实现高血压精准管理的第一步是实现对人体血压精准、高效的测量。加强血压测量，提高高血压的知晓率是降低高血压死亡率的重要手段。

血压根据测量方式可分为诊室血压（office BP）和诊室外血压，诊室外血压包括动态血压监测（ambulatory blood pressure monitoring，ABPM）或家庭血压监测（home blood pressure monitoring，HBPM）。根据 *2020 International Society of Hypertension Global Hypertension Practice Guidelines*（《ISH2020 国际高血压实践指南》），高血压的诊断标准应根据血压测量方法进行不同的界定，如表 18-1 所示。

表18-1　不同血压测量方法下的血压诊断标准

血压测量方法	血压诊断标准
诊室血压	SBP ≥ 140 mmHg 或 DBP ≥ 90 mmHg
动态血压监测	
24 h平均动态血压	SBP ≥ 130 mmHg 或 DBP ≥ 80 mmHg
日间平均动态血压	SBP ≥ 135 mmHg 或 DBP ≥ 85 mmHg
夜间平均动态血压	SBP ≥ 120 mmHg 或 DBP ≥ 70 mmHg
家庭血压监测	SBP ≥ 135 mmHg 或 DBP ≥ 85 mmHg

　　诊室血压是医护人员在标准条件下按统一规范测量得到的血压，是目前高血压诊断和分级的最常用方法。然而，人体的血压具有波动性，同一个体的血压在不同时间、不同地点的测量结果往往存在较大差别，诊室血压难以反映个体在日常生活中真实的血压波动情况。如图18-1所示，与个体24 h平均动态血压相比，诊室血压可能因为被测者在诊室环境下精神紧张导致血压升高（"白大衣效应"），从而产生假阳性结果；还可能由于被测者尽管患有高血压但在诊室测量时未表现出血压升高，产生假阴性结果，导致对隐匿性高血压的漏诊。因此，通过动态血压监测或家庭血压监测，连续监测每个心动周期的血压值有助于尽早发现血压变化异常情况，对于高血压患者具有非常重要的意义。

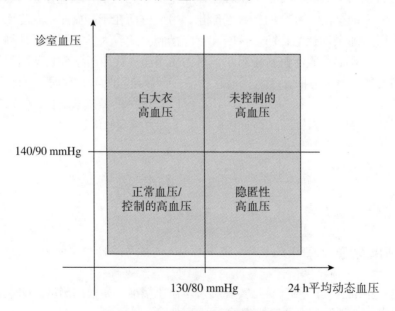

图 18-1　血压类型与血压测量的关系

　　可穿戴血压测量设备的血压测量原理包括测量脉搏波传导速度、测量桡动脉扁平张力、测量搏动血液容积变化和测振法等。在设备形式方面，从传统的上臂式电子血压计，到手腕式电子血压计（智能手环），再到手指血压计，可穿戴式血压测量设备一直向着轻便、舒适的方向发展。此外，不断有新型的可穿戴血压测量设备与日常工作与生活中的常用设备相融合。例如，德国慕尼黑工业大学发明了能实时监测驾驶员生命体征的方向盘。该方向盘内置了血压传感器，当监测到驾驶员的血压值剧烈升高或显著超出正常水平时，便能开启部分自动控制系统、接管部分汽车功能，如打开危险闪光、让汽车减速等，为驾驶员的生命健康安全提供了保护作用。

可穿戴式血压测量设备由于其具有舒适与便携的特点，为血压的连续监测提供了可能，也为高血压的精准健康管理提供了理想的选择，目前已得到欧美国家广泛地认可并被应用于临床。2014 年 8 月，国际电气与电子工程师协会（IEEE）通过了可穿戴血压测量设备（无袖带式）标准。该标准可指导用户对产品进行选择和评价，为产品制造商提供了提高及检验其技术的参考，也为专业人士设计该类设备的测试方案提供了方向。

使用可穿戴血压监测设备可以准确及时地了解高血压患者的血压变化规律，并由此选择适合的降压药物，有助于设计并实施高血压个体化治疗方案。可穿戴血压测量设备能更全面地观察患者服用降压药后的血压变化，帮助医生了解药物针对不同患者起效的时间与强度，判断当前给药方案是否适合于患者，避免其在血压低时继续服用降压药，保障患者安全。

与传统血压计相比，移动可穿戴设备仍面临一些需要改进之处。首先是测量的准确性和稳定性。可穿戴血压测量设备大多是通过获取人体各种生理信号间接测量和计算血压值，其准确性与传统血压计仍存在一定差距。在稳定性方面，移动可穿戴血压测量设备大多只能在人体处于某一特定的状态下时使用，难以监测不同的运动状态和佩戴姿势对血压水平的影响，不能区分生理性和病理性血压水平变化。此外，移动可穿戴血压测量设备会涉及用户的隐私问题，如个人信息和健康情况等数据需要通过无线网络传输，而网络具有开放性、交互性、共享性等特征，使得其在数据传输过程中的数据暴露的环节增多。如何保证其测量的数据只对用户个人和监护医生开放、如何在数据传输过程中采用加密和授权机制都是亟待解决的问题。

二、生物标志物的采集

原发性高血压是一种多基因遗传性疾病，其发生发展受到遗传物质与环境因素的共同作用。近年来随着多组学的发展，对高血压的生物标志物研究日益深入，学者在基因组学、代谢组学、药物基因组学方面都获得了丰富的研究成果。

自 20 世纪 90 年代，高血压候选基因研究先后使用限制性内切酶片段长度多态性和短串联重复序列作为分子遗传标志物，获得了可观的研究成果。发现的与高血压相关的候选基因位点主要分布于肾素 - 血管紧张素 - 醛固酮系统（renin-angiotensin-system，RAAS）、水钠代谢系统、交感神经系统、G 蛋白信号传导系统和糖皮质激素系统等。2000 年以后，由于基因数据库、人类基因组单体型图谱计划及高通量基因分型芯片技术的产生和发展，基于 SNP 芯片技术的全基因组关联研究（genome-wide association studies，GWAS）应运而生。经过一系列的 GWAS，目前已知的与血压调节或高血压致病机制相关的基因变异包括至少 25 个罕见。不过，一部分 SNPs 的作用机制还有待进一步研究明确（表 18-2）。

表 18-2 高血压相关GWAS位点

染色体位置	位点（GRCh38/hg38）	基因	GWAS SNP
1p13.2	112648185	SLC16A1、CAPZA1、ST7L、MOV10	rs17030613 rs2932538
1p31.1	116915795、116947396	ATP1A1	
1p36.13	16043752—16057308	CLCNKB	
1p36.13	17018730—17054170	SDHB	
1p36.22	10709809	CASZ1	rs880315
1p36.22	11845917	MTHFR、CLCN6、NPPA、NPPB	rs506835 rs17367504
1q23.3	161314376	SDHC	
1q32.1	202795408	MDM4	rs2169137
1q42.2	230712956	AGT	rs2004776
2p13.1	74448561、74542152	SLC4A5	rs7571842、rs1017783
2q24.3	164050310	FIGN	rs16849225
2q32.1	182359400	PDE1A	rs16823124
2q36.2	224470150、224585397	CUL3	…
3p21.31	47885994	MAP4、SMARCC1	rs319690
3p21.3	53830149、53846492	CACNA1D	
3q22.1	41871159	ULK4、CTNNB1	rs9815354
3q26.2	169383098	MECOM	rs419076
4q12	45797228	PDGFRA	rs871606
4q21.2	80263187	FGF5	rs16998073
4q24	102267552	SLC39A8	rs13107325
4q25	110460482	ENPEP、PITX2	rs6825911
4q31.2	148078764、148442520	NR3C2	
4q32.1	155724361	GUCY1A3、GUCY1B3	rs13139571
5p13.3	32814922	NPR3	rs1173771
5p15.3	218241、256699	SDHA	
5q31.2	137617500、137736090	KLHL3	
5q33.2	158350972	EBF1	rs11953630
6p21.32	32660651	HLA-DQB1	rs2854275
6p21.33	31648589	DDAH2、HSPA1L、HSPA1A、HSPA1B	rs805303
6p22.2	26087281、26095241	HFE	rs1799945
7q21.2	92635096	CDK6	rs2282978
7p22.3-7p22.1	10001–7239940		
7q22.3	106771412	PIK3CG	rs17477177
7q36.1	150991056、151014599	ABP1、KCNH2、NOS3、ACCN3	rs3918226
8p23.1	119423572	NOV、ENPP2	rs2071518
8q24.3	142872357、142917843	CYP11B1、CYP11B2	

表观遗传修饰作用可以影响基因的表达，但并不改变基因序列。其调控方式包括 DNA 甲基化、染色质组蛋白修饰、基因组印记、隔离蛋白以及非编码 RNA 作用（包括 microRNA）等。已有大量研究结果证明表观遗传修饰参与高血压病的发生发展过程。与高血压发生发展密切相关的 RAAS、交感神经系统（SNS）以及肾钠潴留系统（RSRS）中，都发现 DNA 甲基化可以影响这些生物通路中关键基因的表达。

蛋白质组学本质上是指在大规模水平上研究蛋白质的特征，包括蛋白质相关基因的表达水平、翻译后的修饰作用、蛋白质与蛋白质间的相互作用等。通过比较高血压病变的组织与其起源的正常组织，或高血压发展不同阶段组织中蛋白质在表达数量、表达水平和修饰状态上的差异，寻找与病变相关的特异蛋白质。这些蛋白质不仅可以为研究疾病发病机制提供线索，还可作为疾病诊断的生物标志物和药物靶点。

细胞和组织内很多生命活动是通过代谢物引发和调控的，如细胞信号释放、能量传递、细胞间通信等。近年来由于微量检测、鉴定和半定量分析方法的发展，研究人员得以从细胞、组织和体液中发现大量低分子量化合物。某一细胞或生物在某一特定生理时期内的全部低分子量代谢产物被称为代谢组。代谢组学研究在人体三大营养物质代谢途径——糖代谢、脂代谢和氨基酸代谢以及肠道菌群代谢中均发现了与高血压相关的标志物。既往研究发现高血压与糖耐量减低、胰岛素抵抗和葡萄糖代谢异常有关。

三、健康大数据在高血压信息采集中的应用

1. 大型流行病学研究　　大型前瞻性队列研究是流行病学研究中的大数据的主要来源。目前，在世界范围内关于高血压的大型健康数据集包括英国生物样本库（UK Biobank，UKB）、瑞典全人群队列、美国百万退伍军人计划等。

中国自 20 世纪 90 年代以来陆续开展了一些关于高血压的前瞻性队列研究，规模较大的有第三次全国高血压调查随访研究队列、中国多省市心血管病前瞻性队列研究等。2004—2008 年，中国慢性病前瞻性研究项目（China Kadoorie Biobank，CKB）建立，该项目具有 50 万人的超大规模，覆盖中国经济发展水平、社会文化背景和疾病暴露谱不同的多个城乡地区，建立了具有世界领先地位的生物样本库，极大提高了高血压等慢性病的监测能力。2016 年，中国启动了"中国百万高血压队列研究"项目。该项目充分整合各方面资源，对已建立和正在建立中的大型高血压队列采用统一标准进行长期随访。项目还将充分使用远程数据捕获（remote data capture，RDC）云端大数据平台等最新技术，建立中国的心血管疾病大数据库，为制定高血压防治策略和指南提供本土高质量的病因学证据。不过，既往的基于中国人群开展并针对高血压的大型前瞻性研究随访时间仍较短，大多数高血压相关的病因学证据仍停留在横断面研究和病例对照研究等。将大型队列长期维持、保证随访的延续性是充分利用健康大数据、进一步开展高血压的疾病机制研究和防治研究的基础。

2. 血压监测数据　　移动可穿戴血压测量设备的广泛应用不仅为个体的血压监测提供了高效、便捷的途径，更生成了大量真实世界中的血压监测数据，为高血压大数据的采集和应用带来了前所未有的机遇。例如，2017 年，国家"十三五"慢病管理重大专项课题组发布了《高血压生物钟大数据报告》，利用数万已确诊高血压患者的动态血压监测数据，揭示了中国高血压患者血压昼夜节律和波动规律。该报告显示，在一天内，高血压患者收缩压在早晨 5:00 至 7:00 的上升速度较快，在傍晚 18:00 至 19:00 达到一天中的最高值。在一年内，高血

压患者 6 月份的平均收缩压处于全年的最低值（131.7 mmHg），而 10 月份的平均收缩压达到全年的最高值。通过移动可穿戴设备采集到的个体血压监测数据能捕获个体在医疗机构之外的日常生活的血压水平，并能获得血压水平随时间的变化趋势。利用采集到的血压监测数据揭示血压昼夜波动规律和季节变化规律，对于高血压患者的精准健康干预有重要指导意义。

3. 互联网与健康大数据　近年来，"互联网 +"医疗服务模式兴起，其通过传统医疗与互联网医疗、线上方式和线下方式的结合，在重构传统医疗生态、创新医疗服务模式方面的作用日益显著。基于互联网技术，将传统的高血压诊疗技术与移动可穿戴设备、电子健康档案和健康大数据进行有机结合，可以开发出针对高血压的智能健康管理服务体系。

与传统的高血压管理模式相比，互联网与大数据的结合对于高血压患者的信息采集和患者与医生间的信息沟通有以下优势：①系统针对现有医疗资源的不足和高血压患者长期门诊的不便，将传统高血压诊疗技术与智能移动医疗技术相结合，应用蓝牙、5G、移动终端等技术，使得血压等生理数据动态监测、远程服务和诊疗更加便捷，有利于用户高血压的长期防治；②采用家庭血压等生理数据测量方式实现用户的长期血压监测，避免"白大衣效应"，有利于鉴别难治性高血压、评价辅助降压疗效、预测心血管疾病风险等；③系统建立用户健康档案管理，规范数据采集和记录，便于用户进行疾病风险评估和就诊；④系统建立高血压疾病风险评估报告，提高用户疾病知晓率，指导用户改善致病危险因素，进行针对性治疗，降低疾病带来的风险；⑤系统提供个性化的饮食与运动建议，为用户建立正确的生活方式提供可操作的指导，帮助其改变原有的不良生活方式，促进疾病的康复，提高用户疾病的控制率；⑥系统建立辅助用药分析与指导工具，帮助用户在用药时避免因病史、身体条件等个体差异造成用药不适和疗效降低，提高用户的疾病治疗率。

李佳梅等于 2018—2019 年选取 300 例原发性高血压患者为研究对象，采用随机数表表法将患者分为实验组和对照组，每组人数各 150 例。实验组采用"互联网 +"慢性病管理模式进行干预，对照组采用常规高血压管理，比较两组的干预效果。干预后 6 个月，采用"互联网 +"慢性病管理模式的高血压患者知信行量表评分和健康调查简表（SF-36）评分显著高于对照组。这体现了"互联网 +"慢性病管理模式可以提高原发性高血压患者的自我管理效能和生活质量，有利于预防和延缓高血压并发症的发生与发展。

第二节　高血压的精准风险评估

一、高血压的人群分层

作为最常见的慢性病之一，其健康管理应覆盖全人群，包括健康人群、高血压易感人群和高血压患者。精准健康管理在采集个体的信息后，首先要做的就是基于采集到的信息对人群进行精准分层。一方面，需要精准地识别和区分出健康人群、高血压易感人群和高血压患者这三类人群，从而对健康人群进行健康管理和定期检查；对高血压易感人群进行生活方式干预和定期随访；对高血压患者进行生活方式干预、药物治疗和定期随诊。另一方面，需要对高血压根据预后好坏进行进一步的细分，以针对不同人群制定最适合该人群的高血压防治措施。

根据国家卫生健康委员会发布的《中国高血压健康管理规范（2019）》，高血压患者的诊断标准为：①诊室血压，在未服用降压药物的情况下，非同日 3 次测量收缩压 ≥ 140 mmHg 和（或）舒张压 ≥ 90 mmHg，可诊断为高血压。如目前正在服用降压药物，血压虽小于 140/90 mmHg，仍诊断为高血压。②动态血压监测，24 h 平均血压 ≥ 130/80 mmHg，或白天血压 ≥ 135/85 mmHg，或夜间血压 ≥ 120/70 mmHg，可诊断为高血压。③家庭自测血压：连续监测 5 ~ 7 天 平均血压 ≥ 135/85 mmHg，可诊断为高血压。④隐匿性高血压和白大衣高血压，隐匿性高血压主要表现为诊室血压＜ 140/90 mmHg，动态血压监测或家庭自测血压提示高血压。白大衣高血压表现为反复出现诊室血压升高，而动态血压监测或家庭自测血压正常。

血压水平与心血管病发病和死亡的风险之间存在密切的因果关系。对高血压患者进行人群分层的传统方法是根据患者血压值的高低将高血压分为三级：收缩压为 140 ~ 159 mmHg 或舒张压为 90 ~ 99 mmHg 者为 1 级高血压（轻度），收缩压为 160 ~ 179 mmHg 或舒张压为 100 ~ 109 mmHg 的为 2 级高血压（中度），收缩压 ≥ 180 mmHg 或舒张压 ≥ 110 mmHg 的为 3 级高血压（重度）。

大部分高血压患者还有血压升高以外的心血管危险因素。因此，高血压患者的分层不能只根据血压水平，还要考虑患者的心血管风险的评估和分层。高血压患者的心血管风险分层，有利于确定启动降压治疗的时机，采用优化的降压治疗方案，确立合适的血压控制目标，实施危险因素的综合管理。根据《中国高血压防治指南（2018 年修订版)》，高血压患者心血管风险水平的分层如表 18-3 所示。

表18-3 高血压患者心血管风险水平分层

其他心血管危险因素和病史	血压（mmHg）			
	SBP 130 ~ 139和（或）DBP 85 ~ 89	SBP 140 ~ 159和（或）DBP 90 ~ 99	SBP 160 ~ 179和（或）DBP 100 ~ 109	SBP≥180和（或）DBP≥110
无		低危	中危	高危
1 ~ 2 个其他危险因素	低危	中危	中 / 高危	很高危
≥ 3 个其他危险因素，靶器官损害，或 CKD 3 期，无并发症的糖尿病	中 / 高危	高危	高危	很高危
临床并发症，或 CKD ≥ 4 期，有并发症的糖尿病	高 / 很高危	很高危	很高危	很高危

近年来的研究发现，通过测量高血压患者的动脉硬化参数，如颈动脉 - 股动脉脉搏波速（carotid-femoral pulse wave velocity，cfPWV）、臂踝脉搏波速度（brachial-ankle pulse wave velocity，baPWV）和颈动脉内膜中层厚度（intima-media thickness，IMT）等有助于对高血压患者高危亚型的识别。目前最常用的指标是 cfPWV。多项研究证明，cfPWV 水平的高低与多种心血管病病理生理过程有关，在高血压患者中具有较强的预后价值，cfPWV ≥ 12m/s 的高血压患者被认为存在靶器官损害。此外，baPWV 等动脉硬化指标随患者年龄、性别等因素的变化较大，应用于分层尚无统一标准的高血压患者人群，但随着测量技术的提高和对这些指标与不良心血管事件相关关系的研究的深入，综合多种动脉硬化参数评估高血压患者的预后将成为高血压精准分层的重要依据。

二、高血压的风险预测模型

根据 2019 年发布的《中国高血压健康管理规范》，引起高血压易感的危险因素包括：①高血压前期，收缩压为 120 ~ 139 mmHg 和（或）舒张压 80 ~ 89 mmHg；②年龄 ≥ 45 岁；③超重和肥胖，BMI ≥ 24 kg/m² 或中心性肥胖（男性腰围 ≥ 90 cm，女性腰围 ≥ 85 cm）；④有高血压家族史；⑤高盐饮食；⑥长期大量饮酒；⑦吸烟（含被动吸烟）；⑧缺乏体力活动；⑨长期精神紧张。根据这些因素建立的 Framingham 心血管危险评分、ARIC/CHS Score 评分、Swedish 风险模型、Korean 模型等发病风险预测模型，有利于在人群中实现高血压一级预防。

高血压预测模型的建模方法分为有监督学习法和无监督学习法。有监督学习的目标是预测已知输出（如高血压病），而无监督学习没有可预测的输出（如根据预后或治疗反应发现高血压新表型）。常用的监督学习算法有分类树、贝叶斯，K 最邻近方法、支持向量机等，每种算法都有自己的优缺点。Ye 等采用 K 最邻近方法分析了 823 627 名患者的年龄、性别、种族、疾病（慢性阻塞性肺疾病、糖尿病），预测原发性高血压，预测准确率为 0.917。分类树很容易可视化，研究结果更易被临床医生接收，如 Golino 等应用分类树预测患者的高血压和高血压前期。XGBoost 是基于分类树的升级算法，近年来广泛应用于医学研究。Ye 等使用XGBoost，利用 150 多万人的电子健康记录数据，构建并前瞻性验证了原发性高血压未来 1年风险的风险预测模型。该模型在回顾性队列和前瞻性队列中的预测准确度分别为 0.917 和0.870。

相比之下，无监督学习（即聚类算法）更主观，而且需要大量的计算能力，可用于发现复杂数据中的隐藏结构或确定数据簇之间的相似性或差异。例如，算法系统通过多种因素（即传统因素、遗传学因素、环境因素和生活方式）或高血压发病风险以及如何将其分离来确定血压控制不良的高血压患者。Pyrkov 等采用主成分分析（PCA）法通过 7 454 名患者的年龄、性别、糖尿病、吸烟和血压，来预测高血压患者的生理年龄。研究发现与健康人相比，高血压患者的生理年龄明显偏大。此外，无监督学习还可以通过整合多种因素，包括数据建模中的行为和环境因素，潜在地用于识别高血压控制不良的机制。

深度学习（deep learning，DL）是图像识别研究的一个热门领域，可用于分析心电图、血管超声等图像类数据。Poplin 等使用 DL 分析了 284 355 位患者的视网膜底和 OCT 成像，预测患者的收缩压，预测模型 AUC 为 0.66（0.61 ~ 0.71）。Maxwell 等使用 DL 分析了 110 300位患者的 4 项基本体检项目、26 项血常规、12 项尿常规、20 项肝功能检查，来预测高血压，模型的 F 值为 0.726，预测准确率为 71.10%。

此外，将组学数据与传统环境危险因素相结合，纳入高血压风险评估模型，可以显著改善模型的预测效果。在中国的一项研究中，研究者将筛选出的 22 个 SNP 构建的 GRS 添加到传统的预测因子中，预测模型 C 指数值显著提高（C 指数 = 0.3% ~ 0.5%，$P < 0.05$）。在 22个 SNPs 中，10 个 SNPs 与东亚人群公布的 GWAS 数据中的 SBP 或 DBP 相关，19 个 SNPs已在中国人群中得到鉴定和验证。这些表明 GRS 对高血压预测模型的贡献在很大程度上取决于 SNPs 的选择。由于高血压是一种多基因遗传性疾病，因此选择用于 GRS 构建的 SNPs 至关重要。使用 GWAS 结果作为 SNP 选择的唯一来源是不充分的，因为从一个特定 GWAS 获得的 SNP 不一定适合其他族群。更合适的 SNP 选择应该来自同一民族的遗传学研究结果。另外 GRS 构建还应考虑 SNP 的数量、基因与疾病发展的因果关系、基因 - 基因或基因 - 环境的相互作用，以及包括或排除基因位点的适当统计方法。

第三节　高血压的精准健康干预

一、精准营养干预

1. 精准控盐　大量研究表明，适度减少钠盐摄入能降低正常血压者和高血压患者的收缩压与舒张压水平。长期限盐干预有助于降低血压和减少高血压患者服用降压药的用量，有助于预防或减缓血压随年龄的上升，减少高血压患者心血管病的发病与死亡。健康人群的食盐摄入应依据目前世界卫生组织推荐量，每日食盐摄入量 < 5.0 g。高血压易感人群，应在每日食盐摄入量 < 5.0 g 的基础上保持清淡口味，减少酱油、味精、腐乳等含盐量高的调味品的使用，选择葱、姜、蒜、花椒等调味品；少吃或不吃腌熏食物及其制品，减少食盐含量高的饼干、面包等加工食品的摄入。对于高血压患者，应更严格地控制食盐摄入。有合并症的高血压患者建议每日食盐摄入量 < 3.0 g。

尽管目前关于盐的摄入有统一的标准，精准健康干预仍需要在个体水平考虑盐敏感性不同的问题，即不同个体对一定量的盐负荷呈现不同的血压反应，盐负荷后血压明显升高者为盐敏感者。盐敏感性是连接盐与高血压的遗传基础，是原发性高血压的一种中间表型。中国的高血压患者有 60% 是盐敏感者，有高血压家族史的个体有 40% 为盐敏感者。盐敏感性的生理机制主要为盐敏感者的细胞膜钠离子转运能力及血管平滑肌收缩反应性具有一定缺陷，这种缺陷有一定的遗传基础。盐敏感人群的识别方法包括试验法和生物标志物法。其中，试验法为急性静脉盐水负荷试验和慢性盐负荷试验，但这些方法的过程较为复杂，且缺乏统一的判断标准。生物标志物对识别盐敏感者具有重要意义。既往的 GWAS 发现了超过 40 个盐敏感性相关基因，这些基因集中在与肾钠和钾代谢相关的离子通道、载体及相关调控因子上，其中与盐敏感性高度相关的基因包括赖氨酸缺陷型蛋白激酶 -1（lysine-deficient protein kinase，WNK1）、血管紧张素 II 1 型受体（angiotensin II type 1 receptor，AT1R）、内皮素 -1（endothelin 1，ET-1）和 Apelin 受体等。盐敏感者的高血压发生风险显著高于盐不敏感者，且盐敏感的高血压患者靶器官损害出现时间早，易出现心、脑、肾等的并发症。因此，对盐敏感者应该采取更严格的控盐措施。

对于高血压患者，控制食盐摄入总量的同时还可注意调整钾的摄入。大量研究表明适当提高钾的摄入，降低钠钾比值有助于控制血压。2005—2010 年美国营养与健康调查发现收缩压与钠的摄入量、钾的摄入量以及钠钾比值均有明显的相关性，其中钠钾比值每降低 0.5 个单位，收缩压降低 1.05 mmHg。因此，高血压易感人群和高血压患者可以采用食用低钠盐的方式控制血压。低钠盐以氯化钠、碘酸钾或碘化钾为原料，再添加一定量的氯化钾和硫酸镁制成，可改善体内钠（Na^+）、钾（K^+）、镁（Mg^{2+}）的平衡状态。不过，低钠盐并不适合所有高血压患者，当患者合并有肾功能不全，或正在服用 ACEI、ARB 或螺内酯时，患者存在血钾水平过高或机体排钾功能障碍的状况，钾离子摄入过多会引起严重的心律失常等症状。此外，除了直接控盐以外，增加膳食纤维的摄入也可以降低钠盐吸收，增加钠离子排出，抑制血压升高。

2. 精准膳食干预　血压正常、无高危因素的一般健康人群，应遵循《中国居民膳食指南（2016）》的建议，以平衡膳食为原则安排每日餐食。尽量使口味清淡，减少食用腌、熏制食品。高血压易感人群，应做到：①平衡膳食。②控制高脂肪食物的摄入，每日烹调用油量应控制在 20 ~ 30 g。③控制精制糖摄入，添加糖的摄入量每日应小于 50 g。④增加全谷物、杂豆类、蔬菜和水果的摄入。⑤食用适量的鱼、畜禽肉和蛋类等动物性食物。对于高血压患者的膳食干预应在高血压易感人群的膳食模式基础上，根据患者是否患有合并症进行更精准的干预。具体干预措施见表18-4。

表18-4　高血压伴合并症患者的膳食干预

高血压合并症类型	膳食干预措施
合并缺血性脑卒中	控制每日膳食总热量，根据标准体重为 30 kcal/(kg·d)
合并肾疾病	限制蛋白质摄入，蛋白质供给量为按体重 0.6 ~ 0.8 g/(kg·d) 限制脂肪摄入 限制钾、磷摄入，每日磷摄入量 < 1 000 mg，钾摄入量 < 2 000 mg
合并糖尿病	选择低血糖指数的全谷类食物，禁食含精制糖的食物
合并痛风	限制高嘌呤动物性食物摄入，摄入脱脂或低脂乳类及其制品、蛋类以及足量的新鲜蔬菜

除了对单一营养素的控制，控制高血压膳食疗法（dietary approaches to stop hypertension，DASH）是最著名的降低血压的饮食策略之一，它可以显著降低血压正常者和高血压患者的血压。DASH 饮食由 1997 年美国的一项大型高血压防治计划发展而来，该饮食模式强调在饮食中包括足够的水果、蔬菜和低脂奶制品，以维持足够的钾、镁、钙等离子的摄取，并尽量减少饱和脂肪和总脂肪的含量。2015 年，深圳市福田区慢性病防治院将 100 例原发性高血压患者随机分为对照组和干预组，对照组延续以往的饮食习惯，干预组遵照 DASH 饮食。研究发现 1 年后干预组的血压下降程度显著大于对照组，且干预组的总体健康状况、躯体功能、活力和心理状态较对照组均有明显的提高。一项包含 17 个随机对照试验的 meta 分析发现，DASH 饮食可以使 SBP 显著降低 4.3 mmHg，DBP 显著降低 2.4 mmHg。这些研究都表明 DASH 饮食可有效降低原发性高血压患者的血压，提高其生活质量。

二、精准生活方式干预

1. 戒烟与限酒　吸烟是多种心血管疾病的独立危险因素。吸烟也能显著增加高血压患者整体的心血管风险；而戒烟可明显降低患各类心血管疾病的风险，并使多种生物学指标得到改善。因此，无论是高血压易感人群还是高血压患者都应该戒烟。

戒烟干预首先应识别出烟草依赖的人群，根据 Fagerstrom 烟草依赖性评估量表可将吸烟者对烟草的依赖程度分为轻度、中度和重度，优先对那些重度烟草依赖的高血压患者实施戒烟干预。常见的戒烟干预方法为 5A 法，包括询问（ask），询问每位就诊者的吸烟情况；建议（advise），用明确、强烈以及个体化的话语建议所有吸烟者戒烟；评估（assess），评估患者是否考虑戒烟，准备从何时开始戒烟；帮助（assist），提供戒烟资助材料或转诊至戒烟门诊或戒烟热线；安排（arrange），安排随访，每次就诊时重复干预。

过量饮酒是高血压的危险因素。meta 分析结果显示，过量饮酒与高血压关联的合并 OR 值为 2.17。《中国高血压健康管理规范》规定健康人群和高血压易感人群应限制饮酒。以酒精量计算，成年人每日最大摄入酒精量为男性 25 g，女性 15 g。对于高血压患者，饮酒使其心跳加快、血压升高，会增加小血管破裂的风险，引起出血性脑卒中等危险事件。饮酒一段时间后，高渗的酒精（乙醇）随肾代谢会带走更多水分，使有效循环血容量降低，导致血压降低，增加休克、缺血性脑卒中和急性心肌梗死的风险。因此，高血压患者应该戒酒。

此外，个体醇脱氢酶 2（alcohol dehydrogenase 2，ADH2）和乙醛脱氢酶 2（aldehyde dehydrogenase 2，ALDH2）水平的差异会影响乙醇的代谢速度，使个体的血压波动程度产生差异。Zhang 等基于包括 4 792 名中国人的广州生物库队列，发现在饮酒的人群中，*ADH2* 基因突变个体的高血压发生风险显著高于未突变个体，而在不饮酒的人群中未发现 *ADH2* 基因与高血压的关联，提示饮酒引起血压升高的机制主要在于乙醇而不是乙醛，因此对乙醇脱氢酶缺乏的个体应该更严格地限制酒精的摄入。

2. 运动干预　高血压易感人群运动干预方案的原则是通过积极、有计划的锻炼，增加能量消耗和基础代谢、增进心肺功能、降低血压和血糖、改善血脂异常、控制体重等，从而有效预防高血压病和各类心脑血管事件的发生。在运动干预前，要充分考虑个体危险因素和伴发疾病的情况，咨询医疗保健人员，并进行体质测定和运动前医学检查，以免因运动诱发心血管事件等，充分保障个体运动安全。例如，对于血压升高、血脂异常、高血糖、超重和肥胖或者心肺耐力较低的个体，需要在心电图监控下进行最大强度运动测试。中等强度运动是目前研究证据最多、最充分的有效强度，运动内容主要包括有氧运动、肌肉力量与耐力练习、柔韧练习等。高血压易感人群每周进行至少 150 min 中等强度的身体活动可增进其心肺功能、降低血压。

高血压患者常伴有多种健康危险因素或慢性病，有一定的运动风险，运动干预方案的制定需重点强调安全性、有效性和运动监控，即选择适合当前健康水平和健康目标的体育活动类型，通过循序渐进的运动获得健康益处。高血压患者进行中等强度的有氧运动（达到 40% ~ 60% 的最大心率）可取得最佳的风险收益比。对于服用 β 受体阻断药、钙通道阻滞药以及血管扩张剂作为降压药物的患者，在运动后可能出现血压的突然下降，因此需要延长运动结束前的整理活动时间，并密切观察。高血压合并糖尿病的患者运动后可能会发生急性血糖下降，因此应注意避免空腹运动，避免在胰岛素作用的高峰期运动，还需要避免运动时间过晚，否则会加重夜间低血糖的风险。对于高血压合并冠心病或经皮冠状动脉介入治疗术后的患者，应注意运动前充分热身及运动后充分放松的重要性，以防止运动诱发心肌缺血。

王军威等通过对中国 2000—2015 年关于运动干预防治高血压的文献进行 meta 分析，总结得出运动周期超过 9 周、运动强度为心率达到 60% ~ 80% HR$_{max}$、运动时间为 40 ~ 50 min、运动频率为 6 ~ 7 次 / 周的有氧运动对中国原发性高血压中老年患者能产生较为适宜的降压效果。葛万刚等在 2016 年利用心肺运动试验（cardiopulmonary exercise testing，CPET）定量评估高血压患者的整体功能，精准制定个体化的强度适度的运动康复处方，通过 12 周的康复运动干预显著降低了 5 名高血压患者的收缩压和舒张压水平。

3. 心理干预　长期精神紧张、焦虑和抑郁状态会增加高血压的患病风险。因此应对高血压易感人群进行心理干预，以预防为主，对其进行心理健康知识宣教，促进其健康生活方式与行为，增强其心理健康意识。可以利用抑郁自评量表和焦虑自评量表对高血压易感人群心理状态进行评估，区分有、无抑郁和焦虑状态和轻、中、重度的抑郁和焦虑状态人群，并为处于此状态的人群提供专业的心理咨询和心理治疗。

对高血压患者应采取全面的心理和行为干预，包括常规的"心理平衡处方"和必要时的抗焦虑药物、抗抑郁药物。对高血压患者的精准心理干预应做到对患者躯体疾病和精神疾病的"同诊共治"，由心内科医生与精神科医生共同对患者进行会诊，确诊其在患高血压的同时是否伴有焦虑和抑郁症状，共同制定治疗方案，从而充分地评估药物潜在的不良反应、药物相互作用和潜在疾病条件等，可兼顾疗效与安全性原则。

4. 睡眠干预　对高血压患者的精准睡眠干预主要为对阻塞性睡眠呼吸暂停（obstructive sleep apnea，OSA）的防治。越来越多的证据表明 OSA 与心血管疾病的发病率和死亡率密切相关，包括缺血性心脏病、心力衰竭、心律失常、大血管疾病和脑血管疾病。与重复的睡眠呼吸暂停发作相关的急性自主神经功能紊乱和心肺功能紊乱可导致持续性日间高血压。OSA 的易感性主要与肥胖、颅面部结构、上呼吸道肌肉的神经控制、睡眠和昼夜节律相关，而这些因素都具有一定程度的遗传基础。

2016 年一项基于 12 558 名西班牙裔美国的 GWAS 研究调查了许多与 OSA 相关的表型特征，包括呼吸暂停低通气指数（apnoea–hypopnea index，AHI）、平均氧饱和度、平均呼吸暂停持续时间和低通气持续时间。G 蛋白受体基因（*GPR83*）的多态性与 AHI 相关，在大脑的几个区域表达，包括舌下周核、迷走神经背核和孤束核。女性平均低通气持续时间与 β- 抑制蛋白 1（*ARRB1*）基因的变异有关，该基因是缺氧诱导因子 -1α（HIF-1α）的重要调节因子，并影响 HIF-1α 靶基因的表达，如血管内皮生长因子基因。HIF-1α 在颈动脉体对缺氧的敏感性中起作用，因此该位点的致病性变异可能通过缺氧敏感性的改变与 OSA 的病因密切相关。呼吸暂停和低通气的持续时间也与一种重要的脂质生物合成转录因子——固醇调节元件结合蛋白（*SREBP*）相关的几个位点的变异有关。虽然这些发现是从针对西班牙裔 / 拉丁裔血统的独立队列得出的，但对相关研究提供了重要参考。国际遗传流行病学协会完成了一项 OSA 表型 GWAS 的 meta 分析，通过对 9 个独立的欧洲裔队列的病例和对照样本进行 GWAS，调查了中度 / 重度 OSA 的风险，并在 5 个混合血统的队列中对该研究进行了复制。

无创持续气道正压通气（CPAP）被认为是目前成年人 OSA 的疗效最为肯定的治疗方法，特别有利于中、重度患者的症状改善。临床观察发现以 CPAP 治疗 OSA 后，多数患者夜间血压下降并恢复为正常的"杓形"，且日间血压有所下降，甚至降至正常。伴有一些疾病，如脑脊液鼻漏、肺大疱、气胸、昏迷、严重循环血量不足和青光眼的患者不适用 CPAP 疗法，可采用口腔矫正器和外科治疗等方法。

三、精准药物干预

药物干预主要针对高血压患者。精准药物干预关注与个体药物反应相关的 DNA 和 RNA 特征，希望为患者量身定制降压治疗方案，以减少副作用并最终降低医疗成本。

原发性高血压中约有 10% 是单基因异常引起的高血压。这类高血压通过连锁分析与二代测序技术，可以定位致病基因与影响血压的主要基因。在诊断明确的情况下，这类高血压可以采取靶向治疗，提高降压药的疗效，减少副反应；同时可采取阻断生育的措施，避免致病基因突变遗传给子代，避免子代终身用药。目前，研究者已发现 26 个可以靶向治疗的单基因位点，并已开发出 13 类可用于临床的降压药物。具体的单基因异常引起的高血压及其靶向药物见表 18-5。

表18-5　单基因异常引起的高血压类型及其靶向药物

名称	靶基因	靶向药物
家族性醛固酮增多症 I 型	CYP11B1、CYP11B2	小剂量糖皮质激素
家族性醛固酮增多症 II 型	7p22.1-7p22.3	盐皮质激素受体拮抗剂
家族性醛固酮增多症 III 型	KCNJ5	盐皮质激素受体拮抗剂
家族性醛固酮增多症 IV 型	CACNA1H	盐皮质激素受体拮抗剂
散发性原发性醛固酮增多症	KCNJ5、ATP1A1、ATP2B3、CACNA1D	肾上腺切除术
原发性醛固酮增多症伴癫痫和神经系统异常（PASNA）	CACNA1D	无
表观盐皮质激素过多综合征（AME）	HSD11B2	盐皮质激素受体拮抗剂
先天性肾上腺增生综合征	CYP11B1、CYP17A1	无
11β- 羟化酶缺乏症	CYP11B1	糖皮质激素
17α- 羟化酶缺乏症	CYP17A1	糖皮质激素
假性醛固酮减少症 II 型	WNK1、WNK4、CUL3、KLHL3	噻嗪利尿剂
利德尔综合征	SCNN1B、SCNN1G	阿米洛利、氨苯喋啶
多发性内分泌肿瘤 IIa 型	RET	α 受体阻断药
嗜铬细胞瘤或副交感神经节瘤	SDHA、SDHB、SDHC、SDHD、SDHAAF2、TMEM127、MAX	α 受体阻断药
Von-Hippel-Lindau 综合征（VHL 综合征）	VHL	α 受体阻断药
1 型神经纤维瘤	NF1	α 受体阻断药

大多数原发性高血压是与多基因有关的复杂性疾病。这些高血压的用药证据主要来自临床试验的结果，单个降压药的有效率在 50% 左右。因此，即使患者采用了理论上的最佳治疗方案，仍可能无效，这增加了患者发生不良心血管事件的风险。对高血压患者精准医疗应当考虑使用新的诊断与筛查方法，找出每一个患者独特的致病分子或风险谱，通过药物基因组学提高高血压治疗成功率是个体治疗的基础。

例如，β 受体阻断药是临床上常用的一类降压药物，但是近年来发现，β 受体阻断药预防缺血性脑卒中的效果略逊于其他降压药，且会增加高血压患者患糖尿病的风险。这些原因导致 β 受体阻断药被一些高血压指南排除出一线降压药。基于药物基因组学的研究认为，对 β 受体阻断药反应的个体差异主要源于患者的遗传异质性，如可能是 β 受体基因变异影响了疗效，或 β 受体阻断药代谢基因变异影响了其不良反应的发生。既往的 meta 分析发现，rs11124945 G 等位基因携带者暴露于 β 受体阻断药会降低新发糖尿病风险，而 rs11124945 AA 纯合子携带者暴露于 β 受体阻断药会显著增加新发糖尿病风险。另一项研究发现，Arg389 等位基因的单体型 Ser49/Arg38 与受体阻断药的高效有关。携带 Arg389Arg 基因型或 Ser49/Arg389 单体型的患者，β 受体阻断药降压疗效比其他变异体携带者好。因此，在为个体设计治疗方案时，通过药物基因组学的分析综合考虑个体的遗传特征对药物的疗效和不良反应的影响，可以为高血压患者更精准地选择最适合的药物。

治疗高血压的根本目的在于保护患者的靶器官，降低各种不良心血管事件的发生率，预防合并症。在单纯药物干预的降压效果不理想时，可以重点考虑对不良心血管事件和合并症的预防。例如，开展针对高血压患者的脑卒中预防的精准干预。北京大学第一医院的霍勇教授于2008—2013年在中国江苏省和安徽省开展了中国脑卒中一级预防研究（China Stroke Primary Prevention Trial，CSPPT）。该研究共纳入20 702名高血压患者，根据患者的亚甲基四氢叶酸还原酶（MTHFR）*C677T*基因的基因型对其进行分层后，采用随机双盲法，一组患者给予依那普利叶酸片，另一组给予单纯的依那普利片。随访观察后发现，依那普利叶酸片预防高血压患者发生脑卒中的疗效显著高于单纯的依那普利片，且依那普利叶酸片对男性、低叶酸水平、高同型半胱氨酸水平的患者疗效更为突出。该研究精准地识别出对依那普利叶酸疗效敏感的高血压人群，并实现了对脑卒中的有效预防，为高血压的精准药物干预提供了一个经典的案例。

临床上有一类最难治疗的高血压被称为顽固性高血压。顽固性高血压的定义为3个不同类别的降压药（包括1个利尿剂）治疗半年血压不达标（血压 ≥ 140/90 mmHg）；或需要4个或4个以上降压药，血压才达标（血压 < 140/90mmHg）。在排除一些导致血压难以控制的因素（如OSA、单基因异常引起的高血压、肾疾病）后，顽固性高血压往往难以确定其原因，可能需要从基因组中去找答案。近年来的研究发现，尿调节素（uromodulin，UMOD）基因可能是顽固性高血压干预的新靶点。*UMOD*位点变异主要与肾损害相关，既往研究发现纯合子*UMOD*危险等位基因携带者，肾损害程度重。*UMOD*的高表达会引起年龄相关的肾损害，特别多见于年龄 >65岁的老年人。研究发现，携带活性高的纯合子*UMOD*等位基因的高血压患者，应用袢利尿剂（呋塞米）治疗，可以明显促进利钠、降低血压。初步试验结果显示，携带活性高的*UMOD*等位基因的顽固性高血压患者，应用呋塞米降血压的疗效好。UMOD的相关研究有望在更大规模的人群研究中展开验证，希望其能成为顽固性高血压治疗的靶点。

本章小结

本章对高血压临床领域的精准医学研究进行了回顾和展望，即高血压的信息采集、精准风险评估和精准干预。治疗高血压的主要目的是将血压降低到正常生理水平，从而预防心血管疾病，降低损害高血压相关靶点的风险。尽管目前有多种有效的抗高血压药物，但高血压患者血压控制情况依然不容乐观。多组学研究的进步和高通量技术的快速发展，促使现代生物和医学研究从传统的假设驱动设计转向数据驱动研究，并促进了个性化医疗的发展，高血压等慢性病的精准健康管理应运而生。考虑到患者的遗传表型、药代动力学特征和特定的环境危险因素，使用更具有针对性的预防和干预措施，从而最终达到控制高血压、防治靶器官损伤的目的。

（周泽宸　车前子）

参考文献

[1] 《中国高血压防治指南》修订委员会. 中国高血压防治指南（2018 年修订版）[J]. 中国心血管杂志，2019，24（01）：24-56.

[2] 胡盛寿，杨跃进，郑哲，等. 《中国心血管病报告 2018》概要 [J]. 中国循环杂志，2019，034（003）：209-220.

[3] Vischer Annina S，Burkard Thilo. Principles of blood pressure measurement-current techniques，office vs ambulatory blood pressure measurement [J]. Advances in Experimental Medicine and Biology，2017，7（20）：956.

[4] Arakawa，T. Recent research and developing trends of wearable sensors for detecting blood pressure [J]. Sensors（Basel），2015，18（9）：320-323.

[5] 祁麟，文彦丽. 可穿戴血压测量设备的研究与应用进展 [J]. 中国医疗设备，2016，31（12）：77-79，85.

[6] 许睿玮，严卫丽. 原发性高血压全基因组关联研究进展 [J]. 遗传，2012，34（7）：793-809.

[7] Levy D，Ehret GB，Rice K，et al. Genome-wide association study of blood pressure and hypertension [J]. Nature Genetics，2009，41（6）：677-687.

[8] Padmanabhan S，Caulfield M，Dominiczak AF. Genetic and molecular aspects of hypertension. [J]. Circulation Research，2015，116（6）：937-959.

[9] Raftopoulos L，Katsi V，Makris T，et al. Epigenetics，the missing link in hypertension [J]. Life Sciences，2015，129（53）：22-26.

[10] Zerkowski HR，Grussermeyer T，Matt P，et al. Proteomics strategies in cardiovascular research [J]. Journal of Proteome Research，2004，3（2）：200-208.

[11] 李佳梅，陈鸿芳，李换则，等. "互联网 +"慢性病管理模式在原发性高血压患者中的应用效果 [J]. 临床医学研究与实践，2020，5（17）：148-149，152.

[12] 中国高血压健康管理规范（2019）[J]. 中华心血管病杂志，2020，48（1）：10-46.

[13] Nemcsik J，Cseprekal O，Tisler A. Measurement of arterial stiffness：a novel tool of risk stratification in hypertension [J]. Advances in Experimental Medicine and Biology，2017. 9（56），475-488.

[14] Ye C，Fu TY，Hao SY，et al. Prediction of incident hypertension within the next year：prospective study using statewide electronic health records and machine learning [J]. Journal of Medical Internet Research，2018，20（1）：53-54.

[15] Timothy VP，Konstantin S，Mikhail B，et al. Extracting biological age from biomedical data via deep learning：too much of a good thing? [J]. Scientific Reports，2018，8（1）：14-16.

[16] Ryan P，Avinash VV，Katy B，et al. Prediction of cardiovascular risk factors from retinal fundus photographs via deep learning [J]. Nature Biomedical Engineering，2018，2（3）：62-64.

[17] Lu XF，Huang JF，Wang LY，et al. Genetic predisposition to higher blood pressure increases risk of incident hypertension and cardiovascular diseases in Chinese [J]. Hypertension，2015，66（4）：137-141.

[18] Iatrino R，Manunta P，Zagato L. Salt sensitivity：challenging and controversial phenotype of primary hypertension. [J]. Current Hypertension Reports，2016，18（9）：240-242.

[19] Cook NR，Obarzanek E，Cutler JA，et al. Joint effects of sodium and potassium intake on subsequent cardiovascular disease：the Trials of Hypertension Prevention follow-up study [J]. Archives of Internal Medicine，2009，169（1）：321-325.

[20] Konstantinos PT，Christina F，Costas T，et al. Effect of the dietary approaches to stop hypertension（DASH）diet on blood pressure in adults with and without hypertension：a systematic review and meta-analysis of randomized controlled trials [J]. Journal of the American College of Cardiology，2020，75（11）：55-57.

[21] 袁芹，张雪姣，谢延，等. 改良的 DASH 膳食用于原发性高血压患者控制血压及提高生命质量的效果评价 [J]. 实用预防医学，2015，22（09）：1055-1057.

[22] Virdis A，Giannarelli C，Neves MF，et al. Cigarette smoking and hypertension [J]．Current Pharmaceutica Design，2010，16（23），2518-2525.

[23] Wei SZ，Lin X，Catherine MS，et al. Effect of alcohol and aldehyde dehydrogenase gene polymorphisms on alcohol-associated hypertension：the Guangzhou Biobank Cohort Study [J]．Hypertension Research，2013，36（8）：15-19.

[24] Moraes-Silva IC，Mostarda CT，Silva-Filho AC，et al. Hypertension and Exercise Training：Evidence from Clinical Studies [J]．Advances in Experimental Medicine and Biology，2017，10（01）：127-128.

[25] 王军威，袁琼嘉，杨澎湃，等．运动疗法对我国原发性高血压干预效果的 meta 分析 [J]．中国康复医学杂志，2017，32（04）：454-460.

[26] Lei L，Min L，Shaowu S，et al. Effects of long-term psychological intervention on blood pressure and health-related quality of life in patients with hypertension among the Chinese working population [J]．Hypertension Research，2017，40（5）：71-73.

[27] Cade BE，Chen H，Stilp AM，et al. Genetic associations with obstructive sleep apnea traits in Hispanic/Latino Americans [J]．American Journal of Respiratory and Critical Care Medicine，2016，194（7）：305-306.

[28] Mukherjee S，Saxena R，Palmer L J．The genetics of obstructive sleep apnoea [J]．Respirology，2017，23（1）：18-27.

[29] 惠汝太，孔涛，赵晟，等．高血压相关基因研究进展 [J]．中国实用内科杂志，2019，39（01）：27-37.

[30] Chang SW，McDonough CW，Gong Y，et al. Genome-wide association study identifies pharmacogenomic loci linked with specific antihypertensive drug treatment and new-onset diabetes [J]．The Pharmacogenomics Journal，2018，18（1）：93-96.

[31] Jiang SQ，Li JP，Zhang Y，et al. Methylenetetrahydrofolate reductase C677T polymorphism，hypertension and risk of stroke：a prospective, nested case-control study. [J]．The International Journal of Neuroscience，2017，127（3）：44-47.

[32] Rebecca Kirk. Uromodulin identified as a potential therapeutic target [J]．Nature Reviews Nephrology，2014，10（1）：80-85.

第十九章 遗传病的精准健康管理

第一节 概 述

一、遗传病的概念、分类与特点

（一）遗传病的概念

因遗传因素而罹患的疾病称为遗传性疾病或简称遗传病（inherited disease，genetic disorder）。遗传因素可以使生殖细胞或受精卵内遗传物质的结构和功能改变，也可以使体细胞内遗传物质结构和功能改变。大多数遗传病为先天性疾病（congenital disease）。所谓先天性疾病是指婴儿出生时即出现症状，如尿黑酸尿症、唐氏综合征、先天性耳聋等。但先天性疾病并不一定是遗传病，如胎儿在宫内感染天花病毒造成其在出生时脸上有瘢痕，母亲怀孕早期感染风疹病毒导致胎儿患有先天性心脏病，孕妇服用反应停（沙利度胺）引起胎儿先天畸形等。同样，有不少遗传病出生时毫无症状，要到一定年龄才发病，如肌营养不良大多儿童期发病，亨廷顿舞蹈症一般发病于 25～45 岁。遗传病往往表现为家族性疾病（familial disease），在亲代和子代中均有患者，或在正常父母所生同胞中出现一个以上的患者。遗传病也可能呈散发性，这是正常亲代的生殖细胞发生基因突变或染色体畸变而导致子代患病。有些遗传病还可能有不外显的亲代，患者的出现也可呈散发性。但家族性疾病并不一定就是遗传病。一个家族有多个成员患同一疾病（如结核病、肝炎）可能是由共同的生活环境所引起。

已知群体中的遗传病有 6 000～8 000 种，包括一些发病率低于 1% 的少见病或罕见病，也包括一些发病率接近 1% 的常见病或多发病，故遗传病是严重降低人类生活质量的疾病之一，遗传病和先天畸形也是儿童死亡的主要原因之一。而且，随着中国群体平均寿命的延长，人群中老年人所占的比例快速上升，由遗传和环境因素综合作用引起的心脑血管疾病、恶性肿瘤、阿尔茨海默病等老年性疾病的比重也在逐年增加。无疑，随着传染病的控制，我国人群的疾病谱（disease spectrum）已经改变，在各个年龄组中，遗传病的重要性越来越显著。

（二）遗传病的分类

遗传病的分类目前大多采用 McKusick 的分类法，即将遗传病分为五大类。在分析一种疾病的遗传基础时，首先要确定它属于这五大类中的哪一类。

1. 染色体病 染色体（chromosome）是遗传物质基因的载体。在同一物种中，染色体的形态结构、数目是恒定的。如果染色体发生了异常，无论是数目还是结构的畸变，都会导致许多基因的增加或缺失。染色体畸变（chromosome aberration）是指体细胞或生殖细胞内染色体发生异常的改变。畸变的类型和可能引起的后果在细胞不同周期和个体发育不同阶段不尽相同。染色体畸变可分为数目畸变和结构畸变两大类。其中染色体的数目畸变又可分为整倍性改变和非整倍性改变两种。结构畸变主要有缺失、重复、插入、异位和倒位。当一个个体细胞有两种或两种以上的不同核型的细胞系时，这个个体被称为嵌合体。无论数目畸变还是结构畸变，其实质是涉及染色体上基因群的增减或位置的转移，使遗传物质发生了改变，可以导致染色体异常综合征或染色体病。人类正常体细胞是二倍体，有 46 条染色体。如果在生殖细胞发生和受精卵早期发育过程中发生了差错，就会产生整条染色体或染色体片段超过或少于二倍体数的个体，表现为各种先天发育异常。例如，唐氏综合征即由于第 21 号染色体多了 1 条，所以又名 21 三体综合征。染色体病（chromosome disorders）通常不在家系中传递，但也有可传递的。已知的染色体病有 300 多种。出生时染色体病发生率约为 7‰。在妊娠前 3 个月的自发性流产中，染色体畸变大约要占到一半。

2. 单基因遗传病 单基因遗传病（single-gene disorders）是存在于生殖细胞或受精卵中的突变基因，按一定方式在上下代之间进行传递，其所携带的突变遗传信息经过表达则可形成具有一定异常性状的疾病。单基因遗传病的发生主要受一对突变等位基因的控制，其传递方式遵循孟德尔遗传规律。根据导致疾病的基因所在的染色体不同（常染色体或性染色体），以及疾病基因性质的不同（显性或隐性），可将人类单基因遗传病分为 3 种主要的遗传方式：①常染色体遗传（autosomal inheritance），包括常染色体显性遗传和常染色体隐性遗传；② X 连锁遗传（X-linked inheritance），包括 X 连锁显性遗传和 X 连锁隐性遗传；③ Y 连锁遗传。线粒体基因组缺陷所引起的疾病虽然大多为单基因遗传，但由于线粒体基因组属于核外遗传。在一对同源染色体中，可能其中一条带有突变基因，也可能两条染色体对应位点都是突变基因。单基因病通常呈现特征性的家系传递格局。具体每种单基因病均属罕见，其发生率的上限约为 2‰。但由于发现的单基因病种类越来越多，所以这类疾病整体来说并不罕见。据加拿大不列颠哥伦比亚省的遗传流行病学研究显示，约 3.6‰ 的新生儿患有单基因病，其中常染色体显性遗传病约占 14‰，常染色体隐性遗传病约占 1.7‰，X 连锁显性或隐性遗传病约占 0.5‰。截至 2019 年 4 月 16 日，人类孟德尔遗传数据库统计（http：//www.omim.org/）共收录 24 948 种单基因性状或疾病。

3. 多基因遗传病 多基因遗传病（polygenic disorders）亦称复杂疾病（complex disease），起因于遗传因素和环境因素。就遗传因素而言，绝大多数的表型性状及常见疾病由多个基因引起，如糖尿病、肥胖症、高血压、心脏病、肿瘤等。多基因性状或多基因遗传病的表型效应取决于多个基因效果的累加及相互作用。据基因表型效应的大小，可分为主效基因（major effect gene）或微效基因（minor effect gene），故多基因性状又称"数量性状"。这些基因通过影响个体对疾病的易感性、疾病的进展及药物反应而发挥作用。但是，单基因疾病和多基因疾病的分类是一种人为的划分，而且其实它们之间并没有一刀切式的区别。许多多基因遗传病中也有一小部分可由单基因的变异引起，如肿瘤。疾病中遗传因素贡献的比例称为遗传度。多基因遗传病包括一些先天性发育异常和一些常见病，多基因病有家族聚集现象，但无单基因病那样明确的家系传递格局。所有的多基因病同时又受到环境因素的影响，故又称为"复杂性状疾病"或"多因素疾病"（multifactorial disease）。

4. 线粒体遗传病 线粒体（mitochondrion）是真核细胞的能量代谢中心。线粒体 DNA 编码呼吸链的部分肽链及线粒体蛋白质合成系统的 rRNA 和 tRNA。这些线粒体基因突变可致线粒体遗传病（mitochondrial genetic disorders），这类遗传病可以随同线粒体向后代传递。线粒体还调控细胞质中的钙离子浓度、氧化应激（oxidative stress）和程序性细胞死亡（apoptotic cell death）。它是体内活性氧类（reactive oxygen species，ROS）的主要来源。有性生殖中受精方式的限制决定了线粒体遗传属母系遗传。

线粒体 DNA（mitochondrial DNA，mtDNA）的遗传具有以下特征：① mtDNA 的复制具半自主性；②线粒体基因组所用的遗传密码和通用密码不同；③ mtDNA 为母系遗传；④ mtDNA 具有"遗传瓶颈"；⑤ mtDNA 具有阈值效应；⑥ mtDNA 具有克隆增殖特征；⑦ mtDNA 具有高突变率；⑧ mtDNA 拷贝数受有核细胞和组织特异性调节。线粒体基因的突变类型包括点突变、mtDNA 重排、拷贝数变异。

5. 体细胞遗传病　体细胞遗传病主要指的是肿瘤（tumor）。肿瘤泛指由一群生长失去正常调控的细胞形成的新生物，分为良性肿瘤（benign tumor）和恶性肿瘤（malignant tumor），其中恶性肿瘤生长不再受控，且能够侵入其附近组织甚至扩散（转移）至更远的位置，又称为癌症（cancer）。体细胞中参与控制细胞生长和凋亡（apoptosis）、细胞增殖或损伤修复的基因发生突变可导致肿瘤发生。致癌突变主要分两种：一种是种系突变，直接通过双亲的生殖细胞传给子女，后代所有体细胞和生殖细胞都携带这种突变，有 5% ~ 10% 的肿瘤由种系突变引起，称为遗传性肿瘤（发生在家族中）。另一种称为散发突变，可以在人生的任何时期发生，它不是从双亲继承而来的，而是后天的新生突变，发生在单个体细胞中，然后分裂发展为癌症。引起这些突变的原因涉及干扰细胞分裂和增殖调控，可能由紫外线照射、病毒、烟草、年龄或其他因素诱发。

（三）遗传病的特征

1. 遗传病的传递方式　一般而言，显性遗传病常以"垂直传递方式"出现，不延伸至无亲缘关系的个体；隐性遗传病常出现在近亲婚配的子代中，患者要么呈水平分布格局，要么以斜行分布为特征；由线粒体基因突变所致的线粒体遗传病常呈母系遗传格局；染色体病往往是散发的，无家系传递的特征；而多基因病和体细胞遗传病虽有家族聚集倾向，但一般没有明确的传递规律。

2. 遗传病的分布格局　单基因遗传病往往为质量性状的变异，呈现多峰性的特征（包括患者、健康者和携带者）；多基因遗传病往往为数量性状的变异，呈现单峰性的特征，通过阈值可将人群分为健康者与患者。导致线粒体遗传病的线粒体基因突变类似单基因病，但该突变需要达到一定的数量才会得病，存在阈值效应；体细胞遗传病中肿瘤的发生需要经历多个步骤的遗传损伤，最后才会癌变和转移。染色体病只是散发性的，没有明显的分布格局。

3. 遗传病的其他特征

（1）遗传病中既有罕见病，也有常见病：单基因遗传病、线粒体遗传病及染色体病属罕见病，这类遗传病的发病率大多在 1% 以下，但种类超过 6 000 种，故群体中患病人数并不低。据估计，中国有超过 2 000 万的遗传病患者。多基因遗传病和体细胞遗传病属于常见病或多发病，患病人数更多，如心血管疾病、高血压、脑卒中、心肌梗死、心力衰竭、先天性心脏病患者。这类疾病是目前严重危害人类健康的重要原因之一。

（2）染色体病患者往往有一些特征性临床表现，如智力障碍和生长发育延迟；单基因病的临床表现往往与缺陷基因有关，但也存在基因多效性的影响；线粒体遗传病由于影响能量代谢，故往往导致多脏器病变。

（3）在排除环境因素作用的前提下，亲属中有一定比例的患者被诊断为同一种疾病，且有特征性的发病年龄和病程变化。

（4）同卵双生的患病一致率明显高于异卵双生的患病一致率，近亲婚配子代的发病率显著高于随机婚配群体的发病率，患者亲属的发病率也显著高于群体的发病率。

二、遗传病的三级预防体系

根据卫生部 2012 年发布的《中国出生缺陷防治报告》显示，中国出生缺陷发生率在 5.6% 左右，每年新增出生缺陷新生儿约 90 万例，其中出生时临床明显可见的出生缺陷新生儿约有 25 万例。出生缺陷中有很大一部分属于遗传病。为减少出生缺陷的发生，世界卫生组织提出出生缺陷"三级预防"策略。

1. 一级预防　一级预防是指防止出生缺陷的发生，采取具体措施，包括健康教育、婚前医学检查、孕前保健、遗传咨询、计划生育、最佳生育年龄选择、增补叶酸、孕早期保健（包括合理营养、预防感染、谨慎用药、戒烟戒酒、避免接触放射线和有毒有害物质、避免接触高温环境）等。出生缺陷多发生于经济发展相对滞后的地区，分布特点一般为农村多于城市，且孕妇文化程度越低，出生缺陷发生率越高。可见，孕龄人群缺乏优生优育知识与出生缺陷率居高不下有着密切关系。因此，有必要加强出生缺陷预防的宣教工作，使育龄人群认识到出生缺陷的危害性及预防的必要性，增强主动防范意识，使后期相关干预得以顺利实施。可通过电视、网络、报刊等媒介，或开设宣传栏、讲座等手段进行宣传指导。掌握优生优育知识、养成良好的生活习惯，有助于降低出生缺陷发生率。

相关研究显示，产妇孕早期罹患疾病、不规范使用药物、接触化学物质或具有遗传史等，都有可能导致出生缺陷。备孕期用药应慎重，罹患疾病必须用药时，应在医生指导下选择公认较安全、对胎儿无害的药物。有文献报道，男性长期用药、接触化学毒品，会使生殖腺细胞染色体畸变、基因突变的概率增加；如计划妊娠时男方提前停止服用药物、不接触毒品，且补充叶酸，则精液中染色体异常精子出现的概率会下降 2%。另外，计划妊娠的女性在备孕期间须禁烟、酒，远离辐射、噪声、有害物质污染等，预防 TORCH（T 指弓形虫，O 指其他病原微生物，R 指风疹病毒，C 指巨细胞病毒，H 指单纯疱疹病毒）感染，营造良好的孕前期内外环境。

此外，实施孕前健康教育和优生检查，是出生缺陷一级干预的关键环节。婚前医学检查不仅会全面检查身体，而且侧重发现可能影响结婚与生育的严重疾病，并提出医学指导意见避免或减少缺陷儿出生；同时对夫妻双方进行优生优育健康教育，普及生育健康知识。孕前进行全面的健康体检，以尽早发现糖尿病、高血压病等对妊娠有较大影响的疾病；同时，进行 TORCH 系列病原体检查，即刚地弓形虫、乙型肝炎病毒、人类免疫缺陷（HIV）病毒、梅毒螺旋体等，以及风疹病毒（RV）、巨细胞病毒（CMV）、单纯疱疹病毒（HSV）等的检查，避免孕期感染。

已有研究显示，孕前及孕期叶酸干预，是预防新生儿神经管畸形、先天性心脏病、唇裂、脐膨出等多种出生缺陷的有效手段。另有文献报道，孕妇受孕时和孕期第一阶段摄入足量的叶酸，可使脊柱裂和其他严重出生缺陷发生的危险降低 72%。富含叶酸的饮食包括蔬菜、橙汁、坚果、黄豆、鸡蛋、猪肝等，但膳食中叶酸的生物利用度仅为 50%，且叶酸在高温烹调及微波炉加热时会被大量破坏，故在摄入含丰富叶酸食物的同时，还应口服叶酸片剂，每天 0.4 mg。从发生时间上看，通常在女性尚未意识到妊娠时神经管缺陷就已发生，即末次月经后的第 31 ～ 44 天。因此，增补叶酸以孕前 1 ～ 3 个月开始为最佳。一般孕前 3 个月（至少 1 个月）至孕期前 3 个月补充小剂量叶酸，可以有效预防神经管畸形的发生。还可以建议有条件的妇女，在孕前及孕期进行妊娠妇女专用维生素的补充，并指导夫妇双方合理膳食，形成良好的生活习惯。

随着辅助生殖技术临床开展规模的日益扩大，以及细胞及分子遗传学诊断技术的快速发展，胚胎植入前遗传学诊断（preimplantation genetic diagnosis，PGD）和植入前遗传学筛查（preimplantation genetic screening，PGS）技术迎来了快速的增长和发展，并且作为一级预防的有效手段在临床上进行推广应用。PGD 技术主要针对夫妇任一方或者双方携带染色体结构异常，包括相互易位、罗伯逊易位、倒位、复杂易位、致病性微缺失或致病性微重复等；具有单基因遗传病生育高风险家庭，包括常染色体显性遗传病、常染色体隐性遗传病、性连锁遗传病等，且家族中的致病基因突变诊断明确或者致病基因连锁标志明确。PGS 主要针对高龄孕妇（女方年龄在 38 岁以上）、不明原因的复发性流产者、不明原因反复植失败者以及严重畸形精子症患者。PGD/PGS 通过对从卵母细胞到植入前各个阶段的胚胎进行遗传病的诊断，以帮助患有遗传病的夫妇选择正常的胚胎移植，避免有遗传病胎儿的妊娠。相比传统的产前遗传学诊断必须在妊娠建立后才能进行，一旦异常母亲还需承担流产的痛苦和风险而言前进了一大步，PGD 具有重要的临床价值。

2．二级预防 二级预防是指减少严重出生缺陷儿的出生，主要是在孕期通过早发现、早诊断和早采取措施，以减少严重出生缺陷儿的出生。对已确诊的畸形胎儿，应动员孕妇及其家属选择终止妊娠手术。产前筛查指通过简便、经济和较少创伤的检测方法，对胎儿进行先天缺陷和遗传病的筛查；主要包括胎儿超声检查等影像学检查，如孕 11 ～ 14 周进行胎儿颈项透明层（NT）值检查、孕 20 ～ 24 周进行严重体表和内脏结构畸形检查，以及孕 15 ～ 20+6 周进行唐氏综合征筛查、18- 三体的血清学筛查等。高分辨率超声仪的发明和多维超声等现代超声技术的出现，极大地提高了胎儿医学领域的超声诊断水平。标准化的胎儿超声检查，已成为胎儿医学临床医师必须掌握的基本技能之一。自超声软指标对胎儿非整倍体畸形的提示价值受到质疑后，基于三维超声的多种成像技术得以快速发展，其在诊断复杂、疑难病例方面发挥着重要作用。磁共振成像（magnetic resonance imaging，MRI）检查是胎儿医学影像学技术的重要组成部分，在胎儿神经系统的检查和功能评估，尤其是早期神经系统病变方面具有显著优势。该技术与超声检查互为补充，目前已逐渐应用于胎儿畸形的辅助诊断。

无创产前检测（non invasive prenatal DNA testing，NIPT）是一种采用二代 DNA 测序技术，对母体血液中的游离 DNA 片段进行分析，从而筛查出 21- 三体、13- 三体、18- 三体及性染色体异常的技术。对于唐氏综合征筛查提示高危或其他情形需要进行产前诊断的孕妇，可在孕 12 周后采用该技术进行检查。NIPT 对 21- 三体、13- 三体、18- 三体的总检出率为 97.0%，假阳性率为 1.2%；对于唐氏综合征患儿的检出率为 98.6%，假阳性率为 1.0%，假阴性率为 1.4%。因此，该技术是目前检出率最高的唐氏综合征筛查方法。对 NIPT 提示高危的孕妇，建议进一步进行羊水穿刺检查做染色体核型分析，以获得明确的诊断结果。

3．三级预防 三级预防是指出生缺陷患儿出生后采取及时、有效的诊断、治疗和康复，以提高患儿的生活质量，防止病残，促进健康。各地不断推进新生儿先天性甲状腺功能减退症、苯丙酮尿症等遗传代谢性疾病和听力障碍筛查工作，新生儿疾病筛查率和治疗率不断提高。

例如，苯丙酮尿症患儿如早期发现后给予低苯胺酸奶粉，则患儿的智力水平可以接近正常。先天性甲状腺功能减退症患儿，如在出生后 3 个月内开始服用甲状腺素，则 80% 以上者智力发育可达到正常；如早期不及时治疗，则可造成发育迟缓、智力低下等严重残疾。先天性听力障碍患儿，在出生 6 个月内采取干预措施进行康复治疗，到 3 岁时，听力水平可基本接近正常儿童。另外，通过儿童系统保健、规范体检，可及早发现畸形缺陷，如隐睾、髋关节脱臼、马蹄内翻足、先天性心脏病、唇腭裂等，从而适时进行手术治疗。

三、遗传病的研究进展

遗传的概念可追溯到古希腊之前，当时人们就已经认识到某些疾病可能在家庭中传递。现代遗传学的奠基人——奥地利帝国生物学家孟德尔（Mendel，1822—1844）在 1866 年发表了豌豆杂交实验，并提出孟德尔第一定律（分离定律）以及孟德尔第二定律（自由组合定律），这是孟德尔注明的遗传因子学说。但是，孟德尔的研究直到 1900 年才被发现。此后，科学家开始把孟德尔遗传因子学说应用于人类。Farabee 确立了人类第一例显性遗传性状——短指（趾），Bateson 与 Garrod 发现了尿黑酸尿症属于隐性性状。Sutton 和 Boveri 称遗传因子位于染色体上，这就是染色体遗传学说。1905 年，Castle 开始将果蝇用于遗传学研究的领域。Morgan 和他的学生在果蝇性状的遗传研究中确立了连锁律与交换律。1909 年 Johannsen 将遗传因子改称为基因（gene），并区别了基因型（genotype）与表现型（phenotype）。而 Galton 早在 1875 年就提出先天与后天环境对性状的影响，并把回归系数这一统计概念引入遗传学，为以后人类遗传学中涉及数学问题的研究奠定了基石。20 世纪 50 年代以来，医学遗传学有了迅猛的发展，这主要是由于生物化学、细胞遗传学、免疫学与分子遗传学实验技术的发展起了推动作用。

生化实验技术和生化分析法的发展，提高了医学界对先天性代谢病的研究和临床诊断水平。例如由层析法检出尿液中的异常代谢产物，由电泳技术检出异常血红蛋白分子，淀粉凝胶电泳技术可检出包括酶在内的蛋白质的结构异常，这就使医学遗传学在理论研究和实际应用两方面都向前跨出了一大步。在理论研究上，Pauling 等（1949）根据对血红蛋白的研究提出了分子病（molecular disease）的概念。1954 年，Ingram 展开了对血红蛋白病的深入研究。在实际应用上，学者们也开辟了治疗某些遗传病的有效途径，例如 1953 年，Bickel 等对苯丙酮酸尿症的治疗，对开展早期检出遗传病的研究以及寻找防治和控制先天性代谢病的有效方法起了推动作用。20 世纪 50 年代中期，学者发现伯氨喹引起药物性溶血是由于 G6PD 缺乏所致，说明药物反应有受遗传控制的代谢基础。1959 年，Woge 提出药物遗传学（pharmacogenetics）一词。20 世纪 70 年代后，这一概念进一步扩展。不仅药物反应要考虑遗传基础，而且人体对一切环境因子的反应，包括对食物的反应在内，也必须考虑遗传基础。1971 年，Brewer 提出生态遗传学（ecogenetics）这一术语。之后，对食物、药物和毒物的反应都必须结合遗传基础加以认识。

细胞遗传学中的染色体实验技术的发展，推动了染色体疾病的理论认识与应用发展。1956 年，J.H.Tjio（蒋有兴）和 Leva，首先正确地鉴定的人体体细胞的染色体数目为 46 条，Ford 和 Hamerton 进一步证实了这一结论。细胞培养和制片技术的发展，推动了染色体分析的普遍展开。1959 年，染色体疾病领域就有 3 个发现：Lejeune 等发现唐氏综合征患者有 47 条染色体，即多 1 条小型近端着丝粒染色体（第 21 号染色体）；Fond 发现女性特纳综合征患者只有 1 条 X 染色体；Jacobs 和 Song 发现男性克兰费尔特综合征患者的性染色体是 XXY。1960 年美国费城（Philadelphia）研究小组在慢性粒细胞白血病（chronic myeloid leukemia，CML）患者的细胞里第一次发现了特定的染色体结构异常，将其称为费城染色体或 Phl 染色体。随后，他们又发现了其他染色体疾病和一些肿瘤的标志染色体。1960，Moorhead 等建立了人体外周血体外培养和染色体制片等一整套实验技术，从而产生了使染色体研究简便可靠的方法。1970 年，Caspersson 将光染料氮芥喹吖因（quinacrine mustard）染色技术应用于人体染色体，揭示了人体各条染色体独特的荧光带型。由此提高了染色体分析的精确性，并发现了不少新的染色体疾病。

免疫学实验技术的发展扩大了遗传病的概念，并为疾病防治带来了新的方法。1900 年，Landsteiner 发现了 ABO 血型。在此后的半个世纪中，科学家们利用红细胞凝集试验先后发现了十几个血型系统，为临床输血配型奠定了基础。1941 年 Levine 等提出，胎儿红细胞增多症（新生儿溶血症），为由母胎红细胞抗原不相容引起的同种免疫（alloimmunization）所致。免疫遗传学研究揭示了人体高度多态性的 HLA 系统，使器官移植供、受体配型得以开展。

20 世纪 50 年代以来，人们研究与疾病发生有关的各种生物学变异，从表现型变异、蛋白质变异，到 DNA 变异。20 世纪 70 年代中期兴起的分子遗传学，极大地促进了医学遗传学的发展。学者发现抑癌基因（oncogene）和（或）肿瘤抑制基因（tumor suppressor gene）的突变是肿瘤发生的分子学基础，从而确定肿瘤是一种体细胞遗传病。体细胞突变也可能是自身免疫性疾病和衰老过程的分子学基础。

随着分子遗传学的发展，20 世纪 90 年代初，基因治疗（gene therapy）进入了临床试验阶段。所谓基因治疗就是将某个正常基因导入患者体内细胞中使之表达，对患者缺乏的或异常的某种蛋白质提供其正常表达产物，从而起到治疗作用。近些年来对于由腺苷脱氨酶（adenosine deaminase，ADA）缺乏引起的重度联合免疫缺陷病（severe combined immunodeficiency，SCID）和由凝血 X 因子缺乏引起的血友病 B，基因治疗的临床试验都已得到令人鼓舞的治疗效果。2002 年，荷兰科学家 R. Jason 通过对细菌和古细菌的研究，首次将细菌的基因进化为以抵御入侵质粒和病毒基因组为目的的重复序列，命名为规律成簇间隔短回文重复序列（clustered regularly interspaced short palindromic repeats，CRISPR），并提出 CRISPR-associated（CAS）的概念。2012 年 CRISPR/Cas9 的体外重构和 2013 年在人类细胞中对其基因编辑功能的证明，标志着新一代基因编辑时代的开始。

医学遗传学发展至此，已经成为一门涉及基础与临床的综合性学科，包括细胞遗传学、分子遗传学、药物遗传学、免疫遗传学、肿瘤遗传学、群体遗传学、基因组学等十多个分支学科。

遗传病的分子遗传学研究，正在使医学遗传学走向 21 世纪的大发展。1990 年，美国国会批准历时 15 年（1991—2005）、拨款 30 亿美元的人类基因组计划（human genome project，HGP）。计划通过三部曲，即连锁图（遗传图）、物理图和基因组测序，揭示人类基因组 DNA 30 亿碱基对的全序列。HGP 将给 21 世纪的生物医学科学带来一场遗传学革命。这引起各国政府的高度重视，纷纷投入大量资金推进 HGP 研究，使其研究进展一再超前。2004 年 10 月 21 日，*Nature* 公布了人类基因组的完成序列，遗传学的研究进入了后基因组时代。

1977 年，Sanger 提出了双脱氧核苷酸末端终止测序法，发明了新一代测序技术，又称为 Sanger 测序技术，这是此后应用最广的 DNA 测序技术。Sanger 测序技术在 2004 年实现了第一个人类基因组测序的完成。然而，HGP 的完成耗费了大量的时间和资源，显然我们需要更快、更高通量和更经济的测序技术。而计算机技术的发展使得高通量测序获得的测序数据实现自动化分析成为可能。2004 年，美国国家人类基因组研究所（National Human Genome Research Institute，NHGRI）发起了一项资助计划，目标是在 10 年内将人类基因组测序的成本降低到 1 000 美元，这刺激了二代测序技术的开发和商业化。二代测序技术，即高通量测序技术（high-throughput sequencing）又称"下一代"测序技术（"next-generation" sequencing，NGS），以能一次并行对几十万到几百万条 DNA 分子进行序列测定和一般读长较短等为标志。早期高通量测序的主要平台有罗氏公司（Roche）的 454 测序仪（Roch GSFLX sequencer）、Illumina 公司的 Solexa 基因组分析仪（Illumina Genome Analyzer）和 ABI 的 SOLiD 测序仪（ABI SOLiD sequencer）；后期以 Illumina 公司和 Life Tech 为代表的国际公司又发展了一系列新的 NGS 系统，如 MiSeq、HiSeq、Proton 等，使得 NGS 的测序通量获得进一步提高。国内的测序公司也发展了拥有自主知识产权的 NGS 系统，打破了国外公司在该领域的垄断。NGS 产生的大量读数能帮助我们以前所未有的速度对整个基因组进行测序。这些重大改进使科学家能够在很短的时间内以低成本处理整个基因组的测序，开辟了基因组学和分子生物学的新时代。近年来，为了更加精确与高效地挖掘 DNA 序列信息，科研人员研究、开发出三代测序技术，即单分子测序（single molecule sequencing）技术。这项技术与前两代技术不同的是测序时不需要进行 PCR 扩增，而是基于单分子水平的边合成边测序的思想，实现对每一条 DNA 分子的单独测序。目前其测序技术原理主要分为两大类：①单分子荧光测序，以 Helisope Bioscience 公司的 SMS 技术、Pacific Bioscience 公司的 SMRT 技术为代表；②纳米孔测序，以英国牛津纳米孔公司为代表。三代 DNA 测序技术相较于前两代测序技术，具有超长读长、运行快、无需模板扩增、直接检测表观修饰位点等特点，主要用于基因组测序、甲基化研究、突变鉴定（SNP 检测）等方面。三代测序技术的优点是显而易见的，但该技术尚处于发展阶段，还未成熟和多元化，测序精度还低于前两代测序技术，目前用于商业化的测序仪相对较少。

随着高通量测序技术的发展，序列数据的增长势如潮水。单个实验室甚至可年产 PT 级的数据，如此大规模数据的有效存储、高效分析、共享再利用，都是巨大的挑战，对高性能计算系统提出了迫切的需求。已测序的数据中完成深度分析的很少，在算法优化、软件并行化、流程自动化、大规模数据存储、处理及深度分析等层面，还有广泛的工作需要开展。大数据对大系统的挑战需要存储、管理、传输、调度和计算分析的全面协调，需要生物领域、计算机领域、数据统计分析等多方密切配合，只有经过长久积累和深入实践、针对高通量测序数据及其分析使用特点，才能开发出更高效、实用的系统模式，可谓任重而道远。

自 20 世纪 90 年代以来，中国的学者在遗传病研究方面取得了引人注目的成就。夏家辉等率先报道了一个新发现的与耳聋相关的基因（GJB3）。何琳等阐述了 A1 型短指（趾）症的发生机制。沈岩、孔祥银等确定 DSPP 基因突变可导致遗传性乳光牙和遗传性聋病。孔祥银等还发现 HSF4 基因突变可导致绕核性白内障。陈义汉和黄薇等合作证明了 KCNQ1 基因突变与心房颤动相关。张学军等确定 CYLD1 基因突变可导致多发性家族性毛发上皮瘤和家族性圆柱瘤。王铸钢和顾鸣敏等先后确定 FGF9 基因突变可导致多发性骨性连接综合征 3 型，DHTKD1 基因突变可导致腓骨肌萎缩症 2Q 型。张学等先后确定 HOXD13 基因突变可导致不同类型的多指和并指，U2HR 基因突变可导致 Marie Unna 遗传性少毛症。陈竺、陈赛娟等首次发现并证明了急性早幼粒细胞白血病（APL）发生与 t（11∶17）易位所产生 PLZF-RARa 融合基因有关。此外，中国学者还利用全基因组关联研究（genome-wide associated study，

GWAS）定位了精神分裂症、糖尿病等数十种多基因病的易感基因，为遗传病的防治奠定了基础。

我国基于新一代测序技术的出生缺陷遗传学研究也在紧锣密鼓地开展之中。2015年起，贺林院士领导的中国遗传学会遗传咨询分会开始联合有关医疗机构和科研单位组织开展"人类单靶标基因组计划"，旨在利用新一代测序技术分别解决单个生命体现象或医学疾病问题，特别是出生缺陷相关的遗传学病因问题。2015年11月8日，由中国遗传学会遗传咨询分会与中国医疗保健国际交流促进会耳内科学分会领衔的"中国聋病基因组计划"正式启动。计划拟在5年内完成10万～20万例的遗传性聋病患者的基因组检测，通过对收集的数据进行汇总统计和分析，建立中国聋病人群的致病基因与表型数据库，并依此制定临床聋病的分子筛查与诊治指南。2016年8月7日，中国遗传学会遗传咨询分会联合复旦大学附属儿科医院发起了"中国新生儿基因组计划"。该计划将在未来5年开展10万例样本的新生儿基因检测，同样会构建起一个中国新生儿的基因组数据库，并依此建立新生儿各类遗传病的基因检测和临床诊断标准。同年10月28日，"人类单靶标基因组计划"中首个针对中国儿童出生缺陷发病率最高的先天性心脏病基因组研究计划正式在上海交通大学医学院附属上海儿童医学中心启动。自2016年起，国家科学技术部（科技部）启动了"生殖健康及重大出生缺陷防控研究"重点专项，以每年设立一定数量的项目的形式，支持"建立和完善中国人群育龄人口队列和出生人口队列，开展生殖健康相关疾病临床防治研究""生殖健康与出生缺陷相关疾病发病机制研究"和"出生缺陷、不孕不育和避孕节育防治技术及产品研发"等多个方向的重点任务。上述研究计划目前都在实施过程中，有望为我国出生缺陷的遗传学研究增添浓重的一笔，为复杂出生缺陷疾病的临床遗传学诊疗奠定关键性的理论基础。

第二节　遗传病的信息采集和管理

一、遗传病信息采集的目的

自2011年精准医学概念提出以来，精准医学领域和转化医学领域成为了热门的医学前沿领域。精准医学计划的实施将促进临床诊断方法、诊疗技术等向着更精准的方向迈进，推动医学研究向更高层次发展。遗传病一直以来都是医学研究和基础研究的重点。在精准医学的大背景下，遗传病越发受到重视。遗传病种类繁多，既有发病率高的疾病，如遗传性耳聋、地中海贫血等；也有数千种发病率低的罕见病，这些疾病临床资源相对分散，流行病学特征及临床特点难以掌握，导致研究能力相对薄弱，各医院的诊治能力也不均衡。因此，对遗传病患者的信息进行标准化、规范化的采集和管理具有非常重要的意义。遗传病的信息采集是指研究人员为了了解某一种或多种遗传病的发生，在遗传咨询的基础上，对遗传病患者及其家庭成员的相关信息进行记录的一项工作。信息采集的数据一般输入和存储于计算机中，以备查询和统计。

遗传病的信息采集有以下几个方面的目的：①获得疾病的基础数据，可用于研究遗传病的发病规律、流行特点、临床表现等，促进对遗传病的全面了解；②标准化、规范化的信息采集是多中心研究的基础，便于整合零散的遗传资源，汇总数据，有利于制定疾病相关的诊疗标准、专家共识、临床路径等；③保存先证者及其成员的个人信息及联系方式，便于和家系成员保持长期联系和随访，并可将最新的研究进展反馈给家庭成员。

二、遗传病的信息采集的主要内容

遗传病信息采集的内容应尽可能切实、全面，以便于提供最准确的信息用于指导疾病的研究和防控。采集的内容应该包括个人病史、发育史、婚姻和生育史、亲属的病情等，同时根据所得信息绘制系谱图，对家庭中的风险个体进行登记。采集所得的数据应及时整理和总结。

1. 个人病史　包括姓名、性别、年龄、民族、籍贯、现住址、职业、身高、体重，所患疾病名称、开始发病年龄、病程进展情况、受累器官、受累程度等。

2. 发育史　包括出生日期、出生时的身高、体长、头围、Apgar 评分、胎次、产次、分娩方式、出生时是否有产伤（如窒息）、出生时是否发现有外观的明显异常（如多指、并趾、色素沉着、外耳道畸形等）；出生时父亲的年龄，出生时母亲的年龄，父母是否为近亲结婚，母亲孕期是否有服药、感染、射线接触史或烟酒嗜好，婴儿期和儿童期的生长发育情况，青少年期的第二性征发育情况等。

3. 婚姻和生育史　包括配偶姓名、性别、年龄、民族、籍贯、职业、是否为近亲、身高、体重、健康状况，结婚时双方的年龄、女性妊娠次数和生育次数、子女数、子女现在的年龄和健康状况，女性是否有过自然流产、早产、死胎、人工流产等。如果有多次婚姻，也应该将每次婚姻和生育情况进行采集。

4. 家族史　包括父亲和母亲的年龄、籍贯、职业、是否近亲结婚、父母的健康状况（如果父母中有患者，需明确所患疾病名称、开始发病年龄、生育状况、子女数和其健康状况）；同胞数（包括患病的和不患病的）、同胞中患者数目、开始发病年龄、病情进展和器官受累程度，同胞各自的婚姻、生育状况，子女数和健康状况。必要时需采集二、三级亲属的人数及健康状况的数据信息。

5. 绘制系谱图　根据上述的信息，绘制系谱图。系谱（pedigree）是指某种遗传病的患者与各家庭成员之间的相关关系。系谱中应该包括所有的家庭成员，不仅仅是患病个体，其他健康的家庭成员也应该包括。利用特定的系谱符号绘制而成的用于表示遗传病患者及其家庭成员关系的图例称为系谱图。先证者（proband）是指家系中被医生或者研究者发现的第一个患病个体，或者第一个被发现具有某种特定性状的家庭成员。系谱分析法是研究人类遗传学常用的方法。目前比较常用的系谱图绘制软件或者网站有 Cyrillic、CraneFoot 以及 Progeny Clinical（https：//www.progenygenetics.com/clinical/pedigree）等。对于小的家系，利用 Word、PowerPoint、Illustrator 等软件进行手工绘制也可以满足要求。

6. 重要资料的存储　如果信息存储系统的容量足够，可以考虑存储一些其他的重要资料，包括：①患者的照片或视频。有一些遗传病的患者具有特殊面容、肢端畸形、皮肤受累或其他畸形，或者具有特殊的行走姿势以及急性发作期的特殊肢体表现等。这些对疾病的诊断有非常重要的价值，有条件的情况下可将照片或者视频予以留存。②能够支持患者典型临床特征的临床检查结果的报告单、图片或照片，可能包括超声、CT、MRI、X 线、血生化检查、病理检查、电生理检查、代谢病筛查等临床检查结果。③染色体核型分析、微阵列芯片检查、靶向基因组测序、全外显子组测序、产前诊断等基因检测的结果和报告等。

7. 资料的整理与分析　　所有信息资料采集完毕以后，应首先对各项原始数据进行检查与核对，并进一步录入、归类，以提高数据的准确性、完整性和规范性。对于不完整的信息要想办法补齐，对前后矛盾的信息要重新进行确认，对有明显错误的信息要进行修改，同时建好相应的数据库。建立数据库常用到的软件有 SAS、SPSS、Excel、Access、Epidata 等。然后根据分析目的和分析指标的类型，选择正确的统计方法。在对某一类疾病的信息进行统计分析时，一般先对所有的信息进行描述性的分析，如整体人群中对象的组成、人群分布（年龄分布、性别分布、民族和种族分布等）等，然后再进行统计推断、比较差异。在对资料进行整理和分析的过程中要注意防止偏倚的发生。

8. 罕见病患者登记系统　　相较于发病率高的遗传病而言，罕见病的信息采集和登记系统更加具有价值，因为这些罕见病的患病人群分散、难诊难治、危害严重、患者缺医少药的现象尤其严重。罕见病患者登记系统可以非常有效地将零散的资源进行整合，形成一定规模的数据，促进对疾病本身的研究以及孤儿药的研发。EURORDIS（EURORDIS-Rare Diseases Europe）是欧洲的罕见病组织（网址：https：//www.eurordis.org/），成立于 2008 年 2 月 29 日。The National Organization for Rare Disorders 是美国的罕见病非盈利组织（网址：https：//rarediseases.org/）。他们的网站既提供罕见病相关的科普知识，也提供对罕见病家庭的援助，呼吁大众对罕见病的关注，鼓励罕见病患者发出自己的声音，对全球罕见病的研究和罕见病患者生存状况和医疗条件的改善功不可没。

近些年来，我国政府、医院、科研机构等对罕见病的关注大幅度提升，罕见病患者和家属也自发形成了数目众多的罕见病组织，形成了自己的患者登记系统，如上海四叶草罕见病家庭关爱中心（http：//www.cord.org.cn/）的患者注册系统（https：//hanjianbing.sojump.com/m/20709379.aspx）、瓷娃娃罕见病关爱中心（http：//www.chinadolls.org.cn/）中关于成骨不全患者的登记系统（http：//f.lingxi360.com/f/cxkoff）等。这些患者登记系统多以单病种为主，着眼点主要集中在对患者的基本信息、生存状况、经济负担等的调研，在疾病相关的专业性方面仍然有待提高。

2016 年，随着"十三五"国家重点研发计划和"精准医学研究"重点专项——"罕见病临床队列研究"项目的实施，由北京协和医院负责组织、全国 24 家医院参与建设的中国国家罕见病注册登记系统（National Rare Disease Registry System of China，NRDRS）正式启动（网址：https：//www.nrdrs.org.cn/app/rare/index.html）。NRDRS 将集成电子病历、医学影像、临床检验数据等多类型数据，开展罕见病大数据的处理、存储、分析和应用研究，包括罕见病大数据获取、罕见病大数据存储与检索、罕见病大数据处理与分析、罕见病注册登记网络平台构建、罕见病大数据应用 5 项内容，其建设目标是确立统一的罕见病注册登记的技术标准和规范，联合全国罕见病研究的优势单位形成全国罕见病研究的协作网络，在全国范围内开展流行率相对较高、疾病危害较大的罕见病的注册登记研究，将散落在各处的患者与专家资源汇集在一个平台上，深入研究疾病特征和机制，开发精准化的诊断和治疗手段，形成高效的罕见病诊疗标准与流程，推动中国罕见病临床诊治能力的提升。同时，也因为罕见病种类繁多，临床表现不一，没有一个放之四海而皆准的标准模板。因此，NRDRS 针对 50 种不同的疾病建立了不同的研究队列和注册登记系统，有针对性地对特定类型的疾病信息进行标准化采集、统计、收集患者的一般资料、疾病的危险因素和各类临床资料，观察疾病进程，调查患者生活治疗，评价治疗效果、安全性和效益，为不同种类的罕见病诊疗临床决策和政策制定提供依据。

三、医学伦理学问题

遗传病的信息采集关系到患者及家庭的个人隐私、生命健康和切身利益，因此在此过程中的伦理问题是必须要考虑和重视的。在进行患者注册登记和信息采集之前，需要将其必要性、知情同意书、操作流程等提交相关的伦理委员会进行审查，得到伦理审查的批准后方可进行后续的信息采集。在操作的过程中，务必始终牢记如下几个原则：

1. 尊重原则　尊重原则要求在遗传登记和信息采集的过程中尊重被采集者的人格、尊严和价值，尊重人的自主权、知情同意权，保护被采集者及其家属的隐私，保守秘密。在采集信息前需要与被采集者充分沟通、交流，使其明确研究的目的以及信息采集的内容和流程。知情同意书的签署应该完全是被采集者自愿的行为，而不应该受到胁迫或者误导。信息采集和录入的相关人员应该为被采集者及家属保守秘密，不泄露个人隐私和信息。同时，信息采集系统也应该提高相关的安全等级，如用 ID 号代替人名、网络传输时进行加密等，以防止信息资料被其他人盗用、窃取。

2. 公正原则　公正原则要求对待不同被采集者应该平等，不因其性别、年龄、种族、受教育程度、所患疾病的种类、社会地位的高低而区别对待。在遗传病的队列研究中，也不应该对不同经济状况、社会地位的人区别对待。

3. 不伤害原则　不伤害原则要求不给被采集者带来不必要的肉体或精神上的痛苦、损害或者经济上不必要的损失。这个与第一条尊重原则是相辅相成的。被采集者的个人信息或者隐私如果得不到保障，将会对被采集者及其亲属造成不可估量的伤害。

总之，合理而规范化的遗传病的信息采集和管理制度对整合资源、汇集信息，推动遗传病的研究，提升各类遗传病的诊治能力，实现健康的精准管理，提高国民的健康水平具有重要的意义。

第三节　遗传病的风险评估

一、遗传病高危家庭的识别

遗传病与其他疾病的不同在于亲代可能把致病基因传给后代，后代患病或成为携带者。这种遗传性使得在某些家族中出现多个患者或致病基因携带者。目前大部分遗传病尚无根治方法，做好遗传病的预防，是一种主动的、积极的措施，即通过对遗传病的预防，降低遗传病的发病率和患病率。遗传病高危家庭监护是预防遗传病的关键环节，高危家庭是指有危害严重的遗传病患者，并且其亲属再发风险高的家庭。

高危家庭的识别主要根据两方面：一是患者的社会功能，二是遗传方式及再发风险。根据患者的社会能力和工作能力将遗传病患者分为三级。一级：患者丧失自主生活能力，如进行性假肥大性肌营养不良（DMD）、重度精神发育迟滞、遗传性痉挛性截瘫等。二级：患者有自主生活能力和一定工作能力，如先天性聋哑、软骨发育不全等。三级：对健康有一定影响，但不影响生活能力和工作能力，如先天性鱼鳞病、唇裂等。第一、二级遗传病为危害严重的遗传病，这类患者所在的家庭为高危家庭的筛选对象。第三级遗传病患者所在的家庭不作为高危家庭。

　　遗传病患者的再发风险与遗传方式有关。对完全外显的常染色体显性遗传病，患者为致病基因的唯一传递者，而表型正常的家庭成员的后代不会发病。因此，应对进入生育年龄的患者应进行监护管理。常染色体隐性遗传病只有在两个携带者婚配时，后代才可能发病。当一对正常夫妇生育 1 个常染色体隐性遗传病患儿时，表明两人均为携带者，再生育患儿的可能性依然为 25 %。X 连锁隐性遗传病的患者绝大多数为男性，男性患者的女儿有 50 % 的概率为携带者，儿子正常。女性携带者的女儿有 50 % 的概率为携带者，儿子有 50 % 的概率发病。

　　根据家系分析，严重遗传病患者的家庭成员中再发风险较高，属于遗传病高危家庭。根据遗传方式的不同，以下危害严重、有致残性的遗传病患者的家庭属于高风险家庭：①常染色体显性遗传病患者家庭，包括非致死性完全外显的常染色体显性遗传病、不完全外显的常染色体显性遗传病或者迟发型的常染色体显性遗传病患者家庭，如强直性肌营养不良患者家庭；②常染色体隐性遗传病患者家庭，主要指曾经生育过患儿，并且有再生育能力和意愿的家庭，如苯丙酮尿症患者家庭；③X 连锁隐性遗传病患者家庭，家庭成员中有多名男性患者，如 DMD 患者家庭；④多基因遗传病家庭、疾病危害严重且家庭成员中发病率高的家庭，如精神分裂症患者家庭；⑤染色体结构异常的患者和染色体平衡易位携带者的家庭，如 14/21 染色体罗伯逊易位携带者、22q11 微缺失综合征患者家庭。

二、遗传病患者再生育风险评估和控制

　　对遗传病的发生或者再发的风险评估或者风险计算（risk calculation）是健康教育的一个必要的内容和任务，也是从事健康教育及遗传咨询人员必须掌握的知识和工具。为患者及家属提供有关疾病发生或再发的概率，从而使他们明白如何采取预防疾病的发生，以达到避免患者发生的目的。由于存在不同类型的遗传病以及不同的遗传方式，其风险评估有其各自的特点。本结果将根据不同类型的遗传病阐述其风险评估的方法。

　　1. 单基因遗传病的遗传风险评估　在不考虑环境因素对单基因遗传病影响的情况下，对单基因遗传病的风险评估比较简单，可以按照孟德尔遗传定例的比例结合概率运算法则进行计算。

　　根据孟德尔遗传规律，细胞减数分裂时等位基因的传递随机分配到配子中。杂合子亲代将突变等位基因传递给子代的概率是 1/2，而纯合子亲代将突变等位基因传递给子代的概率是 1。这就是说，子女基因组里的每对等位基因均来源于父母，且各占一半。

　　（1）常染色隐性遗传病的再发风险评估：父母只有一方是杂合子携带者时，子女为携带者的概率为 50%；父母一方是患者时，子女均是携带者；父母双方均是携带者时，子女患病的概率是 25%，为携带者的概率是 50%；父母双方均为患者时，子女患病的概率是 100%；当父母一方是患者，另一方是携带者时，子女患病的概率是 50%，为杂合子携带者的概率是 50%。

　　例如，一个男性白化病患者和一个表型正常的女性结婚，如果女方经基因检测没有检测到与患者相同的白化病致病基因突变，那么他们生育的子女均为携带者，不会出现白化病患者；如果女方经基因检测发现了与患者相同的白化病致病基因突变携带，那么他们生育的子女有 50% 的概率是患者，50% 的概率是携带者。

　　（2）常染色体显性遗传病的再发风险评估：父母任一方为常染色体显性遗传病患者，另

一方正常，子女患病的概率为 50%；父母双方均为常染色体显性遗传病患者，子女患病的概率为 75%，其中 1/3 的患者为纯合子，病情严重。

例如，先天性软骨发育不全患者和一个表型正常的人进行婚配，他们生育的子女有 50% 的概率是先天性软骨发育不全患者。两个先天性软骨发育不全的患者进行婚配，他们生育的子女有 75% 的概率是患者；其中有 1/3 的胎儿 *FGFR3* 基因纯合突变，可能由于致死性的软骨发育不全而胎死宫内。

（3）X 连锁隐性遗传病的风险评估：在进行 X 连锁隐性遗传病风险评估时，必须明确：①男性杂合子为半合子突变患者；②女性杂合子为携带者，通常不发病；③由于受 X 染色体随机失活的影响，女性纯合子患者的表型轻重不一，而且杂合子携带者可能存在较轻的表型；④男性患者通常会丧失生育力。因此风险评估通常只有如下几种情况：母亲是杂合子携带者，而父亲正常，生育的子女中，男孩患病的概率是 50%，女孩是携带者的概率是 50%；母亲正常，父亲是患者时，生育的男孩都是正常的，女孩都是携带者。

例如，在一个血友病的家系中，女性家庭成员随机婚配，与一个正常男性结婚，生育的子女中，男孩有 50% 的概率患病，女孩有 50% 的概率是血友病的携带者；而该家庭成员中的男性患者由于医疗条件的改善，可以达到正常生育年龄，其与一个正常女性结婚，生育的子女中，男孩都是正常的，但是女孩全部是血友病的携带者。

（4）X 连锁显性遗传病的风险评估：除了特别的疾病外，X 连锁显性遗传病的男性半合子突变患者和女性纯合子患者均不能存活或者丧失生育能力，在临床上见到的患者均是女性杂合子患者，并且她们可以生育。所以常见的风险评估主要涉及女性杂合子患者，她们与正常的男性婚配，生育的子女中，男孩有 50% 的概率患病，由于症状较重，大部分胎死宫内或者出生后在生育年龄前死亡；女孩有 50% 的概率患病。

（5）Y 连锁遗传病的风险评估：由于 Y 染色体携带基因较少，因此 Y 连锁遗传病很罕见，并且均为男性患病。其风险评估也很特殊：男性患者的子女中男孩均为患者，女孩均正常。

2. 染色体疾病再发风险估计   染色体疾病也是遗传病中非常重要一部分，但是由于染色体病患者绝大部分均丧失了生育能力或者不能到达生育年龄，所以对于染色体病再发风险的评估主要集中在染色体平衡易位携带者和染色体非整倍体生育史的家庭再生育风险评估。

（1）染色体平衡易位携带者的再生育风险评估：如果一对夫妇有一方是染色体平衡易位携带者，他们的子女有可能有染色体结构异常。不是所有染色体结构异常都能导致含染色体不平衡患儿的出生。通常，染色体部分性单体带来的危害要比部分性三体要大。在评估生育染色体不平衡异常，子女的风险时，一般要考虑：①染色体部分性单体片段越大，胎儿宫内存活机会越小；反之，部分性单体片段越小，胎儿宫内存活至分娩或活产的机会就越大；②在部分性单体片段和三体片段同时存在时，单体片段的效应通常占优势。

（2）染色体非整倍体生育史的家庭再生育风险评估：在发现孕妇有 21 三体综合征等三体综合征妊娠史时，其生育三体综合征患儿的风险会升高，对于年龄为 30 岁以下者尤其如此。再发风险升高的原因可能是：①随机因素，即与孕妇年龄相关；②夫妇一方可能存在生殖腺嵌合体；③与生殖细胞减数分裂过程中染色体不分离易感性升高相关的因素。

3. 多基因遗传病的风险评估   多基因病的再发风险与多种因素有关，而且这些因素之间的关系复杂。通常以经验风险率表示多基因遗传病的再发风险，并可以通过网络查询。如果查不到，此疾病的一级亲属的再发风险率可以用该病群体发病率的平方根来表示。

多基因遗传病的再发风险受疾病的严重程度、亲属关系的密切程度和一级亲属的发病人数、患者性别以及疾病在群体中的发病率等因素影响。

（1）疾病的严重程度：通常，疾病越严重，再发风险越高。唇腭裂是一个很好的例子，家族里单侧散发性单侧唇裂的再发风险只有4%，而单侧散发性双侧唇裂的再发风险为8%。

（2）患者的亲属关系和患病人数：亲属关系越密切，风险越高；家族里发病人数越多，风险越高。当父母一方患病时，其子女患病的风险通常是3%～5%。但是，如果有两位一级亲属都患病，个体的经验风险就增加1倍；有3位一级关系亲属患病时，经验风险上升3倍。以先天性脊柱裂为例，当父母双方都患病时，其再发风险为44%；如果两位患者是同胞，再发风险降低到8%；如果父方加上一位同胞患病，其再发风险则变为11%。

（3）患者性别：多基因遗传病的发病率表现出性别上的差异时，说明相关疾病在不同性别里的阈值有异。发病率越高疾病阈值越低，反之，发病率越低疾病阈值越高。如果疾病出现在属于低发病率性别的患者上，说明患者携带更多与疾病相关的基因，其子代的再发风险增高。例如，幽门狭窄的男性发病率比女性高5倍，其子女发病的风险为5.5%；当疾病出现在一个家族中的一位女性身上时，其风险就上升到19%。

第四节　遗传病的健康干预

遗传病是由于遗传物质的改变而引起的疾病，过去很长一段时间，遗传病被人们认为是不治之症。随着医学及遗传学领域的科学工作者对遗传病研究的不断深入，许多遗传病的发病过程、致病机制已基本研究清楚，一些治疗、干预遗传病的措施也相继出现。

遗传病的健康干预指对影响遗传病患者健康和不良行为、不良生活方式及习惯等危险因素以及导致不良健康状态进行处置的措施手段。健康干预包括健康咨询与健康教育、营养与运动干预、心理与精神干预、健康风险控制与管理，以及就医指导等。

一、遗传病健康干预的原则

遗传病的特殊之处在于疾病发生的根本原因是由于患者遗传物质的变异，遗传物质改变引起患者某一个或几个器官、系统功能改变、丧失，最终导致疾病的发生。由于遗传物质的变异方式、类型多种多样，疾病表现、临床症状也复杂、各异。因此，对于遗传病的治疗及健康干预，最重要的原则须遵循"基于致病的遗传物质变异的精准诊断的个性化干预"。此外，与其他类型的疾病类似，遗传病健康干预遵循的原则还包括：与日常生活相结合，从点滴做起，持之以恒，定期随访，及时提醒、指导督促。

二、遗传病的常见干预方法

遗传病健康干预方案包括遗传病的预防方案、营养干预方案、运动干预方案以及心理干预方案等各种解决方案。

1. 遗传病的预防　强调三级预防措施，一级预防包括孕前避免毒物、射线等环境因素的危害，补充叶酸，高危家庭的携带者进行检测等措施，以尽量减少出生缺陷和遗传病的发生。二级预防主要指针对高危人群，例如夫妻一方是患者、曾生育过遗传病的患儿、是某种遗传病的携带者，或妻子为高龄孕妇等，需要在孕期通过绒毛活检术或羊膜腔穿刺术做染色体或基因检查，检测胎儿是否患病。三级预防的主要措施是对新生儿遗传病的筛查，其目的为早期诊断、早期治疗。我国新生儿筛查的主要检查项目是苯丙酮尿症和甲状腺功能减退，还有些地区还开展遗传代谢性疾病的筛查。

2. 遗传病的营养干预措施 主要应用在遗传代谢性疾病，由于遗传代谢性疾病是与生俱来的，一些致病物质在婴儿期就会引起损害。若延误治疗，病变治疗严重就不可恢复，尤其是各种氨基酸代谢病均应在出生后即开始治疗。治疗须遵循以下几条原则：

（1）过量则减少：例如氨基酸代谢病，由于患者体内缺乏某种酶，致使相应的氨基酸不能进行代谢，其血液浓度升高，发生毒性作用。如有条件可以给予特别制备的含该种氨基酸较少的多种氨基酸混合剂。同时给予适量的碳水化合物、脂肪、矿物质与维生素。若无特制的氨基酸混合剂，则给予低蛋白饮食亦有一定效果。低氨基酸与低蛋白质饮食的控制目标是：让其量恰好可以保证婴儿或儿童的生长，又保证不发生相应的高氨基酸血症的毒性症状。此外，家庭性高胆固醇血症患者应用低胆固醇饮食，血色病患者应用低铁饮食，肝豆状核变性患者应用低铜饮食。

（2）缺乏则补充：遗传性肠病性肢端皮炎（acrodermatitis enteropathica）患者缺锌，给予含锌的药物与食物可使病情好转。肾性尿崩症患者应补充大量水分。遗传性甲状旁腺功能减退症患者宜食用含钙多的食物。

（3）不耐受者禁食：苯丙酮尿症是常染色体隐性遗传病，患者不能代谢苯丙氨酸，所以其治疗干预的措施即是限制苯丙氨酸的摄入，使用低苯丙氨酸或者无苯丙氨酸饮食治疗。葡萄糖-6-磷酸脱氢酶（G6PD）缺乏症的患儿吃蚕豆易发生溶血性贫血（俗称蚕豆黄），故他们不能吃蚕豆。

（4）改善代谢：维生素 B_1 改善乳酸酸中毒（lactic acidosis）和枫糖尿病。烟酸对 Hartnup 病和色氨酸尿症有疗效。维生素 B_{12} 对于甲基丙二酸尿症有疗效。生物素对于高丙酸血症有疗效。此类遗传病患者日常生活中应大量补充相应维生素。

（5）减轻症状：Alport 综合征（家族性出血性肾炎）患者若有尿毒症和水肿，应给予低蛋白、低盐饮食。胱氨酸尿症（cystinuria）患者易发生胱氨酸结石，多喝水可减轻症状。囊性纤维变性（cystic fibrosis）患者胰腺外分泌功能欠佳，给予胰酶及适当饮食可减轻消化道症状。

3. 遗传病的运动干预 对于神经肌肉系统的遗传病，例如进行性肌营养不良（progressive muscular dystrophy，PMD），适当的运动训练对尽可能长地保持运动功能具有重要作用。加强呼吸锻炼、改善呼吸功能和心脏功能，对防治呼吸和心力衰竭、较长时间维持生命有一定意义。在可以独立行走的阶段（独走期）可进行规律的次极量有氧运动或活动，建议游泳和骑自行车；避免肌肉离心收缩训练和高强度抗阻运动，避免过度活动，锻炼时需间断休息。不宜长久进行有椎旁肌肉、臀大肌以及大收肌参与的剧烈运动，包括跑跳、蹲起、登高等动作。在不能独立行走的阶段（不能独走期），也应当活动肢体，预防失用性肌萎缩或危重症肌病的发生。骨折预防的重点是避免摔倒，包括独走期的摔倒以及不能独走期的跌落轮椅。运动注意事项需由康复科及骨科专家共同决定。

4. 心理干预 遗传病患者常产生烦躁不安、恐惧、自卑甚至轻生等不良心理问题，其家人应多进行心理疏导，多使用鼓励性语言，营造一个良好的家庭氛围，帮助患者乐观面对疾病。

第五节　典型遗传病的健康管理

一、唐氏综合征

1. 疾病概述　唐氏综合征（DS 或 DNS），也被称为 21 三体综合征，是一种遗传性疾病，由 21 号染色体的全部或部分拷贝数为 3 的异常所引起。它通常与发育迟缓、轻度至中度智力障碍和典型的面部特征有关。患有唐氏综合征的年轻人的平均智商是 50，相当于一个8 岁或 9 岁的儿童的智力水平，但这个数字可能相差很大。

唐氏综合征是人类最常见的染色体异常之一，每 1 000 个新生儿中就有一个患有此病。2015 年，全球有 540 万人患有唐氏综合征，导致 2.7 万人死亡，低于 1990 年的 4.3 万人，这可能源于唐氏综合征的产前筛查和诊断的推广和应用。它是以英国医生 John Langdon Down的名字命名的。Down 于 1866 年全面描述了这种综合征。Jean-Etienne Dominique Esquirol 在1838 年、Edouard Seguin 在 1844 年曾描述过这种情况的某些方面。1959 年，人们发现了唐氏综合征的致病原因——21 号染色体的 3 个拷贝。

2. 临床特征　唐氏综合征的临床表现多样，其主要临床表现包括特殊面容、智力障碍、生长发育障碍和肌张力减退等（表 19-1）。生长发育障碍和肌张力减退的发生率几乎为100%。特殊面容是唐氏综合征最直观的诊断依据，发生频率在 70% 左右，主要表现为脸圆，鼻梁扁平，眼距过宽、眼裂小且外眦上斜、内眦赘皮，张口伸舌，小耳且耳位低等。先天性心脏病在患者中的发生率为 30% ~ 40%。

表19-1　唐氏综合征患者的临床特征及其发生率

临床特征	发生率	临床特征	发生率
精神障碍	99%	牙齿异常	60%
发育不良	90%	外眦上斜	60%
脐疝	90%	短手	60%
颈部皮肤增厚	80%	短颈	60%
肌张力减退	80%	阻塞性睡眠呼吸暂停	60%
上颌狭窄	76%	第 5 指弯曲	57%
额头扁平	75%	虹膜 Brushfield 斑点	56%
韧带松弛	75%	单侧通贯掌	53%
巨舌	75%	伸舌	47%
外耳廓异常	70%	先天性心脏病	40%
鼻梁扁平	68%	斜视	35%
第一、二脚趾分开	68%	隐睾症	20%

唐氏综合征是由 21 号染色体的 3 个拷贝引起的。患儿的父母通常在遗传学上是正常的。如果检测发现父母双方的核型都正常，那么再次生育唐氏综合征患儿的风险大约为 1%。

根据唐氏综合征患者额外的 21 号染色体的来源可分为以下几种类型：最常见的是经典型唐氏综合征（92% ~ 95% 的病例），核型是 47，XX，+21 的女性或者 47，XY，+21 的男性。在 1.0% ~ 2.5% 的病例中，患者体内的一些细胞是正常的，而另一些细胞则是 21- 三体，即嵌合性唐氏综合征。其他的唐氏综合征类型包括罗伯逊易位、等臂染色体或环状染色体导致的唐氏综合征类型。这些包含来自 21 号染色体的额外遗传，约在 2.5% 的病例中发生。

3．实验室诊断

（1）产前诊断：唐氏综合征筛查（唐氏筛查）是产前发现唐氏综合征的有效手段。当唐氏筛查提示高风险时，需要进行侵入性的产前诊断（羊膜穿刺术或绒毛活检术）。羊膜穿刺术和绒毛活检术是更可靠的检测方法，但它们会使流产的风险增加 0.5% ~ 1%。绒毛活检的时间一般在孕 12 周以后，如果在孕 12 周之前进行绒毛活检，后代有肢体问题的风险可能会增加。由于羊膜穿刺越早，手术导致的流产风险越大，因此不建议在孕 16 周前进行羊膜穿刺术。

（2）产后诊断：唐氏综合征的诊断通常可以根据孩子出生时的面容来判断。对患儿进行染色体核型分析，可以明确诊断，并确定是否存在易位，这也有助于确定患儿的父母是否有再次孕育患唐氏综合征的患儿的风险。荧光原位杂交（FISH）可以明确嵌合型唐氏综合征的诊断，对于部分结构畸形导致的唐氏综合征的诊断也有帮助。

4．风险评估与预防　全球范围内唐氏综合征的发生率为 1∶1 000，每年导致约 1.7 万人死亡。在不允许堕胎的国家和怀孕年龄较晚的国家，出生的唐氏综合征患儿较多。在美国，平均每 1 000 个活产婴儿中约有 1.4 个唐氏综合征患儿；在挪威，每 1 000 个活产婴儿中有 1.1 个唐氏综合征患儿。孕妇的年龄会影响其生育唐氏综合征患儿的风险。孕妇在 20 岁时，风险是 1/1 441；在 30 岁时，风险是 1/959；在 40 岁时，风险 1/84；而在 50 岁时，这个概率是 44%。虽然唐氏综合征的患病率随着孕妇年龄的增长而增加，但 70% 的唐氏综合征患儿的母亲年龄在 35 岁及以下，因为年轻人生育的儿童更多。父亲年龄偏大也是 35 岁以上女性生育唐氏综合征患儿的一个风险因素，但对 35 岁以下的女性则没有影响，这可能是女性年龄越大风险越大的部分原因。

指南建议不论年龄，对所有孕妇进行唐氏综合征筛查。目前使用多种筛查方案，其准确度各不相同，它们通常联合使用以提高检测率。常用的血清生化指标包括：游离 β 人绒毛膜促性腺激素（βHCG）、甲胎蛋白（AFP）、妊娠相关血浆蛋白 A（PAPP-A）和游离雌三醇（uE3）等。但是筛查并非确诊，如果筛查呈阳性，则需要羊膜穿刺术或绒毛活检术来确认诊断。当控制筛查假阳性率为 2% ~ 5% 时，使用的不同筛查技术能够使检出率达到 90% ~ 95%。

孕期超声可以用于唐氏综合征筛查。孕 14 ~ 24 周时的超声异常指标包括鼻骨小或无鼻骨、心室大、颈部褶皱厚度增加和右锁骨下动脉异常等。多个异常超声指标可以提示胎儿患唐氏综合征的风险高。胎儿颈项透明层（NT）的增厚提示唐氏综合征的风险增加，其检出率为 75% ~ 80%，假阳性率为 6%。

血浆中胎儿游离 DNA 已经成为唐氏综合征产前筛查的新指标，无创产前检测（non-invasive prenatal testing，NIPT）是通过高通量测序技术对孕妇血浆游离 DNA 进行测序分析，借助生物信息学技术对胎儿染色体非整倍体进行风险评估。其针对唐氏综合征的检测率可达到 95% 以上，假阳性率在 0.5% 以下。

5. 精准干预和健康管理　早期儿童干预、常见问题筛查、有针对性的医疗、良好的家庭环境和工作相关的培训等措施可以促进唐氏综合征患儿的发展。教育和适当的照顾可以提高唐氏综合征患儿的生活质量。

在唐氏综合征患者生命周期内进行特殊疾病的筛查将有助于改善唐氏综合征患者的预后。在出生时，所有的新生儿都应该做心电图和心脏超声检查。发现心脏问题可以考虑进行外科修复，但是可能需要在 3 个月之后进行。心脏瓣膜异常可能发生在青少年期，进一步的超声评估可能需要在青少年和成年早期进行。由于唐氏综合征患者患睾丸癌的风险增加，建议每年检查患儿的睾丸发育情况。

唐氏综合征患儿存在一定程度的认知功能障碍。助听器或其他扩音器对听力受损者的语言学习很有用，语言康复治疗也可能是有用的，建议在 9 个月左右开始。由于唐氏综合征患者通常具有良好的手眼协调能力，学习手语是可能的。增加和替代的沟通方法，如指向、身体语言、物体或图片，经常被用来帮助沟通。行为问题和精神疾病通常是通过咨询或药物治疗来进行干预。大部分的唐氏综合征患儿很难适应普通学校的教育，需要在特殊学校进行学习。

唐氏综合征患儿经常在句子结构和语法方面存在困难，但可能在视觉上会有一定的优势，画画可以帮助其提高语言、演讲和阅读技巧，同时也帮助其发展清晰表达的能力，这几种早期干预有助于认知发展。物理治疗应该特别注重运动发育和教导患儿与环境互动。言语治疗和语言治疗可以帮助他们为以后的语言交流做准备，职业培训也可以帮助其培养日后独立生活所需的技能。

其他的一些治疗技术也被用于唐氏综合征的治疗干预，包括饮食改变、按摩、动物疗法、脊椎指压疗法和自然疗法等，但是并无明确的治疗效果，而且有一些对于患者可能是有害的。

许多唐氏综合征患者能够半独立地生活，但他们经常需要经济、医疗和法律方面的帮助。嵌合体型唐氏综合征的患者通常有更好的预后。唐氏综合征患者比一般人群寿命短，这通常是由于心脏问题或感染导致。随着医疗保健的改善，特别是对患者心脏和胃肠问题的改善，患者预期寿命提高了。是否能长期存活主要由心脏问题是否改善所决定。在先天性心脏病患者中，60% 的患者活到 10 岁，50% 活到 30 岁；在那些没有心脏问题的患者中，85% 的患者活到 10 岁，80% 活到 30 岁，大约 10% 能活到 70 岁。

6. 疾病信息共享资源　包括中国罕见病网（http：//www.raredisease.cn）、美国国家唐氏综合征协会（NDSS）官网（https：//www.ndss.org/）、维基百科 - 唐氏综合征（https：//en.wikipedia.org/wiki/Down_syndrome）。

二、苯丙酮尿症

1. 疾病概述　苯丙酮尿症（phenylketonuria，PKU）是一种常染色体隐性遗传代谢性疾病。因苯丙氨酸羟化酶（phenylalanine hydroxylase，PAH）基因突变导致 PAH 活性降低或丧失，苯丙氨酸（phenylalanine，Phe）在肝中代谢紊乱所致。PKU 患者血液和组织中 Phe 浓度升高，尿中排泄大量的苯丙酮酸，故称"苯丙酮尿症"。PKU 患者若未及时治疗，过量的 Phe 和旁路代谢产物的神经毒性作用将导致严重的智力障碍和继发性癫痫。苯丙酮尿症的发病率随种族而异，为 1/6 000 ～ 1/25 000。我国发病率约为 1/11 144，不同地区发病率略有不同，北方地区发病率普遍高于南方地区。我国卫生部 2008 年 12 月颁布的《新生儿疾病筛查管理办法》将苯丙酮尿症定为我国法定的筛查疾病之一，目前我国苯丙酮尿症新生儿筛查范围已经覆盖全部的省（自治区、直辖市）。

2．临床特征

（1）生长发育表现：除躯体生长发育障碍外，主要表现为智力发育迟缓。出生时患儿表现正常，出生后逐渐出现明显的智力发育迟缓，语言发育障碍尤甚。近半数伴有癫痫发作，部分患儿在出生 18 个月内表现出痉挛症。同时绝大多数患儿有抑郁、多动、孤独症等倾向，如未得到及时、合理治疗，将造成中度或重度智力低下。

（2）神经系统表现：常见躯干肌张力减低、四肢肌张力增高、不自主运动、震颤、难治性惊厥发作等。

（3）皮肤、毛发表现：皮肤常干燥，易有湿疹和皮肤划痕症。新生儿刚出生毛发呈黑色，但由于体内酪氨酸酶受抑制，黑色素合成减少，故患儿在生后数月内出现毛发和皮肤颜色变淡、变白。

（4）其他：由于苯丙氨酸羟化酶缺乏，苯丙氨酸从旁路代谢，产生的苯乳酸和苯乙酸增多，这些异常代谢产物从汗液和尿中排出，故而患儿有霉臭味（或鼠气味）表现。约 2/3 的患儿还会表现出轻度小颅畸形。

随着新生儿疾病筛查的覆盖率不断增加，大部分苯丙酮尿症患者在新生儿期被筛查确诊，患儿在 3 个月内进行正规的治疗可不出现典型的临床症状。因此目前在临床上已经比较少见到有典型特征的苯丙酮尿症患者。

3．实验室诊断

（1）新生儿期筛查：1961 年，Robert Guthrie 发明了细菌抑制法检测新生儿干血斑样本（DBS）中苯丙氨酸的浓度，并采用此方法在新生儿中进行了筛查。目前大部实验室采用荧光法检测滤纸干血斑中的苯丙氨酸浓度。PKU 新生儿疾病筛查应于出生后 72 小时，用专用滤纸采集新生儿足跟末梢血，晾干后即可递送至新生儿筛查实验室检测血苯丙氨酸浓度。大部分实验室采用苯丙氨酸浓度 120μmol/L 作为新生儿筛查的阳性截点值，当血苯丙氨酸浓度 ≥ 120μmol/L 时应召回复查，并进行确诊。

（2）尿三氯化铁试验和 2,4- 二硝基苯肼试验：两者都是检测尿液中苯丙酮酸浓度的化学显色法。将三氯化铁滴入尿液后立即出现绿色反应则为阳性，表明尿液中苯丙氨酸浓度增高；二硝基苯肼试验出现黄色沉淀则为阳性。由于两者特异性欠佳，有假阳性和假阴性的可能，一般用作对较大儿童的初筛。

（3）血浆游离氨基酸分析和尿液有机酸分析：血浆和尿液的氨基酸、有机酸分析不仅能为本病提供生化诊断依据，同时也可鉴别其他可能的氨基酸、有机酸代谢缺陷。主要采用串联质谱法和高效液相色谱法（HPLC）进行血液和尿氨基酸和有机酸的分析。

（4）尿蝶呤谱分析：应用 HPLC 测定尿液中新蝶呤和生物蝶呤的含量，可以鉴别 PKU 与四氢生物蝶呤缺乏症：PKU 患者尿液中蝶呤总排出量增高，新蝶呤与生物蝶呤比值正常；四氢生物蝶呤缺乏症患儿蝶呤总排出量增加，四氢生物蝶呤减少；6- 丙酮酰四氢蝶呤合酶（6-PTS）缺乏症患儿则新蝶呤与生物蝶呤比值增高，新蝶呤排出量增加；三磷酸鸟苷环化水解酶（GTPCH）缺乏症患儿呈现蝶呤总排出量减少。

（5）基因诊断：*PAH* 基因突变是导致苯丙酮尿症（PKU）发生的主要致病原因，因此 PKU 基因诊断的主要方法是 *PAH* 基因突变分析。DNA 序列分析是检测基因突变的金标准，其最大特点在于可以直接明确突变的位置和性质。随着测序技术的发展，*PAH* 基因直接测序已经成为 PKU 基因突变分析的主要方法，通过对 PAH 基因全长的外显子检测可以明确 90% ~ 95% 的 PKU 致病突变，其余 5% ~ 10% 的突变可能是由于 *PAH* 基因大片段缺失、启动子区域突变或者内含子内部突变导致。通过多重探针依赖连接扩增（MLPA）技术可以检测 PAH 基因的大片段缺失突变，应用二代测序技术可以对 PAH 基因全长进行序列分析以发现一些罕见的突变位点，它们可以作为普通 PCR 直接测序的补充检测手段。另外，还有一些较常应用的方法，如高分辨溶解曲线（HRM）、变性高效液相色谱分析（dHPLC）、等位基因特异性聚合酶链反应/等位基因特异性多重聚合酶链反应（AS-PCR/MAS-PCR）等。

孕期可以通过基因突变检测对高危家庭进行产前诊断，常用的方法是 DNA 测序和多态性连锁分析。PAH 基因内部有 4 个短串联重复序列 *PAH-STR*、*PAH-9*、*PAH-26*、*PAH-32*，可以作为多态性连锁分析的标记位点进行产前诊断。

4. 风险评估与预防　苯丙酮尿症属常染色体隐性遗传病，患者父母再次生育的子女有 25% 的概率为患者，25% 为正常，50% 为携带者。PKU 患者与正常人婚配，生育子女均为 PKU 致病基因的携带者。家族中如出现苯丙酮尿症患者，家族成员有可能为隐性携带者，应进行携带者基因筛查，避免患儿出生。

对于苯丙酮尿症的预防，其预防措施包括避免近亲结婚、推行遗传咨询、携带者基因筛查、产前诊断等。女性苯丙酮尿症患者在孕前和孕期也应采用饮食治疗，使血苯丙氨酸水平降低到安全水平，否则会导致母体发生 PKU。一般而言，对胎儿安全的母亲血苯丙氨酸水平在 240 ~ 360 μmol/L。如果患有 PKU 的孕妇的高苯丙氨酸血症得到控制，前述对胎儿的不良影响将有可能避免。

新生儿疾病筛查是预防苯丙酮尿症发病的重要三级预防手段，早期发现、正规治疗的 PKU 患儿可避免智力低下等并发症的发生。对于苯丙酮尿症的高发区，可以采用基因检测方法对携带者进行群体筛查，从而降低 PKU 的发生率。

5. 治疗和预后　PKU 的治疗关键是控制饮食中苯丙氨酸（Phe）的含量，采取低苯丙氨酸饮食。婴儿期可用低苯丙氨酸配方奶粉喂养，它既能满足机体代谢和生长发育的最低需要，又不会使血中 PA 含量过高造成脑损伤。PKU 的饮食治疗是目前公认的最安全有效的治疗方法，但是其治疗是一个长期的过程，需要患者家长、临床医生和营养师的紧密配合，要制定合理食谱，使患儿的血 Phe 浓度保持在理想的范围，而不能影响患儿正常生长发育。

苯丙酮尿症的预后取决于 PAH 活性减低的程度和是否能早期诊断和早期治疗。一般认为出生后 3 个月开始接受正规治疗的患儿，智力不受损害，预后良好。治疗越晚预后越差。

6. 精准健康管理

（1）日常苯丙氨酸浓度监测：对 PAH 缺乏的患者通常可以接受的治疗目标是血浆 Phe（苯丙氨酸）及 Tyr（酪氨酸）浓度正常化，由此能预防疾病导致的认知缺陷。必须定期监测经典 PKU 患者血浆 Phe 和 Tyr 浓度，建议婴儿期患者经常门诊随访直到 Phe 水平稳定；接着每周监测血浆苯丙氨酸和酪氨酸水平，在快速增长期或更换饮食时应密切监测。在出生后第一年应定期监测血浆氨基酸水平以促进正常生长；年龄为 1 ~ 12 岁，每 2 周或每月采血可能较合适；青少年和成年人如控制稳定，可每月监测血浆氨基酸。

（2）患者的营养评估：应包括生长发育评价和微量元素的摄入量和需求量。一些医院对生长正常、饮食摄入适当的婴儿期患者每 6 个月进行血浆氨基酸谱、血浆甲状腺素转运蛋白水平、血常规、血清铁蛋白浓度和血清 25-OH 血清 D 浓度的检测，之后每年检测一次。如果有证据显示不适当的饮食摄入或过度依赖营养不均衡的治疗饮食，需评估血浆氨基酸（全部氨基酸）水平，血清甲状腺素转运蛋白、白蛋白、铁蛋白、25-OH-D、电解质、维生素 B_{12}、红细胞必需脂肪酸、微量元素（锌、铜、硒）、维生素 A、叶酸水平，以及进行血常规、肝功能、肾功能检测。

（3）患者的发育评估：每一次随访都应进行发育进程和整体发育进展方面的评估。由基层保健服务人员在每次随访时及定期进行精神疾病的筛查。

（4）女性患者孕期管理：在儿童期和青春期接受治疗的 PAH 缺乏女性具有正常的体格及基本正常的智力和行为发育。然而，由于苯丙氨酸有潜在的致畸性，如果女性患者在妊娠过程中血浆 Phe 浓度升高，则其胎儿有畸形和智力低下的高风险，建议女性患者进行孕前和孕期管理。孕前对 PKU 女性患者及其配偶进行关于母亲苯丙氨酸浓度升高对胎儿发育的致畸作用及胎儿 PKU 再发风险的遗传咨询，孕前 3 个月需达到并维持母亲血苯丙氨酸浓度低于 360 μmol/L 后，早期进行骨质疏松的风险评估。孕期建议由经验丰富的遗传代谢性疾病专科医生、营养师和产科医生对孕妇进行共同管理。孕期推荐母亲 Phe 浓度为 120 ～ 360 μmol/L。在意外怀孕时，鉴于近来对胎儿高危风险的认识，应该建议快速重启 Phe 限制饮食。监督 PKU 孕妇的饮食摄入以保证适当营养及合适比例的蛋白质、脂肪和碳水化合物摄入，采用高分辨率超声和胎儿超声心动图来评估胎儿是否存在畸形。

7. 疾病信息共享资源　包括中国罕见病网，网址为 http：//www.raredisease.cn；中文版 GeneReviews，网址为 https：//genereviews.nrdrs.org.cn；中国 PKU 联盟，网址为 www.pkuunion.org；儿童 PKU 协作网，网址为 http：//www.pkunetwork.org/；美国国家 PKU 联盟，网址为 https：//www.npkua.org；PKU 时讯，网址为 http：//www.pkunews.org/；加拿大 PKU 和相关疾病，网址为 http：//www.canpku.org。

三、遗传性耳聋

1. 疾病概述　耳聋是人类常见的残疾之一，患者约占残障人数总数的 14%。耳聋致病机制十分复杂，一方面可能是由于遗传基因突变导致，另一方面也可能受环境因素影响，研究认为约 60% 的耳聋发生与遗传基因突变有关。遗传性耳聋可分为两类：非综合征型耳聋，即患者仅表现为双侧耳对称性听力降低而不伴有其他症状；综合征型耳聋，即患者除听力损伤外还伴有如头面部等先天性畸形症状，其中非综合征型耳聋占比高达 70%。遗传学研究表明遗传性耳聋的遗传方式主要包括常染色体显性遗传、常染色体隐性遗传、性连锁遗传和线粒体遗传。目前，我国新生儿听力障碍发生率为 0.1% ～ 0.3%，并且发病率呈逐年递增的趋势，因此对于遗传性耳聋致病基因的研究成为近年来的研究热点之一，迄今研究人员已发现 120 多个基因突变与耳聋相关。

在目前"精准医学"蓬勃发展的大环境下，遗传病如遗传性耳聋精准医疗的深入研究和规范化管理对于不断提高我国新生儿健康水平显得尤为迫切和重要。遗传性耳聋的精准医疗是指以遗传性耳聋患者基因组信息为基础，结合蛋白质组、代谢组等相关内环境信息，对耳聋做出精准分类和诊断，为患者设计出个体化的、安全有效的治疗方案，以达到治疗效果最大化和不良反应最小化的目的，并予以疗效评估与预测。同时，根据上述信息，通过遗传咨询预测遗传性耳聋的发病风险，借助胚胎植入前诊断、产前诊断预防遗传性耳聋的发生。本文主要从遗传性耳聋的精准诊断、精准治疗和精准预防 3 个方面对遗传性耳聋的精准医疗管理加以阐述。

2．精准诊断

（1）致病基因：GJB2（Connexin 26）是第一个被鉴定与常染色体隐性遗传的非综合征型听力损失相关的基因，目前研究发现超过 50% 的言语技能形成前的听力丧失与 *GJB2* 的突变相关，并且已鉴定出接近 70 种不同的致病突变。研究发现 c.35delG 和 c.71G → A（p.W24X）是印度人群主要的突变类型，而在日本和中国人群研究发现 235delC 是主要突变类型。*GJB2* 基因突变导致的 Cx26 异常表达可干扰细胞间隙的连接功能，进而使内耳钾离子不能回流到内淋巴液，导致感觉神经性耳聋。*GJB3* 基因编码含 270 个氨基酸的连接蛋白 Cx31，研究表明 *GJB3* 的 9 种致病性错义突变与非综合征型耳聋相关。另有报道显示 *GJB2* 和 *GJB3* 双突变也可引起非综合征型耳聋的发生，但还有待进一步的研究。

SLC26A4 基因，又称 Pendred 综合征（PDS）基因，是我国第二大致聋基因。研究发现在非综合征型隐性遗传性耳聋——大前庭水管综合征患者中，高达 98% 的患者携带 *SLC26A4* 基因突变。其中 c.919-2A → G 突变是中国人群最常见的突变方式，占总突变数的 57.36%，而欧美人群常见的突变类型是 p.L236P 和 p.T416P。*SLC26A4* 基因突变影响 Pendrin 蛋白的正常合成和功能，使阴离子转运发生障碍，引起前庭水管扩大，增大颅内压增高对耳蜗前庭内环境的影响，最终引起内耳毛细胞受损。

线粒体 12S rRNA 基因突变（mtDNA 12S rRNA）与氨基糖苷类抗生素药物致聋有密切关联，其常见基因突变类型为 DNA1555 位点 A → G 突变和 DNA1494 位点 C → T 突变，正常剂量的氨基糖苷类抗生素药物使用即可导致携带这些突变的人群听力降低。此外，近年来新鉴定的一种突变 DNA1095 位点 T → C 突变能够促使 12S rRNA 第 25 螺旋茎环结构上一个保守的碱基对 A-U 发生改变，破坏了这个保守区域的二级结构，该突变被认为与遗传性耳聋密切相关。

近年来，对于综合征型耳聋的致病基因突变的研究也取得了重大进展，目前已鉴定出包括 Pendred 综合征相关基因，Perrault 综合征相关基因，Waardenburg 综合征（WS）相关基因等多个综合征型耳聋的致病基因突变。

（2）诊断方式：目前，针对先天性耳聋基因的鉴定方法主要包括测序法、基因芯片法、限制性酶切法以及 DHPLC 法。2016 年数据报告显示，目前市面上已通过国家食品药品监督管理总局（CFDA）认证的耳聋基因筛查试剂盒共有 7 款，即博奥生物集团有限公司生产的九项遗传性聋基因检测试剂（微阵列芯片法）、山东三月三基因技术有限公司生产的线粒体 DNA A1555G 突变检测试剂盒（PCR- 限制性酶切法）、智海生物工程（北京）股份有限公司生产的药物性耳聋基因突变检测试剂盒（荧光 PCR 法）、中生北控生物科技股份有限公司生产的四项耳聋基因检测试剂盒（扩增受阻突变系统 -PCR 法）、山东英盛生物技术有限公司生产的耳聋基因检测试剂盒 *GJB2* c.35delG（荧光 PCR 法）、博奥生物集团有限公司生产的十五项遗传性聋相关基因检测试剂盒（微阵列芯片法）以及潮州凯普生物化学有限公司生产的耳聋易感基因检测试剂盒（PCR 加导流杂交法）。此外，还有可以根据不同的遗传性耳聋表型进行特性化的基因测序检测。但是，由于基因测序技术的有限性以及人们对于遗传性耳聋发病机制的了解并不十分深入，因此在临床诊断上仍存在着一些问题。基于此，新一代基因测序技术的研发以及遗传性耳聋基因检测试剂盒的开发显得尤为重要。在临床医生的继续教育培训中，也应加强生物信息学分析和遗传咨询的培训，以便对遗传性耳聋进行精准的诊断，采用有效的治疗手段。此外，相关的管理部门应进一步规范遗传基因检测产品的注册申报和技术审评，提高审评效率。

3．精准治疗   对于重度遗传性耳聋，人工耳蜗植入是最主要的外科治疗手段。随着基因工程技术的不断完善，人们能够在基因水平上精准地纠正一些遗传性疾病致病基因的突变，因此，可以说基因工程的发展为遗传基因的治疗提供了新的治疗手段。AAV1 被认为是一种安全的病毒载体，曾用于失明、心脏病、肌营养不良等疾病的基因治疗。国内外的一些基础研究结果已经证实，利用该种病毒载体能够对模型动物体内遗传性耳聋相关基因（*Atoh1*、*TMC1*、*Vglut3* 等）的表达水平进行干预，从而在一定程度上缓解听力降低的程度，达到治疗效果。

CRISPR-Cas9 是一种新兴的基因编辑技术，其能够纠正致病基因的突变，从而起到治疗疾病的效果。2017 年，中国科学家成功利用 CRISPR-Cas9 技术修复了小鼠内耳的致耳聋性基因突变。目前应用于基因治疗遗传性耳聋方面取得的研究成果尚处于实验的尝试阶段，还有很多困难。对小鼠的研究发现，遗传性感觉神经性耳聋的许多缺陷都发生在耳蜗的发育期，小 鼠出生后内耳可继续发育，而人体在出生时内耳基本已完全发育。目前，要在胎儿期转入内耳正常发育所需的功能基因还有非常多的技术困难。然而，随着技术的进步，未来内耳转基因治疗一定会成为现实。相信会有更多的临床医生选择利用基因技术代替传统治疗手段。

4．精准预防   通过临床耳聋基因诊断实践和一系列大规模耳聋基因筛查项目的实施，戴朴等提出了基于基因检测的遗传性耳聋出生缺陷三级预防策略，即通过耳聋基因筛查，对药物性耳聋易感个体进行用药指导、对青年聋人进行恋爱前遗传指导、对聋人夫妇进行生育指导、对携带耳聋基因突变的听力正常夫妇进行孕前指导，通过胚胎植入前诊断帮助高危家庭生育听力健康的下一代，实现遗传性耳聋出生缺陷的一级预防；对耳聋分子病因明确、已经怀孕的孕妇通过产前诊断实现遗传性耳聋出生缺陷的二级预防；通过新生儿基因与听力联合筛查、诊断实现遗传性耳聋出生缺陷的三级预防。

此外，遗传咨询是耳聋精准医疗和预防的重要组成部分。将检测结果向患者及其家属进行科学、系统的解释，才能使耳聋基因诊断的临床意义最大化。人们通过遗传咨询了解耳聋相关的一系列知识，并通过对患者的基因检测评估耳聋发生或再发风险，以及进行耳聋遗传检测、治疗处理及预防的教育，提供与耳聋有关的各种可以求助的渠道；通过辅导促进患者的知情选择和所患耳聋及其再发风险的逐步认识和接受。

遗传咨询不仅可以通过对耳聋基因诊断结果进行分析、确定遗传方式、计算再发风险，对患者及其家庭成员的患病风险、携带者风险、子代的再发风险做出准确的评估与解释，并为受检者及其家族成员提供终生的遗传学服务；还可以通过客观、准确的生育指导和干预措施，从根本上预防和阻断遗传性聋，成为实现"预防遗传性耳聋出生缺陷"目标的重要步骤和手段。

5．结语   遗传性耳聋的精准医疗时代已经来临，但我们也面临着诸多挑战。在精确诊断方面，确保二代测序测量的可重复性和准确性是精准医疗的一大挑战。基因突变对耳聋表型的影响需要高通量且精准的方法学，标准化的程序及分析流程有待建立。在治疗方面，基因治疗技术在耳聋动物模型中获得成功，但在患者的应用上还有许多需要攻克的难题。但我们可以相信，精准医疗的前景是非常广阔的，未来有望为治愈遗传性耳聋做出巨大的贡献。

四、进行性肌营养不良

1．疾病概述   进行性肌营养不良（progressive muscular dystrophy，PMD）是一组主要累

及骨骼系统的单基因遗传病，主要有 DMD 和贝克肌营养不良（BMD）两种类型，属于 X 连锁隐性遗传病，发病率约为 1/3 500 活产男婴。DMD 是最常见、最严重的一种类型，其病因源自编码抗肌萎缩蛋白（dystrophin）的基因发生突变所致。

2．临床特征　该病多数在 2 ～ 3 岁发病，呈缓慢进行性加重。肌无力以四肢近端和躯干开始，下肢重于上肢，首发症状是骨盆带肌无力，表现为上楼困难，从蹲位站立时困难，易跌倒，因臀中肌无力致行走时甩动骨盆而出现鸭步。患者有典型的 Gower 征，表现为从仰卧位起立时，必须先翻身与俯卧，以双手撑地再扶撑于双膝上，然后慢慢起立。患者四肢近端出现肌肉萎缩，呈进行性加重，小腿腓肠肌出现典型的假性肥大。根据其临床表现的特征可分为 DMD 和 BMD，BMD 一般在 5 ～ 20 岁发病，大约在出现症状后 20 余年才不能行走；而 DMD 在 3 岁左右发病，12 岁左右即不能行走。BMD 患者四肢近端肌肉萎缩无力，尤以下肢明显，腓肠肌肥大常为早期征象。心肌受损及关节挛缩、畸形较少见，智力一般正常，大多数患者可生存至 40 ～ 50 岁。

3．疾病诊断　根据典型病史、遗传方式、阳性家族史、肌肉萎缩、无力的分布特点，结合血清肌酶升高，肌电图呈肌源性改变、肌肉活检病理为肌营养不良或肌源性改变的特征，多数 PMD 可获得临床诊断。进一步确诊或具体分型诊断需要用抗肌萎缩蛋白的特异性抗体进行肌肉组织免疫组化染色以及基因分析。

（1）血清肌酶检验：包括肌酸激酶、乳酸脱氢酶、肌酸激酶同工酶、天冬氨酸氨基转移酶和丙氨酸氨基转移酶等。DMD 时肌酸激酶升高显著，可达正常值的 20 ～ 100 倍以上。BMD 时可升高 5 ～ 20 倍。在疾病的不同阶段，肌酶水平也有变化：早期升高显著，当肌肉萎缩严重达疾病晚期时肌酶水平逐渐下降。

（2）肌电图：肌电图呈现典型肌源性改变的特征，轻度收缩时运动单位电位时限缩短、波幅降低，最大用力收缩时表现为电位密集的病理干扰相。在疾病不同阶段，肌电图改变也可有变化。

（3）肌肉活检：PMD 患者肌肉组织病理表现为肌纤维变性、坏死，可见不透明纤维和肌纤维再生，可见肌纤维肥大，间质中结缔组织和脂肪组织增生。DMD 不同阶段病理改变也不相同，在疾病晚期以结缔组织增生为主，在大量结缔组织中可残存少数变性肌纤维。BMD 的病理改变较 DMD 轻。采用针对抗肌萎缩蛋白的特异性抗体进行肌肉组织的免疫组化染色，是目前鉴别各型 PMD 的主要方法。

（4）基因诊断：DMD 基因是当今已知的人类最大的基因，该基因由 79 个外显子构成，DMD 基因突变是导致 DMD/BMD 的主要原因。在所有患者中，1/3 的患者为新生突变。DMD 基因突变以基因缺失为主，占 55% ～ 65%；基因重复占 5% ～ 15%；点突变占 30% 左右。

DMD 基因突变检测方法有 MLPA、多重 PCR、DNA 测序等。MLPA 采用两组探针，可同时检测 DMD 基因的 79 个外显子，分析其缺失、重复，并可以对家系中的携带者进行检测，目前已经成为 DMD 基因检测的主要技术。多重 PCR 方法针对 DMD 基因缺失的热点区域设计引物，通过 PCR 及电泳检测 DMD 基因的缺失，该技术只能检测 DMD 基因的缺失，不能检测重复及点突变，其与 DMD 基因内的短串联重复（STR）位点联合进行多态性连锁分析还可以对 DMD 家系中的孕妇进行产前诊断，由于 DMD 基因较大、可能存在内部的互换，所以连锁分析进行产前诊断时应该谨慎。对于 DMD 基因点突变的检测主要采用测序技术。DMD 基因外显子多，Sanger 测序检测难度比较大且费用高，近几年发展起来的二代测序技术（NGS）可以通过捕获技术进行 DMD 全基因捕获测序，可同时检测 DMD 基因缺失、基因重复和点突变。

4. 风险评估与预防　进行性肌营养不良（DMD/BMD）属 X 连锁隐性遗传病，患者主要以男性为主，女性患者很罕见。男性患者中有 1/3 属于新发突变病例；2/3 的患者的母亲可能为 DMD 基因突变携带者，其再次生育，所生男孩有 50% 的患病风险，女孩有 50% 的概率为携带者。DMD 患者症状严重，多数患者在生育年龄前死亡，但 BMD 和部分 DMD 患者可存活至生育年龄，他们生育的子代中，男性均为正常，女性均为携带者。

进行性肌营养不良的预防主要是针对高风险家庭进行携带者筛查，并对携带者进行产前诊断，预防患儿的出生。

5. 治疗和预后　进行性肌营养不良迄今尚无特效的治疗方法，主要是对症支持治疗，包括适当锻炼、合理营养、采取物理治疗和矫形治疗以纠正骨关节畸形、防治关节挛缩，对尽可能长地保持运动功能具有重要作用；加强呼吸锻炼、改善呼吸功能和心脏功能，对防治呼吸衰竭和心力衰竭、较长时间地维持生命有一定意义；进行心理治疗、进行日常生活能力训练、使患者和家庭保持积极的态度也非常重要。

迄今为止，多种治疗方案在 DMD 的动物实验和临床试验中进行了有益探索。其中以糖皮质激素（GC）为主的综合治疗（包括营养、呼吸、心脏、矫形、康复、心理等方面的治疗）可改善 DMD 患儿肌力、肌肉功能，减轻肌萎缩，延长行走能力 3～5 年，增强心肺功能、延长生命、提高生存质量。

6. 精准健康管理　DMD 患者伴有多器官、多系统的功能受损，对于患者的多系统损害进行多学科的评估和相应的综合管理，可以延长患者独立行走的时间和生存期，提高患者的生存质量。

（1）对患者的综合管理干预：主要包括对骨骼肌功能及整体功能状态、心肺功能、骨与关节改变、消化道功能、生长发育状态、认知功能精神状态和心理状态的随访评估与治疗以及各种并发症的预防。由于患者出现不同器官、系统损害的时间在个体间存在很大的差异，超过 5 岁者确诊后需要进行一次多器官、多系统的全面评估，此后各器官系统随访频率和开始时间依发展规律而定。

（2）对患者的饮食、活动和护理：DMD 患者应在 4 岁前完成计划免疫接种，开始糖皮质激素治疗前需接种肺炎球菌疫苗和灭活的流感疫苗。尽管缺乏明确的循证医学证据，仍建议患者多晒太阳、进食富含维生素 D 和钙的高氨基酸食物、预防过度肥胖、保持日常活动。在独走期可进行规律的次极量有氧运动或活动，建议游泳和骑自行车；避免肌肉离心收缩训练和高强度抗阻运动，避免过度活动，锻炼时需间断休息。不宜长久进行有椎旁肌肉、臀大肌以及大收肌参与的剧烈运动，包括跑跳、蹲起、登高等动作。在不能独走期，也应当活动肢体，预防失用性肌萎缩或危重症肌病的发生。骨折的预防重点是避免摔倒，包括独走期的摔倒以及不能独走期的跌落轮椅。运动注意事项需由康复科及骨科专家共同决定。

（3）患者的康复管理：确诊后每 6 个月进行一次关节活动度、肌力、运动功能状态、姿势、步态（包括行走时的髋关节运动学）、日常生活能力（ADL）的评估；评价患者语言功能、学习能力以及社会活动参与度；如果患者病情进展迅速，应增加随访评估的频率。在独走期的任何阶段患者都有摔倒风险，应提供一个安全的生活环境；独走期晚期应提供辅助站立与行走的设备，增加骨折预防措施。独走期晚期和不能独走期的患者可以使用膝 - 踝 - 足矫形器；应为不能独走期患者提供定制的座椅、手动 / 电动轮椅设备，以帮助患者尽可能独立地完成日常生活相关的活动。当患者存在认知、语言、学习、注意等方面的问题时，应当进行针对性的管理，特别是语言功能的训练。组织适合患者的团体活动，鼓励患者参与社会活动，帮助患者顺利过渡到成年期。

7. 疾病信息共享资源 中国罕见病网，网址为 http：//www.raredisease.cn；中文版 GeneReviews，网址为 https：//genereviews.nrdrs.org.cn；世界家庭患者肌营养不良协会，网址为 https：//worldduchenne.org/；欧洲神经肌肉病治疗协会，网址为 http：//www.treat-nmd.eu/；美国家庭患者肌营养不良协会，网址为 http：//community.parentprojectmd.org/；杜氏肌营养不良患者登记系统，网址为 www.duchenneconnect.org。

五、地中海贫血

1. 疾病概述 地中海贫血（thalassemia）又称海洋性贫血。是临床常见的遗传性溶血性贫血。在东南亚、地中海等地区多见，因最早在地中海沿岸的意大利、希腊、马耳他等地区发现，故称地中海贫血。地中海贫血是一种遗传性血红蛋白病，是由于调控珠蛋白合成的基因缺失或突变，导致构成血红蛋白的 α- 珠蛋白和 β- 珠蛋白的合成比例失衡，红细胞寿命缩短的一种溶血性贫血。本疾病的临床症状轻重不一，大多表现为慢性、进行性溶血性贫血。

根据基因缺陷的分类，临床上地中海贫血主要分为 α- 地中海贫血及 β- 地中海贫血。α- 地中海贫血基因位于 16p13.3，β- 地中海贫血基因位于 11p15.5。

2. 临床特征 根据病情轻重的不同，患者的临床特征也不同。α- 地中海贫血和 β- 地中海贫血的临床表现也不同。

（1）重型 β- 地中海贫血：又称 Cooley 贫血。患儿出生时无症状，至 3 ~ 12 个月开始发病，呈慢性进行性贫血，面色苍白，肝脾大，发育不良，多伴有轻度黄疸，症状随年龄增长而日益明显。由于骨骼代偿性增生，表现为头颅变大、额部隆起、鼻梁塌陷、两眼距增宽，形成特殊的地中海贫血面容。患者常并发支气管肺炎，此外还会因含铁血黄素沉着并发其他脏器的损害，其中最严重的为心力衰竭，也是导致患者死亡的常见原因。

（2）重型 α- 地中海贫血：又称为 Hb Bart's 胎儿水肿综合征。由于基因缺陷导致红细胞寿命缩短，常常会导致胎儿在 30 ~ 40 周时就发生流产、死胎或早夭，胎儿呈现中毒、贫血、黄疸、水肿、肝脾大、腹水、胸水等症状。胎盘巨大且质脆。

（3）轻型地中海贫血：常见于基因型为杂合子的患者，轻型地中海贫血的特点是症状不明显、患者无症状或有轻度贫血、β- 地中海贫血患者可伴有轻度的脾大；α- 地中海贫血患者的红细胞形态有轻度改变，如大小不等、中央浅染、异形等，红细胞渗透脆性降低。轻型地中海贫血常在患者体检时才发现。

（4）中间型地中海贫血：为轻度至中度贫血，患者大多可存活至成年。

3. 实验室诊断

（1）血常规检查：采用三分类或五分类血细胞分析仪进行血常规检查，检测平均红细胞体积（MCV）和平均红细胞血红蛋白含量（MCH）。

有下列情况之一者，受检者血常规检查结果为阳性：① MCV < 80 fl；② MCH < 27 pg；③ MCV < 80 fl 和 MCH < 27 pg。夫妇一方或双方血常规检查结果阳性的，双方均需进行血红蛋白分析。

（2）血红蛋白分析：采用血红蛋白电泳分析或高效液相色谱分析技术进行血红蛋白分析，主要检测血红蛋白 A2（HbA2）和胎儿血红蛋白（HbF）。临床实验室应依据我国卫生行业标准《临床实验室检验项目参考区间的制定》（WS/T402.1—2012）、《临床生物化学检验常规项目分析质量指标》（WS/T403.1—2012）、《临床常用生化检验项目参考区间》（WS/T404.1—2012），进行生化检验项目参考区间验证，确定本实验室 HbA2 和 HbF2 正常值范围。

HbA2、HbF 检测值为下列情况的，地中海贫血筛查结果为阳性，受检者为疑似 α- 地中海贫血基因携带者、疑似 β- 地中海贫血基因携带者或疑似 β- 地中海贫血基因合并 α- 地中海贫血基因携带者。夫妇双方需在怀孕之前进行相应基因检测：

1）双方 HbA2 均低于正常值，双方需进行 α- 地中海贫血基因检测。

2）双方 HbA2 均高于正常值，双方需进行 α- 地中海贫血、β- 地中海贫血基因检测。

3）双方 HbA2 均为正常值但同时均出现异常血红蛋白区带，包括 Hb Bart's、HbH、Hb Constant Spring（HbCS）等，双方需进行 α- 地中海贫血基因检测。

4）一方 HbA2 低于正常值，另一方 HbA2 高于正常值，指标偏低的一方需进行 α- 地中海贫血基因检测，指标偏高的一方需进行 α- 地中海贫血基因和 β- 地中海贫血基因检测。

5）一方 HbA2 低于正常值，另一方 HbA2 为正常值，但同时出现异常血红蛋白区带，包括 Hb Bart's、Hb H、Hb CS 等，双方需进行 α- 地中海贫血基因检测。

6）一方 HbA2 高于正常值，另一方 HbA2 正常但同时出现 Hb Bart's、HbH 或 HbCS 等异常血红蛋白区带，指标偏高的一方需进行 α- 地中海贫血和 β- 地中海贫血基因检测，指标正常的一方需进行 α- 地中海贫血基因检测。

7）双方 HbA2 均为正常值但 HbF 均高于正常值，双方需进行 β- 地中海贫血基因检测。

8）一方 HbA2 高于正常值，另一方 HbA2 为正常值但 HbF 高于正常值，HbA2 偏高的一方需进行 α- 地中海贫血和 β- 地中海贫血基因检测，HbA2 正常但 HbF 偏高的一方需进行 β- 地中海贫血基因检测。

（3）基因检测：夫妇双方地中海贫血筛查结果均为阳性的，在怀孕之前进行相应的地中海贫血基因检测。

1）α 地中海贫血基因检测：检测 α- 珠蛋白基因是否突变，检测内容应包括 SEA、$-\alpha^{3.7}$、$-\alpha^{4.2}$ 3 种基因缺失突变及 CS、QS 和 WS 3 种基因非缺失突变。

2）β 地中海贫血基因检测：检测 β- 珠蛋白基因是否突变，检测内容应包括 CDs41-42（-CTTT）、IVS-Ⅱ-654（C＞T）、-28（A＞G）、CDs71-72（+A）、CD17（AAG＞TAG）、CD26（GAG＞AAG）、CD31（-C）、CDs27/28（+C）、IVS-Ⅰ-1（G＞T）、CD43（GAG＞TAG）、-32（C＞A）、-29（A＞G）、-30（T＞C）、CDs14-15（+G）、Cap+43/+40（−AAAC）、Initiation Condon（ATG＞AGG）、IVS-Ⅰ-5（G＞C），共 17 种非缺失基因突变。

3）对夫妇双方地中海贫血相关筛查结果均为阳性，经上述 α- 地中海贫血及 β- 地中海贫血基因检测未发现致病性突变的，建议进行相应 α- 珠蛋白基因或 β- 珠蛋白基因序列测定，检测中国型 $^G\gamma^+$（$^A\gamma\delta\beta$）^{0}、东南亚型 *HPFH* 基因缺失和其他突变。各省（自治区、直辖市）可根据本地实际情况，增加地中海贫血基因突变检测类型。有条件的地区，可以采用适宜技术，为患者一次性提供 α- 地中海贫血、β- 地中海贫血基因检测。

4. 风险评估与预防 地中海贫血属常染色体隐性遗传。夫妇双方若同为轻型地中海贫血患者（即地中海贫血基因携带者），子代有 1/4 的概率为正常胎儿，1/2 的概率为轻型地中海贫血患者（同父母一样），而 1/4 的概率为重型地中海贫血患者。地中海贫血的遗传与性别无关，男胎、女胎发病概率均等。

预防主要从以下方面着手：①开展人群普查和遗传咨询、做好婚前指导，以避免地中海贫血基因携带者之间婚配，对预防本病有重要意义。采用基因分析法进行产前诊断，可在孕早期对重型 β- 地中海贫血和 α- 地中海贫血胎儿做出诊断并及时中止妊娠，以避免胎儿水肿综合征的发生和重型 β- 地中海贫血患者出生，是目前预防本病行之有效的方法。②地中海型贫血携带者外表、成长轨迹与正常人无异。③婚前检查，结婚对象应检验是否为地中海贫血携带者，若是则特别注意产前检查。④产前检查，若夫妻均为携带者，每胎孕 12 周后即对胎儿进行检查。若确定为重型地中海贫血胎儿即可予人工流产。

5．治疗和预后

（1）输血：输血是治疗本病的主要措施，最好输入洗涤红细胞，以避免输血反应。少量输注法仅适用于中间型 α- 地中海贫血和 β- 地中海贫血，不主张用于重型 β- 地中海贫血。对于重型 β- 地中海贫血应从早期开始给予中、高量输血，以使患儿生长发育接近正常和防止骨骼病变。患儿的血红蛋白建议通过输血维持在 95 ～ 140 g/L，一般每次输血量为按体重 10 ～ 15 ml/kg。

（2）铁螯合剂治疗：地中海贫血的儿童由于反复输血导致体内的铁沉积过多，过多的铁沉积于心肌、肝、胰腺、脑等，引起血色病。临床上，患者常有面色铁青、心力衰竭、肝硬化、生长发育障碍等改变。祛铁治疗常用去铁胺，可以增加铁从尿液和粪便的排出，如评估后仍有铁超负荷则开始应用铁螯合剂。过早使用铁螯合剂可影响儿童骨骼发育，因此铁螯合剂治疗应在血清铁蛋白达到 1 000 mg/L 时开始。

（3）脾切除：地中海贫血患者由于基因型的异常，会使红细胞形态异常，这种异常红细胞最终主要是在脾被破坏（也就是溶血），因此，导致了贫血、黄疸和脾大等临床表现。而脾切除可以减轻贫血症状，但患者可能会并发术后血小板增高所致的血栓形成，宜使用双嘧达莫等抗凝剂。对 6 岁以下儿童施行脾切除术易导致术后致命性的全身感染。

（4）造血干细胞移植：造血干细胞移植是目前能根治重型 β- 地中海贫血的方法。如有 HLA 相配的造血干细胞供者，应作为治疗重型 β 地中海贫血的首选方法。但目前造血干细胞移植还需要面对诸如移植物能否植入免遭排斥、移植物抗宿主病等不少风险。

（5）药物治疗：应用化学药物可增加 γ- 珠蛋白基因表达或减少 α- 珠蛋白基因表达，以改善 β- 地中海贫血症状，已用于临床的药物有羟基脲、阿扎胞苷（5-AZC）、阿糖胞苷、白消安（马利兰）、异烟肼等，目前正在探索之中。

6．健康管理

（1）日常管理：对于重型地中海贫血患者，要随访监测输血治疗和螯合治疗的效果，以及他们的副作用，包括以下内容：每 3 个月进行肝功能测试的评估（血清 ALT 浓度）、血清铁素蛋白浓度的测定，以及生长发育的评估（在儿童期）；每年一次体检，包括眼科和听力检查，全面的心脏评估，以及对甲状腺、甲状旁腺、肾上腺和垂体功能，以及胰腺内分泌功能的评估；肝超声检查、对丙肝感染的成年人进行血清甲胎蛋白浓度测定和铁过载评估，以便早期检出肝癌；骨密度测定对成年人骨质疏松进行评估；肝和心肌 MRI；常规胆囊超声检查，可早期发现胆石症，尤其是具有 Gilbert 综合征基因型的患者 [即在 *UGT1A* 基因启动子中出现（TA）7/(TA) 7 基序]。在用地拉罗司治疗的患者中，在接受治疗前，监测血清肌酐水平、肌酐清除率和（或）血浆中抑制素 C 水平。在开始治疗的第 1 个月或修改治疗方案的第 1 个月，每周进行一次；之后，每月进行一次。在治疗前检查肝功能，治疗开始的第 1 个月每两周检测一次，之后每月检测一次。每周对患者的中性粒细胞计数进行监测，对服用去铁酮的患者是否出现感染进行监测。

（2）HbH 病患者建议：每 6 ~ 12 个月进行一次血液学评价，以确定血红蛋白的稳态；每 6 ~ 12 个月对儿童进行一次生长和发育的评估；对给予输血治疗的患者、高龄患者和那些不适当补铁的患者，要每年测定血清铁蛋白浓度来监测铁负荷。由于是按血清铁蛋白浓度来评价，可能会低估了患者铁过载的程度，也建议定期进行肝铁浓度定量测量。

（3）药物/环境因素：必须避免酒精的摄入。在肝病的患者中，酒精与铁对引起肝损伤有协同作用，也应避免含铁制剂的摄入。

（4）孕期管理：如果有一个多学科的团队，患者怀孕是可能的且安全的，并且患有 β- 地中海贫血的妇女通常会有一个满意的结果。因此，越来越多的重型地中海贫血患者和中间型地中海贫血患者可能会有孩子。性腺功能减退是重型地中海贫血的常见症状，在受到严密监控的刺激疗法之后，生殖能力通常可恢复。

尽管需要更大、更详细的研究，但某些并发症的风险增加还不能排除。例如，患中间型地中海贫血的妇女，她们以前从未接受过输血或只接受过少量的输血；但据报道，如果在孕期需要输血，她们就有可能出现严重的同种免疫导致的贫血。

7. 疾病信息共享资源 中国罕见病网，网址为 http：//www.raredisease.cn；中文版 GeneReviews；网址为 https：//genereviews.nrdrs.org.cn；库利氏贫血基金（Cooley's Anemia Foundation），网址为 www.cooleysanemia.org；地中海贫血国际联合会（Thalassaemia International Federation，TIF），网址为 www.thalassaemia.org.cy；美国国家血红蛋白病注册（National Haemoglobinopathy Registry），网址为 www.nhr.nhs.uk。

本章小结

1. 遗传病是指由于遗传因素导致的疾病，经典遗传学将遗传病分为染色体病、单基因遗传病、多基因遗传病、线粒体遗传病及体细胞遗传病。出生缺陷三级防控体系的建立为遗传病的防治提供了方法，尤其是 PGD 技术、NIPT 技术和新生儿遗传代谢病筛查等新技术的引入大大提高了遗传病防治的效率。

2. 遗传病种类繁多，流行病学特征及临床特点难以掌握，全面系统的遗传信息采集和整理对于疾病诊断非常重要，但是在采集和管理遗传信息时相关的伦理学问题需要引起足够的重视。

3. 遗传病与其他疾病的不同在于亲代可能把致病基因传给子代，子代患病或成为携带者。根据不同遗传病的类型和遗传方式可以对遗传病家庭进行再发风险估计，并对高风险家庭提供生育指导。

4. 目前大部分遗传病尚缺乏有效的治疗方法，但是针对患者的健康咨询与健康教育、营养与运动干预、心理与精神干预、健康风险控制与管理，以及就医指导等方面的干预，可以有效提高患者的生活质量。

5. 针对不同的遗传病已经形成了比较成熟的健康管理和干预措施。对于常见的典型遗传病，规范的诊断、治疗、健康干预和促进方法可以有效提高患者生存质量，合理的预防措施也可降低遗传病的发生率。

思 考 题

1. 从遗传病的特点角度，谈谈遗传病与常见疾病精准健康管理的不同之处。

2. 遗传病患者及家系信息采集和管理对于遗传病精准健康管理非常重要，如何能够全面、准确地采集相关信息并进行妥善管理？

3. 面对尚无有效治疗方案的遗传病，如何实现对于患者及家庭的精准健康管理和干预？

4. 以苯丙酮尿症为例，分析我国目前在该病精准健康管理方面的措施，以及未来在哪些方面可以进一步加强苯丙酮尿症的精准健康管理？

5. 对于一个重型 β- 地中海贫血患儿，如何实现精准的健康管理，并对其父母再次生育进行指导和干预？

（高华方）

参考文献

[1] 李璞. 医学遗传学. 2 版. 北京：协和医院大学出版社，1998.

[2] 傅松滨. 医学遗传学. 3 版. 北京：北京大学医学出版社，2013.

[3] 陈清. 流行病学. 北京：北京大学医学出版社，2013.

[4] 郝元涛，邱洪斌. 医学统计学. 北京：北京大学医学出版社，2013.

[5] 张金钟，王晓燕. 医学伦理学. 3 版. 北京：北京大学医学出版社，2013.

[6] 徐敏，朱俊民，密一恺，等. 罕见病数据库建设的探索与实践. 中国数字医学，2017.12（5）：77-80.

[7] 李艳. 规范化罕见疾病临床资源数据库的建立及数据分析. 济南，济南大学，2015.

[8] 姜召芸，卢宇蓝，余乐，等. 医学信息学在罕见病诊疗中的研究进展及应用. 协和医学杂志，2018，9（2）：165-171.

[9] Den Dunnen JT，Dalgleish R，Maglott DR，et al. HGVS recommendations for the description of sequence variants：2016 update. Hum Mutat，2016，37（6）：564-569.

[10] 北京医学会罕见病分会，北京医学会神经内科分会神经肌肉病学组，中国肌营养不良协作组. Duchenne 型肌营养不良多学科管理专家共识. 中华医学杂志，2018，98（35）：2803-2814.

[11] 中华医学会神经病学分会，中华医学会神经病学分会神经肌肉病学组，中华医学会神经病学分会肌电图与临床神经生理学组. 中国假肥大型肌营养不良症诊治指南. 中华神经科杂志，2016，49（1）：17-20.

[12] 李西华. 欧洲 Duchenne 型肌营养不良症诊断与护理家庭指南手册（2011 版）解读. 中国现代神经疾病杂志. 2015，15（5）：350-354.

[13] 胡君，蒋莉. Duchenne 型肌营养不良的诊治与管理，2：多学科协作模式. 儿科药学杂志，2012，18（8）：41-48.

[14] 胡君，蒋莉. Duchenne 型肌营养不良的诊治与管理，1：诊断和药物治疗. 儿科药学杂志，2012，18（7）：43-48.

[15] Bushby K，Finkel R，Birnkrant DJ，et al. Diagnosis and management of Duchenne muscular dystrophy，part 2：implementation of multidisciplinary care. Lancet Neurol，2010，9（2）：177-189.

[16] Bushby K，Finkel R，Birnkrant DJ，et al. Diagnosis and management of Duchenne muscular dystrophy，part 1：diagnosis，and pharmacological and psychosocial management. Lancet Neurol，2010，9（1）：77-93.

[17] Moxley RT，Ashwal S，Pandya S，et al. Practice parameter：corticosteroid treatment of Duchenne dystrophy：report of the Quality Standards Subcommittee of the American Academy of Neurology and the

Practice Committee of the Child Neurology Society. Neurology, 2005, 64 (1): 13-20.

[18] 陈竺，医学遗传学. 北京：人民卫生出版社，2015：21，330.

[19] 孙丽雅，邢清，与贺林. 中国出生缺陷遗传学研究的回顾与展望. 遗传，2018，40 (10)：800-813.

[20] 徐敏，朱俊民，密一恺，等. 罕见病数据库建设的探索与实践. 中国数字医学，2017，12 (5)：77-80.

[21] Weijerman ME, de Winter JP. Clinical practice. The care of children with Down syndrome. Eur J Pediatr, 2010, 169 (12): 1445-1452.

[22] 金玉霞，苗正友，葛加美，等. 应用大规模平行基因组测序技术无创产前诊断胎儿常见染色体非整倍体异常. 中华医学杂志，2014，(23)：1785-1787.

[23] 中华医学会儿科学分会内分泌遗传代谢学组，中华预防医学会中华预防医学会出生缺陷预防与控制专业. 高苯丙氨酸血症的诊治共识. 中华儿科杂志，2014，52 (6)：420-425.

[24] 戴朴. 遗传性聋的精准医疗. 临床耳鼻咽喉头颈外科杂志，2016，10 (1)：1-5.

[25] 中华医学会神经病学分会，中华医学会神经病学分会神经肌肉病学组，中华医学会神经病学分会肌电图与临床神经生理学组. 中国假肥大型肌营养不良症诊治指南. 中华神经科杂志，2016，49 (1)：17-20.

[26] 中华医学会血液学分会红细胞疾病学组. 非输血依赖型地中海贫血诊断与治疗中国专家共识（2018 年版）. 中华血液学杂志，2018，39 (9)：705-708.

致　谢

　　本书在编写过程中得到北京乐汁健康科技有限公司、广东致佳医疗器械有限公司、北京贝因康基因科学研究院、北京安龙脉德医学科技有限公司、北京托摩根生物科技有限公司、新华万通（北京）教育科技有限公司、《中国慢性病预防与控制》杂志和《中国癌症防治杂志》的大力支持与帮助，谨代表《精准健康管理》编委会向以上单位表示衷心的感谢！